W0255374

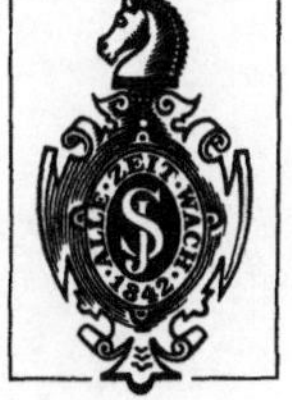

K. H. Müller

Exogene Osteomyelitis von Becken und unteren Gliedmaßen

Besonderheiten Pathogenese Klinik Therapie Ergebnisse

Mit einem Geleitwort von Jörg Rehn

Mit 173 Abbildungen in 859 Einzeldarstellungen sowie 4 Farbtafeln und 88 Tabellen

Springer-Verlag
Berlin Heidelberg New York 1981

Priv.Doz. Dr. Karl Heinz Müller

Berufsgenossenschaftliche Krankenanstalten
„Bergmannsheil Bochum", Chirurgische Universitätsklinik
und Poliklinik, Hunscheidtstraße 1, 4630 Bochum

CIP-Kurztitelaufnahme der Deutschen Bibliothek.
Müller, Karl Heinz: Exogene Osteomyelitis von Becken und unteren Gliedmaßen: Besonderheiten, Pathogenese, Klinik, Therapie, Ergebnisse / K. H. Müller. - Berlin, Heidelberg, New York: Springer, 1981.

ISBN-13: 978-3-642-67841-7 e-ISBN-13: 978-3-642-67840-0
DOI: 10.1007/978-3-642-67840-0

Softcover reprint of the hardcover 1st edition 1981

2124/3140-543210

GELEITWORT

Die exogene – auch posttraumatische – Osteomyelitis ist von besonderer und immer dann zunehmender Bedeutung, wenn schwere offene Verletzungen in ihrer Häufigkeit ansteigen. Dies ist bei kriegerischen Auseinandersetzungen der Fall und – diese Parallele erscheint mir berechtigt – bei unserem heutigen Straßenverkehr. Hinzu kommt der zahlenmäßige Anstieg anderer Osteosynthesen, bei denen in einem wechselnd hohen Prozentsatz Infektionen auftreten. Für die derzeitige Situation unfallchirurgischer Zentren bedeutet dies, daß wir uns in großem Umfang mit dieser schweren Komplikation auseinandersetzen müssen. Die Häufung von Osteomyelitiden hat in logischer Konsequenz dazu geführt, daß sich zahlreiche Kliniker, vor allem der Freundeskreis der AO, mit der Verbesserung der Therapie beschäftigt haben. Früher stand nach der Sanierung des Herdes zur Ruhigstellung der infizierten Fraktur oder der Pseudarthrose nur der Gipsverband zur Verfügung. Als flankierende Maßnahmen waren die Spülsaugdrainage, die im wesentlichen einen mechanisch reinigenden Effekt hat, und die allgemeine Antibiotikatherapie im Gebrauch. Der Ersatz von Defekten und die Anregung zur Knochenneubildung wird schon lange mit autologer Spongiosa durchgeführt. Wegen der unzuverlässigen Ruhigstellung im Gipsverband war diese Behandlung oft unbefriedigend. Die nicht infizierte Pseudarthrose wird mit einer Osteosynthese optimal stabilisiert, weil nur so eine schnelle und sichere Ausheilung zu erzielen ist. Das infizierte Falschgelenk bietet wegen der ausgedehnten Nekrosen, der schlechteren Vaskularität und der häufigen Defekte erheblich ungünstigere Voraussetzungen für die knöcherne Überbrückung, so daß die bestmögliche Stabilisierung hier besonders dringlich ist. Die übrigen Nachteile des Gipsverbandes durch die fehlende funktionelle Nachbehandlung sind bekannt. Besonders gravierend ist aber die Tatsache, daß die Infektberuhigung an eine sichere Stabilisierung des Herdes – wie sie der Gipsverband nicht bewerkstelligen kann – gebunden ist.
Hier hat nun der Fixateur externe die dargestellte Lücke ausgefüllt. Die fern vom Infektionsherd vorgenommene äußere Stabilisierung wurde ohne die gefährliche Verwendung innerer Implantate zum Verfahren der Wahl, vornehmlich bei der häufigen instabilen Osteomyelitis des Schienbeins. Hierüber existiert daher auch ein umfangreiches Schrifttum. Der Autor dieser Monographie legt ein vollständiges Behandlungskonzept für die exogene Osteomyelitis des Beckens und der unteren Gliedmaße vor, wobei der Tibiaschaft aus den angeführten Gründen bewußt ausgeklammert wurde. Mit der genannten topographischen Einschränkung erfahren die Pathogenese, die gesamte Klinik und die Ergebnisse der Behandlung eine vollständige Berücksichtigung. Zielsetzung und Inhalt des Werkes sind im Vorwort dargelegt. Herr Müller ist deswegen kompetent für diese Problematik, weil er selbst neben der intensiven klinischen Arbeit eine lückenlose Bild- und Röntgendokumentation angelegt hat, die in diesem Buch ihren Niederschlag findet. Die Weiter- und Neuentwicklung von Fixateur-externe-Montagen, die Systematisierung der Gesamttherapie und letztlich die ständige kritische Auseinandersetzung mit den Ergebnissen der eigenen klinischen Arbeit durch den Autor sind Grundlage, Voraussetzung und Anspruch dieses Buches. Es handelt sich hier nicht nur um eine Operationslehre

für die verschiedenen Montagen des Fixateur externe. Auch die übrigen klinischen und operationstechnischen Besonderheiten bei der Behandlung der Osteomyelitis des Beckens und der unteren Gliedmaße finden hier eine umfassende Darstellung aus der Feder eines kompetenten Bearbeiters.

Aufgrund der großen Zahl der Osteomyelitiden und ihrer weitgestreuten Verbreitung in vielen chirurgischen und orthopädischen Abteilungen muß die Behandlung – vor allem in den meist unter einer konsequenten Therapie günstiger verlaufenden Frühstadien – von zahlreichen Kollegen wahrgenommen werden. Diesen allen soll das Buch den Weg zu einer erfolgreichen Behandlung dieser schweren Komplikation mit möglichst geringen Spätfolgen weisen.

Bochum, Januar 1981 Jörg Rehn

VORWORT

In den letzten beiden Jahrzehnten hat die Behandlung der exogenen Osteomyelitis eine sprunghafte Entwicklung erfahren. Wegbereitend war es – gemäß den Prinzipien der AO – mit den Mitteln der stabilen Osteosynthese die durch bakterielle Infektion gestörte Knochenheilung zu beherrschen und über die Möglichkeit der frühzeitigen Mobilisierung die funktionellen Folgen der Knocheninfektion zu reduzieren. Die Behandlung der exogenen Osteomyelitis umfaßt 4 Hauptelemente: konsequentes Debridement aller avitalen Gewebestrukturen, zuverlässige Stabilisierung der Fragmente, Defektersatz und osteogenetische Stimulation durch autologe Spongiosatransplantation sowie systemische und lokale antibiotische Therapie. Diese Maßnahmen bedingen sich gegenseitig und sind untereinander weder austauschbar noch gegenwärtig durch andere Prinzipien zu ersetzen. Vernachlässigte Sorgfalt eines Therapieschrittes kann zum Scheitern der Gesamtbehandlung führen.
Während die allgemein gültigen Grundsätze der modernen Osteomyelitistherapie – meist am Beispiel der infizierten Pseudarthrose des Tibiaschaftes dargestellt – eine weite Verbreitung fanden, erscheint uns im Schrifttum die konkrete und vielfach zu differenzierende Verwirklichung dieser Prinzipien unter den unterschiedlichen Voraussetzungen anderer ossärer Lokalisationen nur unvollständig berücksichtigt.
Zielsetzung des vorliegenden Buches ist es, unter dem Gesichtspunkt der verschiedenartigen morphologischen, anatomischen, funktionellen und biomechanischen Gegebenheiten

- die besonderen pathogenetischen und infektbegünstigenden Aspekte,
- die Häufigkeit und die Wertigkeit,
- die unterschiedliche klinische und röntgenologische Symptomatologie,
- die den wechselnden Parametern der Infektion angepaßte individuelle Therapie und
- die Behandlungsresultate des eigenen Krankengutes

der exogenen Osteomyelitis der einzelnen Abschnitte der unteren Gliedmaße und des Beckens zu veranschaulichen. Neben der Darstellung der Osteomyelitis des Oberschenkelschaftes liegen weitere Schwerpunkte in der Beschreibung der Knocheninfektion der Region des Hüftgelenkes – einschließlich der Infektkomplikationen nach künstlichem Hüftgelenkersatz –, der Region des Knie- und Sprunggelenkes mit ihren metaphysären Schaftanteilen sowie des Fußskeletts. Während die Osteomyelitis des Schienbeinkopfes und der sprunggelenknahen Tibia ebenfalls ausführlich erörtert wird, ist die Osteomyelitis des Schienbeinschaftes in die Darstellung nicht einbezogen, weil sich damit eine Vielzahl von Publikationen erschöpfend befaßt.
Die Osteosynthese bei Knocheninfektionen erfordert eine den jeweiligen Gegebenheiten der Gleidmaßenabschnitte optimal anzupassende Osteosyntheseform, deren Indikationen kritisch abgegrenzt werden. Vornehmlich die Fixateur-externe-Osteosynthese verlangt spezielle Kenntnisse, die sich an dem individuellen Verletzungsmuster, dem Ausmaß der Sequestrierung, der Lokalisation des Defektes, dem Zustand der Weichteile, der verbliebenen Funktion und den individuellen Gesichtspunkten des Erkrankten orientieren. Die gegenseitig sich beeinflussenden anatomischen, mechanischen und funktionellen Ansprüche führten zu Ergänzungen bereits

bekannter Montageformen des Fixateur externe. Andere Montageformen wurden neu konzipiert, was zur Erweiterung von Indikationsbereichen mit verbesserten Behandlungsresultaten führte. Sowohl die Darstellung der vielfältigen, aber von überschaubaren Grundmustern ausgehenden Montagemöglichkeiten als auch die Systematik der Indikationen der Fixateur-externe-Osteosynthese für die jeweiligen Lokalisationen in Abhängigkeit von den Parametern der Infektion sind weitere Hauptziele dieser Arbeit. Besonders ausführlich sind die kritische Auseinandersetzung mit den Osteosyntheseformen der infizierten Femurpseudarthrose sowie die Darstellung der immer problematischen Stabilisierung infizierter gelenknaher Fragmente der Region des Hüft-, Knie- und Sprunggelenkes. Dabei ergab sich zwangsläufig die Forderung, die Indikation einer sinnvollen Gelenkerhaltung von der operativen Arthrodese im Infekt abzugrenzen. Als temporäre Alternative werden die Möglichkeiten der gelenküberbrückenden Fixateur-externe-Immobilisierung kristisch eingeschätzt. Weitere gleichermaßen wesentliche Aspekte der nachfolgenden Darstellung können hier nicht im einzelnen aufgezählt werden.

Es hat sich gezeigt, daß Behandlungsergebnisse aus Mitteilungen der verschiedensten Autoren und unterschiedlicher therapeutischer Schulen aus vielerlei Gründen nur schwer vergleichbar sind. Deshalb war es eine weitere Aufgabe der Arbeit, das zahlenmäßig große Krankengut unserer Klinik unter dem Gesichtspunkt der verschiedenen Lokalisationen der Knocheninfektion auszuwerten. Aber selbst der Analyse der Spätergebnisse des eigenen Krankengutes haftet ein gewisser Mangel an Vergleichbarkeit insofern an, als natürlich auch bei uns im Laufe einer kurzen Zeit das therapeutische Konzept Wandlungen und Verbesserungen unterlag. Noch deutlicher wird der Aspekt erschwerter Vergleichbarkeit, wenn die unterschiedliche Ausgangslage und die heterogene Vorbehandlung der fast ausschließlich zugewiesenen Osteomyelitispatienten einer Berufsgenossenschaftlichen Klinik mit septischer Sonderabteilung berücksichtigt wird. Auf die mehr als 3000 stationären Behandlungsfälle der Septischen Abteilung des letzten Jahrzehnts entfallen nach Abzug wiederholter Behandlungsaufenthalte etwa 1200 Osteomyelitispatienten, wobei das hier analysierte Krankengut 720 Patienten einschließt. Aus dieser Serie konnten 539 Patienten im Laufe der letzten 3 Jahre einer klinischen und röntgenologischen Nachuntersuchung unterzogen werden.

Selbst unter der Voraussetzung ähnlicher Lokalisation und Vorgeschichte unterscheidet sich jede Osteomyelitis nach Ausdehnung des Herdes, Aktivität der Infektion und individueller Verlaufsentwicklung, so daß sich unmittelbar Vergleichbares kaum wiederholt. Unter diesem Gesichtspunkt erfährt die Zielsetzung dieses Buches, die Besonderheiten der exogenen Osteomyelitis an den einzelnen Gliedmaßenabschnitten in Pathogenese, Therapie und Ergebnissen darzustellen ihre Grenze und muß auch in der Beschreibung des Speziellen den Kompromiß in der zusammenfassenden Verallgemeinerung finden. Die rein sprachliche und tabellarische Darstellung bedarf der bildlichen Dokumentation. Dies gilt umsomehr, als klinische Aussagen vielfach subjektiver Einschätzung unterworfen sind und besser in der eigenen Beobachtung des Bildes zu erfassen sind. Die bildliche Darstellung bezieht sich in ihrer Auswahl nicht auf eine Zusammenstellung extremer Verläufe im positiven oder negativen Sinn. Es wurde vielmehr die Absicht verfolgt, für jede typische Infektsituation, charakteristische Lokalisation und einzuschlagende Behandlungsweise aus dem Gesamtmaterial das jeweils Exemplarische auszuwählen. Um der willkürlichen Auswahl von Einzelbefunden zu begegnen, wird im Regelfall eine geschlossene Verlaufsserie gezeigt, soweit nicht der gesamte Umfang die notwendige Beschränkung setzt. Dadurch soll außer dem Heilergebnis auch die Problematik des Details mit Rückschlägen und Komplikationen, die Vielfalt der Behandlungsschritte und die zeitliche Dauer zum Ausdruck kommen. Neben der röntgenologischen Verlaufsserie wurden nach Möglichkeit nur solche Beispiele aufgenommen, deren fotographische Bilder auch den klinischen und funktionellen Befund sowie den Weichteilzustand belegen. Die therapeutischen Möglichkeiten, die sich für den osteomyelitischen Knochen ergeben, sind untrennbar verknüpft mit der Situation der Weichteile. Dies gilt gleichermaßen für infizierte Weichteildefekte wie für mögliche Dystrophien und Kontrakturen, über die ein vielleicht befriedigender, röntgenologischer ossärer Abschluß ebenso wenig Auskunft gibt wie über die für den Patienten entscheidende Funktion. Weiterhin verfolgt die bildliche Darstellung die Beschreibung und Dokumentation der verschiedenen Montageformen der Fixateur-externe-Osteosynthese an den einzelnen Knochenabschnitten. Die verschiedenen Konstruktionsformen sind sowohl am Knochenmodell als auch in typischen Modifikationen – die die Individualität des Einzelfalles erfordert – in klinischen Beispielen dargestellt. Schließlich dienen die Verlaufsserien als Kasuistik und Beweismittel des klinischen und röntgenologischen Zustandsbildes.

Mein Dank gilt in erster Linie meinem Lehrer und Chef Herrn Professor Dr. med. Jörg Rehn. Er hat nicht nur mein Interesse für die Problematik der Osteomyelitis geweckt und gefördert, zu jeder Zeit Anregungen, Korrekturen und Hinweise gegeben, sondern in der Substanz steht seine operative, wissenschaftliche und schöpferische Tätigkeit hinter diesem Buch. Seinen Schülern gewährt Professor Rehn diejenige Freiheit, in deren Klima vertrauensvolle Zusammenarbeit aber auch Eigenständigkeit gedeiht. Seine Persönlichkeit ist Antrieb und Sicherheit zugleich.

Zu danken habe ich sehr herzlich allen Kollegen und Mitarbeitern der Klinik, insbesondere denjenigen, die sich mit mir auf der Septischen Abteilung die Arbeit geteilt haben. Frau Dr. Eva Maria Müller hat sich als Doktorand in besonderem Maße der Problematik der infizierten Totalprothesen gewidmet.

Dem Springer-Verlag bin ich dankbar für die spontane Übernahme des Manuskriptes sowie die großzügige Ausstattung und die optimale Drucklegung des Buches.

Ohne die Opfer und den Zuspruch meiner Frau wäre dieses Buch nicht entstanden; für ihre Hilfe ist ein „Dankeschön“ zu wenig.

Bochum, Januar 1981 K.H. Müller

INHALTSVERZEICHNIS

A. Die exogene Osteomyelitis des Beckens

B. Die exogene Osteomyelitis des koxalen Femurendes

C. Infektionen nach Totalendoprothesen der Hüfte

D. Die exogene Osteomyelitis des Oberschenkelschaftes

E. Die exogene Osteomyelitis der Region des Kniegelenkes

F. Die exogene Osteomyelitis der Region des oberen Sprunggelenkes

G. Die exogene Osteomyelitis des Fußes

A. DIE EXOGENE OSTEOMYELITIS DES BECKENS

1 Einleitung

Abgesehen von der größeren Gruppe eitriger Knocheninfektionen nach Druck- und Lagerungsschäden, umfaßt unser Krankengut zwischen den Jahren 1969 und 1977 nur 30 exogen ausgelöste Beckenosteomyelitiden. Nicht diese relativ kleine Zahl, sondern die lokalspezifischen Besonderheiten rechtfertigen eine ausgeweitete Betrachtung der septischen Komplikationen am knöchernen Becken.
Die *frühmanifeste* Osteomyelitis des Beckens hat ihre Bedeutung besonders bei instabilen Beckenbrüchen mit der Gefahr einer unkontrollierten Infektausbreitung. Im Zusammentreffen mit den häufig schwerwiegenden Begleitverletzungen entwickelt sich vielfach ein lebensbedrohlicher Zustand [32, 37, 38]. Die *chronische* Osteomyelitis des Beckens ist gelegentlich so hartnäckig und therapieresistent, daß sie öfter als Knocheninfektionen der Extremitäten zum lebenslang manifesten Schicksal wird (Abb. 12, 13), [35].
Wegen der fast ausschließlichen Verbindung zu den Querschnittsverletzungen des Rückenmarks werden die Osteomyelitiden des Beckens nach Druck- und Lagerungsschäden hier nicht abgehandelt. Die spezielle Literatur der Wirbelsäulenverletzungen widmet dieser Problematik großen Raum (ausführliche Literaturübersicht bei Meinecke [26] mit über 1000 Beiträgen und in den Standardwerken von Guttmann [12]). Es ist eine naheliegende Konsequenz, den Fixateur externe zur Behandlung von Knocheninfektionen nach instabilen Beckenringbrüchen zu verwenden. In Verbindung mit den Literaturmitteilungen über die externe Fixation am Becken war es zuvor erforderlich, diese Operationsmethode am Modell zu erproben und die Operationstechnik zu präzisieren (Abb. 5, 6, 7), [5, 6, 9, 28, 32, 49]. Der geringe operationstechnische Aufwand, die mechanisch stabile Fixierung des Beckenringes und weitere Vorteile der Fixateur-externe-Osteosynthese am Becken empfahlen die Methode auch für die Therapie bestimmter Formen nicht infizierter Beckenringbrüche [32]. Richtlinien zur Fixateur-externe-Osteosynthese setzen jedoch eine Einteilung der Beckenringfrakturen voraus. Vor dem Hintergrund biomechanischer Überlegungen und nach Durchsicht eines großen Krankengutes von mehr als 700 Beckenfrakturen haben wir eine Einteilung der Beckenringfrakturen nach funktionellen Aspekten vorgeschlagen [38, 45].
Die Kenntnis der Biomechanik des Beckens ist aber nicht nur im Hinblick auf die Einteilung der Verletzungen, sondern auch für die Behandlung der osteomyelitischen Problemfälle von Bedeutung: Die chronische Osteomyelitis des Beckens geht im Bereich der Beckenschaufel mit flächenhaftem, sklerosierendem Befall zwischen den Kortikalisblättern des schmalen Darmbeins und im Bereich der spongiösen Anteile der Darmbeinkämme sowie des Sitz- und Schambeins mit sequestrierendem Zerfall einher. Die notwendige radikale Therapie mit der operativen Resektion ganzer Beckensegmente muß in Kenntnis biomechanischer Gegebenheiten erfolgen, falls dem knöchernen Becken seine Funktion erhalten bleiben soll (Abb. 11, 12, 13). Bei der Vielfalt knöcherner Beckenverletzungen sind möglichst eindeutige therapeutische

Richtlinien bereits ein Beitrag zur Infektionsprophylaxe [11, 20, 24, 32, 38, 48, 52]. Einleitend erscheint es deshalb sinnvoll, die Traumatologie und Operationsindikationen der Beckenfrakturen zusammenzufassen.

2 Traumatologie des Beckenringes

2.1 Bemerkungen zur Biomechanik

Die knöchernen Elemente der funktionellen Einheit des Beckenringes stoßen in Fugen und straffen Gelenken zusammen. Dadurch entsteht eine Elastizität, ohne daß der Ring seine Festigkeit verliert. Die Belastungsachse, die das Körpergewicht von der Wirbelsäule auf die Beine überträgt, verläuft über das hintere Segment. Die Rumpflast wird somit vornehmlich vom Kreuzbein und den angrenzenden Iliosakralanteilen aufgenommen [46, 56]. Das vordere, weniger statisch beanspruchte Segment nimmt die queren Zugspannungen auf. Bei Beckenfrakturen ist folgerichtig weniger die Unterbrechung des Beckengefüges in seiner Ringstruktur, als vielmehr eine Verschiebung des Beckengürtels im statisch belasteten, dorsalen Fragment bedeutungsvoll (Abb. 1, 9), [45, 50, 53]. Vornehmlich Längsverschiebungen der beiden Beckenhälften sind Ausgang von statischen und arthrotischen Komplikationen an der Wirbelsäule und an den Gelenken der unteren Gliedmaßen (Abb. 2).

2.2 Funktionelle Einteilung der Beckenfrakturen

In Kenntnis der Biomechanik ergibt sich folgende Einteilung der Beckenringfrakturen nach funktionellen Gesichtspunkten [38]:

a) Beckenfrakturen bei intaktem Beckenring
b) Beckenringfrakturen

Typ I: Stabile Beckenringfrakturen:
1. einseitige vordere Beckenringfraktur,
2. unverschobene, doppelseitige vordere Beckenringfraktur.

Typ II: Dislozierte, inkomplette Beckenringfrakturen und -luxationen:
1. sog. isolierte Symphysensprengung,
2. einseitige vordere Beckenringfraktur mit Symphysensprengung,
3. dislozierte, doppelseitige vordere Beckenringfraktur mit und ohne Symphysensprengung.

Typ III: Instabile Beckenringfrakturen und -luxationen:
1. komplette einseitige oder doppelseitige Beckenringfraktur,
2. isolierte hintere Beckenringfraktur.

Nach eigenen Untersuchungen sind über die Hälfte (65,2%) aller Beckenfrakturen Brüche des Beckenringes [32, 38]. Während bei alten Patienten oft banale häusliche Traumen zur Beckenfraktur ohne zusätzliche Verletzung führen, sind die Mehrzahl der Beckenfrakturen junger Patienten Folge erheblicher traumatischer Gewalteinwirkung, die neben den knöchernen Verletzungen oft von Verletzungsschäden des Abdomens, des Urogenitaltraktes und der Weichteile begleitet sind (Abb. 2, 8, 9, 10), [24, 37, 52].

2.3 Therapie der Beckenringfrakturen

Die Indikation zur primären oder frühzeitigen Behandlung durch Osteosynthese ist bei den Beckenringfrakturen vom Typ III gegeben, selbst wenn keine weiteren Organverletzungen vorliegen (Abb. 1, 2, 8, 9). Indikationen zur operativen Stabilisierung von Typ-II-Frakturen ergeben sich, wenn nachfolgende Begleitverletzungen oder entsprechende Verlaufsformen vorliegen [32, 38]:

- schwere offene Weichteilverletzungen,
- Notwendigkeit zur operativen (Sekundär-)Versorgung von Organverletzungen des Abdomens, der Harnwege und von hüftnahen Frakturen [19, 49, 52, 55],
- Fehlschlag einer sachgerechten konservativen Therapie der sog. Symphysensprengung bei fortbestehender Instabilität [40],
- Pflegeerleichterung (besonders bei Polytrauma),
- drohendes Geburtshindernis durch Deformität bei Frauen [1].

Beckenfrakturen mit intaktem und stabilem Beckenring (Typ I) werden konservativ durch Lagerung behandelt. Auch die dislozierten, inkompletten Beckenringfrakturen (Typ II) werden primär konservativ versorgt, sofern die oben aufgezählten Begleitumstände nicht ein anderes Vorgehen diktieren [11, 40].

Bei der operativen Versorgung ist zwischen der Möglichkeit der internen und der externen Osteosynthese zu unterscheiden, wobei beide Verfahren nicht als miteinander konkurrierend aufgefaßt werden. Bei gegebener Indikation können am Becken alle Vorteile der Fixateur-externe-Osteosynthese genutzt werden, zumal der operationstechnische Aufwand gering ist und trotz erheblicher Kräfte, die auf den Beckengürtel einwirken, eine mechanische Stabilisierung zur problemfreien Lagerung gewährleistet ist [6, 32]. Nachteile sind die subjektiv störende Fixationsmethode und gelegentlich auftretende Kanalinfektionen der Gewindestifte an den Beckenkämmen. Die Plattenosteosynthese bei Beckenringfrakturen und bei Symphysensprengung hat den Vorteil der direkten Fixation und des versenkten Implantates. Nachteilig ist gelegentlich eine unbefriedigende Verankerung des Osteosynthesematerials mit nachfolgendem Plattenausriß und eine erhöhte Rate von postoperativen Infektionen (Abb. 1).

Für einige Formen der Sprengung im dorsalen Ringsegment und operationsbedürftiger Beckenschaufelfrakturen sowie von Sekundäreingriffen ist nur die interne Osteosynthese zu erwägen. Für die sekundäre Versorgung von Harnröhrenrupturen ist das Implantat störend (Abb. 8, 9), [49, 55]. Bei frischen Verletzungen, insbesondere mit drohenden oder ablaufenden Infektionen, ist der Fixateur externe vorzuziehen. In Abschn. 5 dieses Kapitels wird die Osteosynthesetechnik mit dem Fixateur externe am Becken dargestellt (Abb. 5, 6, 7).

3 Ursachen der exogenen Beckenosteomyelitis

Bei exogen verursachten Beckeninfektionen sind 3 grundsätzliche Infektquellen zu unterscheiden:

- posttraumatische Infektion,
- postoperative Infektion,
- Infektionen durch Druck- und Lagerungsschäden.

Die Osteomyelitis nach Druck- und Lagerungsschäden ist fast ausschließlich mit einer neurologischen Verletzung (Querschnittssyndrom) oder einer entsprechenden Erkrankung (z.B. multiple Sklerose) verbunden. Obschon bei Rückenmarkverletzungen diese Knocheninfektionen mittelbar auch posttraumatisch verursacht sind, rechtfertigt die Bedeutung und spezielle Therapie des Querschnittssyndroms eine gesonderte Betrachtung [3, 25, 26].

3.1 Posttraumatische Osteomyelitis

In einer Serie von 244 Beckenfrakturen des eigenen Krankengutes der Jahre 1969-1977 betrug die Osteomyelitisrate 2,9% (7 Verletzungen, Tabelle 1), [38]. Die posttraumatische Infektion hatte im gleichen Zeitraum einen Anteil von 83% am gesamten osteomyelitischen Krankengut des Beckens (25 von 30 Patienten, Tabellen 2, 3). Tschaklin (zit. nach [42]) fand bei 102 Osteomyelitisfällen der Beckenknochen traumatische Formen in 94%.
Die höchste Infektquote geht von *offenen Frakturen* aus (Tabelle 3). Von 703 Beckenfrakturen der Jahre 1962-1978 („Bergmannsheil Bochum") wiesen 7,8% der Patienten offene

Tabelle 1. Beckenfraktur und Osteomyelitis. (Bergmannsheil 1969-1977, n = 244)

Frakturtyp	Anzahl	Behandlung		Osteomyelitis		
		konservativ	operativ	konservativ	interne Osteosynthese	externe Osteosynthese
Isolierte Beckenfraktur	53	53	-	-	-	-
Beckenfraktur Typ I	95	95	-	-	-	-
Beckenfraktur Typ II	30	28	2	1	1	-
Beckenfraktur Typ III	66	42[a] 9 Exitus	15	3[b]	2	2[b]
Gesamt	244	218[a]	17	4[b]	3	2[b]

[a]Exitus innerhalb 24 h

[b]Zwei Fälle konservativer Vorbehandlung, Fixateur-externe-Osteosynthese bei Ausbruch der Osteomyelits

Tabelle 2. Ursachen der exogenen Beckenosteomyelitis (außer Querschnittssyndrom, Bergmannsheil 1969-1977, n = 30)

	Posttraumatisch	Postoperativ	Gesamt
Behandlung Bergmannsheil	7	3	10
Vorbehandlung auswärts	18	2	20
Gesamt	25	5	30

Tabelle 3. Posttraumatische Beckenosteomyelitis (außer Querschnittssyndrom, Bergmannsheil 1969-1977, n = 25)

	Weichteile		Behandlung		
	offen	geschlossen	konservativ	konservativ mit Hämatomeröffnung	operativ
Behandlung Bergmannsheil	1	6	4	(1)	3
Vorbehandlung auswärts	7	11	18	(3)	-
Gesamt	8	17	22	(4)	3

oder kontusionierte geschlossene Weichteilverletzungen im Bereich des Beckens auf [38]. Organverletzungen sind in diese Zahl nicht einbezogen. Die herkömmliche Einteilung offener Frakturen nach 3 Schweregraden ist am Becken aus topographisch-anatomischen Gründen nicht immer sinnvoll anzuwenden [34]. Die Kombination einer banalen Glutealwunde und einer gleichzeitigen Schambeinfraktur hat mit der Bezeichnung als offene Fraktur keine wesentliche prognostische Aussage. Anders verhält es sich mit *Verletzungswunden* über dem prominenten, vielfach nur von einer dünnen Weichteildecke geschützten, unfallexponierten vorderen Beckenkamm. Verschmutzte Riß-Quetschwunden in dieser Region können in Verbindung mit dem dann oftmals zerfetzten Muskel- und Sehnenansatzgewebe zur Beckenkamm-osteomyelitis führen (Abb. 2). Eine für die Infektprognose sinnvolle Angabe einer zweit- oder drittgradig offenen Fraktur ergibt sich meist nur bei multitraumatisierten Quetschungen des Beckens. Derart offene Beckenfrakturen hatten im Gesamtkollektiv von 703 Frakturen einen Anteil von 1,5% (Abb. 8, 9, 10). Den 25 posttraumatischen Osteomyelitiden gingen 8 offene Beckenverletzungen voraus (Tabelle 3). Bei Beckenquetschungen mit schwerwiegenden Weichteilzerreißungen und Decollement kommt es besonders in Verbindung mit einer Darm- und Rektumverletzung fast immer zur bakteriellen Infektion (Abb. 9, 10), [37]. In einem Fall (Abb. 9) kam es über eine Sepsis nach verspätet diagnostizierter Rektumzerreißung zum letalen Ausgang.

Die *Schußbruchosteomyelitis* des Beckens ist wegen ihrer primären und sekundären Komplikationen besonders gefürchtet (Abb. 11). Nach Tschaklin (zit. nach [42]) schwankt die Häufigkeit der Komplikationen zwischen 60 und 80%.
In der Behandlungsgruppe mit posttraumatischer Beckenosteomyelitis überwogen eindeutig 22 Infektionen nach konservativer Behandlung (Tabelle 3, Abb. 2). Die Infektionsrate nach *operativer Behandlung* von Beckenfrakturen läßt sich aufgrund der kleinen Zahl derzeit nicht aussagekräftig würdigen (Tabelle 1). Von 244 hier behandelten Beckenfrakturen wurden 17 (7%) operativ behandelt, davon 2 durch Fixateur-externe-Osteosynthese bei bereits eingetretener Infektion (Abb.8). (3 weitere Fixateur-externe-Osteosynthesen bei instabilen, aseptischen Beckenringfrakturen verliefen ohne Infektkomplikationen.) Die Infektion bei 3 von 10 Plattenosteosynthesen der Symphyse war Veranlassung, die Indikation zur Fixateur-externe-Osteosynthese großzügiger zu stellen (Abb. 1).
Die Durchsicht unseres osteomyelitischen Krankengutes ergab zudem, daß Punktionen oder die operative Ausräumung von *Hämatomen* nach Beckenbrüchen ein höheres Infektrisiko darstellen, als empirisch anzunehmen war: Bei 4 von 17 Patienten mit geschlossenen Beckenverletzungen etablierte sich die Osteomyelitis erst nach Punktion oder Inzision von Hämatomen (Tabelle 3), [27]. Es ist offenbar, daß mit der Eröffnung parapelviner und retroperitonealer Hohlräume die Schwelle von der Kontamination zur Infektion durch Hämatome, Koagel und Gewebsnekrosen gering ist [10]. Beispielhaft sei das Schicksal eines Fußballtorwarts angeführt, der sich eine Gesäßprellung am Torpfosten zuzog. Die auswärtige Behandlung mit mehrmaligen Punktionen führte zu einer hartnäckigen chronischen Beckenosteomylitis, die nach jahrelangem Verlauf mit einer Teilresektion des Darmbeines endete. Eine unumgängliche Intervention zur Hämatomausräumung am traumatisierten Becken bedarf somit besonderer aseptischer Sorgfalt, gegen die eine Punktion am Krankenbett verstößt (Abb. 11).
Diese Komplikationen legen die Frage nach der Osteomyelitisrate bei glutealen Spritzenabszessen nahe. Die Verlaufskontrolle von 28 stationär behandelten Spritzenabszessen (1972-1978) ergab in keinem Fall die Exazerbation der Weichteilinfektion zur Osteomyelitis. Dies unterstreicht, wie wirkungsvoll nicht traumatisierte, vitale Weichteile einen Infektionsherd eindämmen.

3.2 Postoperative Osteomyelitis – Beckeninfektion nach Spongiosaentnahme

Kausal das Becken betreffende Operationen aus nicht traumatischer Ursache sind selten (Tabelle 1). Angaben über die Infektrate nach orthopädischen Eingriffen am Becken waren aus der Literatur nicht zu entnehmen [7, 39, 54]. Am eigenen Krankengut haben wir nach Hüftarthrodesen mit Beckenosteotomien 2 Infektionen, aber keine fortgeleiteten Osteomyelitiden des Beckenringes behandeln müssen.
Im Gegensatz zur kleinen Zahl der auf das Becken selbst bezogenen Operationen ist die Entnahme von Spongiosa aus den Beckenkämmen eine der häufigsten routinemäßig ausgeführten Eingriffe in orthopädisch-traumatologischen Kliniken. Ausreichende Mengen und osteogenetisch wertvolle Spongiosa sind beim Erwachsenen aus dem vorderen und hinteren Beckenkamm zu gewinnen [7, 36]. Nicht nur wegen der mit zunehmendem Alter lockeren und mit Fettmark durchsetzten Spongiosa, sondern auch um die Gefahr einer iatrogenen Hüftinfektion zu reduzieren, entnehmen wir aus dem Trochanter major nur, wenn die Beckenentnahmestellen

ausgeschöpft sind. Die Spongiosaentnahme ist der einzige aseptische Eingriff im septischen Operationssaal. Die Frage nach dem Infektrisiko im Bereich der Entnahmestelle bei Osteomyelitispatienten ist nicht nur von allgemein-chirurgischem und individuellem Interesse. Eine hohe Komplikationsrate mit Beckenosteomyelitis würde den Wert osteoplastischer Maßnahmen erheblich einschränken (Abb. 3). Davon abgesehen stellen Spongiosaentnahmen bei Patienten mit und ohne osteomyelitischer Infektion einen unfreiwilligen Modellversuch dar: Die Wertigkeit der zahlreichen Faktoren, die das Entstehen, das Ausmaß und die Aktivität einer Knocheninfektion bestimmen, ist umstritten [15, 16, 23, 41, 43, 47, 57]. Die elementare Bedeutung der Kontaktinfektion mit pathogenen Keimen ist jedoch allgemein anerkannt. Demnach muß die Gefahr der Selbstinfektion oder der nosokomialen Infektion bei Patienten mit der virulenten Keimquelle eines osteomyelitischen Herdes größer sein. Zudem nehmen verschiedene Autoren klinischer und experimenteller Arbeiten eine Abwehrschwäche des chronisch Osteomyelitiskranken an [7, 16, 23, 42]. Der angesprochene Modellcharakter trifft auch insoweit zu, als es sich hier um einen relativ einfachen und routinemäßigen Knocheneingriff handelt, der unter gleichen Bedingungen im aseptischen wie im septischen Operationssaal ausgeübt wird. Zur Osteomyelitisbehandlung werden jedoch meist größere Spongiosamengen benötigt und entnommen.

Die Spongiosaentnahmen bei Osteomyelitispatienten erfolgen prinzipiell vor jeder Manipulation am Infektherd (auch nicht parallel in zwei Operationsgruppen). Der infizierte Körperteil bleibt steril abgedeckt, bis die Entnahmestelle ihrerseits versorgt und verbunden ist. Die Spongiosaentnahme am hinteren Beckenkamm erfolgt in Seitenlage und ist immer als vollkommen isoliert auszuführender Eingriff anzusehen. Erst nach Umlagerung, erneutem Waschen und erneuter steriler Abdeckung erfolgt die Operation am infizierten Körperteil. Durch organisatorische Maßnahmen im septischen Operationssaal muß es vermieden werden, daß eine Spongiosaentnahme auf einen vorausgehenden Eingriff mit akut-purulenter Infektion und virulenten Keimen folgt. Daß die Verpflanzung sinnvollerweise fast ausnahmslos erst sekundär nach Infektberuhigung erfolgt, ist gleichzeitig ein Beitrag zur Infektvermeidung am Entnahmeort.

Im Zeitraum von 1969-1978 wurden zur Osteomyelitisbehandlung am „Bergmannsheil Bochum" 628 Entnahmen bei 467 Patienten vorgenommen (Tabelle 4). Nach der Durchsicht der Operationsbücher und Krankenblattunterlagen wurde Tabelle 5 erstellt. Die Komplikationen nach Spongiosaentnahmen wurden in aseptische Komplikationen (Hämatome, Serome), septische Wundheilungsstörung, frühmanifeste Beckenosteomyelitis und chronische Beckenosteomyelitis unterteilt.

Zur frühmanifesten Beckenosteomyelitis kam es im aseptischen Operationssaal nach 496 Entnahmen in 0,2% der Fälle, im septischen Operationssaal nach 397 Entnahmen des gleichen Zeitraumes in 0,5% der Fälle. Bei den 3 betroffenen Patienten konnte durch entsprechende chirurgische Maßnahmen eine dauerhafte Infektberuhigung erreicht werden. Eine chronische, fortdauernde Beckenosteomyelitis mußte somit bei 893 Spongiosaentnahmen des septischen und aseptischen Krankengutes nicht hingenommen werden (Tabelle 4, Abb. 3). Wundheilungsstörungen mit infizierten Wunden oder Hämatomen fanden sich beim Osteomyelitiskrankengut in 1,5% der Fälle, beim aseptischen Krankengut in 0,8% der Fälle.

Im Hinblick auf die vorausgehend gestellten Fragen läßt die Untersuchung über die Komplikationen nach Spongiosaentnahmen im aseptischen und septischen Krankengut folgende Schlüsse zu:

Tabelle 4. Komplikationen bei Spongiosaentnahmen (Beckenkamm) im septischen und aseptischen Operationssaal

	Jahrgang	Entnahmen	Aseptische Komplikationen (Hämatom/Serom)		Septische Wundheilungsstörung (infizierte Wunde/Hämatom)		Frühmanifeste Beckenosteomyelitis		Chronische Beckenosteomyelitis	
			%	Fälle	%	Fälle	%	Fälle	%	Fälle
Septischer Operationssaal	1978	107	3,8	4	1,9	2	0	0	0	0
	1977	88	2,3	2	1,1	1	1,1	1	0	0
	1976	74	4,0	3	1,4	1	0	0	0	0
	1975	62	8,0	5	3,2	2	1,6	1	0	0
	1974	66	3,0	2	1,5	1	0	0	0	0
Gesamt	74-78	397	4,0	16	1,51	6	0,50	2	0	keine
Aseptischer Operationssaal	1978	180	2,8	5	0,5	1	0,6	1	0	0
	1977	162	1,9	3	1,2	2	0	0	0	0
	1976	154	2,6	4	0,6	1	0	0	0	0
Gesamt	76-78	496	2,4	12	0,80	4	0,20	1	0	keine

Tabelle 5. Spongiosaentnahmen (Beckenkamm) im septischen Operationssaal. (Bergmannsheil 1969-1978, n = 628)

Jahrgang	Entnahmen	Patienten	Entnahme pro Patient
1978	107	81	1,3
1977	88	63	1,4
1976	74	59	1,2
1975	62	48	1,3
1974	66	51	1,3
1973	49	33	1,5
1972	51	36	1,4
1971	45	34	1,3
1970	40	29	1,4
1969	46	33	1,4
1969-1978	628	467	1,34

- Die Rate ossärer Frühinfekte nach Spongiosaentnahmen aus dem Beckenkamm liegt deutlich unterhalb der „schicksalhaften" Infektrate von 1%, wie sie für geplante orthopädische Eingriffe allgemein akzeptiert wird [7, 39].
- Die Entnahme von Beckenkammspongiosa bedeutet für den Osteomyelitispatienten – gemessen am allgemeinen Infektrisiko eines geplanten aseptischen Eingriffs – kein zusätzliches Infektrisiko.
- Für den kleinen Eingriff der Spongiosaentnahme kann dem Osteomyelitispatienten eine erhöhte Infektanfälligkeit aus „innerer Abwehrschwäche" nicht unterstellt werden.
- Die Rate der Infektionen aus der aseptischen und septischen Gruppe differiert erheblich weniger als empirisch vermutet.
- Unter Einhaltung allgemein gültiger Prinzipien der Asepsis hat der Eingriff zur Spongiosaentnahme im septischen Operationssaal keine gravierenden Konsequenzen.

4 Verlaufsformen und Therapie

Die Einteilung der Osteomyelitis in eine akute und eine chronische Verlaufsform hat über die allgemein akzeptierte und für jede Lokalisation geltende Klassifizierung hinaus eine besondere Bedeutung für die exogene Knocheninfektion des Beckens (Tabelle 6). Größe, Gestaltung, ossäre Architektur und Topographie des Beckens und seine Organe bestimmen die Therapie und Prognose dieser Verlaufsformen im Vergleich mit den Extremitäten durchaus unterschiedlich: Der Extremfall, die nicht beherrschbare Gliedmaßeninfektion durch Amputation zu heilen, ist für die chronische Beckenosteomyelitis nicht relevant. Andererseits geht die sofortige und konsequente Therapie einer frischen Beckenosteomyelitis fast immer mit einer dauerhaften Infektberuhigung einher. Gute Durchblutung und ausreichender Weichteilschutz erklären die günstige Prognose in der Frühphase der Infektion am Becken.

Tabelle 6. Verlaufsformen der exogenen Beckenosteomyelitis (außer Querschnittssyndrom, Bergmannsheil 1969-1977, n = 30)

Verlaufsformen	Ursache			Gesamt
	posttraumatisch		postoperativ	
	konservativ	operativ		
Akut und frühmanifest	12	3	4	19
Chronisch	10	-	1	11

4.1 Akute und frühmanifeste Beckenosteomyelitis

4.1.1 Klinik

Der Ausbruch der Infektion steht meist im direkten zeitlichen (frühmanifesten) Zusammenhang mit dem auslösenden Ereignis (Unfall, Operation, Druckgeschwür) (Abb. 1, 3, 4, 8), [57]. Die Diagnose ist somit aus der Anamnese und dem klinischen Bild (infizierte Weichteile, Abszeß, Fistel, Phlegmone) zu stellen. Die Begriffe „frühmanifest“ und „akut“ sind nicht austauschbar [14, 58].

Der akute Verlauf ist durch die klassische Symptomatik der bakteriellen chirurgischen Infektion beschrieben [7, 29, 42, 59]. Je nach Abwehrlage, Dauer und Schwere der Infektion ist das Allgemeinbefinden gestört. Der weniger dramatische Verlauf ist aber die Regel (Abb. 4). Fast immer nimmt die Infektion ihren Ausgang vom Verletzungs- oder Operationsbereich, während die Abszesse und Fisteln häufig an anderen Stellen aufbrechen. Der lokale Prozeß wird umso schwieriger erkennbar, je tiefer und verborgener sich die Infektion abspielt. „Senkungsabszesse“ und fortgeleitete Abszesse sind nicht ausgeschlossen, gehören aber typischer zum Bild der chronischen Beckenosteomyelitis [42]. Nach antibiotischer Therapie können allgemeine und lokale Infektzeichen gänzlich fehlen, selbst das Antibiogramm verläuft negativ [41]. Im Gegensatz zur frühmanifesten Osteomyelitis stellt die spätmanifeste Osteomyelitis am Becken meist den Beginn einer chronischen Infektion dar [8]. Bei Beckenquetschungen ist die Weichteil- und Knocheninfektion nicht selten mit primären und sekundären urologischen Infektionen verbunden. Intravenöses Pyelogramm, Urethrozystogramm und die bakterielle Urinuntersuchung erweitern die diagnostischen Maßnahmen. Das Röntgenbild des akuten Stadiums ist wenig aussagekräftig [44]. Erstmals nach 2-4 Wochen deuten Rarifikationen, verwaschene Knochenzeichnung und Lysesäume um die Implantate auf die Infektion hin (Abb. 1, 2, 3), [18, 29].

4.1.2 Therapie

Allgemeingültige Hauptelemente der Therapie der akuten Osteomyelitis sind das Debridement und die Herstellung oder Wiederherstellung der Fragmentstabilität [14, 34, 58]. Die biomechanische Stabilität des Beckens ist an die Frakturform des Beckenringes gebunden. In der Konsequenz der funktionellen Einteilung der Beckenringfrakturen brauchen – anders als beim Röhrenknochen – selbst dislozierte Frakturen kein Kriterium einer Instabi-

lität zu sein. Stabile Beckenringfrakturen (Typ I) bedürfen auch bei der Osteomyelitis keiner Osteosynthese.
Infektionen instabiler Beckenringfrakturen (Typ III) bedeuten eine absolute Indikation, infizierte und dislozierte inkomplette Beckenringfrakturen (Typ II) stellen eine relative Indikation zur Fixateur-externe-Osteosynthese am Becken dar (Abb. 8, 9), [32]. Bei den Typ-II-Frakturen entscheidet das Ausmaß und die Aktivität der Entzündung sowie die Schwere der Begleitverletzung über die Notwendigkeit der externen Stabilisierung (vgl. oben, 2.3). Behandlung, Prognose und Pflege sind durch den Fixateur externe verbessert.
Bei postoperativer Infektion nach Plattenosteosynthese wird ein stabilisierendes Implantat belassen (Abb. 1), [58]. Der fast ausnahmslos notwendige Revisionseingriff muß die Infektausbreitung verhindern. Bei drainierter, blander Fistel und unter klinischer und röntgenologischer Beobachtung kann bis zur knöchernen Konsolidierung abgewartet werden. Die Fisteleiterung kommt nach der möglichst frühzeitigen Metallentfernung in Verbindung mit einem erneuten Débridement in der Regel zur Ruhe (Abb. 1). Bei absoluter Instabilität der infizierten internen Osteosynthese wird eine äußere Fixation erforderlich. In unserem Krankengut wurde trotz infizierter Plattenosteosynthese und ohne Wechsel des Verfahrens (3 Fälle) immer eine Heilung im Sinne der Stabilität des Beckenringes erzielt.
Das Debridement der akuten Beckenosteomyelitis erfordert Erfahrung. Dies gilt nicht nur im Hinblick auf die topographischen Beziehungen zu den Organen des Beckens, sondern auch wegen möglicher schwer stillbarer Blutungen im oft wenig zugänglichen Operationsgebiet. Der entzündlich befallene Knochen muß gut dargestellt werden, so daß übersehene Sequester nicht eine Reoperation unter noch ungünstigeren Bedingungen erforderlich machen. Bei Infektionen am Beckenkamm sind lose, lamellen- und deckelartige Kortikalisanteile vollständig zu entfernen (Abb. 2, 3). Nach Revision einer aktiv purulenten Entzündung sollte die Wunde offen bleiben. Débridement und Hämatomausräumung erfordern eine suffiziente, großkalibrige Drainage. Bei frischen spongiösen und retroperitonealen Blutungen ist eine unkontrollierte Saugung gefährlich. Die Spül-Saug-Drainage am infizierten Becken ist nicht empfehlenswert. Leicht zu übersehende Flüssigkeitsretentionen können die Infektion eher verschlimmern [21, 57]. Mit der Zahl der Drainageableitungen ergeben sich zudem hydraulische Probleme [2]. Unter der Voraussetzung eines sachgerechten und vollständigen Debridements, einer wirkungsvollen Drainage und Erregerempfindlichkeit haben sich uns lokal angelegte Gentamycinkunststoffketten als wirkungsvoll erwiesen (Abb. 8), [31]. Bei akutem Infekt mit körperlicher Allgemeinreaktion und bei ausgedehnten Eingriffen ist wegen der immer drohenden Erregerausbreitung die Gabe eines systemischen Antibiotikums nach Maßgabe des Antibiogramms dringend indiziert [13, 14].
Große infizierte Weichteildefekte der Beckenregion bedürfen zur Eindämmung des Infektes der raschen Verkleinerung der Wundfläche als Erregerreservoir (Abb. 9, 10). Zur Reinigung des Wundgrundes werden infizierte Hautnekrosen und blasige Nekrosen chirurgisch abgetragen. Danach wird das Transplantatlager mit täglich mehrmals zu wechselnden feuchten Ringer-Verbänden, hydrophilen Substanzen (Dextranomer) [3, 30] oder synthetischem Hautersatz (Polyuretanschaumstoff) [4, 22] vorbereitet. Als anspruchsloses Transplantat bietet sich zu Meshgraft verarbeitete Spalthaut an [33]. Bei großen Defekten hat sich – auch unter Berücksichtigung des Eiweißverlustes – Schweinehaut als Material zur Interimsdeckung bewährt (Abb. 10), [4, 60]. Die endgültige Deckung mit Spalthaut genügt an unbelasteten Beckenweichteilen. Über Knochenvorsprüngen und den beanspruchten Regionen des Kreuz- und Sitzbeins ist – unabhängig von der Entscheidung zur Knochenresektion – eine bela-

stungsfähige Vollhautdeckung notwendig. Die günstigen Weichteilverhältnisse erlauben in der Beckenregion Verschiebe- und Nahlappenplastiken mit gutem Erfolg auch bei vormals infizierten Weichteildefekten [26].
Bei Beckenquetschungen mit intra- und extraperitonealen Darmverletzungen erhöht sich die Infektgefahr. Abgesehen von der vitalen Bedeutung ist die Ausschaltung des verletzten Rektums durch einen Anus praeter sowie die Revision und Drainage in der Dammregion und der Sakralhöhle eine Maßnahme zur Infektberuhigung (Abb. 9, 10), [37]. Bei der Gruppe von 703 Beckenfrakturen erforderten extraperitoneale Rektumverletzungen in 4 Fällen eine Kolostomie [37].

4.2 Chronische Beckenosteomyelitis

4.2.1 Klinik

Die chronisch fistelnde Osteomyelitis der Beckenschaufeln und die gelegentlich in Zerfallshöhlen endenden Knocheninfekte des Sitz- und Schambeins sind therapeutisch äußerst hartnäckig und oftmals lebenslang nicht beherrschbar (Abb. 12, 13), [35, 51]. Ursache ist einerseits ein für die platten Knochen wie das Darmbein kennzeichnendes pathomorphologisches Verhalten im chronischen Infektstadium [41]. Zum anderen kommt es in vielfachen Variationen zu extra- und intrapelviner Abszedierung und Infektausbreitung im großen und kleinen Becken, im Gluteal-, Koxal-, Inguinal- und Skrotalbereich sowie Einbrüchen in das Peritoneum, die Bauchwand und die Region der Wirbelsäule. Falls überhaupt, entleeren sich viele Abszesse spontan nur sehr verzögert nach außen. Unerkannte retroperitoneale Phlegmonen und Einschmelzungen oder ihre verspätete Diagnose können ohne chirurgische Maßnahmen ein konsumierendes Infektgeschehen bis zur letal endenden Sepsis bedeuten [8, 41].
Die chronische Osteomyelitis der platten Knochen weist keine oder nur eine geringfügige periostale Reaktion auf. Die Entzündung breitet sich vornehmlich endostal sklerosierend und eburnisierend aus. Zwischen den Kortikalisblättern des Darmbeins ist dieser Ausbreitung kein natürliches Hindernis gesetzt. Eine Sequestrierung ist am Darmbein nicht die Regel. Die Osteolyse hinterläßt münzartige Knochendefekte und Sequester. Sie sind – falls sie entstehen – klein (Abb. 11, 12). Gelegentlich verläuft die blande endostale Entzündung jahrelang ohne gravierende Symptomatik. Wenn eindeutige Sequestrierungen und klinische Zeichen, wie ein Fistelgang, fehlen, so ist auch die Röntgendiagnose erschwert [18, 29]. Die verdichtet abgebildeten, unscharf begrenzten numulären Rundherde des Darmbeins bieten differentialdiagnostische Probleme in der Abgrenzung von exogenen oder hämatogenen osteomyelitischen Herden auf der einen Seite und abakteriellen knöchernen Entzündungen, benignen oder malignen Tumoren sowie deren Metastasen andererseits. Knöcherne Anomalien, qualitativ unzureichende Röntgenaufnahmen und Überlagerungseffekte führen am Becken zusätzlich zu röntgenologischer Fehlinterpretation [29]. Die Szintigraphie ist für diagnostische und therapeutische Schlußfolgerungen nur bedingt verwertbar. Die Methode erlaubt, vor allem wenn Kontrolluntersuchungen in zeitlichen Abständen vorliegen, eine wertvolle, aber nur summarische Aussage über den Aktivitätsgrad und die biodynamische Reaktionslage des entzündeten Gewebes [17]. Für kleine Sequester ist das Auflösungsvermögen der Methode zu gering. In jüngster Zeit brachte die Computertomographie wertvolle differential-

diagnostische Hilfe. Der bloße Verdacht eines malignen Tumors ist durch Biopsie zu widerlegen.
Im Gegensatz zum Darmbein verläuft die chronische Osteomyelitis des Sitz- und Schambeins meist offenkundig (Abb. 4, 13). Sichere röntgenologische Befunde sind periostale Reaktionen, osteolytische Herde und im fortgeschrittenen Stadium mottenfraßähnlicher Zerfall der spongiösen Knochenanteile [29]. Mitunter ist der Röntgenbefund ebenfalls spärlich. Reicht eine chronische Weichteilinfektion jedoch bis auf den Knochen, so ist eine Osteomyelitis mit Sicherheit anzunehmen.

4.2.2 Therapie der chronischen Darmbeinosteomyelitis

Bei Abszedierung steht zunächst die chirurgische Eröffnung und Drainage im Vordergrund. Vielfach ist durch eine Gegeninzision am tiefsten Punkt der anatomisch vorgegebenen Ausbreitungswege (glutaeal, inguinal, Bauchwand usw.) ein ausreichender zusätzlicher Abfluß zu schaffen (Abb. 11, 12). Die anatomische Beziehung zu den Beckenorganen macht diesen Eingriff oft schwierig, zumal nicht immer ein Fistelkanal den Weg weist.
Im blanden Stadium sind die osteomyelitischen Herde des Darmbeins operativ anzugehen. Die Therapie besteht in der radikalen Herdausräumung und Sequestrektomie. Der Zugang verläuft zunächst extrapelvin, knapp unterhalb des Darmbeinkammes. Ohne Schichten zu präparieren, wird subperiostal die Außenfläche des Darmbeins freigelegt. Bei größeren Resektionen wird auch die Innenfläche unter Einkerbung der Ansätze der Bauchmuskulatur dargestellt und das Peritoneum geschützt. Wenn möglich, ist die Herdsuche durch Anfärben eines Fistelkanals zu erleichtern. Da sich die chronische Darmbeinosteomyelitis flächenhaft sklerosierend ausbreitet, bedeutet Radikalität die Osteotomie bis in gesundes Knochengewebe. Dabei ist vornehmlich das Endost und die schmale Schicht zwischen den Kortikalisblättern zu beurteilen. Falls es die Herdausdehnung erlaubt, ist ein knöcherner Bügel des Beckenkammes samt Muskelansätzen zu erhalten (Abb. 11). Unter dieser Voraussetzung können auch größere Anteile der Beckenschaufel ohne Stabilitätseinbuße entfernt werden. Die operative Tangierung einer bislang unbeteiligten Iliosakralfuge muß wegen der Eröffnung neuer Ausbreitungswege vermieden werden. Wir verwenden für die Resektion die oszillierende Säge und markieren die Endpunkte – je nach Ausdehnung – drei- oder viereckig mit 4,5-mm-Bohrlöchern und lösen den befallenen Knochen schonend aus (Abb. 11, 12). Popkirov empfiehlt die Spaltung des Darmbeins mit subperiostaler Resektion der äußeren Kortikalisschicht, Sequestrektomie und radikale Ausräumung bei Erhaltung der restlichen inneren Kortikalisplatte [42].
Wegen der anatomischen Verhältnisse ist eine großkalibrige Drainage und eine sachgerechte postoperative Lagerung (Bauch- und Seitenlage) von Bedeutung.
Unvollständige Herdausräumung bedeutet nicht selten eine Verschlimmerung, wie ein uns zur Weiterbehandlung zugewiesener tragischer Fall zeigt: Die ungenügende chirurgische Revision einer chronischen Beckenkammosteomyelitis nach Spongiosaentnahme führte über eine pyogene Koxitis zur operativen Versteifung der Hüfte des ursprünglich gesunden Beins. Die Unterschenkelosteomyelitis des anderen Beins, welche die Spongiosaentnahme notwendig machte, konnte nur durch Amputation beherrscht werden (Abb. 3).

4.2.3 Therapie der chronischen Osteomyelitis des ventralen Beckenringes

Die Osteomyelitis des ventralen Beckenringes manifestiert sich vielfach durch Fisteln. Da Einbrüche in den Damm und den Urogenitalbereich keine Seltenheit sind, empfiehlt sich die gynäkologische und urologische Mituntersuchung (Abb. 13). Für die oberen Schambeinäste und die Symphyse verläuft der quere Zugang knapp oberhalb der Symphyse (Abb. 4). Für die unteren Schambeinanteile wird der Schnitt zum Damm hin verlängert. Die einseitige Resektion von Sitz- und Schambeinanteilen ist statisch unerheblich. Bei radikaler Entfernung der Symphyse ist eine Instabilität des Beckens zu erwarten (Abb. 13). Die Sitzbeinosteomyelitis wird durch ausgedehnte knöcherne Resektion unter Einschluß des Schambeinastes, myoplastischem Verschluß des entstandenen Defektes und primärem Schwenklappen behandelt.

5 Operationstechnik mit dem Fixateur externe am Becken

Falls noch möglich, wird zu Beginn der Operation der instabile Beckenring unter Bildwandlerkontrolle annähernd manuell reponiert. In beide Beckenschaufeln werden nach Stichinzision der Weichteile und 3,2-mm-Bohrung jeweils 2 Gewindestifte (Schanzsche Schrauben) in die Kortikalis des Darmbeins mit dem Handbohrer eingebracht [5, 32]. Die beiden ventralen Schrauben sind etwa 1-2 cm vom vorderen Darmbeinstachel entfernt (Abb. 6,7). Entsprechend der Neigung der Beckenschaufel soll die gesamte Gewindelänge der Schrauben zwischen den beiden Kortikalisblättern verlaufen (Abb. 7a). Der Austritt der Schraube an der gegenseitigen Kortikalis bedeutet zusätzlichen Halt und macht sich durch erhöhten Widerstand beim Eindrehen bemerkbar. Die möglichst tiefe Verankerung der Schrauben in der Beckenschaufel bedeutet auch einen geringeren Hebel beim Spannen des Systems gegenüber Kippbewegungen und wirkt einer Lockerung entgegen. Am liegenden Becken werden die Schrauben im rechten Winkel zur Längsachse der Wirbelsäule und in einem Winkel von 60° zur horizontalen Ebene eingebracht. Letzterer Winkel schwankt je nach Inklination der Beckenschaufel. Die Neigung der Beckenschaufel kann bei hageren Patienten mit der Hand abgetastet werden. In etwa 4 cm Abstand vom ventralen Schraubenpaar wird das dorsale in gleicher Weise eingebracht. Dorsal werden die längsten zur Verfügung stehenden Schrauben gewählt, um später genügend Freiraum zwischen der Bauchwand und dem Rohr zu gewinnen.

Die Gewindestifte jeder Beckenhälfte werden über 2 schwenkbare Einzelbacken mit einem kurzen Rohr parallel zum Beckenkamm verbunden (Abb. 7a). Diese kleineren Rohre stabilisieren die Schrauben einer Beckenhälfte zusätzlich. Falls erforderlich, können jetzt über den Angriffspunkt der eingebrachten Schanzschen Schrauben weitere Repostionsmanöver erfolgen. Eine Lockerung der Schrauben ist dabei ebenso zu vermeiden wie das spätere Anheben des gesamten Patienten an der äußeren Montage. (Gewindestifte mit einem den Spongiosaschrauben entsprechenden Gewindegang wären wünschenswert.) Bei Fragmenteinstauchungen und Weichteilzug, der sich im zeitlichen Abstand nach dem Unfall fortschreitend verstärkt, sind seitliche Beckenverschiebungen nicht immer bis zur anatomischen Rekonstruktion auszugleichen. Über schwenkbare Einfachbacken werden die beiden ventralen und die beiden dorsalen Schanzschen Schrauben mit je einem das Becken überspannenden Rohr verbunden. Besonders die dorsale Rohrstrecke ist lang genug zu wählen, um die Weichteile der

Bauchwand auch beim späteren Aufrichten des Oberkörpers nicht einzuklemmen. Vor Beginn der Osteosynthese ist der Vorrat an 500-650 mm langen Rohren zu prüfen. Nach Einsetzen der Rohre entsteht ein trapezförmiger Rahmen. Dieses Modell ist nach den biomechanischen Untersuchungen von Bonnel [6] die stabilste Form der Fixation am Becken. Das gleichzeitige Komprimieren des Systems an beiden Rohren mit den abnehmbaren Spanngeräten führt zu einer kontinuierlichen Annäherung der Beckenhälften bis zur gewünschten Stellung (Abb. 7b). Bei starker Kompression wirkt entsprechend der Lage der Schanzschen Schrauben auf die beiden Beckenhälften ein Kippmoment, was Klaffen und Dislokation am Beckenboden und an der Iliosakralfuge auslösen kann [32]. Die Kompression mit dem Fixateur externe am Becken ist nicht mit einer axialen interfragmentären Druckausübung vergleichbar. Zudem verursachen die schrägverlaufenden Gewindestifte beim Spannen ein unerwünschtes Verklemmen zwischen Rohr und Backen.

Instabile Schambeinfragmente können nach offener Darstellung des Schraubeneintritts mit 2 weiteren Schrauben am Tuberculum pubicum zusätzlich gefaßt werden, um sie über schwenkbare Einfachbacken in das Gesamtsystem aufzunehmen (Abb. 6). Eine derartige Osteosynthese ist besonders für die schmetterlingsartigen Fragmente bei doppelseitigen vorderen Beckenringfrakturen vorteilhaft [24], empfiehlt sich aber auch bei Symphysensprengungen, da die Reposition erleichtert, dislozierende Kippmomente besser neutralisiert und ein zusätzlicher Spanneffekt ausgeübt werden können.

6 Literatur

1. Beck, A., Schatter, A.: Die Beckenfrakturen aus geburtshilflicher Sicht. Hefte Unfallheilkd. *124*, 220 (1975)
2. Boda, A.: Über die hydraulischen Probleme der sog. antibakteriellen Spüldrainage chirurgischer Infektionen und osteomyelitischer Höhlen. Arch. Orthop. Unfallchir. *87*, 117 (1977)
3. Bötel, U: Debrisorb bei der Behandlung von Dekubitalgeschwüren. Fortschr. Med. *96*, 1572 (1978)
4. Bohmert, H.: Epigard als temporärer Hautersatz bei Verbrennungswunden. Med. Welt *28*, 826 (1977)
5. Boltze, W. H.: Der Fixateur externe (Rohrsystem). Bulletin der Schweizerischen Arbeitsgemeinschaft für Osteosynthesefragen, Herbst 1976
6. Bonnel, F.: Biomechanische Betrachtungen über Beckenverletzungen und die Anwendung des Fixateur externe bei Zerreißungen der Symphyse und des Sakro-Iliakalgelenkes. Hefte Unfallheilkd. *124*, 161 (1975)
7. Burri, C.: Posttraumatische Osteitis. Bern, Stuttgart, Wien: Huber 1974
8. Burri C., Henkemeyer, H., Muggler, E.: Behandlung der chronischen posttraumatischen Osteitis. Unfallheilkunde *79*, 143 (1976)
9. Connes, H.: Hofmann's external anchorage-techniques, indications and results. Paris: GEAD 1973
10. Eckert, P., Jungbluth, K.H., Straaten, G. v., Doehn, M., Wagenknecht, L.: Retroperitoneales Hämatom des Mehrfachverletzten. Aktuel. Chir. *11*, 389 (1976)
11. Friedebold, G.: Schwere Frakturen des Beckens und der Zeitpunkt ihrer Versorgung. Monatsschr. Unfallheilkd. *74*, 408 (1971)
12. Guttmann, L.: Spinal cord injuries. Oxford, London, Edinburgh, Melbourne: Blackwell 1973
13. Hierholzer, G., Lob, G.: Antibiotikatherapie in der Unfallchirurgie. Unfallheilkunde *81*, 64 (1978)
14. Hierholzer, G., Kleinig, R., Hörster, G.: Pathogenese und Therapie der akuten posttraumatischen Osteomyeltis. Unfallheilkunde *79*, 133 (1976)
15. Hierholzer, G., Rehn, J. (Hrsg.): Die posttraumatische Osteomyelitis. Stuttgart, New York: Schattauer 1970

16. Hierholzer, S., Hierholzer, G.: Untersuchungen zur Leistung phagozytierender Zellen bei Patienten mit posttraumatischer Osteomyelitis. Unfallheilkunde *82*, 192 (1979)
17. Höllwarth, M., Fötter, R., Ritter, G., Hausbrandt, D., Borkenstein, M.: Skelettszintigraphie bei der akuten hämatogenen Osteomyelitis im Kindesalter. Zentralbl. Chir. *104*, 231 (1979)
18. Janker, R.: Fehlerquellen in der unfallchirurgischen Röntgendiagnostik. Zentralbl. Chir. *86*, 867 (1961)
19. Jung, H.P., Belsen, J.: Versorgung von Harnröhrenrupturen. Helv. Chir. Acta. *44*, 345 (1977)
20. Kern, E., Klaue, P.: Diagnose und Operationsindikation beim stumpfen Bauchtrauma. Dtsch. Med. Wochenschr. *100*, 660 (1975)
21. Klemm, K.: Erfahrungen mit der geschlossenen und offenen Spüldrainage bei der Behandlung der chronischen Osteomyelitis. In: Die posttraumatische Osteomyelitis. Hierholzer, G., Rehn J. (Hrsg.). Stuttgart, New York: Schattauer 1970
22. Knapp, U.: Behandlung von Defektwunden mit synthetischem Hautersatz. Chir. Praxis *23*, 193 (1977/78)
23. Lob, G., Seifert, J., Brendel, W., Probst, J.: Untersuchungen zu einer oralen Autovaccine-Behandlung bei posttraumatischer Osteomyelitis. In: Internationales Symposion Posttraumatische Osteomyelitis, 7.-8.4.1978, Duisburg. Berlin, Heidelberg, New York: Springer (im Druck)
24. Mehrabi, V., Grundmann, G.: Zur Behandlung des vertikalen Beckenbruches (Malgaignefraktur). Chirurg *46*, 424 (1975)
25. Meinecke, F.W.: Osteomyelitis nach Druckgeschwüren bei Querschnittsgelähmten. In: Die posttraumatische Osteomyelitis. Hierholzer, G., Rehn, J. (Hrsg.). Stuttgart, New York: Schattauer 1970
26. Meinecke, F.W.: Behandlung und Rehabilitation Querschnittsverletzter (Literaturübersicht). In: Die Wirbelsäule in Forschung und Praxis, Bd. 67. Junghans, H. (Hrsg.). Stuttgart: Hippokrates 1976
27. Mittelmeier, H.: Zur Entstehung und Bedeutung der exogenen Osteomyelitis. Auf Grund statistischer Auswertung von 404 Osteomyelitis-Fällen. In: Die posttraumatische Osteomyelitis. Hierholzer, G., Rehn, J. (Hrsg.). Stuttgart, New York: Schattauer 1970
28. Müller, K.H.: Therapie der pyogenen Koxitis und ihre Stabilisierung mit dem Fixateur externe (Rohrsystem). Arch. Orthop. Trauma. Surg. *91*, 201 (1978)
29. Müller K.H.: Der Stellenwert des Röntgenbildes bei der posttraumatischen Osteomyelitis. Unfallheilkunde *81*, 129 (1978)
30. Müller, K.H.: Klinische Erfahrungen in der Behandlung infizierter Weichteildefekte bei der posttraumatischen Osteomyelitis mit Dextranomer. Extracta dermatologica 3, (1. Suppl.), 59 (1979)
31. Müller, K.H., Biebrach, M.: Die lokale Antibiotikatherapie von Knochen- und Weichteilinfektionen mit Gentamycin-Kunststoffketten – Ergebnisse und Erfahrungen am „Bergmannsheil" Bochum. In: Lokalbehandlung chirurgischer Infektionen. Burri, C., Rüter, A. (Hrsg.). Bern, Stuttgart, Wien: Huber 1979
32. Müller, K.H., Müller-Färber, J.: Die Osteosynthese mit dem Fixateur externe am Becken. Arch. Orthop. Trauma. Surg. *92*, 273 (1978)
33. Müller, K.H., Prescher, W.: Deckung infizierter Weichteildefekte mit zu Meshgraft verarbeiteter Spalthaut. Unfallheilkunde *81*, 513 (1978)
34. Müller, K.H., Rehn, J.: On prophylaxis, early recognition and early treatment of infected osteosyntheses. Arch. Orthop. Trauma. Surg. *92*, 127 (1978)
35. Müller, K.H., Schneider, I.: Infektionen nach Osteosynthesen an der Hüfte und am Becken und ihre Therapie. Therapiewoche *27*, 8528 (1977)
36. Müller, M.E., Allgöwer, M., Schneider, R., Willenegger, H.: Manual der Osteosynthese, 2. Aufl. Berlin, Heidelberg, New York: Springer 1977
37. Müller-Färber, J., Decker, S.: Das stumpfe Bauchtrauma als Komplikation der Beckenfrakturen. Unfallheilkunde *82*, 89 (1979)
38. Müller-Färber, J., Müller, K.H.: Stabile und instabile Beckenringfrakturen – Behandlung und Ergebnisse. Arch. Orthop. Trauma. Surg. *93*, 29 (1978)
39. Plaue, R., Hinz, P.: Infektionen nach orthopädischen Operationen. Arch. Orthop. Unfallchir. *70*, 298 (1971)
40. Poigenfürst, J.: Symphysenzerreißungen (Erfahrungen an 76 Fällen). Berlin, Göttingen, Heidelberg: Springer 1962
41. Popkirov, S.: Verlaufsformen der „Osteomyelitis antibiotika". Zentralbl. Chir. *88*, 1606 (1963)

42. Popkirov, S.: Die Behandlung der hämatogenen und der traumatischen Osteomyelitis. Berlin: Volk und Gesundheit 1971
43. Rehn, J.: Osteosynthese bei posttraumatischer Osteomyelitis. Zentralbl. Chir. *99*, 1488 (1974)
44. Rehn, J.: Der Stellenwert der Röntgendiagnostik in der Frakturheilung. Unfallheilkunde *79*, 489 (1976)
45. Rehn, J., Hierholzer, G.: Die Beckenbrüche unter besonderer Berücksichtigung der Begleitverletzungen. Monatsschr. Unfallheilkd. *73*, 53 (1970)
46. Rüter, A., Henkemeyer, H., Burri, C.: Ligamentäre Verletzungen des Beckens. Hefte Unfallheilkd. *124*, 212 (1975)
47. Schauwecker, F., Weller, S.: Ursachen der knöchernen Infektion nach Osteosynthesen. In: Die posttraumatische Osteomyelitis. Hierholzer, G., Rehn, J. (Hrsg.). Stuttgart, New York: Schattauer 1970
48. Schiefers, K.H.: Dringlichkeitsfragen bei der Erstversorgung kombinierter und Mehrfachverletzungen. Langenbecks Arch. Chir. *329*, 53 (1971)
49. Schröder, R., Ganz, R.: Zur Behandlung der instabilen Beckenringfraktur bei Patienten mit Begleitverletzungen. Helv. Chir. Acta *44*, 139 (1977)
50. Schweiberer, L.: Beckenbrüche. Chirurg *41*, 55 (1970)
51. Soeder, H., Rehn, J.: Die Spätkomplikationen der posttraumatischen Osteomyelitis. Unfallheilkunde *79*, 157 (1976)
52. Stelzner, F.: Begleitverletzungen des Darmes und des Bauchraumes bei Beckenbrüchen. Hefte Unfallheilkd. *91*, 50 (1967)
53. Voigt, G.: Untersuchungen zur Mechanik der Beckenfrakturen und -luxationen. Hefte Unfallheilkd. *85*, 1 (1965)
54. Wagner, H.: Beckenosteotomie bei der posttraumatischen Hüftkopfnekrose. Unfallheilkunde *81*, 188 (1978)
55. Weißbach, L., Klammer, H.L.: Die simultane Versorgung der Harnröhrenruptur und Symphysensprengung. Urologe [A] *15*, 118 (1976)
56. Westerborn, A.: Beiträge zur Kenntnis der Beckenbrüche und Beckenluxationen. Helv. Chir. Acta [Suppl.] *8* (1928)
57. Willenegger, H.: Klinik und Therapie der pyogenen Knocheninfektion. Chirurg *41*, 215 (1970)
58. Willenegger, H.: Therapie der traumatischen Osteomyelitis. Langenbecks Arch. Chir. *334*, 529 (1973)
59. Witt, A.N.: Die operative Behandlung der Osteomyelitis. Ver. Dtsch. Orthop. Ges. *100*, 200 (1965)
60. Zellner, P.R.: Homo- und Heterotransplantation bei Verbrennungen. Z. Kinderchir. *11*, 309 (1972)

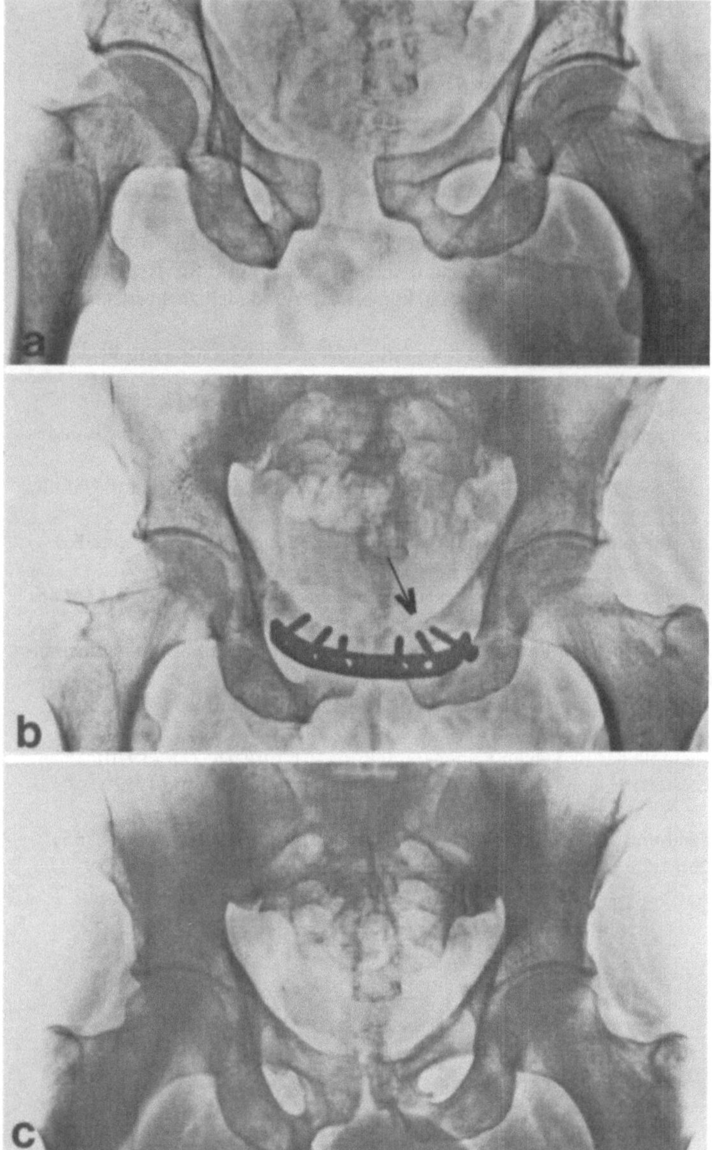

Abb. 1 a-c. Infizierte Plattenosteosynthese einer instabilen Beckenringfraktur (Typ III). M. M., m., 45 J.

a Unfallröntgenbild, Beckenringinstabilität bei Sprengung der Symphyse und Dislokation der linken Iliosakralfuge

b Postoperative Infektion mit suprapubischer Fistelung. Lysesäume um die Schrauben und linksseitiger Plattenausriß 3 Monate nach Osteosynthese (*Pfeil*)

c 23 Monate nach Unfall, stabiler Beckenring nach Plattenentfernung und Spongiosaplastik, dauerhafte Infektberuhigung

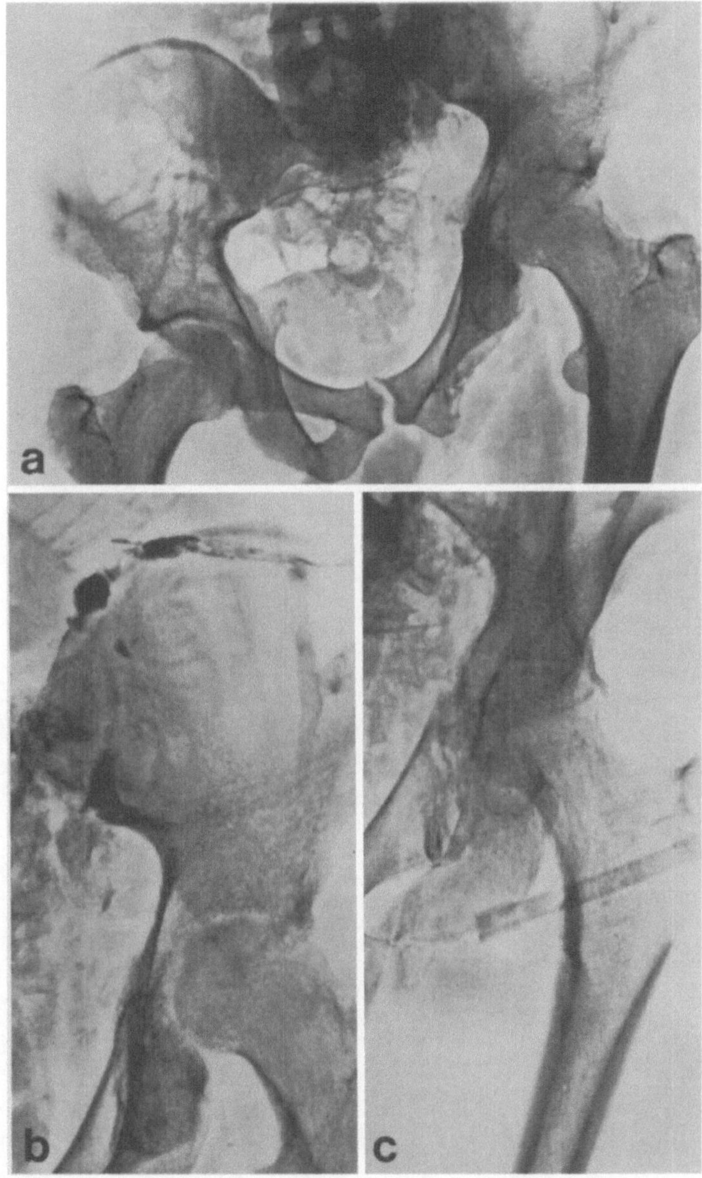

Abb. 2 a-c. Offene, linksseitige komplette Beckenringfraktur (Typ III) mit frühmanifester Darm- und Schambeinosteomyelitis sowie Hüftgelenkempyem. M. N., m., 27 J.

a Fixierte Beckenringverschiebung 8 Monate nach Unfall, Gehunfähigkeit, hochgradige Kachexie und septisches Krankheitsbild

b Fisteldarstellung, Abszedierung entlang der Iliosalkralfuge

c Empyem des Hüftgelenkes durch Fortleitung, fibröse Ankylose mit Anspreiz- und Beugekontraktur, Sitz- und Schambeinosteomyelitis

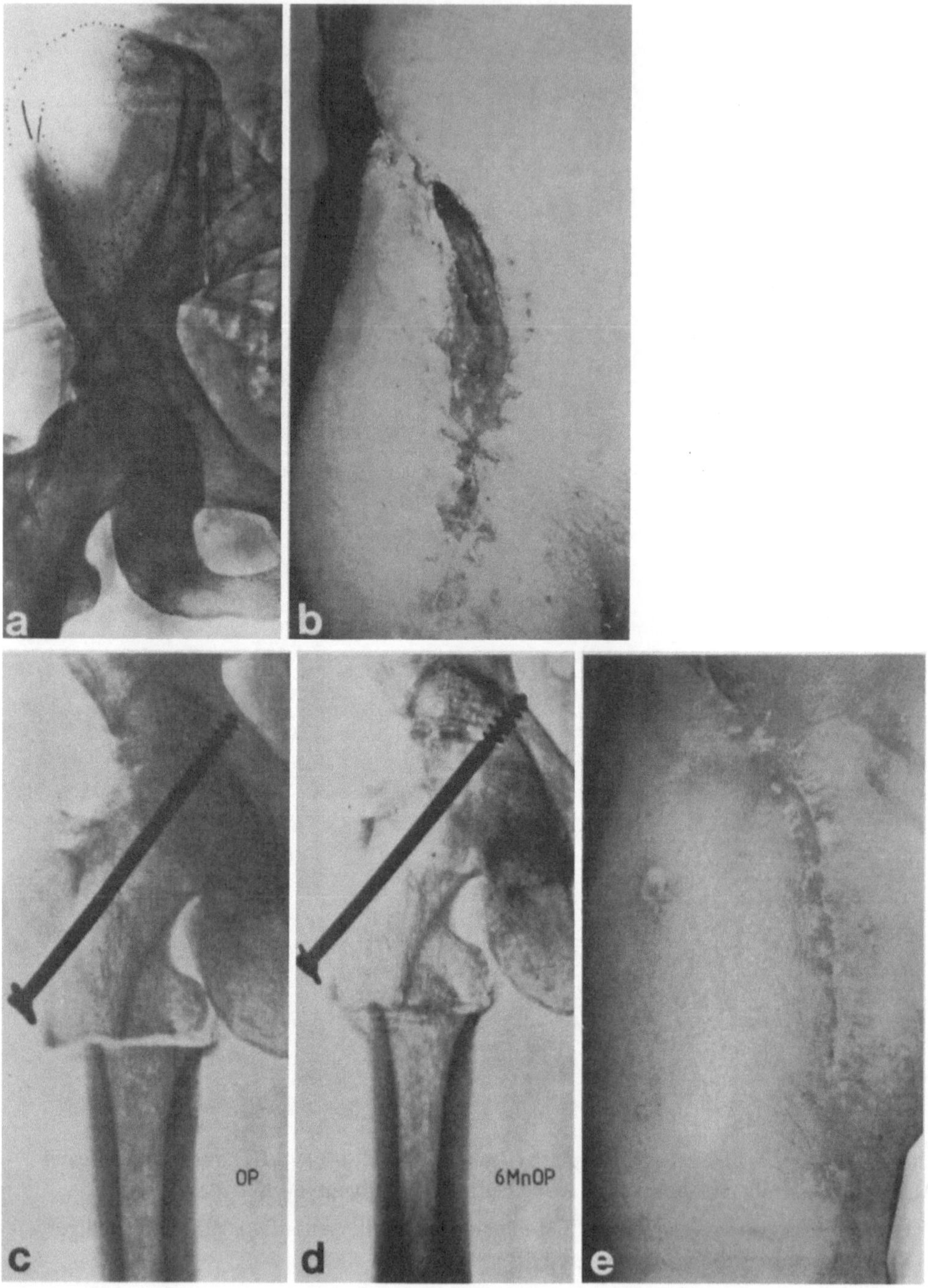

Abb. 3 a-e

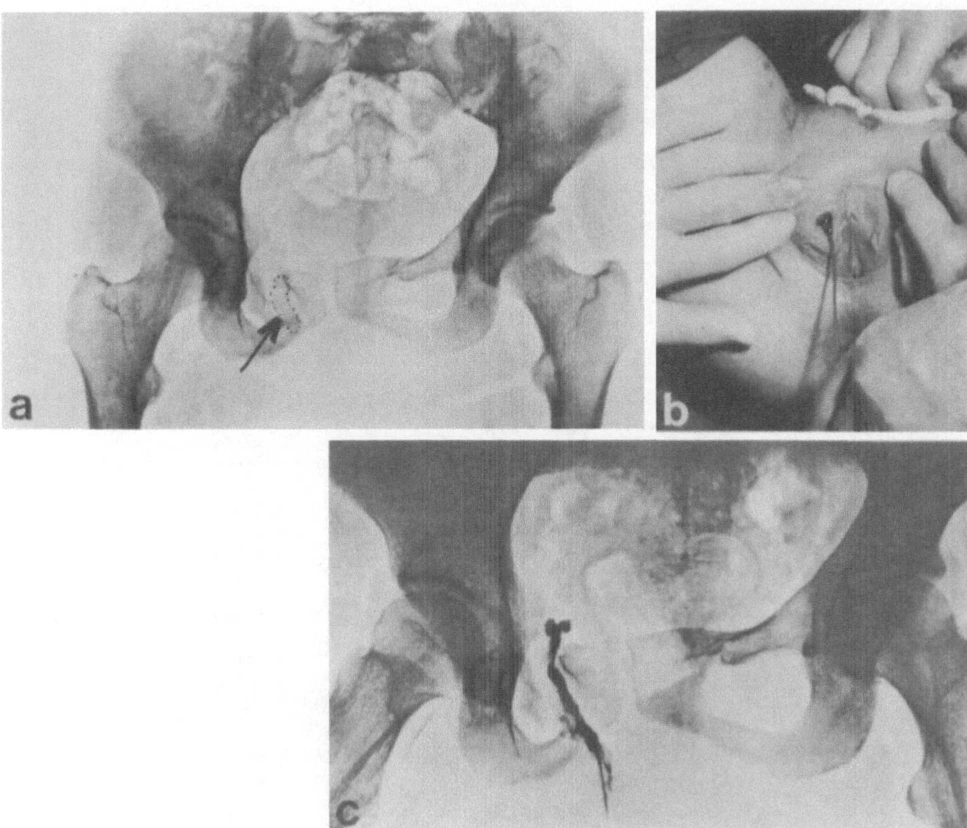

Abb. 4 a-c. Frühmanifeste, sequestrierende Schambeinosteomyelitis nach offener Beckenringfraktur (Typ III). D. E., w., 16 J.

a Das scharfkantige dislozierte Schambeinfragment (*Pfeil*) perforiert im äußeren Genitalbereich, Fisteleiterung 10 Tage nach Unfall, konservative auswärtige Behandlung

b, c Klinischer und röntgenologischer Befund 8 Monate nach Unfall, Fisteldarstellung; nach suprapubischer Sequestrektomie Abheilung der Fistel, stabiler Beckenring

◁ **Abb. 3 a-e.** Chronische Osteomyelitis des Beckenkammes und fortgeleitete pyogene Koxitis nach auswärtiger Spongiosaentnahme, Defektosteomyelitis der gegenseitigen Tibia. A. F., m., 38 J.

a, b Röntgenologischer und klinischer Befund bei Aufnahme 11 Monate nach Unfall, purulente Strukturauflockerung am Beckenkamm, Hüftgelenkempyem

c Stabile Minimalfixierung des koxalen Femurendes mit einer Spongiosaschraube nach Débridement des Gelenkempyems und subtrochantärer Femurosteotomie

d, e Röntgenologischer und klinischer Befund 6 Monate postoperativ, knöchern feste Hüftarthrodese und Osteotomie, dauerhafte Beruhigung der Beckenkammosteomyelitis

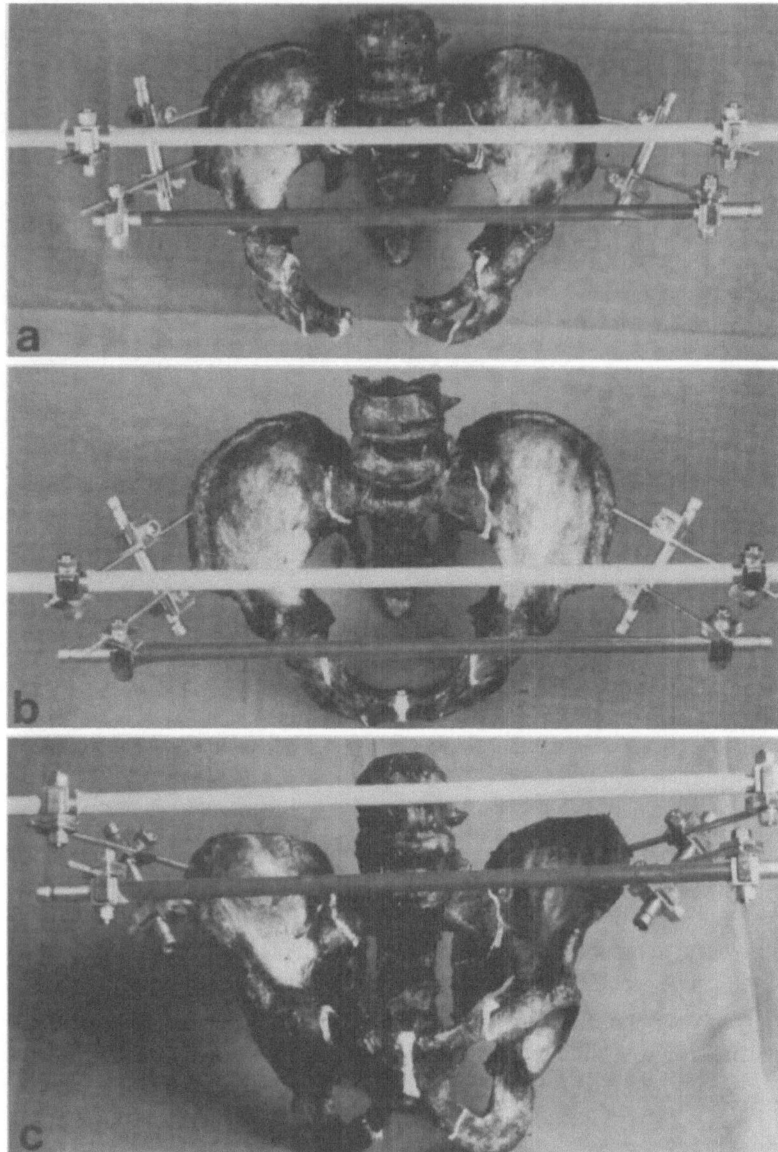

Abb. 5 a-c. Fixateur-externe-Osteosynthese einer instabilen Beckenringfraktur am Modell

a Aufsicht, noch dislozierter Beckenring bei klaffender Symphysenfuge und montiertem Fixateur externe, die ventralen Schanzschen Schrauben sind nahe dem vorderen Darmbeinstachel eingebracht

b, c Stabilisierung des reponierten Beckenringbruches mit der trapezförmigen Standardmontage, Aufsicht (**b**), Ansicht von vorn (**c**)

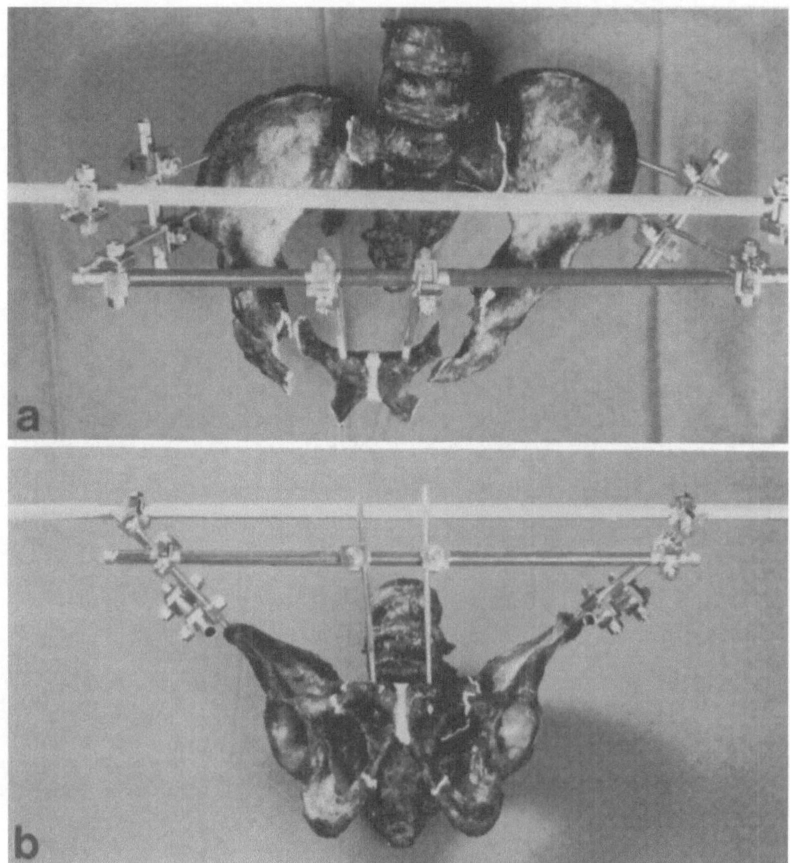

Abb. 6 a, b. Fixateur-externe Osteosynthese einer instabilen Beckenringfraktur am Modell. Das dislozierte, schmetterlingsförmige ventrale Fragment ist über zwei in das Tuberculum pubicum eingebrachte Schanzsche Schrauben mit der Standardmontage verbunden

a Aufsicht, noch dislozierte Fraktur

b Ansicht von vorn, Reposition, Stabilisierung

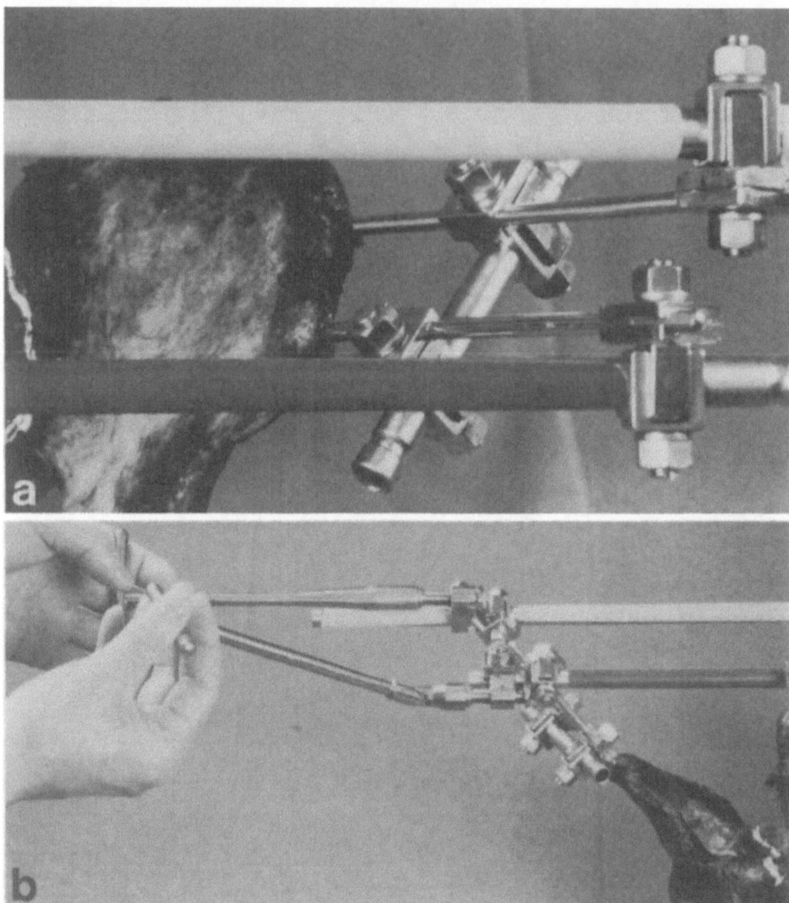

Abb. 7 a, b. Fixateur-externe-Osteosynthese einer instabilen Beckenringfraktur im Modell, Detailausschnitte

a Lage der Schanzschen Schrauben in der Darmbeinschaufel und Montage des kurzen Verbindungsrohres; die tiefe Verankerung der Schrauben im Darmbein wirkt der Lockerung entgegen und vermindert ein ungünstiges Kippmoment bei der Druckausübung

b Die Beckenhälften werden durch gleichzeitiges Komprimieren mit den abnehmbaren Druckspannern über beide Rohre stabilisiert

Abb. 8 a-c. Fixateur-externe-Osteosynthese einer offenen instabilen Beckenringfraktur (Typ III) mit Symphysensprengung und Ruptur der Harnröhre. M. R., w., 32 J. ▷

a Unfallröntgenbild mit Urethrozystogramm, Verdrängung der abgerissenen Harnblase durch ein massives retropubisches und retroperitoneales Hämatom

b Externe Osteosynthese 3 Wochen nach Unfall bei Frühinfekt, stabile Reposition des Beckenringes

c Weichteilzustand bei liegendem Fixateur externe, lokale antibiotische Behandlung der Schambeininfektion

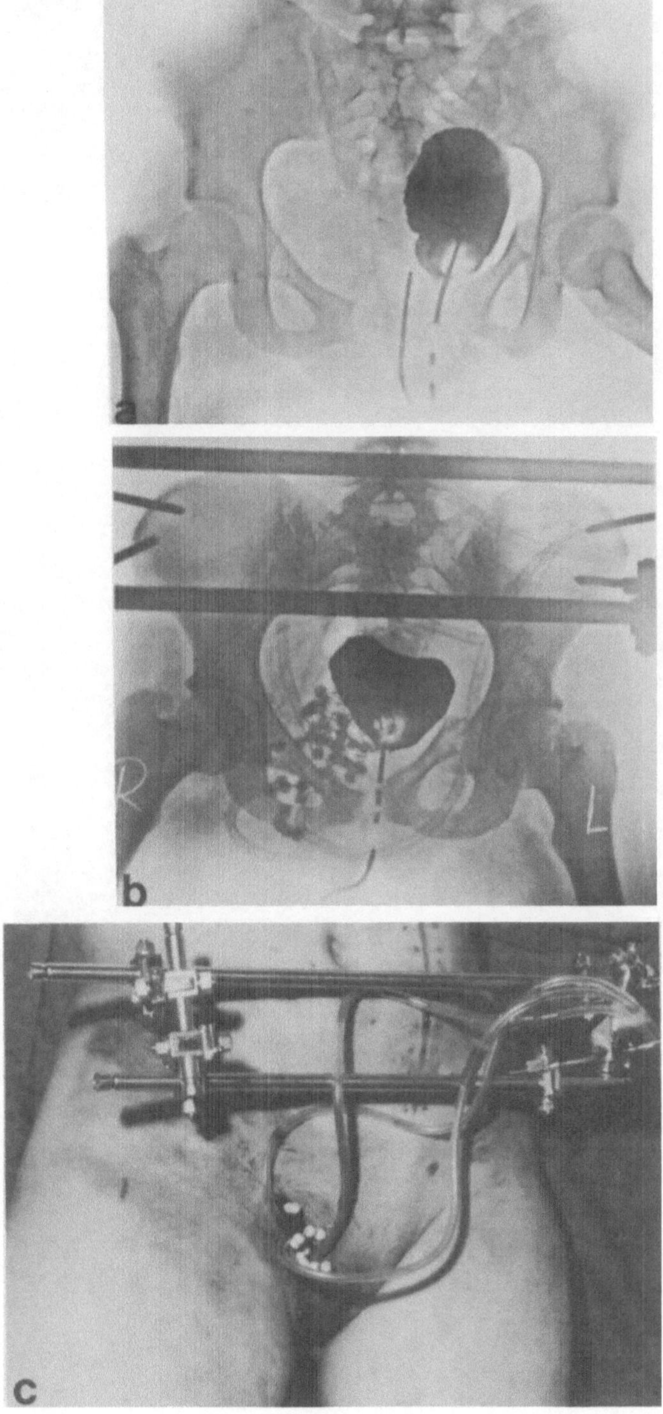

Abb. 8 a-c

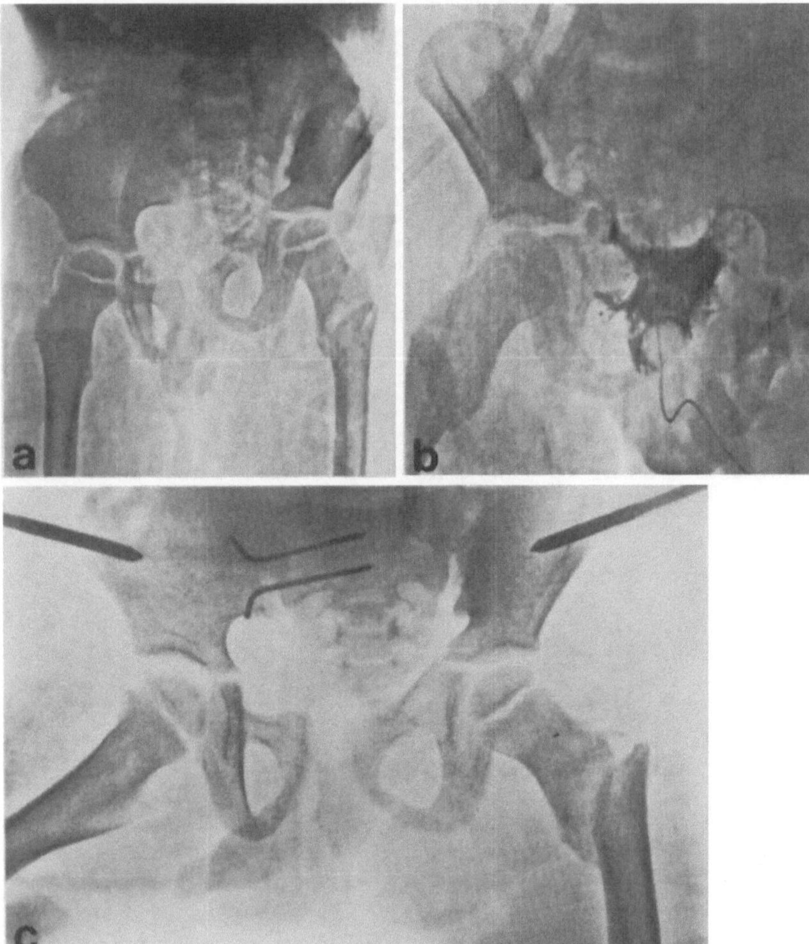

Abb. 9 a-f. Fixateur-externe-Osteosynthese einer kindlichen offenen, doppelseitigen Beckenringfraktur, schwerste Begleitverletzungen. Th. B., m., 5 J.

a Unfallröntgenbild, dislozierte Beckenringfraktur (Typ III) mit subtrochantärer Femurfraktur *links*

b Urethrozystogramm, Ruptur der Harnröhre und der -blase

c Postop. Röntgenbild, wiederhergestellter Beckenring

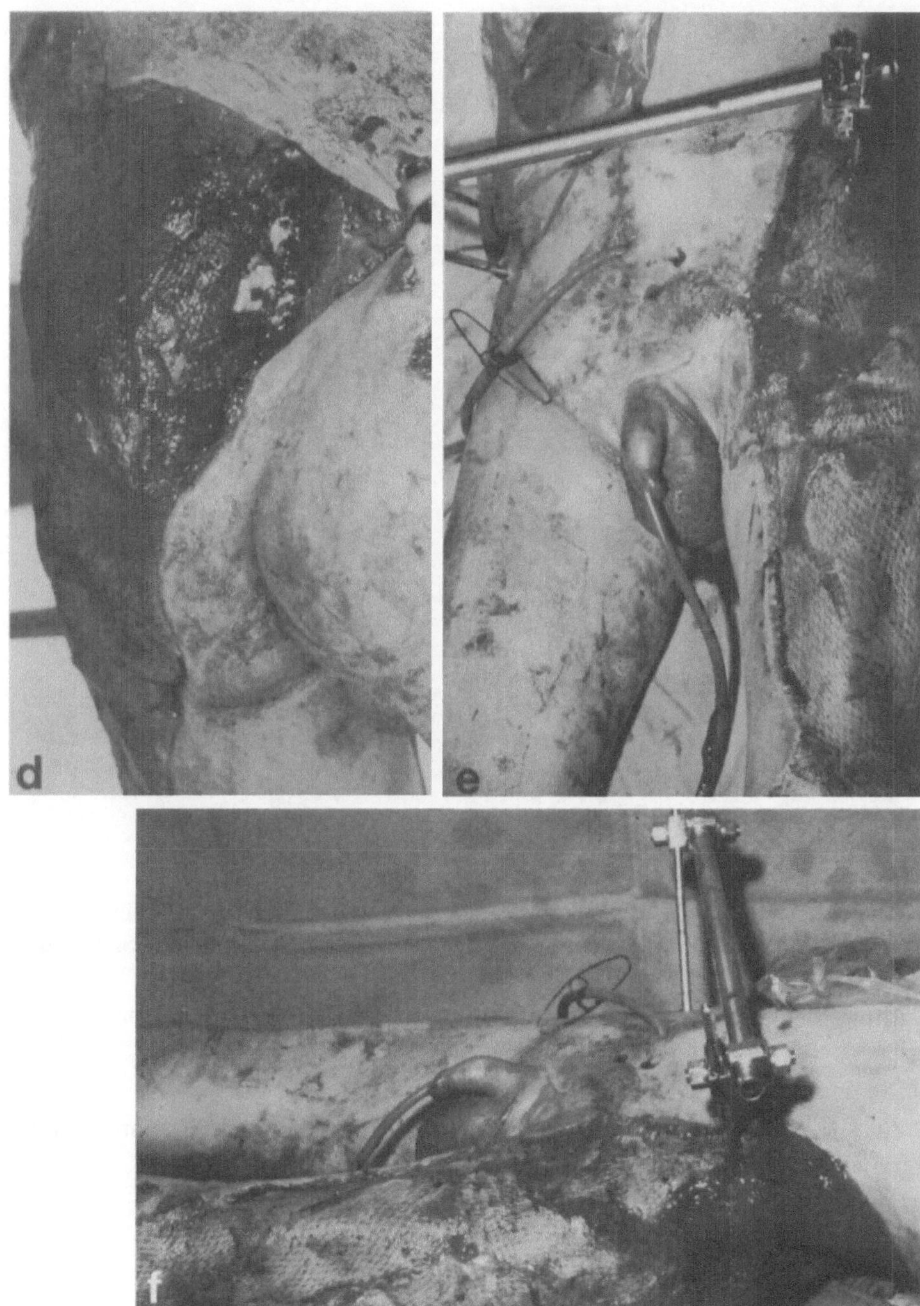

Abb. 9 d-f

d Intraop. Bild mit dislozierter, klaffender rechter Iliosakralfuge

e, f Weichteilzustand bei liegendem Fixateur externe, Sectio alta, Anus praeter, ausgedehntes, infiziertes Décollement der linken Beckenhälfte; beim Kleinkind ist eine Stabilisierung mit nur einer Schanzschen Schraube je Beckenhälfte möglich

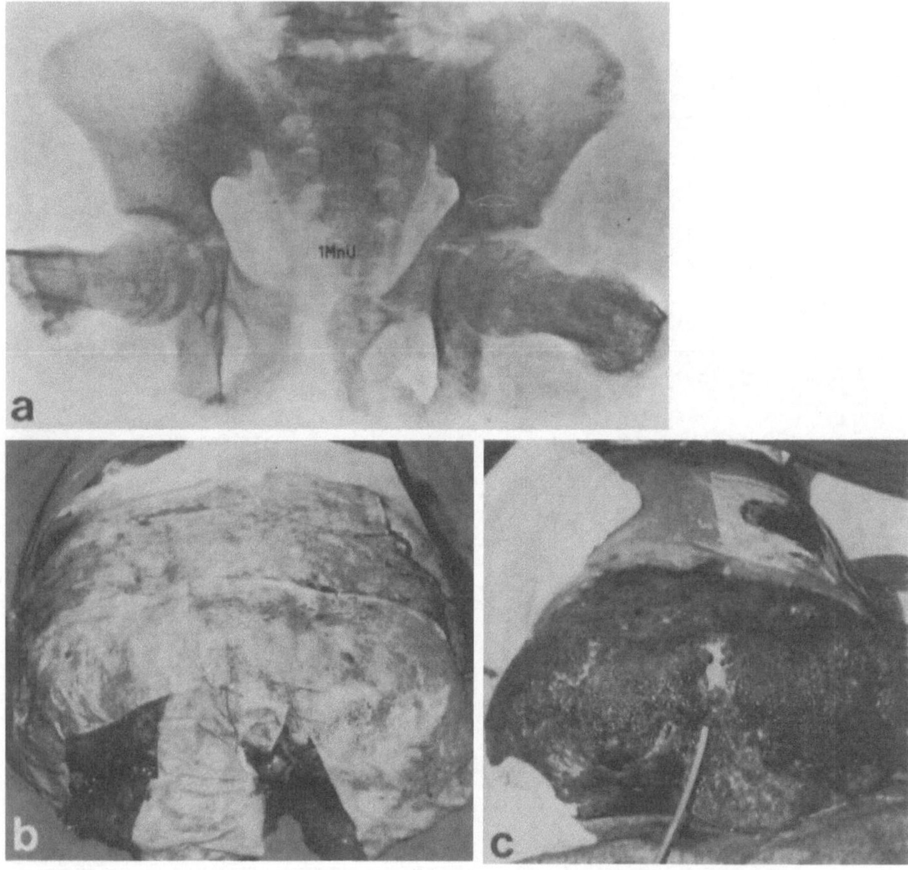

Abb. 10 a-c. Traumatische Amputation beider Beine und schwerste Weichteilverletzungen des Beckens und der Eingeweide mit nachfolgender Weichteilinfektion und Sitz- und Schambeinosteomyelitis. S. F., w., 9 J.

a Röntgenbild 1 Monat nach beiderseitiger, subtrochantärer Oberschenkelamputation, beiderseitige Sitz- und Schambeinosteomyelitis

b Interimsdeckung mit lyophilisierter Schweinehaut

c Zur Spalthautdeckung vorbereitete vitale, granulierte Wundfläche; Patientin konnte später mit Beckenkorb und Rollstuhl versorgt werden

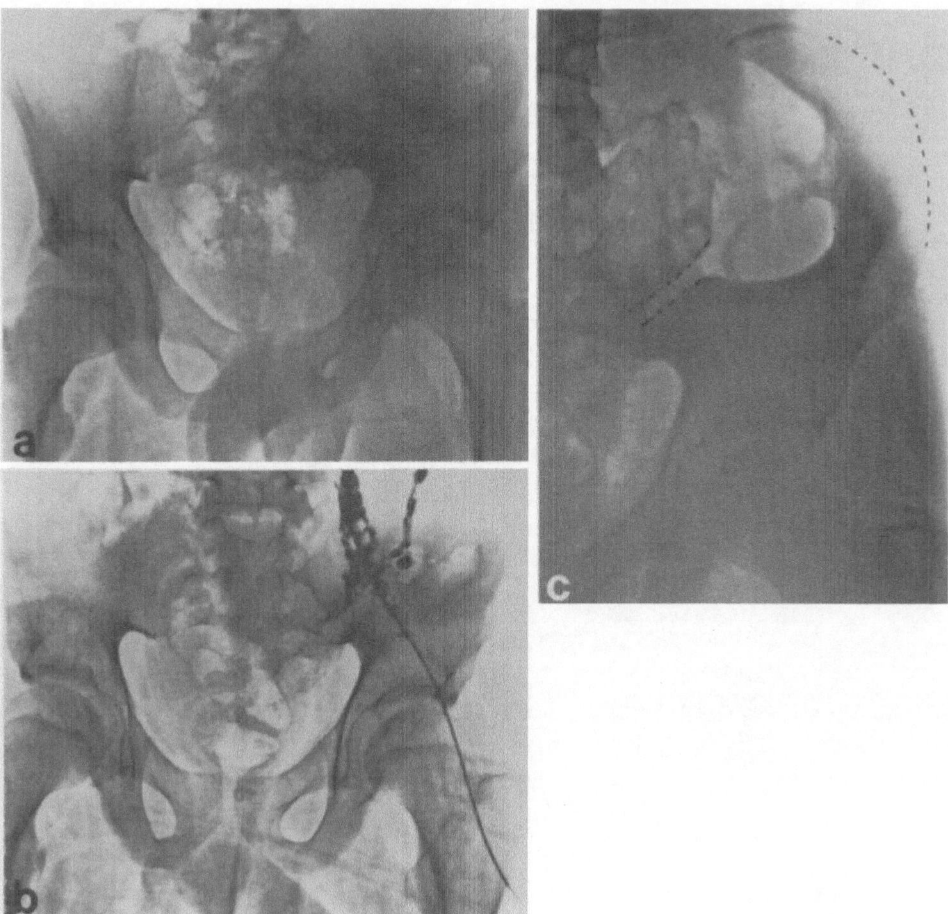

Abb. 11 a-c. Flächenhafte, chronische Darmbeinosteomyelitis nach infizierter Gesäßprellung. M. R., m., 17 J.

a 24 Monate nach Unfall osteolytische Runddefekte und flächenhafte osteomyelitische Ausbreitung im linken Darmbein

b Abszedierung im Inguinal- und Glutealbereich

c Resektion des befallenen Darmbeinabschnittes unter weitgehender Erhaltung des Beckenkammes und seiner Muskelansätze; nach 3 Jahren unauffälliges Gangbild und reizlose Weichteile

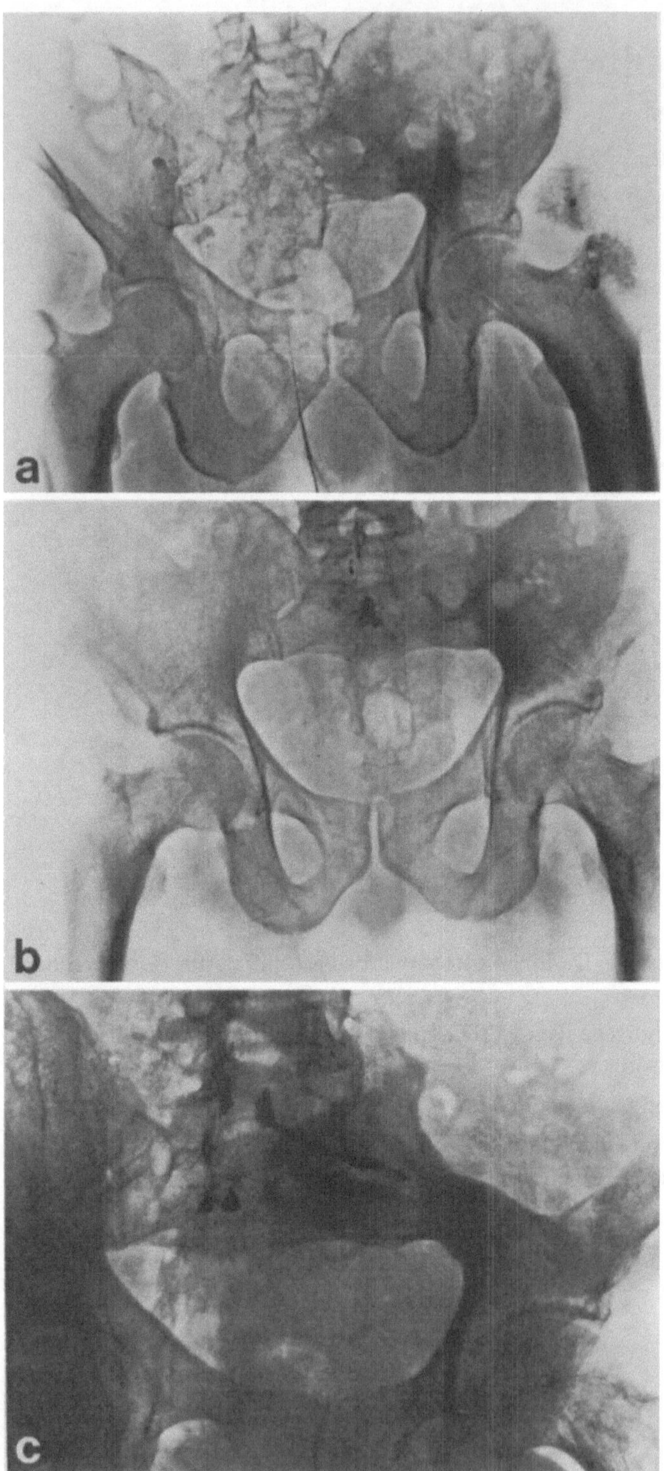

Abb. 12 a-c

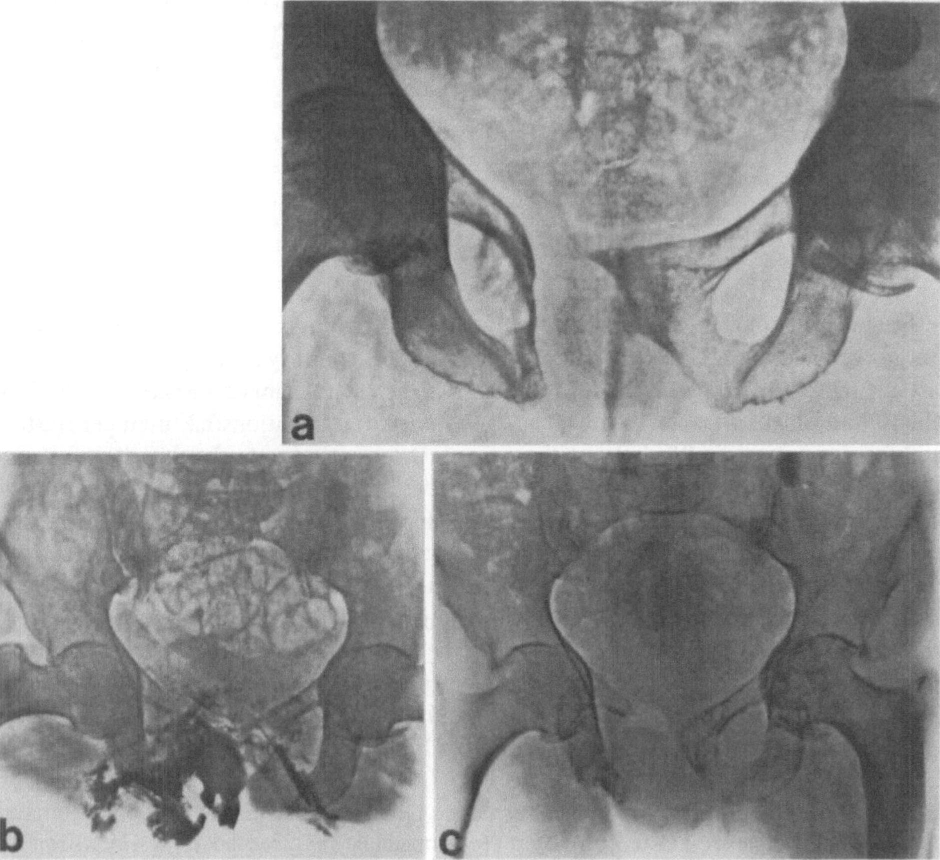

Abb. 13 a-c. Destruierende, chronische Osteomyelitis des ventralen Beckenringes nach geburtshilflicher Spaltung der Symphyse, 20jähriger Verlauf. E. G., w., 56 J.

a Fortschreitende, purulente Osteolyse des rechten Sitz- und Schambeines unter Einbeziehung der Symphyse, verjauchender suprapubischer und vulvärer Weichteilbefall

b Präoperative Darstellung der weit verzweigten Fisteln und der Abszeßhöhle

c Infektberuhigung nach Sequestrektomie des rechten Sitz- und Schambeines, Beckeninstabilität, keine Mitbeteiligung der Hüftgelenke

◁ **Abb. 12 a-c.** Chronische, sequestrierende, fistelnde Darmbeinosteomyelitis links nach Schußverletzung, 30-jähriger Verlauf. H. R., m., 52 J.

a Darmbeinosteomyelitis links mit typischen multiplen, rundlichen osteolytischen Herden; Fistelaustritte an der Leiste und am Beckenkamm, septisches Krankheitsbild

b Unvollständige Resektion der befallenen glutealen Darmbeinschaufel, exazerbierte Infektion, Narbenbruch der Baucheingeweide

c Beruhigung der Osteomyelitis erst nach weitgehender Resektion des linken Darmbeinflügels, einjährige stationäre Behandlung, erhebliche Gangbehinderung

B. DIE EXOGENE OSTEOMYELITIS DES KOXALEN FEMURENDES

1 Einleitung

Hüftgelenk und koxales Femurende unterliegen – obwohl im Bauplan des menschlichen Körpers gut geschützt – zahlreichen traumatischen Einflüssen mit typischen Verletzungsmustern. Fast alle schweren Verletzungen der Hüftregion – die pertrochantären Frakturen, die Schenkelhals- und Hüftkopffrakturen sowie die Luxationen und Luxationsfrakturen der Hüfte – bedürfen der operativen Wiederherstellung durch Osteosynthese. Auch sekundäre Traumafolgen wie Pseudarthrosen, Kopfnekrosen, Arthrosen und Fehlstellungen sind meist operationsbedürftig. Aber nicht nur steigende Unfallzahlen im Straßenverkehr und die allgemein höhere Lebenserwartung ließen die Zahl der operativen Hüfteingriffe anwachsen. Eine weitere Gruppe mit vielfältigen Operationsindikationen bildet das Spektrum orthopädischer Hüftleiden. Wegbereitend für die operativen Erfolge war die Ausweitung des Wissens über biomechanische Gesetzmäßigkeiten der gesunden, der traumatisierten und der fehlbelasteten Hüfte und über das Wesen des Knorpelverschleißes. Letztlich ist der sprunghafte Anstieg der Operationsfrequenz in der Region der Hüfte erst mit den fortlaufend sich differenzierenden Operationstechniken des Gelenkerhaltes und der Entwicklung der Kunstgelenke möglich geworden.

Da offene hüftnahe Verletzungen eine Ausnahme bilden, sind septische Komplikationen fast ausschließlich Folgen von Osteosynthesen geschlossener Frakturen oder von Eingriffen der Wiederherstellungschirurgie. Anatomische, therapeutische und prognostische Gesichtspunkte erlauben eine Unterteilung in:

- intrakapsuläre Gelenkinfektion (pyogene Koxitis),
- extrakapsuläre hüftnahe Osteomyelitis,
- Infektion nach prothetischem Gelenkersatz.

Die eitrige Gelenkinfektion ist meist mit dem Verlust der Gelenkfunktion verbunden, was eine folgenschwere Behinderung des Stehens, Gehens und Sitzens bedeutet. Unabhängig vom funktionellen Resultat stellt sich mit der dauerhaften und erfolgreichen Infektbehandlung des eitrig infizierten Hüftgelenkes eine schwierige Aufgabe der septischen Chirurgie [45]. Hauptproblem ist es – ohne das Kniegelenk durch Immobilisierung zu schädigen –, dem Hüftgelenk die Stabilität zu geben, die zur Sanierung des Infektes erforderlich ist und die gleichzeitig zu einem achsengerechten, standfesten und schmerzfreien Bein führt. Letzteres ist am günstigsten mit der Versteifung erreicht [38, 70].

Dem steht die relativ gute Prognose hüftnaher Knocheninfektionen ohne direkte Beteiligung des Gelenkes gegenüber. Die dritte Gruppe der Infektionen nach alloarthroplastischem Hüftgelenkersatz ist durch die Problematik der Prothesenverankerung und durch die Resektion des Kopf-Hals-Anteils (abgesehen von gelenkflächenersetzenden Prothesen [76]) von derart prinzipieller Andersartigkeit, daß sie in einem weiteren Hauptabschnitt (vgl. Kap. C) gesondert behandelt wird.

2 Pyogene Koxitis

2.1 Formen

Nach der Pathomorphologie und im Hinblick auf Therapie und Prognose sind zu unterscheiden:

– eitrige Osteoarthritis (Osteomyelitis des Hüftgelenkes),
– Hüftgelenkempyem,
– septische Hüftkopfnekrose.

Im fortgeschrittenen Stadium der Gelenkinfektion und mit klinischen Untersuchungsverfahren ist diese, gelegentlich theoretische Differenzierung nicht immer vorzunehmen (Abb. I). Zum Beispiel hat die infizierte mediale Schenkelhalspseudarthrose, abgesehen von einem Gelenkempyem, fast regelmäßig die eitrige Kopfnekrose zur Folge (Abb. 15, 16).

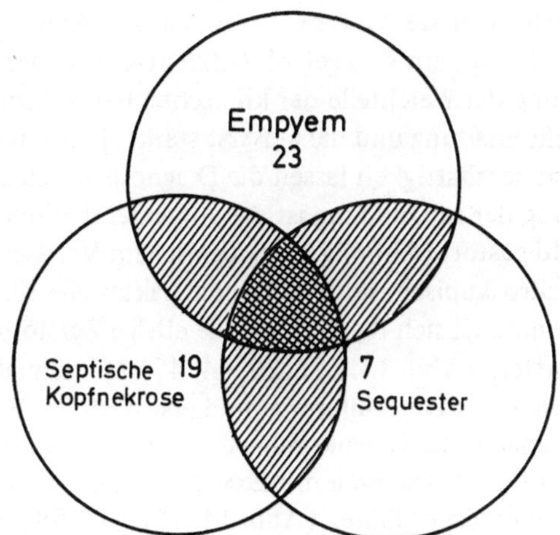

Abb. I. Bakterielle Koxitis – pathomorphologische Formen (Bergmannsheil 1970-1978, n = 49)

2.1.1 Osteoarthritis – Osteomyelitis des Hüftgelenkes

Die gebräuchliche Bezeichnung Osteoarthritis soll den Gegensatz zur eitrigen Arthrosynovialitis hervorheben, bei der die Gelenkinnenhaut primärer Sitz der eitrigen Entzündung ist [8, 35, 36, 54]. Bei der eitrigen Osteoarthritis besteht eine Osteomyelitis der Gelenkanteile (Abb. 24). Die Berechtigung, von einer Osteoarthritis zu sprechen, ist gerade bei den Gelenken offenkundig, deren Gelenkkapsel – wenn auch nur zum Teil – außerhalb der überknorpelten Gelenkfläche ansetzt. Ein Übergreifen der Osteomyelitis auf das Gelenk selbst ist hier besonders leicht möglich [35, 36]. Klemm [32] (zit. in [36]) fand unter 269 Fällen eitriger (hämatogener) Osteomyelitiden 56mal das Gelenk ergriffen, davon 43mal das Hüftgelenk. Pathognomisches und diagnostisches Kriterium der Osteomyelitis ist der Sequester als bakteriell infiziertes, nekrotisches Knochenfragment. Das gleiche gilt für die Osteoarthritis. Röntgenologisch ist die homogen verdichtete Struktur des Sequesters von einem aufgehellten, entzündlichen Hof umgeben [44]. Diese Aufhellung ist Ausdruck der Vitalität der umgebenden Knochenstrukturen. Bei Gelenkfrakturen der Hüfte kann die Infektion und Sequestrierung einzelner Bruchstücke Ursache und Beginn der allgemeinen Gelenkinfektion darstellen (Abb. 24). Prinzipiell ist es aber auch möglich, daß nicht knorpeltragende, sequestrierende Gelenkfragmente (Pfannenrandfragmente und kapselnahe Fragmente) abgeschirmt bleiben oder operativ eliminiert werden, ehe der entzündliche Prozeß das Gelenk total erfaßt und zerstört [1].

2.1.2 Hüftgelenkempyem

Wenn eine offene Verletzung ausscheidet, ist die direkte eitrige Infektausbreitung in der Gelenkhöhle durch eine operative oder diagnostische Gelenkeröffnung (primäre eitrige Arthritis) verursacht. Die Fortleitung eines paraartikulären Herdes und die seltenen Fälle einer indirekten Infektverschleppung durch hämatogene oder lymphogene Aussaat eines metastasierenden Herdes sind als sekundäre eitrige Arthritis zu bezeichnen. Im Gelenkraum breitet sich die Infektion – begünstigt durch den Nährboden der Synovialflüssigkeit und die verminderte zelluläre Abwehr – optimal aus (Abb. 14, 18, 19, 20, 25), [7, 8, 10, 54].
Anders als am Kniegelenk entzieht sich an der Hüfte ein praller Gelenkerguß mit Überwärmung der Weichteile der klinischen Beobachtung [64]. Eine die Gelenkkapsel entlastende Schonhaltung und die äußerst starke, jede passive Bewegungsprüfung nahezu ausschließende Schmerzhaftigkeit lassen die Diagnose vermuten [45, 51, 73]. Je nach Virulenz und Ausdehnung der Entzündung ist das Allgemeinbefinden entsprechend einem septischen Krankheitsbild gestört (Abb. 25). Bei klinischem Verdacht bestätigt die Gelenkpunktion oft bereits makroskopisch, sonst durch die bakterielle Kultur, die Diagnose. Das Röntgenbild ist anfangs stumm, da sich die einsetzende eitrige Zerstörung des Gelenkknorpels röntgenologisch nicht darstellt (Abb. 14, 25) [26, 44, 45]. Manchmal zeigt sich in den ersten Tagen eine diskrete Gelenkspaltverbreiterung, und erst nach 2-3 Wochen deutet ein fortschreitend sich verschmälernder Gelenkspalt mit verwaschener und unscharf gezeichneter Gelenkoberfläche auf den Infekt. Die prall mit Exsudat gefüllte Gelenkhöhle kann zur Subluxationsstellung der Gelenkkörper führen (Abb. 14, 15), [35, 58]. Im weiteren Verlauf kommt es zu subchondraler Aufhellung, zerfressen erscheinender Gelenkfläche, baldiger Aufhebung des Gelenkspaltes mit Knorpeldefekten und schüsselförmigen Kopfeinbrüchen sowie zunehmender Ankylosierung (Abb. 19, 26). Je virulenter der Gelenkbefall, umso mehr hinkt die epiphysäre Aufhellung der Strukturauflösung nach [8, 21]. Mit zunehmender Zerstörung kann sich eine teilweise oder vollständige Verrenkungsstellung der Hüfte ausbilden, wobei der Kopf nach kranial und lateral abweicht (Abb. 14, 15). Nach Poigenfürst u. Vecsei [58] ist eine Voraussetzung der Subluxation die Zerstörung des Ligamentum teres, des Labrum glenoidale und vermutlich auch des Ligamentum iliofemorale. Dieser Vorgang entspräche dem Bild der Panarthritis [8, 54]. Eine ossäre Ankylose ist möglich (Abb. 17), aber meist verhindern erhaltene Knorpelinseln den ossären Durchbau, so daß sich eine fibröse Gelenksteife entwickelt (Abb. 19, 25). Gelegentlich demarkieren sich Knorpel-Knochensequester, die die chronisch fistelnde Infektion unterhalten [64]. Häufig verläuft nach operativem Eingriff mit Eröffnung der Gelenkkapsel das klinische Bild des Empyems weniger eindrucksvoll, da der Eiter über den Zugangsweg oder über parartikuläre Abszesse und Fisteln Abfluß findet. Poigenfürst u. Vecsei [58] sehen den schleichenden Verlauf des postoperativen Hüftgelenkempyems als typisch an (Abb. 20c, 22).

2.1.3 Septische Hüftkopfnekrose

Bei der septischen Hüftkopfnekrose kommt es zur partiellen oder totalen pyogenen Zerstörung des Hüftkopfes, während die aseptische Nekrose ihre Ursache in der Unterbrechung der Gefäßversorgung hat [3, 25, 66, 75]. Beziehungen zu avaskulären posttraumatischen Kopfnekrosen bestehen in gegenseitiger Rückkoppelung (Abb. 15, 16, 18, 21). Die traumatisch gestörte koxale Blutversorgung begünstigt über die Kontamination während der Operation das Angehen einer Infektion, während die septische Komplikation ihrerseits das Ausmaß der aseptischen Nekrose beeinflußt [45]. Somit ist ätiologisch nicht immer zu differenzieren, ob die Sequestrierung durch bakterielle Besiedlung einer posttraumatischen, zunächst avaskulären und aseptischen Nekrose entstanden ist oder ob die Infektion die Kopfnekrose herbeigeführt hat (Abb. 22). Bei subakutem entzündlichen Verlauf stellen sich differentialdiagnostische Probleme in der Abgrenzung der septischen Hüftkopfnekrose mit der aseptischen Form, wenn klinischer und röntgenologischer Befund Spielraum für Interpretationen lassen (Abb. 24), [3, 11, 66]. Bei der septischen Hüftkopfnekrose sind klinische Entzündungszeichen mit starkem Bewegungs- und Belastungsschmerz des Gelenkes verbunden [25]. Im Röntgenbild stellt sich die entzündliche Kopfdestruktion zeitlich geraffter und ausgeprägter als die avaskuläre Form dar. Charakteristisch sind Höhlenbildungen und Kopfeinbrüche durch einschmelzende Abszesse sowie eine fortschreitende Luxationsstellung (Abb. 15, 16). Wenn die eitrige Infektion über den Bruchspalt oder eine Zerfallshöhle in den Gelenkspalt eindringt, so resultiert bei schleichendem Verlauf nicht immer das Bild eines akuten Gelenkempyems. Zur diagnostischen Abgrenzung empfiehlt sich die kritische Bildanalyse der gesamten Röntgenserie (Abb. 15, 21), [51]. Im Zweifelsfall wird die gezielte Knochenbiopsie die feingewebliche Sicherung der Diagnose bedeuten (Abb. 22); der akute Verlauf erfordert ohnehin die Freilegung des Gelenkes. Erst mit den Folgen von Knorpelzerstörung, Defektbildung und Demarkierung sowie reparativen Vorgängen bildet sich das vollständige Ausmaß der Gelenkzerstörung ab [62]. Im Einzelfall kommt es bis zum völligen Schwund des Hüftkopfes (Abb. 16). Eine abwartende Haltung, wie bei aseptischen Hüftkopfnekrosen, muß nach Diagnosesicherung zu Gunsten der chirurgischen Revision aufgegeben werden.

2.2 Ursachen und Häufigkeit

Gegenüber früheren Jahrzehnten haben die unspezifischen hämatogenen und tuberkulösen Formen der Hüftgelenkinfektion heute ihre Bedeutung weitgehend verloren [32, 36, 54]. In unserem Krankengut der Jahre von 1970-1978 betrug die Rate der hämatogen ausgelösten Koxitiden noch 5 von 49 Fällen (Tabelle 7). Bei allen unspezifischen hämatogenen Osteomyelitiden des Hüftgelenkes handelte es sich um chronische Spätfälle; eine tuberkulöse Koxitis hatte sich allerdings frisch entwickelt.
Heute dominieren anstelle der hämatogenen die exogen verursachten Koxitiden. Zusammenfassende Literaturmitteilungen über eitrige Hüftgelenkentzündungen sind jedoch spärlich.
In den letzten Jahren wurde das Interesse an diesen Komplikationen vor allem durch die Problematik der infizierten Hüftendoprothese verdrängt [58, 84]. Die große Sammelstatistik von Nigst [53] über 4916 Schenkelhalsfrakturen mit einer durchschnittlichen Pseudarthrosenrate von 14,6% geht auf die Infektquote nicht ein. Zifko [86] gibt nach Kontrolle von 1528 Schenkelhalsnagelungen aus den österreichischen Unfallkrankenhäusern bis 1968 13 Hüftge-

lenkinfektionen, entsprechend 0,9%, an. Poigenfürst u. Vecsei [58] referieren über 7 Hüftgelenkempyeme (1,4%) bei 469 Schenkelhalsnagelungen der Jahre zwischen 1971 und 1977. Weber [78] berichtet über einen Infekt bei 41 Umlagerungsosteotomien nach Schenkelhalspseudarthrosen, der als Girdlestone-Hüfte endete. Liechti [38] fand in einem Krankengut von 584 Hüftarthrodesen – was bereits eine negative Auslese darstellt – in 1,7% der Fälle tuberkulöse und in 3,3% der Fälle unspezifische bakterielle Entzündungen der Hüfte als Grundleiden. (Von den 19 unspezifischen Entzündungen waren 16 iatrogen ausgelöst, einmal nach intraartikulärer Injektion, 8mal nach orthopädischen Eingriffen und 7mal nach posttraumatischen Osteosynthesen). Schneider [70] berichtet über 8 Fälle bei 107 zu behandelnden Hüftarthrodesen (4mal tuberkulös, 2mal spezifisch-unspezifischer Mischinfekt und 2mal unspezifische Koxitis).

In den Tabellen 7 und 8 sind die Ursachen von 44 exogen ausgelösten eitrigen Koxitiden des eigenen Krankengutes aufgeschlüsselt. Verhältniszahlen gegenüber den aseptisch verlaufenden Zustandsbildern gleicher traumatischer, orthopädischer und diagnostischer Ursache sind nicht anzugeben, da 4/5 des Patientengutes mit bereits eingetretenem Gelenkinfekt – meist im chronischen, destruktiven Stadium – zur Weiterbehandlung zugewiesen wurden. Die Hauptursachen unspezifischer Koxitiden sind:

- offene Hüftverletzungen mit und ohne Fraktur,
- infizierte Osteosynthesen aus traumatischer und orthopädischer Indikation [75],
- septische Komplikationen nach operativer Gelenkversteifung,
- Infektionen nach Gelenkeingriffen ohne primäre ossäre Ursache.

Nach Tabelle 7 überwiegen posttraumatische Zustände mit 81%. Der Anteil offener Gelenkfrakturen beträgt 19%. Lagen offene Verletzungen vor, handelte es sich meist um Polytraumatisierte mit schwerwiegenden Weichteilschäden und Organverletzungen.

Infizierte Schenkelhalspseudarthrosen sind mit 27% (Tabelle 8) die häufigste Einzelursache exogen ausgelöster Koxitiden [52]. Diese Rate steht in Beziehung zur Häufigkeit der Verletzung selbst [53]. Andererseits sind Osteomyelitis und Gelenkinfektion nach Schenkelhalsfraktur indirekt auch mit der hohen aseptischen Komplikationsrate durch Nekrosen und Pseudarthrosen zu verbinden. Bei 12 Gelenkinfektionen nach Schenkelhalsfraktur des eigenen Krankengutes handelte es sich nur in 3 Fällen um eine frühmanifeste Infektion nach primärer Osteosynthese. In den übrigen Fällen war die Infektion mit einer Pseudarthrose sowie partieller oder totaler Nekrose verbunden (Abb. 15, 16, 24). In 5 Fällen waren mehrfache Osteosynthesen vorausgegangen. Instabile und fehlerhafte Osteosynthesen und 1 Fall einer chronischen Kortisonbehandlung [57, 60, 77] waren weitere Begleitumstände.

Tabelle 7. Bakterielle Koxitis. (Bergmannsheil 1970-1978, n = 49)

Exogen	Traumatisch	offen	7	36
		geschlossen	29	
	Nicht traumatisch			8
Hämatogen	Pyogen		4	5
	Tuberkulose		1	

Tabelle 8. Ursachen der exogenen Koxitis (Bergmannsheil 1970-1978, n = 44)

Ossär	Traumatisch – konservative Therapie	offen	2	3
		geschlossen	1	
	Traumatisch – Therapie durch Osteosynthese	Schenkelhals		12
		Kopf		2
		Pfanne		5
	Orthopädisch/Arthrodese			4
	Biopsie			-
Nicht ossär	Traumatisch Weichteile	offen	2	2
		geschlossen	-	
	Traumatisch Luxation	blutige Reposition		4
		geschlossene Reposition		-
	Periartikuläre direkte Fortleitung	pertrochantäre Region, Femurschaft		7
		Becken		2
	Punktion Biopsie			3

Gelenkfrakturen oder *Luxationsfrakturen* der Hüfte sind eine absolute Indikation zur operativen Versorgung durch Osteosynthese [27, 74]. Eine Reihe allgemeiner und lokaler Faktoren schränken sowohl bei Hüftkopf- als auch bei Pfannenfrakturen von vornherein eine günstige Prognose ein. Polytrauma, Weichteilverletzungen, hypovolämische Schockzustände und deren Komplikationen erlauben nicht immer die vorteilhafte primäre Versorgung. Trümmerzonen, Gewebsnekrosen, lokale Durchblutungsstörungen und die Gefahr der Kopfnekrose bestimmen unabhängig von einer gelungenen Rekonstruktion das Schicksal des Gelenkes [70]. Bei schwierig zu versorgenden Bruchformen ist gelegentlich der dorsale und ventrale Zugang zu wählen [37]. Der erschwerte Zugang zum Operationsgebiet, der nicht unerhebliche mechanische Kraftaufwand zur Reposition sowie technische Schwierigkeiten bei der Osteosynthese verlängern die Operationsdauer. Postoperativ sind Hämatome und Serome nicht selten. Alle genannten Faktoren bergen isoliert und mehr noch in der Kumulation die Gefahr der Infektion. Sekundäre Osteosynthesen von Pfannenfrakturen können nicht mehr den Anspruch auf exakte anatomische Wiederherstellung erheben [16, 28]. Operationsaufwand und Infektrisiko sind gegenüber fragwürdigen Rekonstruktionsergebnissen abzuwägen [28, 30, 51, 71].
7 Hüftgelenkluxationsfrakturen (15%) komplizierten sich in der hier vorliegenden Serie durch eine Gelenkinfektion (Tabelle 8), (Abb. 17, 18).

Nach *aseptischen Arthrodesen* der Hüfte ist die Osteomyelitis ebenfalls die schwerwiegendste lokale Komplikation. Kehr [29] hat die Hüftarthrodesen mit Kreuzplatte kontrolliert, die im Zeitraum von 1966-1971 im „Bergmannsheil" operiert wurden. Nach 52 Kreuzplattenarthrodesen kam es in 2 Fällen zu einer Osteomyelitis, die in der Resektionshüfte endeten. In der Zwischenzeit sind 2 weitere Osteomyelitisfälle nach Kreuzplattenarthrodese zu behandeln gewesen (Abb. 21). Mit der Einschränkung, daß Vergleiche zwischen den Angaben der Autoren wegen der Begriffsvielfalt (Wundinfektion, Wundheilungsstörung, postoperative Osteomyelitis)

schwer zu ziehen sind, fanden Gördes et al. [17] bei 64 Fällen 10 Infektionen, Schreiber [72] bei 161 Patienten 6 (3,7%) Osteomyelitiden, Liechti [38] bei 583 Patienten 24 (4,1%) und Schneider [70] bei 107 Patienten 1 Osteomyelitis (0,9%). Fast alle Autoren sehen eine direkte Korrelation zwischen Infektkomplikation und postoperativen Hämatombildungen [14, 29, 38]. Die Konsequenz muß sorgfältige Blutstillung, suffiziente postoperative Drainage und rechtzeitiges Debridement im Stadium der drohenden Infektion sein.
Koxitiden nach *Gelenkverletzung* und *Gelenkeingriff ohne direkte ossäre Beteiligung* nehmen mit 41% in unserem Krankengut einen hohen Anteil ein (Tabelle 8). 4 offene Gelenkrepositionen nach traumatischer Luxation endeten im Gelenkinfekt, meist verbunden mit einer septischen Kopfnekrose (Abb. 19), [42, 43]. 9 zunächst benachbarte Infekt- und Osteomyelitisherde griffen auf das Hüftgelenk durch direkte Fortleitung über (Abb. 3, 14, 26). Derartig entstandene Koxitiden werfen die Frage nach der Vermeidbarkeit durch rechtzeitige Intervention am ursprünglichen Herd auf. Hüftinfektionen durch Fortleitung bei Beckeninfektionen (vgl. Kap. A, 3.1) wurden bereits beschrieben (Abb. 3). Pertrochantär zugeleitete bakterielle Koxitiden entstehen u.a. durch Infektkomplikationen nach pertrochantären Osteosynthesen (Abb. 14, 27), durch infizierte Nageleinschlagstellen (Abb. 26, 35) und durch paraartikulär eingebrachte Schanzsche Schrauben (Abb. 36).
In die Gruppe der hier aufgeschlüsselten bakteriellen Hüftinfektionen sind diejenigen nicht einbezogen, die durch Fortleitung eines Trochanter- oder Sitzbeingeschwürs bei Querschnittsgelähmten zur Zerstörung des Hüftgelenkes führen. Bötel [5] fand bei 112 Eingriffen wegen Trochanter- oder Sitzbeingeschwüren (1974-1977) 12 bakterielle Hüftgelenkentzündungen, deren fortgeschrittene Zerstörung einer septischen Kopfnekrose entsprach. Ursächlich wird die Vaskularisation des Hüftgelenkes durch Gangrän der Kapsel so nachhaltig geschädigt, daß der Kopf nekrotisch zerfällt und das Gelenk über eine Sekundärinfektion vollständig zerstört wird [5]. Im Endstadium gleicht dies dem Bild einer purulenten Panarthritis [54] unter regelloser Zerstörung artikulärer und periartikulärer Strukturen.
3 eitrige Gelenkentzündungen nach diagnostischen und therapeutischen Maßnahmen (Punktion, Injektion oder Biopsie) mahnen zu strenger Indikationsstellung, Ausschöpfung alternativer Maßnahmen und aseptischem Vorgehen (Abb. 20, 25), [60]. Kortisoninjektionen führen langzeitig nicht nur zur aseptischen Schädigung ossärer und kartilaginärer Strukturen, sondern begünstigen die Entwicklung einer bakteriellen Infektion durch Hemmung der zellulären Abwehr und Aktivierung ruhender Infekte [24, 34, 57, 77].

2.3 Gelenkerhaltende Therapie

Solange die frische und akute Infektion noch die Möglichkeit läßt, Gelenk und Gelenkfunktion sinnvoll zu retten, werden entsprechend der Ursache, dem Weg und der Ausbreitung des Infektes alle erfolgversprechenden therapeutischen Prinzipien im Sinne eines Notfalles eingesetzt [7, 8, 50, 82].
Im Frühstadium des Gelenkempyems können rechtzeitige und konsequente Maßnahmen in Form von Arthrotomie, Spülsaugdrainage, gezielter Antibiotikagabe und Ruhigstellung im Beckengips den Knorpelverlust so begrenzen, daß das Gelenk erhalten bleiben kann [50].
Bei stabiler Osteosynthese einer Gelenkfraktur besteht die Therapie des frühmanifesten Infektes darin, durch lokale chirurgische Maßnahmen die Infektausbreitung in den Gelenkbinnenraum zu verhindern oder eine Beruhigung zu erreichen [6]. Die notfallmäßige Revision

ist mit möglichst vollständiger Exzision des infizierten avitalen Gewebes, Entfernung kleiner denudierter Fragmente (die als potentielle Sequester wirken können), großzügiger Drainage und lokaler sowie allgemeiner antibiotischer Therapie verbunden (Abb. 27), [22, 33, 47]. Die Routineanweisung, „stabile Implantate zu belassen und vitale Fragmente zu stabilisieren", stellt den Operateur vor praktische Probleme bei einsetzender septischer Nekrose und lokaler Osteoporose. Situationsbedingt und bei richtiger Technik wird der Erfahrene auch mit einer Lagerungsstabilität vorlieb nehmen, ehe weitere Versuche, die Verankerung zu verbessern, Schaden bedeuten (Abb. 27). Generell ist die Therapie des frischinfizierten Hüftgelenkes gegenüber anderen Gelenken durch den Weichteilmantel und die Anatomie der Hüfte zusätzlich erschwert:

– durch nicht selten verschleppte Diagnose,
– rezidivierende Abszesse und fuchsbauartige Fistelsysteme,
– durch spezielle Probleme der Spülsaugdrainage.

Da der frische Gelenkinfekt kein radikales Debridement in der Infekthöhle erlaubt, ist die Spülsaugdrainage für diese Indikationsstellung weiterhin angezeigt (Abb. 25), [7, 21, 23, 79]. Notwendigerweise ist an der Hüfte ein geschlossenes Spülsystem erforderlich, das wegen der möglichen Retention und hydraulischer Probleme besonders sorgfältig überwacht werden muß.

2.4 Therapie des Gelenkverlustes

Nach der irreversiblen pyogenen Knorpel- und Knochenzerstörung von Gelenkkörpern sind gelenkerhaltende Maßnahmen sinnlos. Für das Schicksal der instabilen und schmerzhaften Infekthüfte eröffnen sich 4 Behandlungswege, die an die Indikationsgrenzen der jeweiligen Situation gebunden sind:

1. Debridement und Ruhigstellung (fibröse oder ossäre Ankylose),
2. Debridement und Resektionshüfte,
3. Hüftarthrodese,
4. Künstlicher Gelenkersatz (absolute Ausnahme).

2.4.1 Debridement und Ruhigstellung

Das klassische Vorgehen bei destruierender Infektarthritis und noch mehrheitlich vitalem Hüftkopf besteht aus Debridement, (Implantatentfernung), Anfrischung der ehemaligen Gelenkflächen und Ruhigstellung im Beckengipsverband [45, 50, 58]. Das Behandlungsziel ist neben der Infektberuhigung die Anfrischungsarthrodese oder die fibröse Steife (Abb. 17, 19). Eine Infektsanierung ohne Ruhigstellung des infizierten Gelenkes verläuft zweifelhaft und langwierig. Die Fixierung im Beckengips neutralisiert zwar weitgehend die durch den langen Hebelarm des Beins auf das Gelenk fortgeleiteten Kräfte. Kleinbewegungen, die dem Prinzip eines Gipsverbandes entsprechen und wie sie besonders für die Ruhigstellung der Hüfte im Beckengipsverband gelten, sind möglich [51]. Ein schwerwiegendes Gegenargument bezieht sich auf die allgemeine Immobilisierung, die mit einem Beckengips verbunden ist (Thrombosegefahr, Muskelatrophie, Dystrophie, Druckschäden u.a.). Am Kniegelenk sind mit der langen

Ruhigstellung irreversible Funktionsstörungen nicht auszuschließen und können sich bei Vorschäden in Verbindung mit der Infektbehandlung bis zu einer fibrösen Knieankylose verschlimmern (Abb. 19), [10, 46, 61]. Bei zerstörtem Hüftgelenk ist ein homolateraler Schaden funktionell besonders gravierend [38]. Schließlich sind die an der Hüfte angreifenden dislozierenden Kräfte, die kleinen Kontaktflächen nach der Anfrischung und die unzureichende, interfragmentäre Haftung ohne Kompression Ursachen des Mißlingens der Hüftarthrodese auf diesem Wege [70].
Wegen der Nachteile der Gipsbehandlung bietet sich der Fixateur externe bereits allein zur Ruhigstellung der Hüftregion an [2, 9, 45, 49]. Das Behandlungsziel einer fibrösen Ankylose in Funktionsstellung und Infektberuhigung wird mit dieser Methode unter weitgehender Umgehung einer Knieruhigstellung erreicht (Abb. 25). Der Abschnitt über die Arthrodese der Hüfte mit dem Fixateur externe (vgl. unten 2.4.3.2) geht auf weitere Einzelheiten dieser Methode ein.
Es ist kein Widerspruch, wenn wir bei akuter Infektion mit notfallmäßiger Operationsindikation nach Débridement und Gelenkanfrischung den Beckengips dennoch empfehlen, um nach Infektberuhigung je nach Alter und eingetretenem Lokalbefund das weitere Vorgehen zu entscheiden. Dies gilt auch deshalb, weil die aufwendige Arthrodesenoperation mit dem Fixateur externe Vorbereitungen erfordert [45].

2.4.2 Debridement und Resektionshüfte – Girdlestone-Plastik

Bei weitgehendem Verlust des Kopf-Hals-Fragmentes – etwa unter dem Bild der septischen Kopfnekrose – sehen wir besonders beim älteren Menschen die Resektionshüfte (Girdlestone-Hüfte) als das Verfahren der Wahl an (Abb. 15, 16, 20), [52, 58, 83]. Immer ist eine operative Revision zur Entfernung von sequestrierenden Kopf- und Knorpelresten erforderlich. Erst danach ist eine dauerhafte Infektberuhigung möglich (Abb. 16).
Die beschwerlichen Nachteile der Girdlestone-Plastik sind Bein- und Hüftinstabilität sowie eine erhebliche Beinverkürzung [38, 45]. Die Alternative einer Arthrodese mit dem durch den Infekt vielfach mindervitalen Trochantermassiv ist für uns bei älteren Menschen nicht gegeben [81]. Der höchst ungewisse Ausgang des belastenden Eingriffs ist zudem mit der Möglichkeit der Exazerbation des Infektes sowie mit einer erneuten Beinverkürzung verbunden. Die von anderen Autoren angegebene Arthrodese bei Girdlestone-Hüften bedeutet für den Einzelfall einen guten Erfolg, erscheint aber selbst bei jüngeren Patienten sehr risikoreich [38]. Hier können orthopädische Hilfsmittel, wie der Schienenhülsenapparat, eine Serie von erfolglosen Voreingriffen zunächst abschließen. Bei ausreichender nearthrotischer Abstützung ist mit Stockhilfe ein sicheres, wenn auch erheblich hinkendes Gangbild möglich. Der Ausweg mit einer Totalendoprothese nach Infekt ist nur in Ausnahmefällen gegeben (vgl. unten, 2.4.4).

2.4.3 Stabile Arthrodese im Infekt

Die durch Infekt zerstörten Gelenkanteile der Hüfte entsprechen einer infizierten Pseudarthrose, für die der Satz gilt: „In Gegenwart eines Infektes heilt die Fraktur nicht, und in Gegenwart einer Fraktur heilt der Infekt nicht aus“ (Weber [78]). Voraussetzung für die Heilung einer infizierten Pseudarthrose ist die mechanische Stabilität vitaler Knochenanteile

[7, 78, 79, 80]. Dies gilt an den Extremitäten ebenso wie an der infizierten Hüfte. Die Arthrodese des Hüftgelenkes ist bereits unter den ungleich günstigeren aseptischen Bedingungen ein erhebliches biomechanisches Problem, in dessen Mittelpunkt die Ausschaltung dislozierender Kräfte durch den Hebelarm des Beins und der möglichst breite Kontakt vitaler Knochenflächen stehen [38, 45, 69, 70]. Daß eine optimale Lösung noch nicht gefunden wurde, beweisen eine Vielzahl operativer Verfahren und biomechanische Untersuchungen sowie die Rate ausgebliebener und unvollkommener Versteifungen der Hüfte. Unbefriedigende Heilungsergebnisse wurden besonders nach Hüftkopfnekrosen beschrieben. Im letzten Jahrzehnt hat sich die von R. Schneider [70] angegebene Methode der Kreuzplattenosteosynthese mit Beckenosteotomie durchgesetzt. Mit diesem Verfahren werden die günstigsten Ergebnisse für die aseptische Hüftarthrodese mitgeteilt. Liechti [38] gibt in seiner Monographie über die Arthrodese des Hüftgelenkes nach Überprüfung von 583 Fällen eine Pseudarthrosenrate von 14,5% an, wobei auf die 258 Kreuzplattenarthrodesen nur noch 6,2% entfallen.

2.4.3.1 Interne Arthrodeseverfahren

Die Priorität des Prinzips der optimalen mechanischen Stabilisierung ist gerade für die Osteosynthese infizierter Fragmente nicht relativierbar [6, 79, 80]. Bei rein mechanischer Argumentation ist die Stabilität durch eine interne Fixation am günstigsten aufrecht zu erhalten [70]. Die Wahl zwischen einem internen oder externen Osteosynthesemittel hat sich jedoch daran zu orientieren, ob die Art der Fixation der individuellen anatomischen Lokalisation biomechanisch angemessen ist und ob sie der Pathologie und therapeutischen Strategie der jeweiligen Knochen- und Weichteilinfektion gerecht wird [61, 65]. In der neueren Literatur gehen Liechti 1974 [38] und Schneider 1976 [70] auf die stabile, interne Arthrodese bei aktiver Koxitis ein. Dabei stehen zur Arthrodese 2 Osteosyntheseverfahren zur Diskussion:

- stabile Minimalfixierung des koxalen Femurendes nach sub- oder intertrochantärer Osteotomie (Abb. 3),
- Osteosynthese mit der Kreuzplatte (Abb. 22).

Liechti [38] empfiehlt die interne Schraubenosteosynthese des Kopffragmentes nach intertrochantärer Osteotomie wie folgt: In einem ersten Schritt wird der akute Infekt durch Sequestrektomie, Drainage und Antibiotika behandelt. Ist danach ein blandes Stadium erreicht, wird nach Debridement und Knorpelentfernung der proximale Femuranteil am Becken mit 2 Spongiosaschrauben fixiert und intertrochantär osteotomiert. Als Nachbehandlung ist anfangs ein Gipsstiefel für 3 Wochen, dann Beckengips für 4-6 Wochen und anschließend eine Gipshose für weitere 6 Wochen vorgesehen. Mit der intertrochantären Osteotomie sollen die störenden Hebelkräfte ausgeschaltet werden, um so mit einer Minimalosteosynthese ausreichende mechanische Stabilität für das kleine koxale Femurende zu erreichen. Eine ausgedehnte interne Osteosynthese – etwa mit einer Kreuzplatte – ist für Liechti selbst im blanden Stadium kontraindiziert.

Nach Schneider [70] ist auch die schwer destruierende infektiöse Osteoarthritis mit der Kreuzplattenosteosynthese zur Ausheilung und knöchernen Konsolidation zu bringen. Voraussetzung ist, daß der Knochen in der Kontaktzone mehrheitlich vital ist. „Somit ist durch diese Methode die Indikation zur Arthrodese auch auf die bakterielle Osteoarthritis erweitert" [70]. Bei einem Infekt hält der Autor die Verankerung der Schrauben am Becken für zu wenig zu-

verlässig, so daß eine Gipshose das stabile, aber wenig widerstandsfähige System schützen soll.
Die von Liechti [38] propagierte stabile Fixation des infizierten koxalen Femurendes durch die Ausschaltung störender Hebelmomente mit der intertrochantären Osteotomie ist ein erfolgreiches therapeutisches Konzept. Als nachteilig ist anzusehen, daß eine Infektausbreitung in die Region der instabilen Osteotomie und Fehlstellungen nicht kalkulierbar sind. Schließlich bedarf die intertrochantäre Osteotomie unausweichlich einer längeren Gipsruhigstellung.
Unsere Vorbehalte gegen eine Hüftarthrodese mit Kreuzplatte nach Schneider [70] beziehen sich auf den unmittelbaren Kontakt des großen Metallimplantates mit dem Infektherd, die Beckenosteotomie im Infekt, die durch Entzündung unsichere Verankerung der Schrauben am Becken und das belastende Operationstrauma [45]. Auch für die Kreuzplattenarthrodese im Infekt wird eine zusätzliche Gipshose empfohlen.
Neben diesen beiden hier ausführlich beschriebenen Methoden sind eine Vielzahl weiterer Verfahren, wie transartikuläre Nagelungen oder Verschraubungen angegeben, die aber nicht dem Anspruch einer stabilen Osteosynthese entsprechen (Abb. 19).

2.4.3.2 Fixateur-externe-Arthrodese

Zur Behandlung der infizierten Pseudarthrose ist der Fixateur externe das Mittel der Wahl [21, 31]. Zahlreiche biomechanische und klinische Prüfungen der letzten Jahre haben gezeigt, daß die indirekte äußere Osteosynthese, besonders in der Modifikation der räumlichen Anordnung, eine der internen Osteosynthese vergleichbare mechanische Stabilität erreicht [31]. Die interne Osteosynthese stört mit dem direkt an den Herd gebundenen metallischen Fremdkörper den allseitigen, durchblutungsfördernden Weichteilkontakt des gefährdeten und mindervaskularisierten Knochens, erschwert die lokale Herdbehandlung mit Sequestrektomie, Dekortizierung und Spongiosaplastik und ist als Fremdkörper in der Lage, den Infekt zu unterhalten [50, 63]. Trotz Fragmentstabilität ist dann eine Fortdauer der Infektion zu befürchten [44, 50].
Die operative Knochenbehandlung muß immer der Methode den Vorzug geben, die der jeweiligen Situation am ehesten gerecht wird [65]. Wenn der Fixateur externe zudem zur Arthrodese infizierter Knie- und Sprunggelenke ohne Konkurrenz ist und die destruierende Infektarthritis ihrem Wesen nach einer infizierten Pseudarthrose entspricht, so liegt es nahe, die infizierte Hüfte mit dem Fixateur externe zu behandeln [45]. Unsere Überlegungen gingen zunächst davon aus, in Verbindung mit den bewährten Mitteln des Fixateur externe eine Methode zu finden, den destruierenden, oftmals rezidivierenden und fortlaufend mit der Gefahr einer Sepsis verbundenen Hüftinfekt zu beherrschen. Mit der Möglichkeit der Stabilisierung ist gleichzeitig eine der Voraussetzungen zur knöchernen Überbrückung gegeben. Unabhängig davon sind mit dem Hoffmann-Fixateur im französischen Sprachraum bereits Versteifungen des Hüftgelenkes vorgenommen worden [2, 9]. Die biomechanischen Probleme gleichen denen der internen Hüftgelenkfixation:

- zuverlässige Verankerung des Osteosynthesemittels am Becken [45, 49],
- Neutralisation dislozierender Kräfte des langen Beinhebels,
- Ausübung axialer Kompression auf breite Kontaktflächen der Versteifung.

Eine akzeptable Lösung aller 3 Problemkreise ergab sich mit der räumlichen Montage unter Einbeziehung beider Beckenkämme (Abb. 23). Den sicheren Widerhalt am Becken gewähr-

leisten Schanzsche Schrauben durch die Lateralfläche des Darmbeins knapp oberhalb des Pfannendachs und beide Beckenkämme. Durch den Verbund der langen Rohrstange am Oberschenkel mit derjenigen, die beide Beckenkämme überbrückt, werden die Hebelkräfte kompensiert. Ein diagonales Rohr schaltet gleichfalls Hebelkräfte zwischen Becken und Bein aus, erhöht die Steifigkeit der Montage und komprimiert die Arthrodese nach dem Spannen zusätzlich (Abb. 23). Das Diagonalrohr entspricht im Prinzip dem ischiofemoralen Brückenspan der extraartikulären Hüftarthrodese [38]. Mechanisch nimmt der Brückenspan ebenso wie das Diagonalrohr Druckkräfte auf. Die Stabilität wird im wesentlichen dadurch erzielt, daß das Beckensystem gegenüber dem Oberschenkelsystem im Kontaktbereich der Arthrodese unter Kompression gebracht wird (Abb. 23). Vorteile der Fixateur-externe-Arthrodese an der infizierten Hüfte:
- ausreichend stabile Fixation unter Kompression,
- keine interne Osteosynthese bei geringerer operativer Traumatisierung,
- allgemeine Vorteile des Fixateur externe (herdferne Fixation, direkte Herdsanierung durch Lokalbehandlung),
- leichte Korrektur der Beinstellung,
- gipsfreie Nachbehandlung.

Nachteile der Fixateur-externe-Arthrodese an der infizierten Hüfte:
- Kreuzplattenarthrodese ihrem Wesen nach stabiler,
- relativ aufwendige Montage,
- allgemeine Nachteile des Fixateur externe (Infektion der Schraubeneintrittsstellen, subjektive und allgemeine Behinderung),
- geringer ossärer Kontakt bei Anfrischungsarthrodese.

Am Modell ist die biomechanische Auswertung des Fixateur externe zur Stabilisierung der Hüfte noch nicht abgeschlossen [45]. Vorbehaltlich dieser Meßergebnisse stabilisiert das angegebene äußere Fixationssystem die Hüfte ausreichend, obschon anzunehmen ist, daß Stabilitätswerte, wie bei der Kreuzplattenosteosynthese mit Beckenosteotomie, nicht zu erwarten sind. Der operativ-traumatisierende Teil des Eingriffs umfaßt die Herdausräumung mit Sequestrektomie, das Anfrischen und Einpassen der ehemaligen Gelenkanteile sowie das Einbringen der Schanzschen Schrauben. Das Debridement ist mit einer schonenden Luxation verbunden, weil zurückbelassene avitale Knorpelanteile, Sequester und subchondrale Abszesse den Infekt unterhalten und gleichermaßen den knöchernen Umbau verhindern. Die anschließende Montage und das Spannen erfolgen unter sorgfältiger Prüfung der Beinstellung. Die Weichteile sind dabei noch nicht wieder vernäht, um die gewünschte Einstellung und Fixation zu kontrollieren. Die gegenüber der Handhabung des Fixateur externe an den Extremitäten aufwendige Montage im Hüftbereich sollte präoperativ geübt werden.
Die Vorteile des Fixateur externe bei aktiven Infektzuständen sind aus den Einwänden gegen die interne Osteosynthese und den Beckengipsverband erklärt. Die Indikation für den Fixateur externe ist deshalb immer dann gegeben, wenn bei einer destruierenden Koxitis eine längerzeitige Ruhigstellung im Beckengips erwogen wird.
Nachteilig für den Patienten sind die mit dem Fixateur externe verbundenen allgemeinen Behinderungen, die aber in keinem Verhältnis zu den Unannehmlichkeiten eines Beckengipses stehen. Der reinen Anfrischungsarthrodese haftet der Mangel einer ungenügenden Kontaktfläche an. Obwohl Stabilisierung, Kompression und Spongiosaplastik die Situation bessern,

ist dieser Nachteil zu bedenken. Breitere spongiöse Flächen kommen in Kontakt, wenn der Kopf-Hals-Anteil unter möglichst geringem Substanzverlust so blockförmig und schlüssig angepaßt wird, daß er in eine entsprechend vorbereitete negative Form der Pfanne paßt. Durch diesen Operationsschritt wird jedoch das Operationstrauma wieder vergrößert [29].

2.4.3.3 Technik der Montage des Fixateur externe an der Hüfte

Als Fixateur externe wird das Rohrsystem der AO verwandt (Abb. 23), [45]. Die Montage ist zur Aufnahme der erheblichen dislozierenden Kräfte, zur Vermeidung von Schraubenlockerungen und wegen der ungünstigen anatomischen Situation aufwendig. Die Operation verlangt sorgfältige Planung und genügend Bausteine des Fixationssystems. Die Rohr-zu-Rohr-Verbindungen der vorgeschlagenen Montage sind vorläufig nur über 2 schwenkbare Einfachbacken unter Zwischenschaltung eines gekürzten Steinmann-Nagels (6 cm) möglich.

Nach dem Debridement wird der blockförmig zubereitete Kopfkörper in die entsprechend vertiefte negative Form der Pfanne unter Beachtung der korrekten Beinstellung eingefügt. Eindrehen einer Schanzschen Schraube handbreit oberhalb der äußeren Oberschenkelrolle und einer zweiten – parallel zur ersten – 2 cm oberhalb des Pfannendaches. Beide Schrauben werden durch das Oberschenkelrohr (etwa 10 cm länger als die Distanz der Schrauben) verbunden. Zuvor werden auf das Oberschenkelrohr zusätzlich 3 schwenkbare Einfachbacken und eine schwenkbare Doppelbacke aufgefädelt. Dementsprechend sind weitere Schanzsche Schrauben, eine subtrochantär und 3 Schrauben in Schaftmitte, einzudrehen. Eine Backe zwischen den 3 mittleren Schrauben bleibt für das Diagonalrohr frei. In Verlängerung des Oberschenkelrohrs wird oberhalb der ersten Beckenschraube genau in dem Abstand, den die beiden Schraubenöffnungen einer Dreifachbacke bilden, eine weitere Schanzsche Schraube in die laterale Darmbeinwand eingedreht und über eine schwenkbare Backe mit dem Oberschenkelrohr verbunden (Abb. 23d, e). Danach wird auf die beiden ersten Beckenschrauben zusätzlich eine Dreifachbacke aufgesetzt und fixiert. Durch diese Dreifachbacke wird senkrecht zum Oberschenkelrohr ein weiteres Rohr aufgesetzt, das später die Verbindung mit dem queren Beckenrohr herstellt. Zuvor wird auf dem senkrechten Rohr noch eine zweite Dreifachbacke befestigt, die 2 weitere Schanzsche Schrauben für den lateralen Darmbeinknochen aufnimmt. Diese Schrauben werden je nach Dicke des Knochens und anatomischer Situation dorsal (oder seltener ventral) des ersten Beckenschraubenpaares eingebracht. Die 4 Schrauben am seitlichen Darmbein entsprechen dem Kopf der Kreuzplatte (Abb. 23d, e), [70]. Danach werden in beide vordere Beckenkämme entsprechend der Neigung der Beckenschaufel jeweils 2 Schrauben eingedreht und auf jeder Seite mit einem kurzen Rohr verbunden. Diese beiden Rohre konvergieren über schwenkbare Backen in Richtung Symphyse und werden mit dem queren Beckenrohr verbunden (Abb. 23c). Für das später einzusetzende Diagonalrohr wird zusätzlich eine schwenkbare Backe auf das Beckenrohr aufgefädelt. Das Beckenrohr wird mit dem an der seitlichen Darmbeinschaufel aufsteigenden Rohr verbunden. Dann: Anziehen sämtlicher Backen des Beckensystems, während die Backen am Oberschenkelsystem noch offen bleiben. Bei Kompression mit dem abnehmbaren Spanngerät (es wird vor die proximale Oberschenkelschraube augesetzt) kann das Oberschenkelrohr in den Backen gleiten, während gleichzeitig axialer Druck auf die Hüfte ausgeübt wird. Abschließend wird das Diagonalrohr in die beiden freien Backen in der Mitte des queren Beckenrohres und am Oberschenkelrohr eingebracht. Das Diagonalrohr kann ebenfalls leicht gespannt werden. Danach werden sämtliche Backen des Oberschenkelsystems fest angezogen. Zur weiteren Neutralisation und zur Vermeidung von Schraubenlockerungen kann das System bei Adipösen durch jeweils ein weiteres Oberschenkelrohr und ein Diagonalrohr ergänzt werden.

2.4.4 Totalprothetischer Hüftgelenkersatz im Infekt

Generell verbietet selbstverständlich die Osteomyelitis des koxalen Femurendes eine derartige Therapie [76, 83]. Unter dem strengen Vorbehalt der absoluten Ausnahme diskutieren wir aber alloarthroplastische Maßnahmen. Sie erscheinen dann denkbar, wenn ein ansonsten mobilisierbarer alter Patient mit keinem anderen Verfahren gehfähig wird (Abb. 26, 27). Die prinzipiellen Möglichkeiten des totalen Hüftgelenkersatzes können sehr sinnvoll genutzt werden: Bei abgelaufenem Hüftgelenkempyem und chronischer Osteoarthritis mit mehrheitlich vitalem Hüftkopf empfiehlt sich die Verwendung einer Schalenprothese (Wagner [76]), (Abb. 26). Dabei sind die günstigeren funktionellen und operativen Rückzugsmöglichkeiten mit dem Vorteil verbunden, den proximalen Femurschaft uneröffnet zu belassen. Bei begleitender Femurschaftosteomyelitis, besonders bei Markphlegmone, wäre eine Kopf-Stiel-Prothese im Hinblick auf eine septische Prothesenlockerung und Infektexazerbation ohnehin sehr gefährlich. Zustände nach traumatischem oder eitrigem Verlust von Hüftkopf und Schenkelhals sind – wenn bei der strengen Indikation überhaupt zu erwägen – durch eine Totalendoprothese mit Kopf-Stiel-Anteil zu versorgen.

Besser als die Aufstellung einer Indikationsregel ist jedoch die strenge Rechenschaft im Einzelfall. Im überschaubaren Zeitraum wurden am „Bergmannsheil" nur 2 Patienten derartig behandelt. Ein 54jähriger Frührentner wurde nach auswärtiger 2jähriger Bettlägerigkeit mit einer Schalenprothese nach Wagner [76] versorgt. Bei fortbestehender infizierter Defektpseudarthrose und Markphlegmone des gleichseitigen Oberschenkels bestand eine Infektarthritis der Hüfte, die als Infektfortleitung durch den Marknagel aufzufassen war. Die Gelenkentzündung führte zu einer gehunfähigen extremen Fehlstellung des Beins in der Hüfte. Zudem erforderte das nahezu versteifte Kniegelenk ein korrigiertes, bewegliches und belastbares Hüftgelenk (Abb. 26), [46].

Bei einem zweiten Fall wurde eine 79jährige, allgemein vitale Patientin mit einer Totalendoprothese versorgt, nachdem die infizierte Osteosynthese einer pertrochantären Fraktur zur septischen Hüftkopfnekrose führte. Die Patientin blieb trotz blander Fisteleiterung mit der Totalendoprothese gehfähig, bis sie 2 Jahre später aus internen Ursachen verstarb (Abb. 27).

3 Extrakapsuläre hüftnahe Osteomyelitis

Dieser Abschnitt bezieht sich vornehmlich auf posttraumatische und postoperative pertrochantäre Osteomyelitisformen (Abb. 28-37). Die Gruppe der Trochanterosteomyelitiden nach Druck- und Lagerungsschäden ist davon abzutrennen und wird weniger ausführlich dargestellt, da sich eine Reihe von Autoren mit dem Knocheninfekt des Rollhügels in Rahmen der Komplikationen von Querschnittsverletzungen befassen [20, 40, 41, 55, 68].

3.1 Ursachen und Häufigkeit

Bei stabiler Osteosynthese erschwert der rascher heilende Fragmentverbund des metaphysären Abschnitts und die gut vaskularisierte Muskulatur die Etablierung einer chronisch sequestrierenden Infektion mit Pseudarthrose [6, 23, 59]. Gleichzeitig sichert eine intakte Kapsel zunächst den Gelenkbinnenraum vor weitreichenden Katastrophen (Abb. 28, 30, 31, 33). Dennoch sind hüftnahe, aber extrakapsuläre Infektionen nicht deshalb weniger folgenreich, weil sie selten sind.

Tabelle 9. Ursachen der extrakapsulären pertrochantären Osteomyelitis. (Bergmannsheil 1970-1978, n = 27[a])

Fortgeleitete Weichteilinfektion			7
Instabilität	ossär	7	9
	Osteosynthese	4	
Operationstechnik			6
Mehrfach-Operationen			7
Pertrochantär fortgeleitete Infektionen (Implantat, Schanzsche Schraube)			10
Trochanterdruckgeschwür			3

[a] Mehrfachangaben unumgänglich

Nach Durchsicht des Krankengutes der Septischen Abteilung am „Bergmannsheil Bochum" wurden zwischen 1970 und 1978 27 extrakapsuläre hüftnahe Osteomyelitiden behandelt (Tabelle 9). Da die wissenschaftliche Diskussion von einer Vielzahl unterschiedlich wertiger Faktoren bei der Entstehung einer exogenen Osteomyelitis ausgeht und prinzipiell in Kontrollstudien gewisse schwerwiegende Infektursachen gar nicht eruierbar sind (kein Krankenblatt wird Fehler in der Asepsis verzeichnen), ist das Raster derartiger retrospektiver Analysen zwangsläufig grob und unvollständig. Davon abgesehen, sind folgende Ursachen festzustellen:

- verspätetes oder unsachgemäßes Debridement aseptischer und septischer Wundheilungsstörungen im Stadium der drohenden und frühmanifesten Infektion [6, 21, 50, 79],
- primäre und sekundäre ossäre Instabilität:
  aus knöcherner Ursache: fehlende mediale Abstützung, Stückfrakturen, Defekte, Osteoporose (Abb. 29, 33);
  wegen mangelhafter Osteosynthesetechnik oder falscher Wahl des Osteosynthesemittels (Abb. 28, 34).

Die Gefahren der postoperativen Instabilität werden durch alters- und krankheitsbedingte Entlastungsschwierigkeiten verstärkt. Im Falle einer Infektion wirkt sich eine Verbundosteosynthese durch den Fremdkörper, den Mangel an vitalen heilungsfähigen Strukturen und wegen der einsetzenden Infektlockerung 3fach ungünstig aus. Der solide Zementblock kann zusätzlich den Abfluß der Infektion verhindern und mit der verschleppten Diagnose die Prognose verschlechtern.

Trotz sachgerechter Osteosynthese führten nachfolgende Umstände zur pertrochantären extrakapsulären Osteomyelitis (vgl. auch Tabelle 9):

- Mehrfacheingriffe und Reosteosynthesen (Abb. 29),
- penible anatomische Reposition biomechanisch unerheblicher, kleiner Fragmente (z.B. Trochanter minor) mit der Gefahr der Devitalisierung, Maximalosteosynthese und Operationsverlängerung (Abb. 29),
- keilförmige, instabile Fragmente nach Wiedereinpassung bei Umstellungsosteotomien. Beim Auftreten einer Infektion ist das kleine Fragment möglicherweise durch die Hitzenekrose der Osteotomie zusätzlich geschädigt (Abb. 31);
- pertrochantär fortgeleitete Infektionen durch Implantate und äußere Osteosynthesemittel (Nagel, Platte, Klinge, Schanzsche Schrauben) sowie koxale Begleitschäden einer Oberschenkelschaftosteomyelitis (Abb. 36). Besonders erwähnenswert sind härtnäckige Infektionen an der Marknageleinschlagstelle (Abb. 35).

3.2 Therapie

Die stets individuelle Therapie richtet sich nach der Ursache, Ausbreitung und Aktivität des Infektes sowie der Fragmentstabilität.

3.2.1 Debridement

An keiner anderen Körperlokalisation ist infolge der Weichteilreserven ein vollständiges Debridement aller avitalen Gewebestrukturen so radikal möglich und wegen der gleichzeitig gegebenen optimalen Durchblutung der metaphysären Hüftregion so erfolgversprechend. In dieser Tatsache drückt sich die relative Seltenheit der pertrochantären posttraumatischen Osteomyelitis ebenfalls aus. Führt das notfallmäßige Debridement nicht zur völligen Infektberuhigung, wird durch die Revision die Infektausbreitung verhindert und Zeit gewonnen, bis nach der meist raschen knöchernen Konsolidierung der Hauptfragmente das Implantat entfernt wird (Abb. 30, 32, 33), [6, 51, 78]. Blande Fisteln sind in der Zwischenzeit durch chirurgische und pflegerische Maßnahmen unter Kontrolle zu halten. Die Wirksamkeit des Debridements wird durch sorgfältige Blutstillung, Drainage und – bei gegebener Erregerempfindlichkeit – durch die lokal wirksamen Gentamycinkunststoffketten unterstützt (Abb. 32, 33), [33, 47]. Die schnelle (wenn erforderlich, durch eine Spongiosaplastik unterstützte) knöcherne Konsolidierung macht es notfalls bei Stückfrakturen, Defekten und Osteoporose vertretbar, ein nicht absolut stabilisierendes, aber darüber hinaus sachgerecht verwendetes Implantat zu belassen, ehe die Refixation noch schlechteren Halt findet (Abb. 29, 31), [23, 48]. Unter der Prämisse der Stabilität im Infekt erscheint es uns auch dringend angeraten, etwaige Fehlstellungen erst nach ossärer Konsolidation und einer infektfreien Latenzzeit sekundär anzugehen (Abb. 33), [7].

3.2.2 Interne Reosteosynthese

Bei absoluter Instabilität der infizierten Hauptfragmente ist eine sachgerechte interne Reosteosynthese anzustreben (Abb. 29). Falls es ein intakter Adamscher Bogen erlaubt, ist die Kondylenplatte mit der im rechten Winkel abgebogenen Klinge den übrigen Winkelplatten überlegen, da sie besseren Halt gewährleistet. Zusätzlich ermöglicht sie eine interfragmentäre Kompression, sofern eine ausreichende Abstützung besteht. Eine mediale Spongiosaplastik ist auch dann empfehlenswert, wenn die Defekte biomechanisch unwirksam sind oder eine ossäre mediale Abstützung noch vorliegt (Abb. 29, 31). Die schnelle Integrierung der verpflanzten Spongiosa in diesem meist idealen Implantatlager verkürzt die Zeitdauer der ossären Verfestigung im Wettlauf mit einer möglichen erneuten, infektbedingten Implantatlockerung [12, 48]. Biomechanisch überflüssige Schraubenimplantate müssen im Bereich des Infektherdes und des Defektes unbedingt vermieden werden (Abb. 29, 31). Eine aus Gründen der Stabilität erforderliche Reosteosynthese sollte etwaige Fehlstellungen korrigieren, falls die Gefahr einer Infektausbreitung nicht überwiegt (Abb. 29), [7].

3.2.3 Externe Reosteosynthese

Die Fixateur-externe-Osteosynthese ist nur indiziert, wenn sich die interne Fixation verbietet (Abb. 34). Situationsbedingt sind die externen Oberschenkelfixationsmodelle Typ I-IV differenziert anzuwenden [46]. (Die Indikationsmerkmale und die Operationstechnik der Oberschenkelfixationstypen werden in Kap. D beschrieben). Porotische, spongiöse und kleine proximale Fragmente, ungünstig lange Hebelmomente des distalen Fragmentes und des Beines sowie voluminöse Weichteile erschweren die Fixateur-externe-Osteosynthese am koxalen Femurende. Immer ist bei der Indikationsstellung der Funktionszustand des Kniegelenkes zu berücksichtigen. Die Gefahr der fortgeleiteten Gelenkinfektion durch die Schanzschen Schrauben ist groß, vor allem dann, wenn die Hüftgelenkkapsel eröffnet oder erfaßt wird.

3.2.4 Sonstige therapeutische Maßnahmen

In der reparativen Phase der Osteomyelitis mit periostalen Reaktionen und ohne Sequestrierung ist in Ausnahmefällen eine Ruhigstellung im Beckengips möglich und erfolgversprechend. Voraussetzung ist eine absehbare Gesamtdauer der Immobilisierung von nicht mehr als 2 Monaten und die Möglichkeit der sachgerechten täglichen Lokalbehandlung. Bei schmerzhaften Hüftankylosen, unbelastbaren Fehlstellungen und irreversibler Hüftgelenkschädigung erlauben einige Problemfälle nur die radikale Lösung der Arthrodese oder der Resektionshüfte (Abb. 36), [25, 38, 52, 83]. Wenn aus dem Schaftbereich Infektionen pertrochantär fortgeleitet werden, ist mit der Entfernung von Nagel, Platten und Schrauben die Ursache zu beseitigen (Abb. 30). Diese Empfehlung ist dann problematisch, wenn im Schaft noch kein knöcherner Halt vorliegt und eine alternative Osteosynthese nicht indiziert erscheint. Unter Abwägen der Risiken ist es oft gerechtfertigt, die stabilisierende Schaftosteosynthese zu belassen und die blande pertrochantäre Infektion unter Beobachtung zu halten. Chronische Osteomyelitiden des Trochanters mit Fisteleiterung und Geschwürbildung werden durch Trochanterresektion behandelt (Abb. 37). Der Weichteilschluß wird – je nach Situation – durch direkte Naht und

Drainage, Granulation und sekundäre Spalthautdeckung oder mit breitbasigen Schwenklappen erreicht (Abb. 37), [15, 18, 39, 85].

3.3 Trochanterosteomyelitis nach Druck- und Lagerungsschäden

Ursache von Druckgeschwüren sind die anhaltende lokale Gewebsischämie und Scherkräfte [13] über gering gepolsterten Knochenvorsprüngen [20, 40, 55]. Die Entstehung ist meist mit sensiblen und motorischen Lähmungen verbunden, so daß fast ausschließlich Querschnittsgelähmte betroffen sind. Osteomyelitiden nach Druck- und Lagerungsschäden können aber auch bei neurologischen Erkrankungen, Immobilisierung, Kachexie und Marasmus sowie bei komatösen Zuständen verschiedenster Genese (u.a. Vergiftungen, Sedierung) vorkommen (Abb. 37). Im Zusammenhang mit Querschnittslähmungen treten Druckgeschwüre nach ihrer Häufigkeit in folgender Reihenfolge auf [39, 40, 56]: Kreuzbein, Sitzbein und großer Rollhügel. Nach Meinecke [40] ist eine Osteomyelitis mit Sicherheit anzunehmen, wenn das Druckgeschwür bis auf den Knochen reicht, selbst wenn röntgenologisch keine sichere Entscheidung möglich ist. Demgegenüber ist nach Bötel [4] zumindest das Druckgeschwür des Sitzbeins nicht zwangsläufig – wie histologisch belegt – mit einer Osteomyelitis verbunden. Es ergeben sich häufig differentialdiagnostische Probleme in der Abgrenzung osteomyelitischer und lähmungsbedingter atrophischer Knochenveränderungen [4]. Das Trochantergeschwür ist durch unterminierte Ränder gekennzeichnet, unter denen sich eine vielfach größere Defekthöhle verbirgt als es die freiliegende Geschwürsfläche erscheinen läßt (Abb. 37).
Die operative Behandlung besteht in der radikalen Entfernung des Geschwürs und des osteomyelitischen Knochens. Eine direkte Naht ist besonders am Rollhügel wegen des Mangels an mobilisierbarer Haut kaum gegeben. Die Hautdeckung wird fast immer mit Nahlappenplastiken (Schwenklappen) erreicht [19, 67, 68]. Bei großen Rollhügeldefekten ist, statt mit einem einzelnen Schwenklappen, die bedingungslos zu fordernde spannungsfreie Hautnaht mit 2 gegenläufigen Schwenklappen zu erzielen (Abb. 37). Um die Gefahr eines Hüftgelenkempyems zu mindern, muß bei Trochanterresektion die Kapsel unversehrt bleiben [4, 15, 40, 55, 67]. Der eigentlichen plastischen Operation gehen zeitlich die chirurgische Entfernung von Nekrosen und eine konservative Behandlung zur Reinigung und Granulationsanregung des Geschwürs voraus.
Trochantergeschwüre verursachen nicht selten durch Fortleitung eine eitrige Koxitis mit septischer Kopfnekrose [5]. Der Verlauf ist vielfach chronisch schleichend. Die Behandlung besteht in der Geschwürsexzision, Resektion des befallenen koxalen Femurendes und offener Behandlung. Die Prognose ist wegen der begleitenden schweren Allgemeinveränderungen und der späten definitiven Behandlung schlecht [5].

4 Literatur

1. Axhausen, W.: Klinisches Bild und Behandlung der Wundinfektion nach Schenkelhalsnagelung. Chirurg *37*, 400 (1966)
2. Bonnel, F.: Biomechanische Betrachtungen und die klinische Anwendung des Fixateur externe bei den Brüchen der Hüftgelenkspfanne. Hefte Unfallheilkd. *124*, 50 (1975)

3. Böhler, J.: Experimentelle Untersuchungen über die Ursache der sog. Kopfnekrose nach Verrenkungen und Verrenkungsbrüchen des Hüftgelenkes. Chirurg *24*, 244 (1953)
4. Bötel, U.: Schwierigkeiten bei der Versorgung von Sitzbeinfisteln bei Querschnittsgelähmten. In: Fehler und Gefahren in der plastischen Chirurgie. Düben, W., Kley, W., Pfeifer, G., Schmid, E. (Hrsg.). Stuttgart: Thieme 1977
5. Bötel, U.: Aus Trochanter- und Sitzbeindruckgeschwüren fortgeleitete entzündliche Zerstörungen des Hüftgelenkes bei Querschnittsgelähmten. In: Internationales Symposion Posttraumatische Osteomyelitis, 7.-8.4.1978, Duisburg. Berlin, Heidelberg, New York: Springer (im Druck)
6. Burri, C.: Posttraumatische Osteitis. Bern, Stuttgart, Wien: Huber 1974
7. Burri, C., Rüter, A. (Hrsg.): Lokalbehandlung chirurgischer Infektionen. Bern, Stuttgart, Wien: Huber 1979
8. Chiari, H.: Die eitrigen Gelenkentzündungen. In: Handbuch der speziellen pathologischen Anatomie und Histologie, Bd. IX/2: Gelenke und Knochen. Lubarsch, O., Henke, F., Rössle, R. (Hrsg.). Berlin: Springer 1934
9. Connes, H.: Hoffmann's external anchorage techniques, indications and results. Paris: GEAD 1973
10. Cotta, H., Puhl, W.: Pathophysiologie des Knorpelschadens. Hefte Unfallheilkd. *127*, 1 (1975)
11. Cser, I., Horvath, F., Meszaros, T.: Über die Bedeutung der Tomographie in der Röntgendiagnostik der Coxarthrose. Arch. Orthop. Trauma. Surg. *93*, 211 (1979)
12. Decker, S., Müller, K.H.: Morphologisch-experimentelle Untersuchungen freier Spongiosatransplantate unter aseptischen und septischen Bedingungen. In: Internationales Symposion Posttraumatische Osteomyelitis, 7.-8.4.1978, Duisburg. Berlin, Heidelberg, New York: Springer (im Druck)
13. Dinsdale, S. M.: Decubitus ulcers in swine. Light and electron microscopy study of pathogenesis. Arch. Phys. Med. Rehabil. *54*, 51 (1973)
14. Dreyer, J., Pingel, P.: Unsere Erfahrungen bei der Hüftarthrodese mit Beckenosteotomie und Kreuzplatte. Arch. Orthop. Unfallchir. *66*, 310 (1969)
15. Dreyer, J., Schäffner, M.: Zur operativen Behandlung des Trochanter-Decubitus beim Querschnittsgelähmten. Arch. Orthop. Unfallchir. *66*, 103 (1969)
16. Ecke, H. et al.: Behandlungsergebnisse der Pfannenosteosynthese. Hefte Unfallheilkd. *124*, 90 (1975)
17. Gördes, W., Viernstein, K., Klement, I.: Erfahrungen mit der Hüftarthrodese mit der AO-Technik. Arch. Orthop. Unfallchir. *70*, 304 (1971)
18. Grabb, W. C., Myers, M. B. (eds.): Skin flaps. Boston: Little, Brown 1975
19. Griffith, B. H.: Flaps for closure of pressure sores. In: Skin flaps. Grabb, W. C., Myers, M. B. (eds.) Boston: Little, Brown 1975
20. Guttmann, L.: Spinal cord injuries. Oxford, London, Edinburgh, Melbourne: Blackwell 1973
21. Hierholzer, G., Kleining, R., Hörster, G.: Pathogenese und Therapie der akuten posttraumatischen Osteomyelitis. Unfallheilkunde *79*, 133 (1976)
22. Hierholzer, G., Lob, G.: Antibiotikatherapie in der Unfallchirurgie. Unfallheilkunde *81*, 64 (1978)
23. Hierholzer, G., Rehn, J. (Hrsg.): Die posttraumatische Osteomyelitis. Stuttgart, New York: Schattauer 1970
24. Hierholzer, S., Hierholzer, G.: Untersuchungen zur Leistung phagocytierender Zellen bei Patienten mit posttraumatischer Osteomyelitis. Unfallheilkunde *82*, 192 (1979)
25. Hipp, E.: Die septische Hüftkopfnekrose. In: Die posttraumatische Osteomyelitis. Hierholzer, G., Rehn, J. (Hrsg.). Stuttgart, New York: Schattauer 1970
26. Janker, R.: Fehlerquellen in der unfallchirurgischen Röntgendiagnostik. Zentralbl. Chir. *86*, 867 (1961)
27. Jungbluth, K. H.: Die Osteosynthese verschobener Hüftpfannenbrüche. Unfallchirurgie *1*, 11 (1975)
28. Jungbluth, K.H., Kratzert, R.: Spätergebnisse schwerer Hüftgelenksverletzungen. Langenbecks Arch. Chir. *320*, 8 (1968)
29. Kehr, H., Rehn, J., Kehr, N.: Kreuzplattenarthrodesen am Hüftgelenk. Monatsschr. Unfallheilkd. *77*, 83 (1974)
30. Kienzler, G.: Komplikationen und Spätfolgen reponierter traumatischer Luxationen und Luxationsfrakturen der Hüfte und deren Behandlungsergebnisse. Arch. Orthop. Unfallchir. *64*, 151 (1968)
31. Kleining, R., Hierholzer, G.: Biomechanische Untersuchungen zur Osteosynthese mit dem Fixateur externe. Act. Traumatol. *6*, 71 (1976)

32. Klemm, K.: Über die Gelenkosteomyelitis, speziell die osteomyelitische Coxitis. Arch. Klin. Chir. *97*, 414 (1912)
33. Klemm, K.: Die Behandlung chronischer Knocheninfektionen mit Gentamycin-PMMA-Ketten und -Kugeln. Unfallchirurgie [Sonderheft] *20* (1976)
34. Könn, G., Rox, J.: Morphologische Befunde am Skelettsystem bei Kortisonbehandlung. Hefte Unfallheilkd. *99*, 136 (1969)
35. Lang, F. J., Thurner, J.: Entzündungen der Gelenke. In: Lehrbuch der speziellen pathologischen Anatomie, Bd. II/4. Kaufmann, E., Staemmler, M. (Hrsg.). Berlin, New York: de Gruyter 1972
36. Lauche, A.: Die unspezifischen Entzündungen der Knochen. In: Handbuch der speziellen pathologischen Anatomie und Histologie, Bd. IX/4: Gelenke und Knochen. Lubarsch, O., Henke, F., Rössle, R. (Hrsg.). Berlin: Springer 1939
37. Letournel, E.: Die operative Versorgung der Hüftgelenkpfannenbrüche. Langenbecks Arch. Chir. *316*, 422 (1966)
38. Liechti, R.: Die Arthrodese des Hüftgelenkes und ihre Problematik. Berlin, Heidelberg, New York: Springer 1974
39. Meinecke, F. W.: Die plastische Versorgung von Druckgeschwüren bei Querschnittsgelähmten. Langenbecks Arch. Chir. *309*, 114 (1965)
40. Meinecke, F. W.: Osteomyelitis nach Druckgeschwüren bei Querschnittsgelähmten. In: Die posttraumatische Osteomyelitis. Hierholzer, G., Rehn, J. (Hrsg.). Stuttgart, New York: Schattauer 1970
41. Meinecke, F. W.: Behandlung und Rehabilitation Querschnittsverletzter (Literaturübersicht). In: Die Wirbelsäule in Forschung und Praxis, Bd. 67. Junghanns, H. (Hrsg.). Stuttgart: Hippokrates 1976
42. Mockwitz, J.: Diagnostik und Therapie der Hüftgelenksluxation unter besonderer Berücksichtigung der Früh- und Spätkomplikationen. Krankenhausarzt *50*, 457 (1977)
43. Mockwitz, J.: Verrenkung des Hüftgelenkes. Act. Traumatol. *5*, 31 (1975)
44. Müller, K. H.: Der Stellenwert des Röntgenbildes bei der posttraumatischen Osteomyelitis. Unfallheilkunde *81*, 129 (1978)
45. Müller, K. H.: Therapie der pyogenen Koxitis und ihre Stabilisierung mit dem Fixateur externe (Rohrsystem). Arch. Orthop. Trauma. Surg. *91*, 201 (1978)
46. Müller, K. H.: Indikationen, Komplikationen und Ergebnisse in der Behandlung infizierter Femur-Pseudarthrosen. Arch. Orthop. Trauma. Surg. *94*, 299 (1979)
47. Müller, K. H., Biebrach, M.: Die lokale Antibiotikatherapie von Knochen- und Weichteilinfektionen mit Gentamycin-PMMA-Kunststoffketten – Ergebnisse und Erfahrungen am „Bergmannsheil" in Bochum. In: Lokalbehandlung chirurgischer Infektionen. Burri, C., Rüter, A. (Hrsg.). Bern, Stuttgart, Wien: Huber 1979
48. Müller, K. H., Decker, S.: Zur Vorbereitung des Transplantatlagers und Vorgehen zur Verpflanzung autologer Spongiosa bei der Osteomyelitis. In: Transplantatlager und Implantatlager bei verschiedenen Operationsverfahren. Hierholzer, G., Zilch, H. (Hrsg.). Berlin, Heidelberg, New York: Springer 1980
49. Müller, K. H., Müller-Färber, J.: Die Osteosynthese mit dem Fixateur externe am Becken. Arch. Orthop. Trauma. Surg. *92*, 273 (1978)
50. Müller, K. H., Rehn, J.: On prophylaxis, early recognition and early treatment of infected osteosyntheses. Arch. Orthop. Trauma. Surg. *92*, 127 (1978)
51. Müller, K. H., Schneider, I.: Infektionen nach Osteosynthesen an der Hüfte und am Becken und ihre Therapie. Therapiewoche *27*, 8528 (1977)
52. Nagy, E., Kazar, G., Manninger, J., Zolczer, L., Szilagyi, I.: Die Bedeutung der posttraumatischen Hüftgelenksinfektion beim Schenkelhalsbruch bejahrter Patienten. Act. Traumatol. *7*, 207 (1977)
53. Nigst, H.: Spezielle Frakturen- und Luxationslehre, Bd. III. Stuttgart: Thieme 1964
54. Payr, E.: Die akuten Entzündungen der Gelenke. In: Lehrbuch der Chirurgie, Bd. III. Wullstein, Wilms (Hrsg.). Jena: Fischer 1919
55. Plaue, R.: Die operative Behandlung von Druckgeschwüren. Arch. Orthop. Unfallchir. *77*, 223 (1973)
56. Plaue, R.: Operative Maßnahmen zur Rehabilitation Rückenmarkverletzter. Hefte Unfallheilkd. *117*, 193 (1974)
57. Plaue, R., Hinz, P.: Gelenkinfektionen nach intraartikulärer Corticosteroidtherapie. Arch. Orthop. Unfallchir. *67*, 101 (1969)
58. Poigenfürst, J., Vécsei, V.: Das schleichende postoperative Hüftgelenksempyem. Arch Orthop. Trauma. Surg. *93*, 273 (1979)

59. Popkirov, S.: Die Behandlung der hämatogenen und der traumatischen Osteomyelitis. Berlin: Volk und Gesundheit 1971
60. Puhl, W., Dustmann, H.O.: Die intraartikuläre medikamentöse Therapie bei der posttraumatischen Arthrose. Hefte Unfallheilkd. *128*, 118 (1976)
61. Refior, H. J., Hackenbroch, M. H.: Die Reaktion des hyalinen Gelenkknorpels unter Druck, Immobilisation und Distraktion. Hefte Unfallheilkd. *127*, 23 (1976)
62. Rehn, J.: Spätfolgen und Komplikationen nach Verletzungen im Becken-Hüftbereich. Hefte Unfallheilkd. *91*, 35 (1967)
63. Rehn, J.: Osteosynthese bei posttraumatischer Osteomyelitis. Zentralbl. Chir. *99*, 1488 (1974)
64. Rehn, J.: Die Diagnostik der chronischen Osteomyelitis. In: Bücherei des Orthopäden, Bd. 13: Die Behandlung der sekundär-chronischen Osteomyelitis. Plaue, R. (Hrsg.). Stuttgart: Enke 1974
65. Rehn, J., Müller, K. H.: Behandlung nicht infizierter Pseudarthrosen mit dem Fixateur externe. In: Chapchal, G. (ed.) Pseudarthroses and their treatment. Stuttgart: Thieme 1979
66. Reichelt, A.: Ätiologie und Pathogenese der Hüftkopfnekrose des Erwachsenen. Med. Klin. *70*, 1535 (1975)
67. Rossak, K.: Hautplastische Operationen bei der Behandlung der exogenen Osteomyelitis. In: Die posttraumatische Osteomyelitis. Hierholzer, G., Rehn, J. (Hrsg.). Stuttgart, New York: Schattauer 1970
68. Rossak, K., Krahn, J.: Über die chirurgische Behandlung von Dekubitalgeschwüren bei Paraplegikern. Langenbecks Arch. Chir. *312*, 125 (1965)
69. Schneider, R.: Technik der Hüftarthrodese mit Beckenosteotomie. Langenbecks Arch. Chir. *316*, 233 (1966)
70. Schneider, R.: Die Arthrodese des Hüftgelenkes mit Kreuzplatten- und Beckenosteotomie. Bern, Stuttgart, Wien: Huber 1976
71. Schramm, W.: Über Spätergebnisse von Verrenkungen und Pfannenbrüchen der Hüfte. Langenbecks Klin. Chir. *313*, 554 (1965)
72. Schreiber, A.: Ergebnisse der Hüftarthrodese. Vortrag, 59. Tagung Dtsch. Ges. Orthop. Traumatol. 1972, Berlin
73. Soeder, H., Rehn, J.: Die Spätkomplikationen der posttraumatischen Osteomyelitis. Unfallheilkunde *79*, 157 (1976)
74. Věcsei, V.: Zur operativen Versorgung der Hüftverrenkungsbrüche, Einteilung, Indikationsstellung, Ergebnisse. Arch. Orthop. Unfallchir. *82*, 107 (1975)
75. Wagner, H.: Beckenosteotomie bei der posttraumatischen Hüftkopfnekrose. Unfallheilkunde *81*, 188 (1978)
76. Wagner, H.: Die Schalenprothese des Hüftgelenkes – Oberflächenersatz als Gelenkerhaltung. Orthopädie *8*, 276 (1979)
77. Wassilev, W., Owtscharov, W.: Veränderungen am Gelenkknorpel nach Einwirkung von Hydrokortison. Arch. Orthop. Unfallchir. *72*, 21 (1972)
78. Weber, B. G., Čech, O.: Pseudarthrosen. Bern, Stuttgart, Wien: Huber 1973
79. Willenegger, H.: Die operative Therapie der Infektion nach Osteosynthese. Hefte Unfallheilkd. *102*, 41 (1970)
80. Willenegger, H.: Therapie der traumatischen Osteomyelitis. Langenbecks Arch. Chir. *334*, 529 (1973)
81. Witt, A. N.: Die Hüftarthrodese beim älteren Menschen. Chirurg *29*, 73 (1956)
82. Witt, A. N.: Die operative Behandlung der Osteomyelitis. Verh. Dtsch. Orthop. Ges. *100*, 200 (1965)
83. Witt, A. N.: Möglichkeiten und Grenzen des Endoprothesenaustausches. Arch. Orthop. Unfallchir. *88*, 1 (1977)
84. Witt, A. N., Hackenbroch, M. H., Hepp, W. R.: Zur Operationstechnik bei Grenzindikationen der Hüftarthroplastik mit Totalprothesen. Arch. Orthop. Unfallchir. *69*, 148 (1970)
85. Zellner, P. R., Meinecke, F. W.: Anzeigestellung und Technik verschiedener plastischer Operationsverfahren bei Druckgeschwüren. Chir. Plast. Reconstr. *2*, 16 (1966)
86. Zifko, B., Vlasich, E.: Infektionen beim operierten Schenkelhalsbruch. Hefte Unfallheilkd. *97*, 134 (1968)

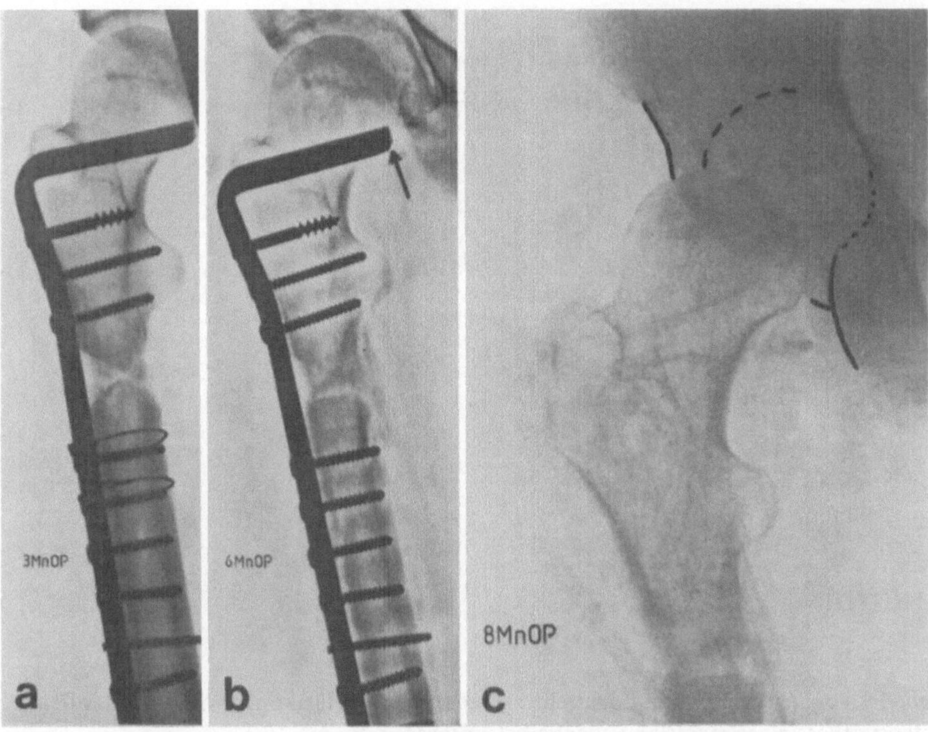

Abb. 14 a-c. Spätmanifestes, dann rasch fortschreitendes Hüftgelenkempyem mit Kapselphlegmone und Subluxationsstellung. J. R., m., 19 J.

a 3 Monate nach auswärtiger Osteosynthese einer subtrochantären Femurfraktur, die Klinge der Winkelplatte perforiert den Hüftkopf, noch keine röntgenologischen Infektzeichen

b 6 Monate postop., verwaschene Gelenkkonturen, fleckige, subchondrale Aufhellungen, Lysezone an der Klingenspitze (*Pfeil*)

c 8 Monate postop., Subluxationsstellung der Hüfte, Zustand nach auswärtigem Revisionseingriff (weiterer Verlauf unbekannt)

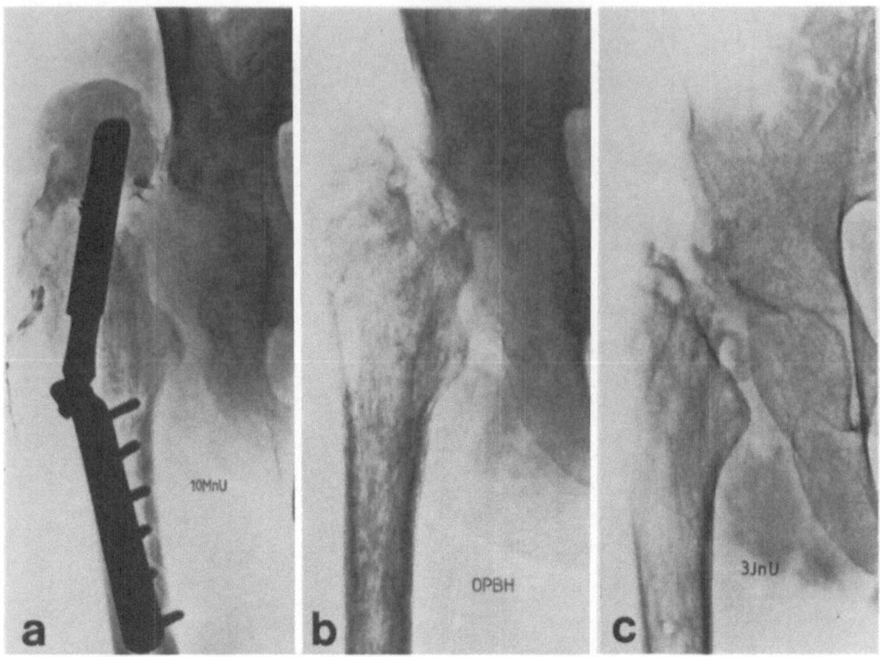

Abb. 15 a-c. Sekundäre Luxationsstellung bei septischer Hüftkopfnekrose nach infizierter Osteosynthese eines medialen Schenkelhalsbruches. J. B., m., 18 J.

a 10 Monate nach Unfall und auswärtiger Osteosynthese, Fisteleiterung, komplette Luxationsstellung des destruierten Kopfes

b Metallentfernung, Debridement und Resektionshüfte

c 36 Monate postop., sicheres Gangbild ohne Hilfsmittel bei Hüfthinken, 5 cm Beinverkürzung, Arthrodese abgelehnt

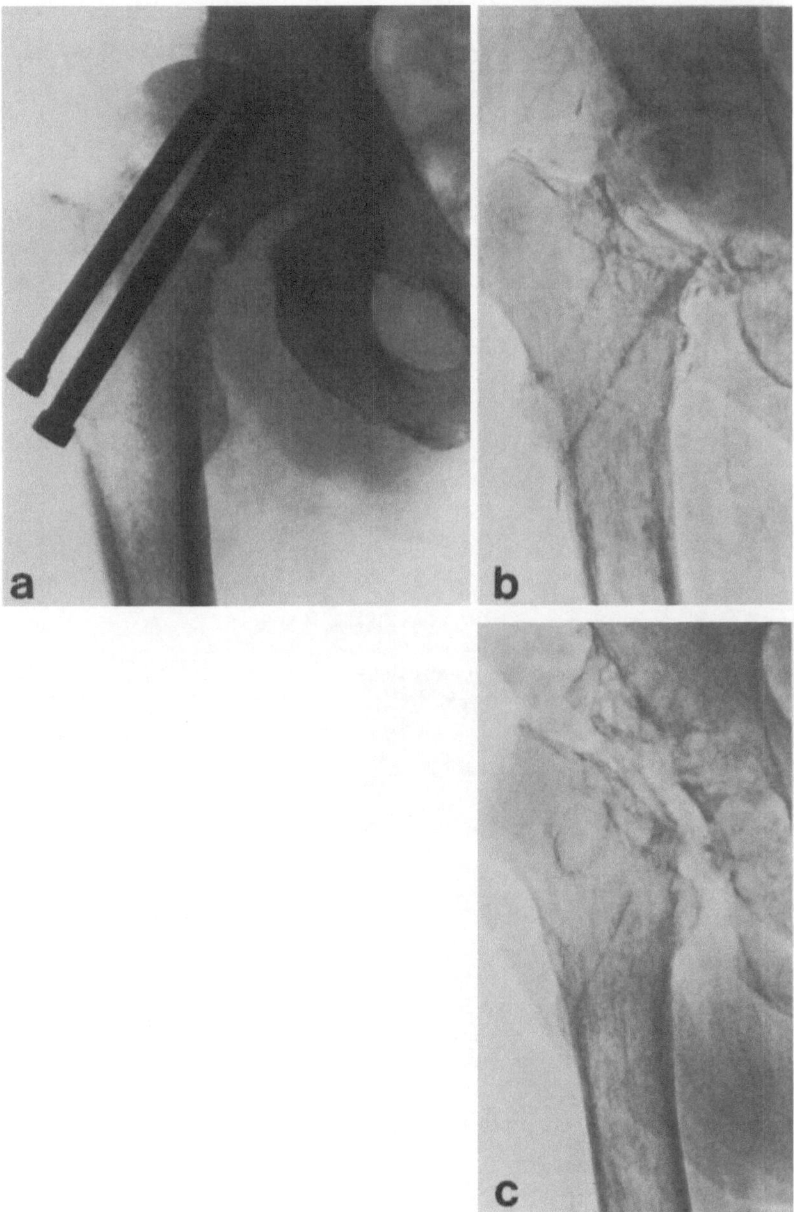

Abb. 16 a-c. Infizierte Schenkelhalspseudarthrose mit langsam fortschreitender septischer Kopfnekrose. L. F., w., 63 J.

a 2 Monate nach Schenkelhalsnagelung

b Fisteleiterung, Fragmentierung und Zusammensintern des Kopfes 12 Monate nach Unfall. Die Entfernung des Kalottensequesters führte zur Infektberuhigung

c 60 Monate nach Unfall, Girdlestone-Hüfte, 4 cm Beinverkürzung, sicheres Gehen mit Stock, geschlossene Weichteile

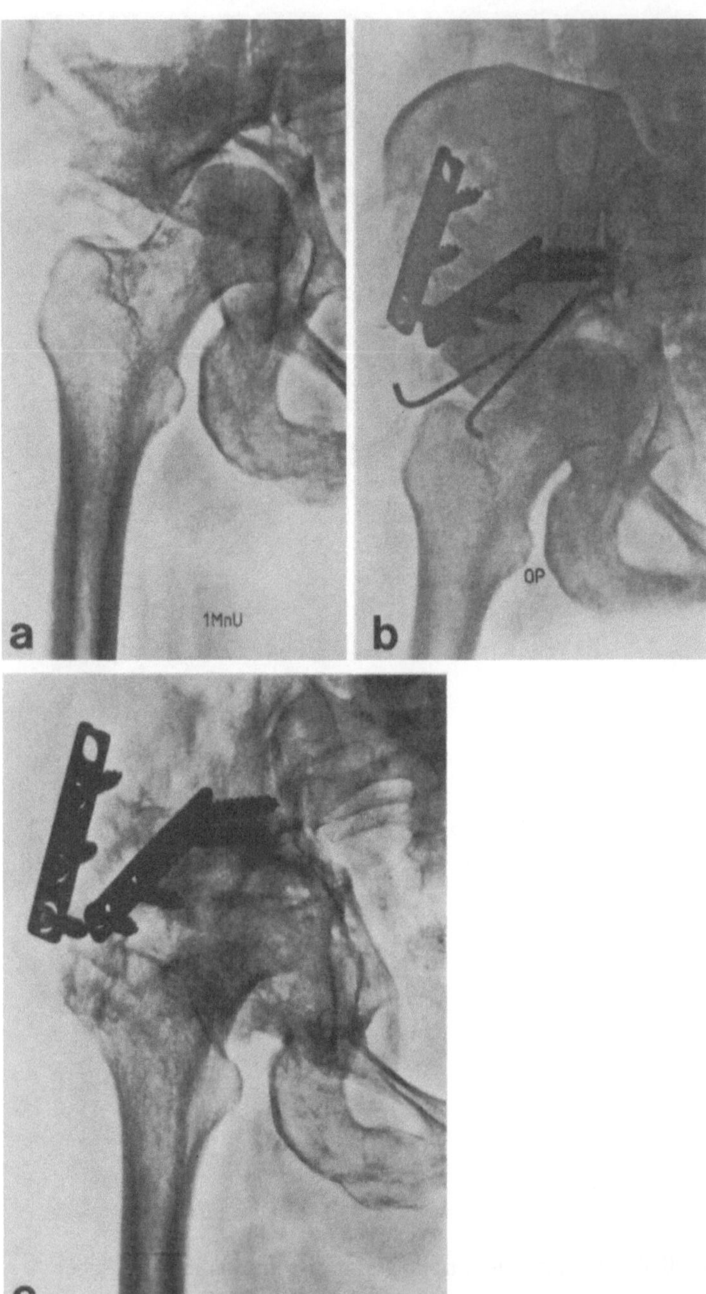

Abb. 17 a-c. Infizierte Osteosynthese des Hüftgelenkes nach zentraler Verrenkungsfraktur, Schädelhirntrauma. Ch. K., w., 49 J.

a Nach einmonatiger konservativer auswärtiger Therapie mit Drahtextension Hüftkopf zwischen der vorderen und hinteren Pfeilerfraktur luxiert und eingekeilt

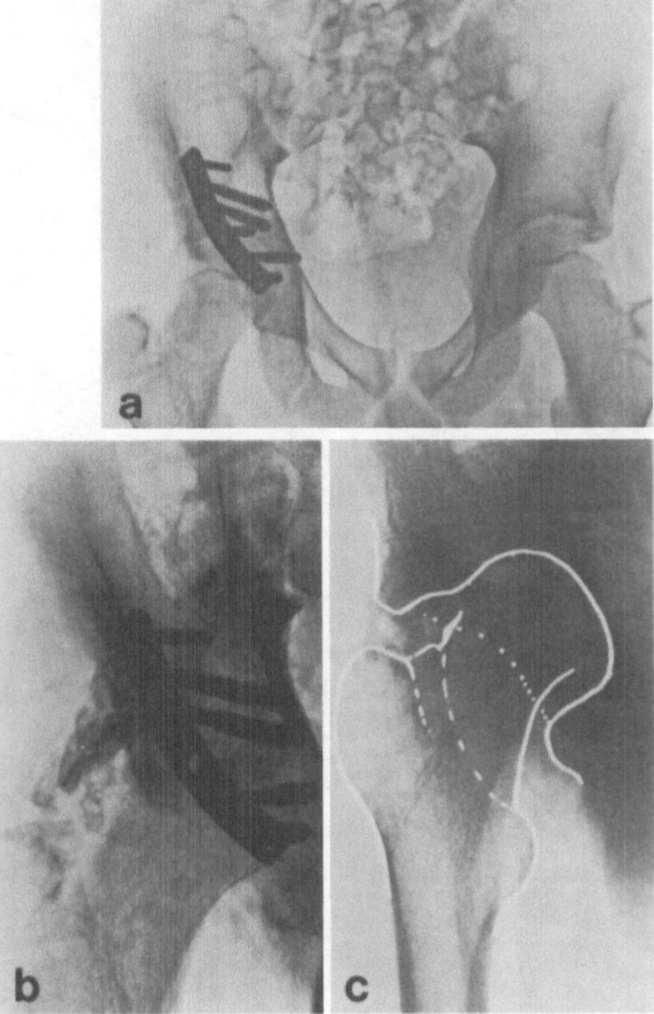

Abb. 18 a-c. Infizierte Osteosynthese der Hüftpfanne mit nachfolgender septischer Kopfnekrose. J. O., m., 18 J.

a Osteosynthese der Pfannenquerfraktur

b Foudroyante frühmanifeste Infektion, eitrige Gelenkzerstörung mit Kopfeinbrüchen 1 Monat postop.

c Fortgeschrittene eitrige Einschmelzung des Hüftkopfes 2 Monate nach Osteosynthese, später fibröse Hüftankylose

◁ **Abb. 17 b, c**

b Versuch der Stellungskorrektur durch Osteosynthese

c 6 Monate postop. mit nachfolgender frühmanifester Osteomyelitis; Spontanankylose in Abduktionsfehlstellung, 3 cm Beinverkürzung, Infektberuhigung

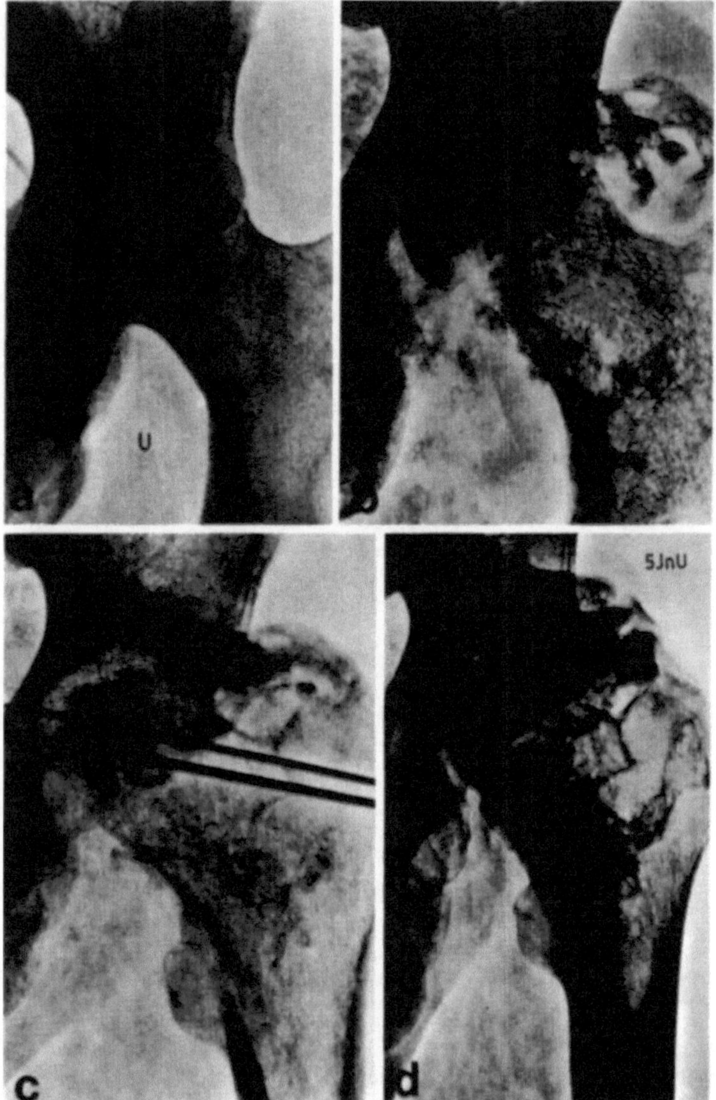

Abb. 19 a-d. Hüftgelenkempyem nach offener Reposition einer Hüftluxation, in Pseudarthrose endender Versuch einer Anfrischungsarthrodese mit instabiler Bohrdrahtosteosynthese. N. O., m., 30 J.

a Traumatische hintere Hüftluxation

b 6 Wochen postop., Vollbild des Gelenkempyems, Verschmälerung des Gelenkspaltes, entzündliche Kalksalzresorption, lakunäre Einschmelzung an der Kopf-Hals-Grenze

c 2 Monate nach Ruhigstellung mit 2 transartikulären Bohrdrähten und Beckengipsverband, nur zögernde Infektberuhigung, ausbleibende knöcherne Konsolidation

d 60 Monate nach Unfall, Pseudarthrose der infektzerstörten Hüftgelenkanteile, fibröse Steife in Funktionsstellung, stark behindertes Gehen mit Stockhilfe

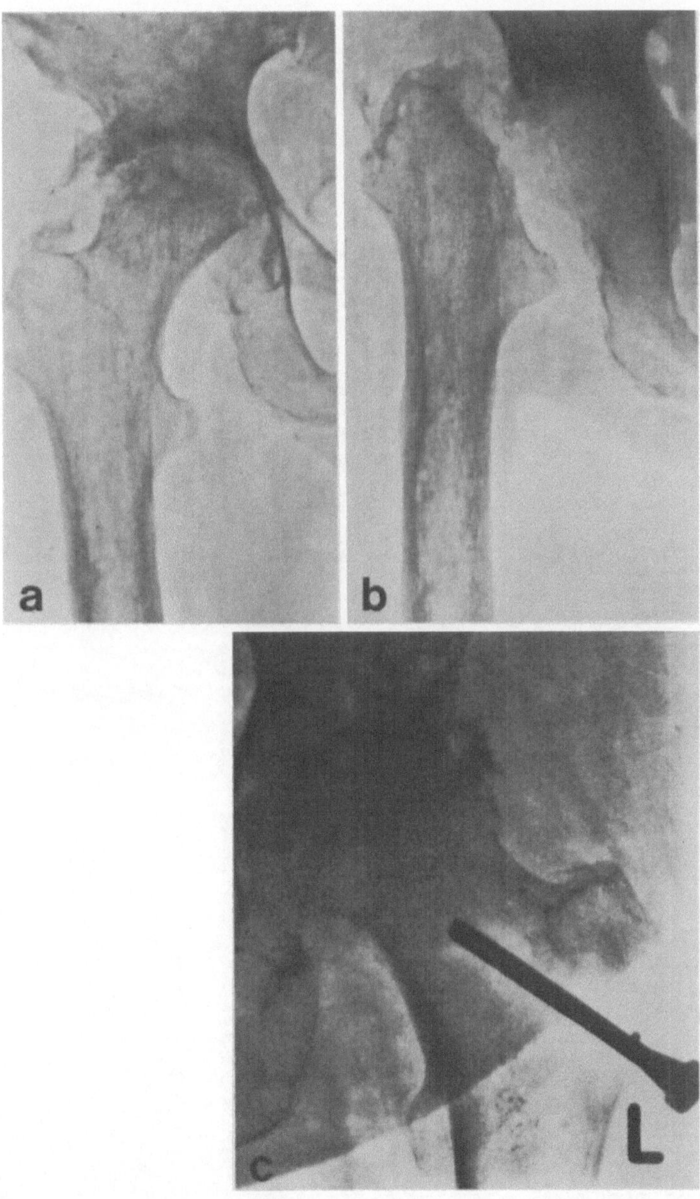

Abb. 20 a-c. Iatrogene Hüftgelenkempyeme

a, b Eitrige Staphylokokkeninfektion nach intraartikulärer Infektion mit nachfolgender Resektionshüfte

c Schleichende eitrige Gelenkzerstörung nach Arthrosebehandlung durch „Schmiernippel"-Instillationen

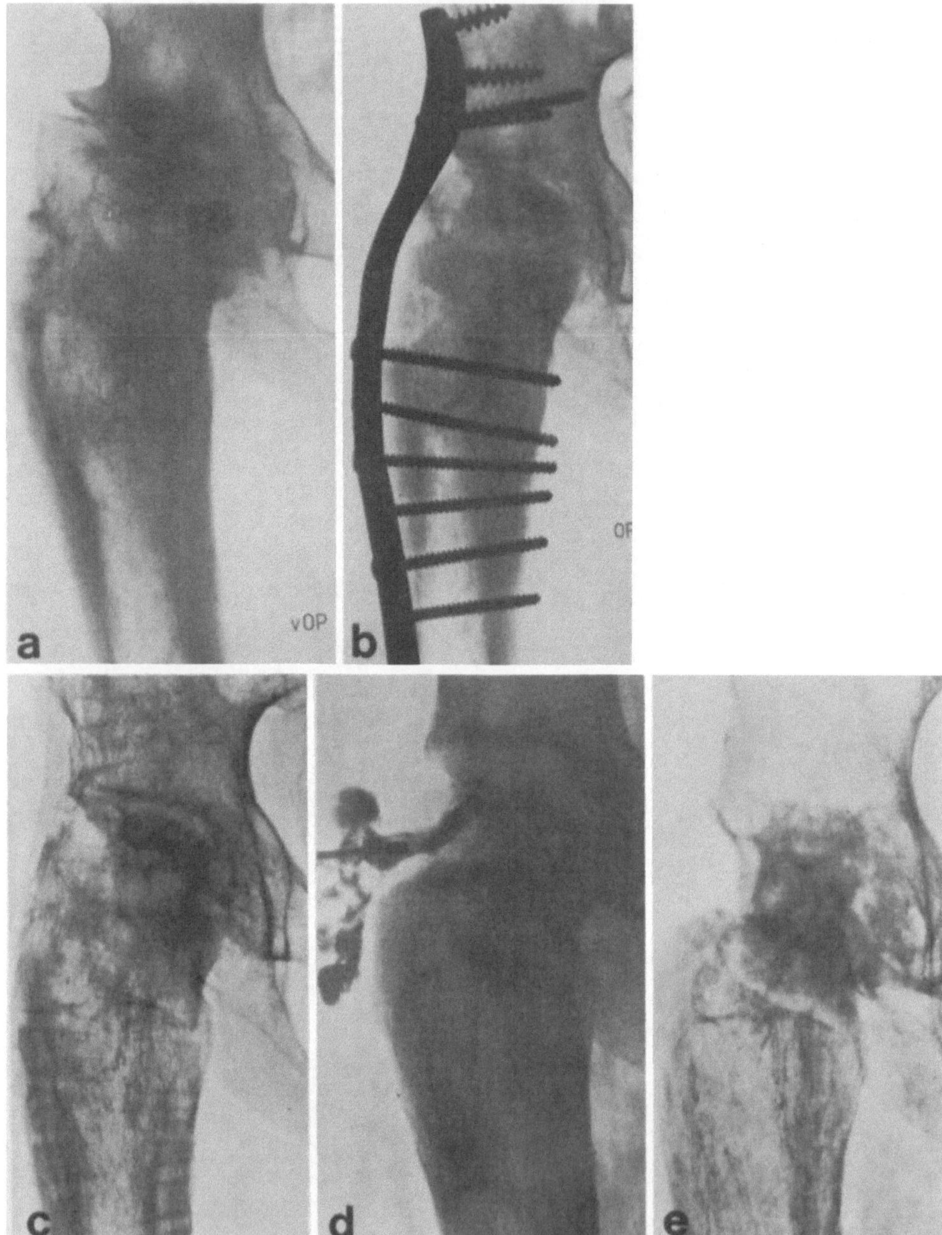

Abb. 21 a-e. Infizierte Kreuzplattenarthrodese mit nachfolgender eitriger Kopfnekrose. W. V., m., 26 J.

a Posttraumatische Koxarthrose

b Kreuzplattenarthrodese, postop. Frühinfekt

c Unsichere knöcherne Überbrückung bei Metallentfernung 16 Monate postop.

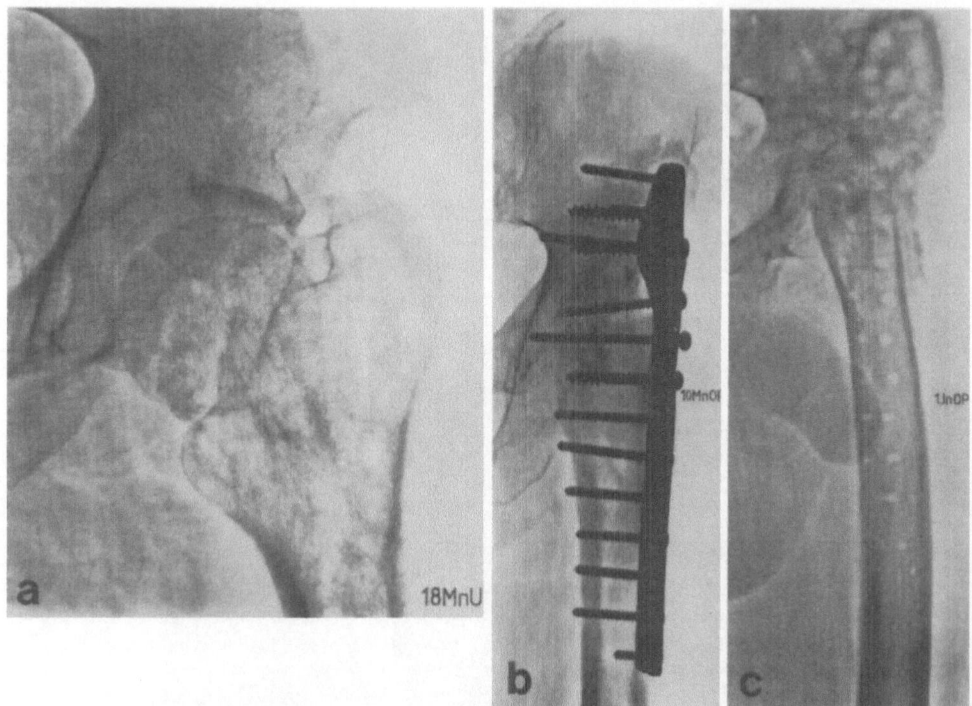

Abb. 22 a-c. Posttraumatische entzündliche Hüftkopfnekrose und fehlgeschlagene Kreuzplattenarthrodese. H. H., m., 35 J.

a Posttraumatische Kopfnekrose 18 Monate nach primärer auswärtiger Osteosynthese einer medialen Schenkelhalsfraktur, histologisch partielle entzündliche Knochennekrose

b 10 Monate nach Kreuzplattenarthrodese, entzündliche Osteolyse um die Schrauben, Fistel

c 12 Monate postop., Pseudarthrose bei fistelndem Infektzustand, schmerzhafte Teilbelastung mit Gehstütze

◁ **Abb. 21 d, e**

d Fortbestehende Fisteleiterung 27 Monate postop.

e Kopfnekrose mit Wackelsteife des Hüftgelenkes 66 Monate postop., Infektberuhigung

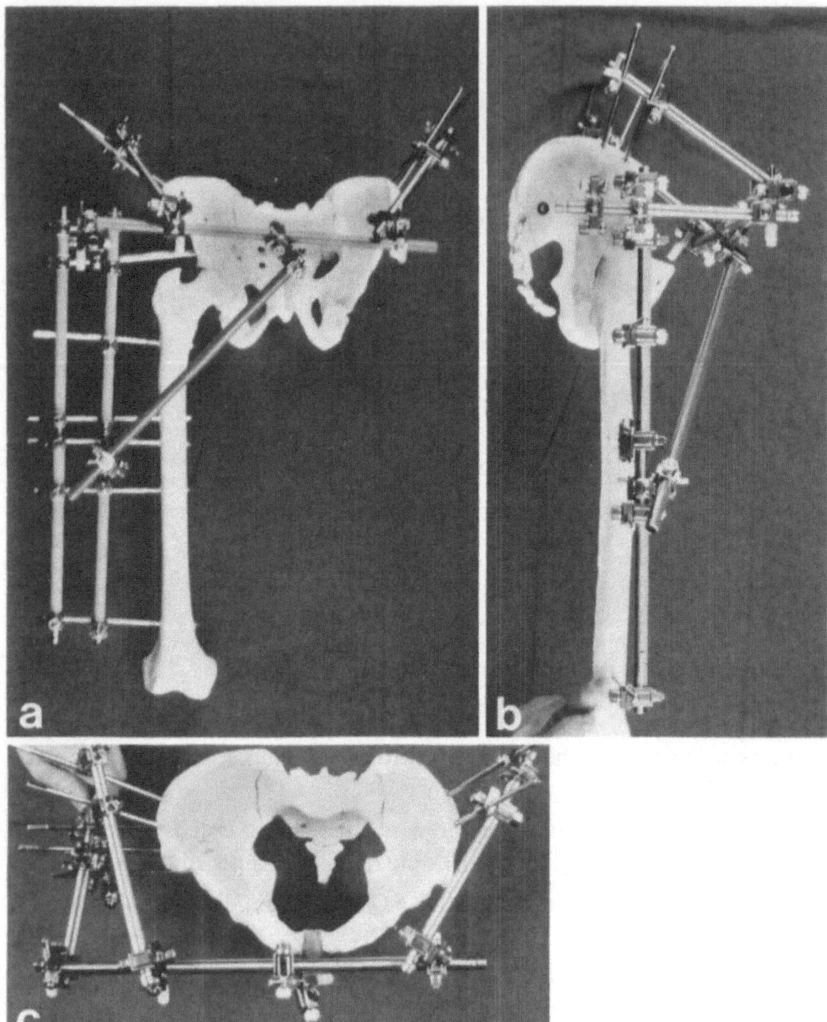

Abb. 23 a-e. Fixateur-externe-Montage zur Ruhigstellung und Arthrodese des infizierten Hüftgelenkes am Modell

a, b, c Komplettes System in der Frontalansicht (**a**), Seitansicht (**b**) und Aufsicht in der Beckeneingangsebene (**c**); besonders zur Darstellung kommen das laterale Oberschenkelrohr, das senkrecht aufsteigende Beckenrohr, das Diagonalrohr, das quere Beckenrohr und die beiden kurzen konvergierenden Beckenrohre

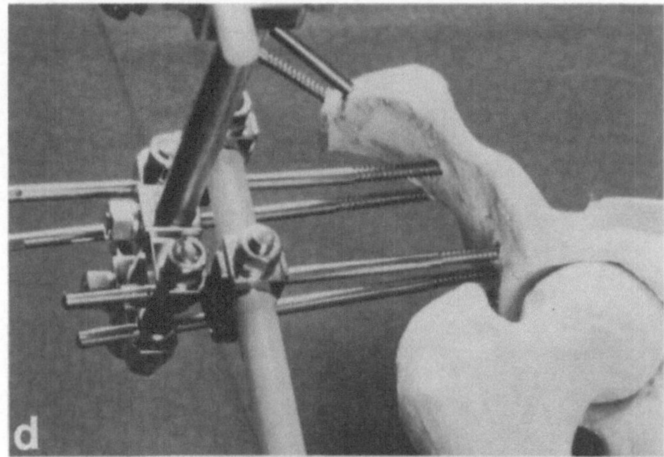

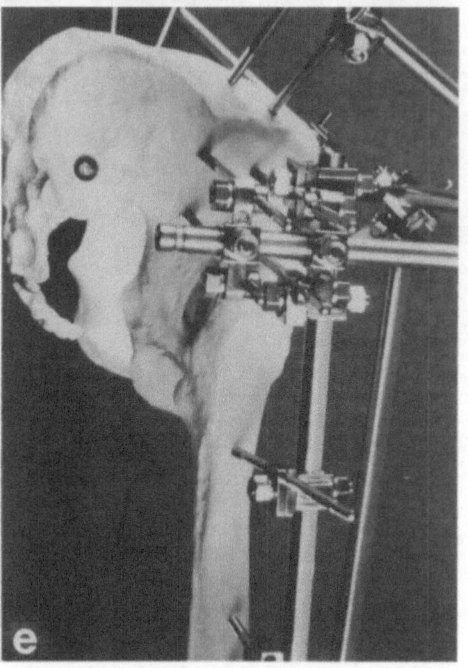

Abb. 23 d, e

d Verbund des Oberschenkelsystems mit dem Beckensystem in schräger Aufsicht, 4 Schanzsche Schrauben durch das laterale Darmbein knapp oberhalb des Pfannenerkers, das Oberschenkelrohr ist mit den beiden ventralen Schanzschen Schrauben verbunden, das senkrecht aufsteigende laterale Beckenrohr ist mit allen 4 Schrauben über 2 Dreifachbacken verbunden

e Verbund des Oberschenkelsystems mit dem Beckensystem in der Aufsicht von lateral unten

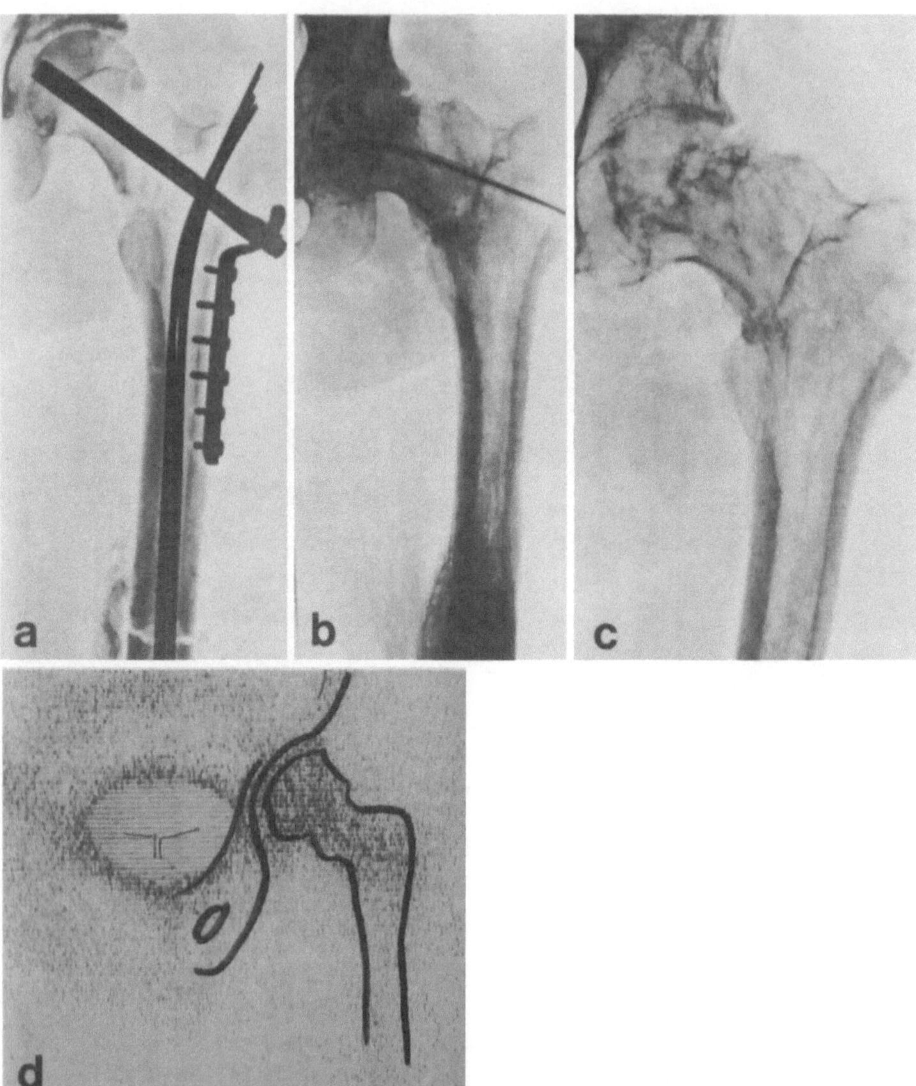

Abb. 24 a-k. Fixateur-externe-Arthrodese einer posttraumatischen eitrigen Osteoarthritis mit Teilnekrose des Kopfes. N. St., m., 23 J.

a Primäre auswärtige Osteosynthese der lateralen Schenkelhalsfraktur und der Femurschaftfraktur

b, c Fortschreitende eitrige Osteoarthritis mit nekrotischen Einbrüchen und Sequestrierungen 15 und 24 Monate nach dem Unfall

d Szintigramm mit deutlich erhöhter Aktivität im Bereich der eitrigen Koxitis (farbige Wiedergabe s.S. 429)

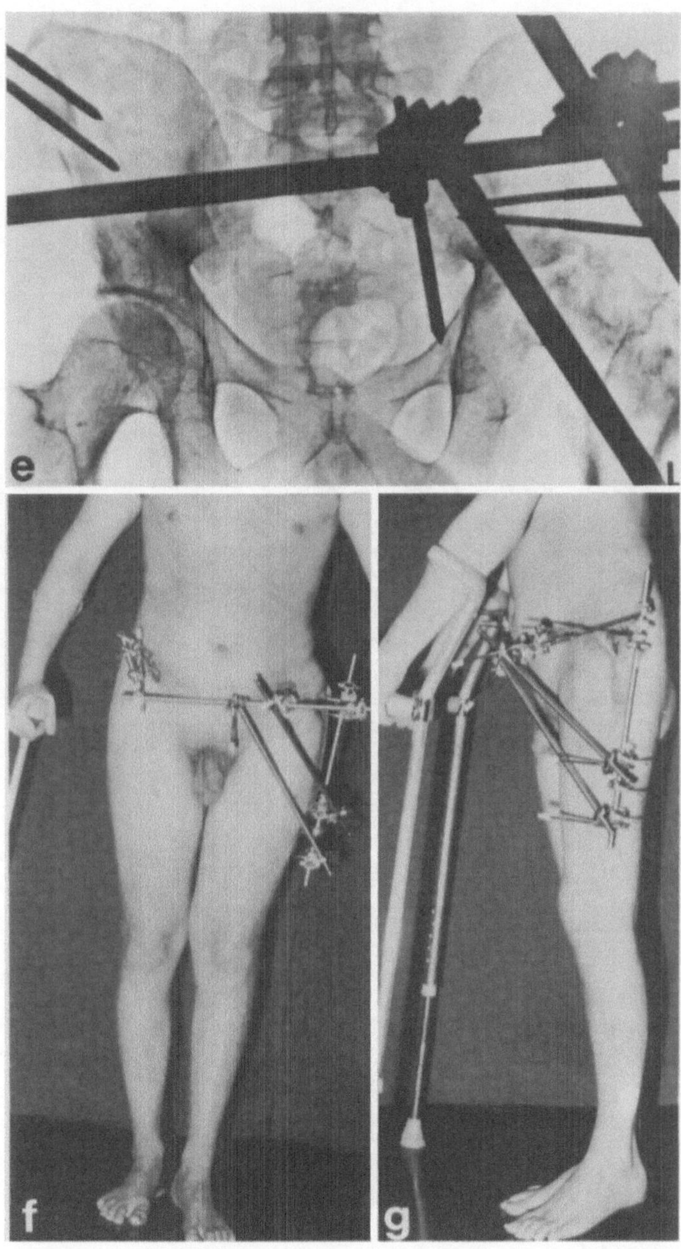

Abb. 24 e-g

e 40 Monate nach Unfall, Stabilisierung der Hüfte mit dem Fixateur externe, Röntgenbild 2 Wochen postop.

f, g Mobilisierung unter Hüftentlastung 1 Monat postop., Weichteile geschlossen, bei kürzerem Oberschenkelrohr sind 2 Diagonalrohre zur Stabilisierung verwendet

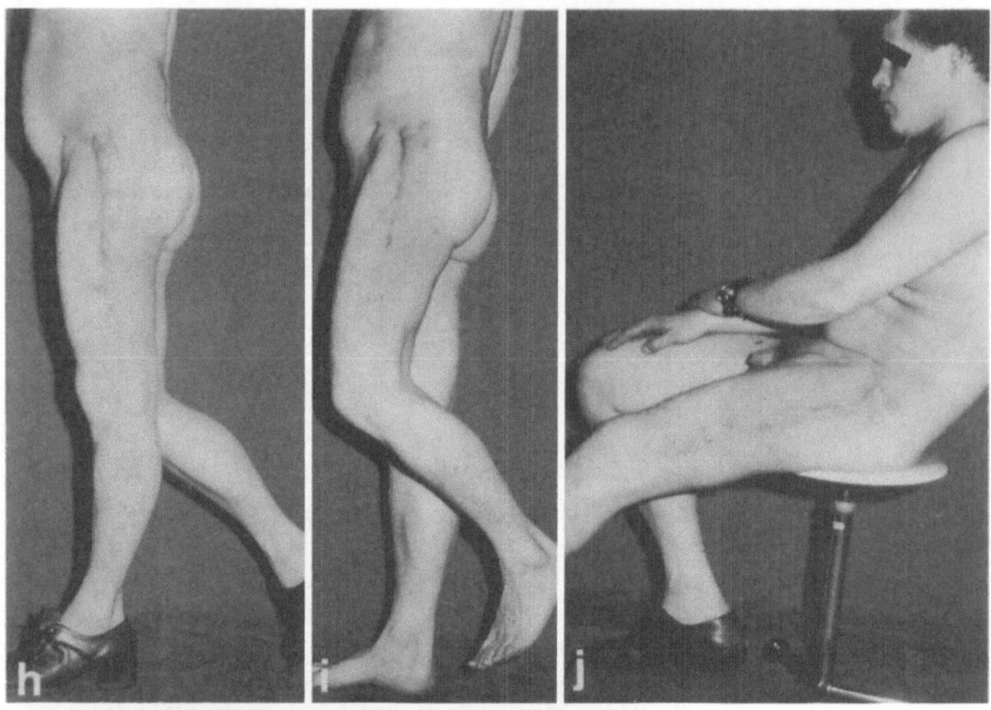

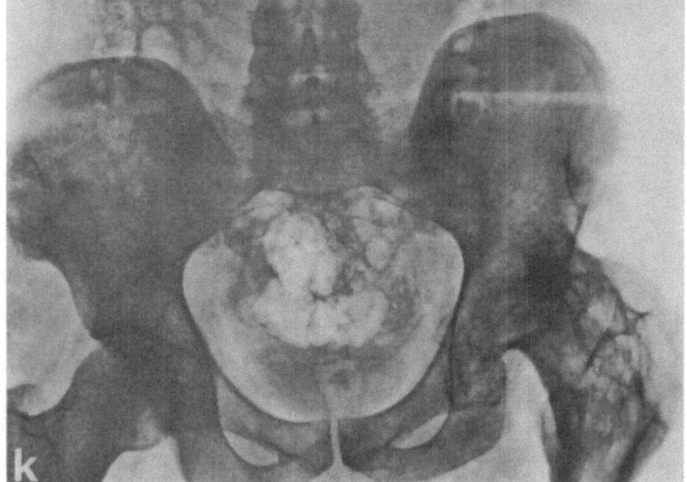

Abb. 24 h-k

h, i, j Funktionsbilder der belasteten und unbelasteten Gangphase und beim Sitzen, Knie: Strecken/Beugen: 0/0/110

k Belastungsstabile knöcherne Überbrückung der Arthrodese 16 Monate postop.

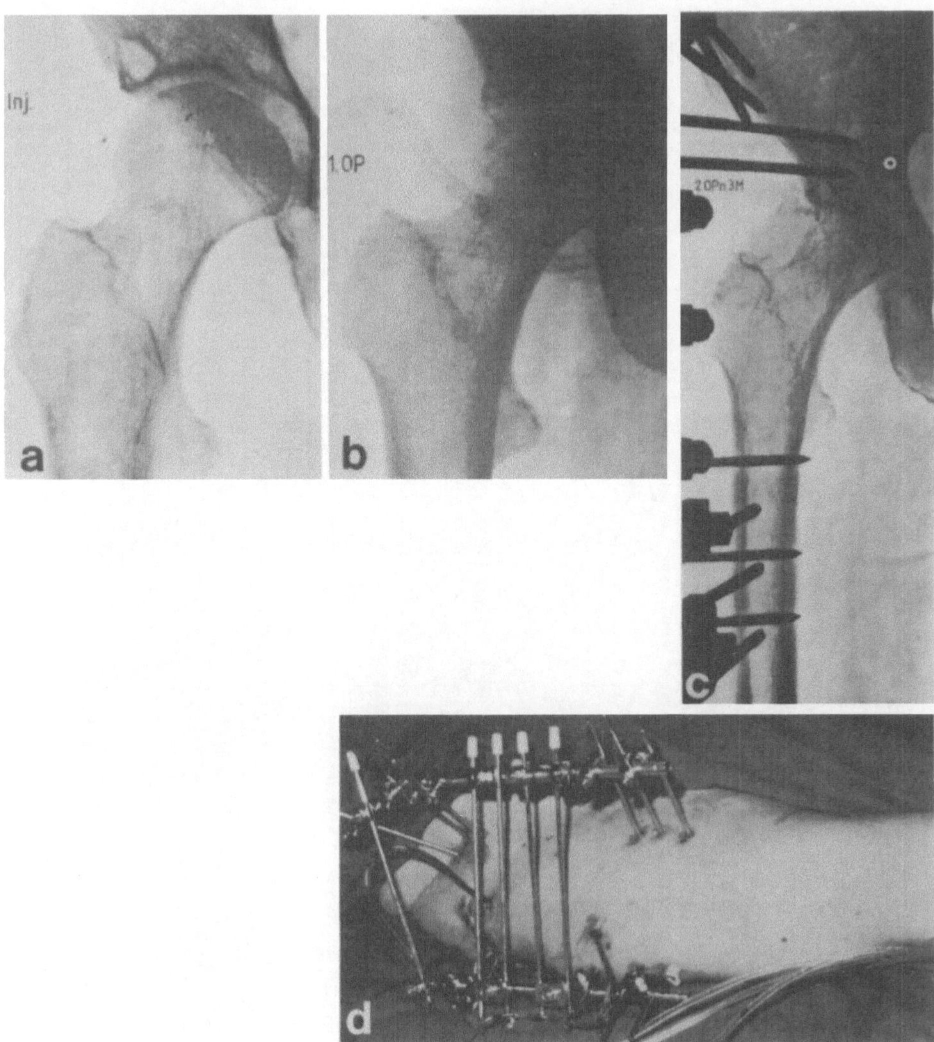

Abb. 25 a-i. Stabilisierung einer destruierenden Staphylokokkenkoxitis mit dem Fixateur externe. E. B., w., 73 J.

a Unauffälliges Röntgenbild 2 Tage vor Arthrotomie bei Hüftempyem

b Destruktive Phase des Empyems

c, d Röntgenologischer und klinischer Zustand 2 Wochen nach Anfrischungsarthrodese und Stabilisierung mit dem Fixateur externe; altersbedingt und wegen des septischen Krankheitsbildes war der Fixateur externe nur zur Infektsanierung geplant, deshalb ist die Montage unter Einbeziehung nur des gleichnamigen Beckenkammes mit zusätzlichen Schanzschen Schrauben durch die Oberschenkelstreckseite abgewandelt

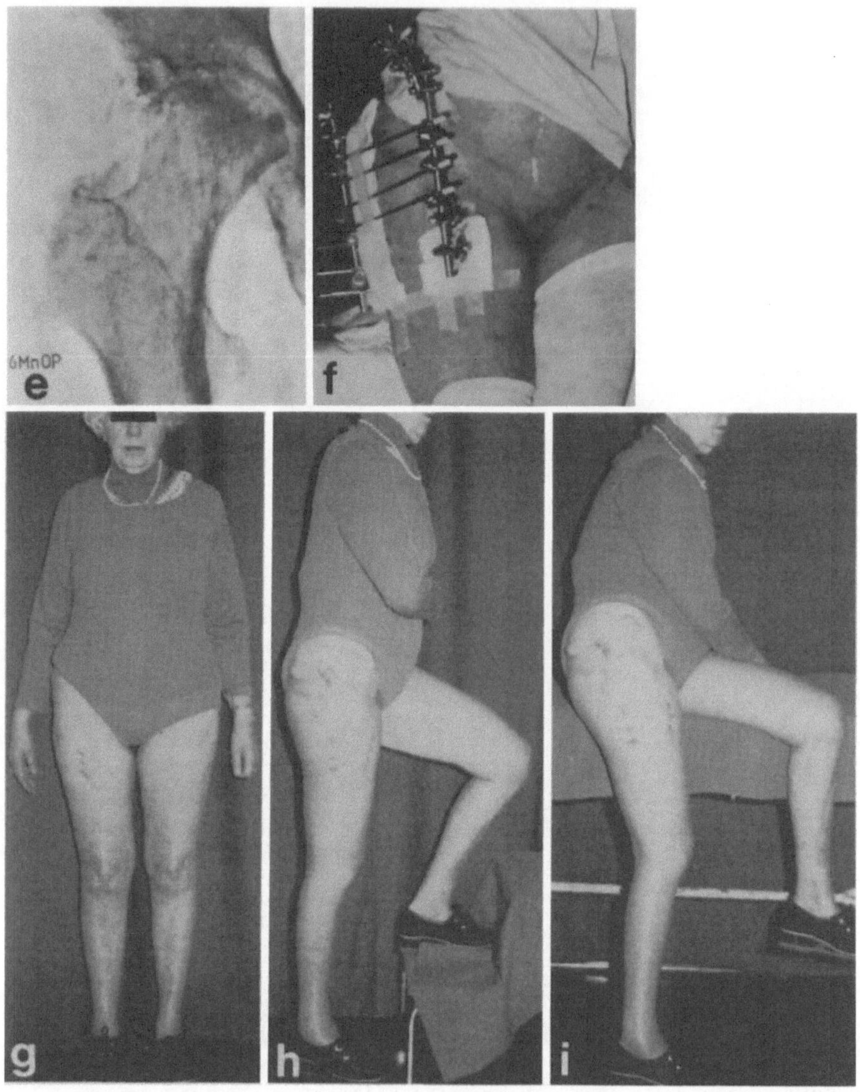

Abb. 25 e-i

e Infektberuhigung und fibröse Ankylose der Hüfte 6 Monate postop.

f 1 Monat nach der Operation, Mobilisierung, Teilbelastung, Gehschulung

g, h, i Funktionsbilder 12 Monate nach der Operation, reizlose Weichteile, volle Belastbarkeit

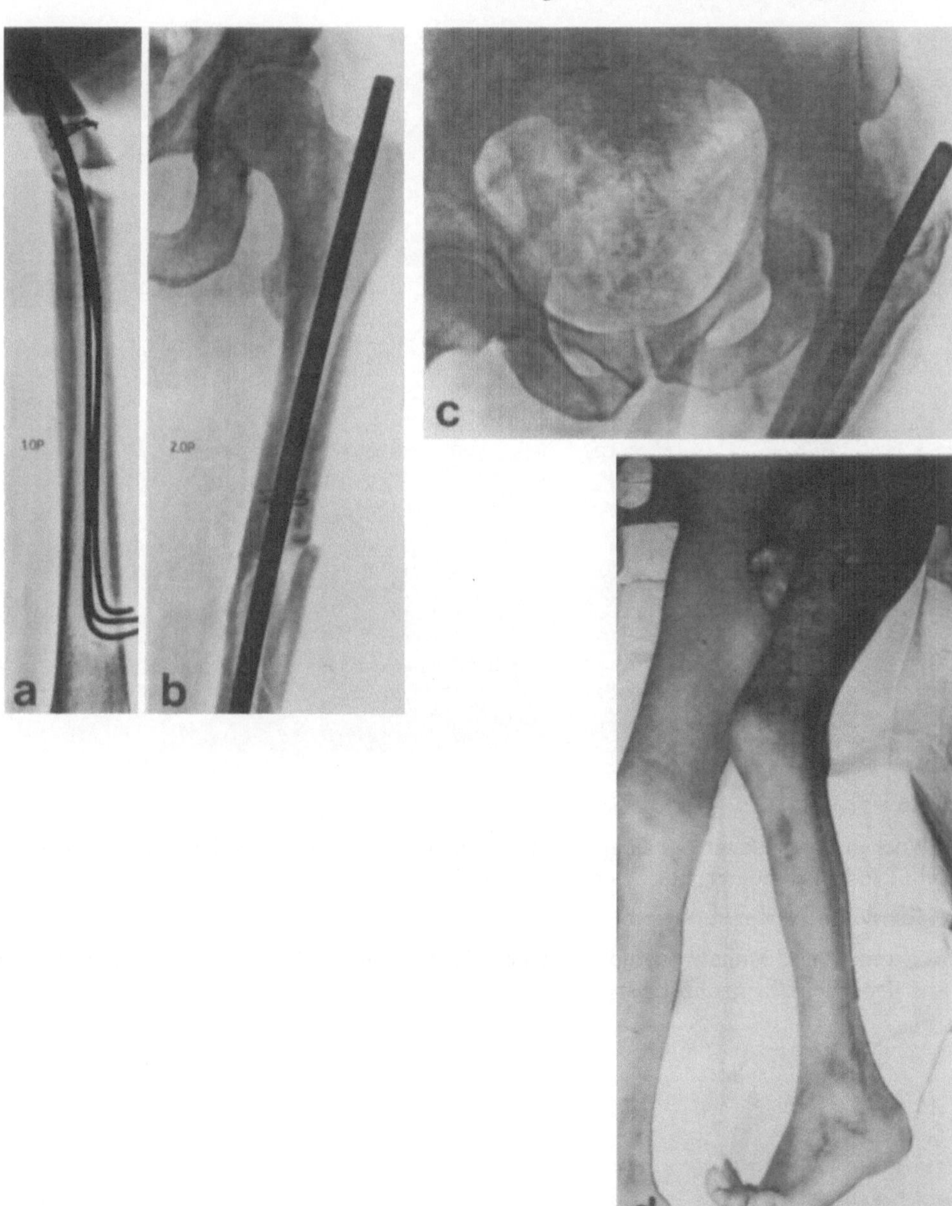

Abb. 26 a-g. Bakterielle Infektarthritis der Hüfte und infizierte Femurpseudarthrose mit Markphlegmone. W. P., m., 54 J.

a, b Zweimalige auswärtige instabile Markraumosteosynthesen

c, d Röntgenologischer und klinischer Zustand bei Aufnahme 2 Jahre nach Unfall mit fortbestehender infizierter Oberschenkelpseudarthrose, Innenrotations- und Adduktionsfehlstellung (jeweils 30°), destruierende Infektarthritis der Hüfte durch Fortleitung der Infektion über den Marknagel, wackelsteifes Kniegelenk

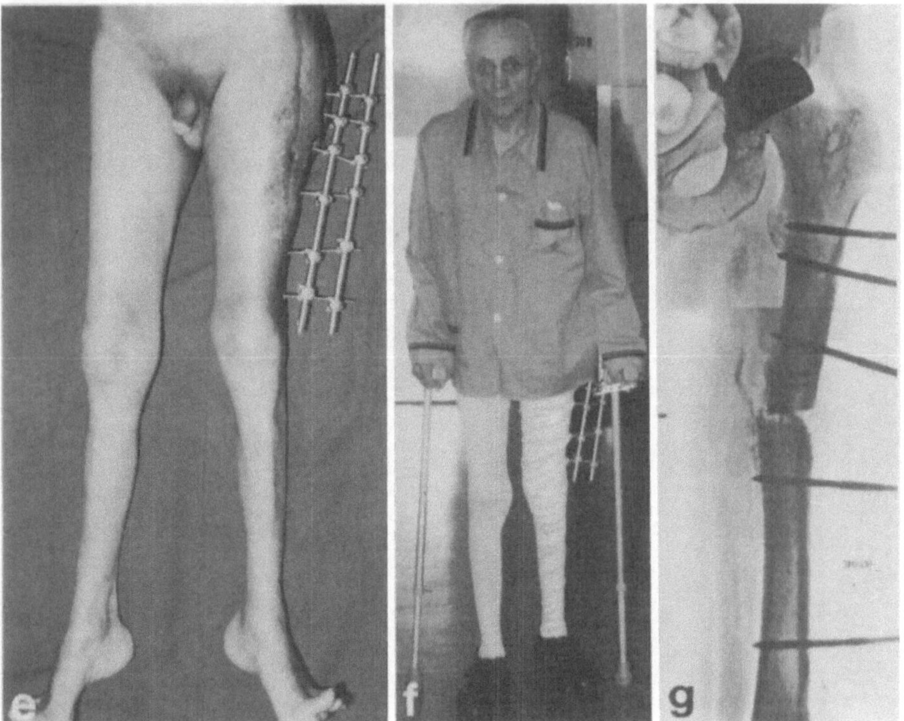

Abb. 26 e-g

e 2 Wochen postop. nach Schalenprothese (Wagner) und Klammerfixateur am Oberschenkel (Typ I), achsengerechtes, 2 cm verkürztes Bein

f Mobilisierung 1 Monat postop.

g Röntgenstatus 3 Monate postop., zunehmender Umbau der Pseudarthrose und regelrechter Sitz der Gelenkflächenprothese

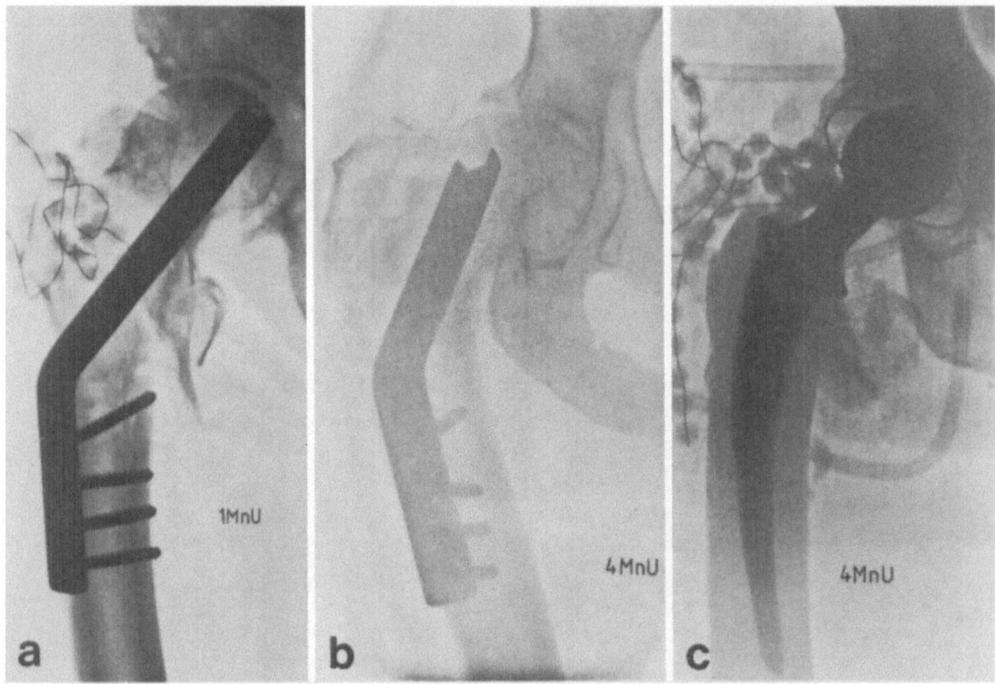

Abb. 27 a-c. Totalendoprothese nach infizierter und dislozierter Osteosynthese einer pertrochantären Fraktur. A. K., w., 79 J.

a Frühmanifeste sequestrierende Osteomyelitis 1 Monat postop.

b Fortschreitender Infekt nach Zusammenbruch der Osteosynthese

c Totalprothese trotz Infekt als Ausnahmeindikation bei 79jähriger Patientin zur Mobilisierung (s. Text 2.4.4, S. 45)

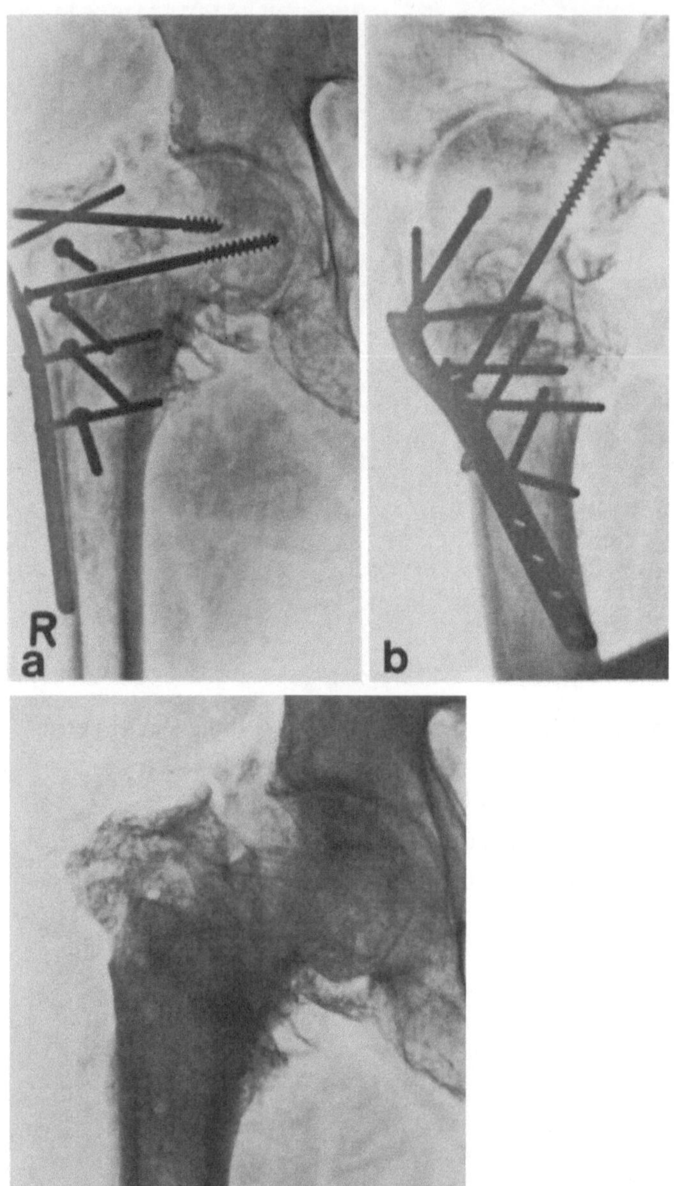

Abb. 28 a-c. Extrakapsuläre pertrochantäre Osteomyelitis nach inadäquater Osteosynthese. R. K., m., 61 J.

a, b 10 Monate nach auswärtiger instabiler und mangelhafter Osteosynthese einer pertrochantären Fraktur mit nachfolgender Fisteleiterung

c Infektberuhigung nach Implantatentfernung und Sequestrektomie, Gelenkbinnenraum infektfrei, 14 Monate nach Unfall erhebliche posttraumatische Koxarthrose bei erstaunlicher Hüftbeugefähigkeit (Strecken/Beugen 0/0/100) und aufgehobener Hüftdrehung

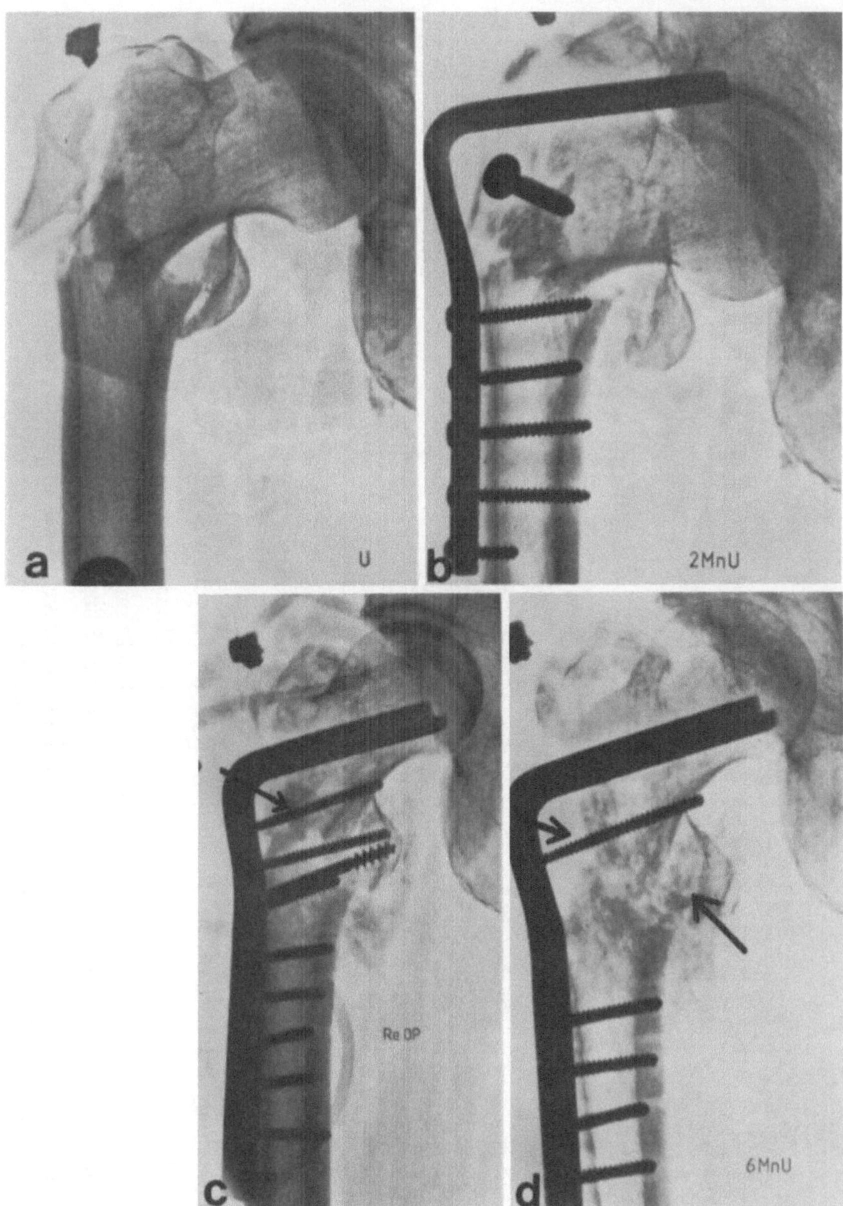

Abb. 29 a-d. Pertrochantäre Osteomyelitis bei Granatsplitterverletzung und Mehrfacheingriffen. W. B., m., 54 J.

a Pertrochantäre Fraktur, 35 Jahre zuvor Granatsplitterverletzung der hüftnahen Weichteile

b Zusammenbruch der auswärtigen Primärosteosynthese bei Instabilität und Infekt

c 3 Monate nach Unfall Reosteosynthese und Korrektur im Infekt, spätere Sequester (*Pfeil*)

d Knöcherner Durchbau und Infektberuhigung nach Sequestrektomie, Schraubenentfernung aus der Herdzone und abstützender Spongiosaplastik am Adamschen Bogen (*Pfeil*)

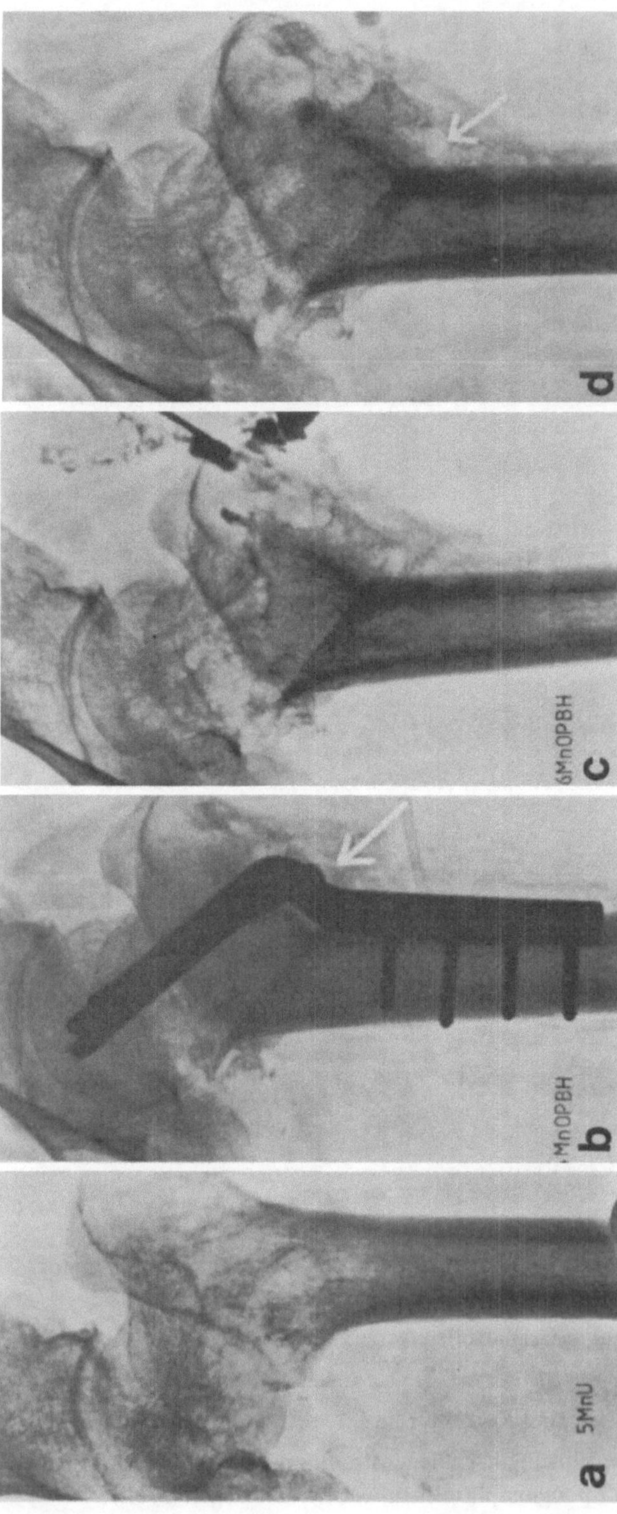

Abb. 30 a-d. Pertrochantäre Osteomyelitis nach offener Fraktur und Korrekturosteotomie. M. L., m., 29 J.

a In Varusstellung verheilte, offene mediale Schenkelhalsfraktur, Aufnahme 5 Monate nach dem Unfall

b Valgisierende intertrochantäre Korrekturosteotomie mit frühmanifester Infektion, das stabile Implantat wird bis zur Überbrückung der Osteotomie belassen; subtrochantäre periostale Reaktion, Lysesaum um den Klingeneinschlag

c, d Röntgenbefunde 6 und 12 Monate nach der Umstellung, hartnäckige Osteomyelitis des Trochanter major und des Klingenlagers trotz frühzeitiger Metallentfernung, kein Hüftgelenkinfekt, freie Beweglichkeit

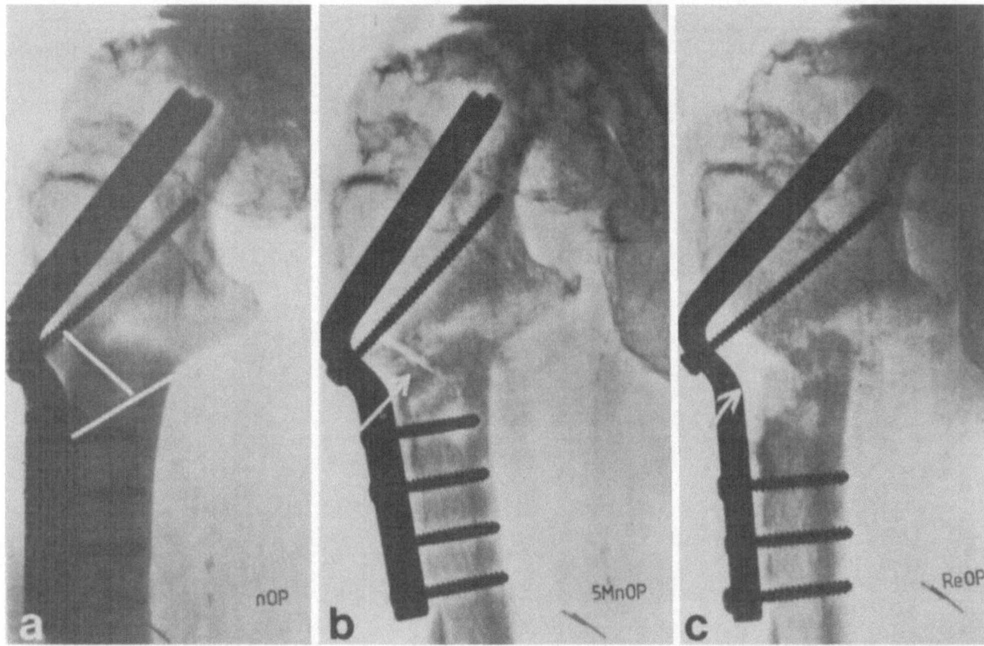

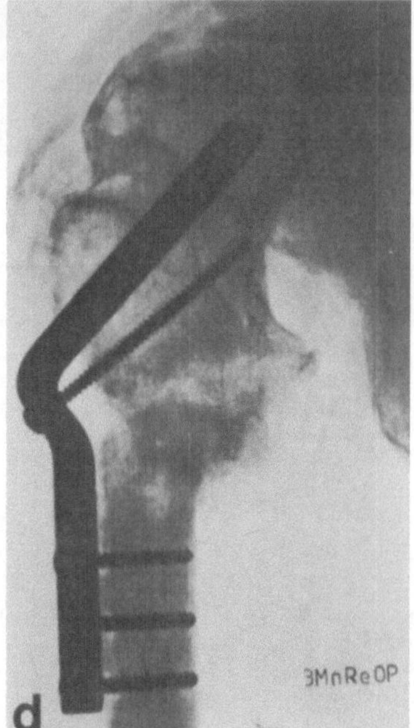

Abb. 31 a-d. Osteomyelitis des impaktierten Osteotomiekeiles nach valgisierender Umstellungsosteotomie (nach Bombelli). J. I., m., 71 J.

a Postop. Röntgenbefund nach Umstellung

b Postop. Fisteleiterung durch Sequestrierung des instabilen lateralen Osteotomiekeils (*Pfeil*)

c, d Infektberuhigung nach Sequestrektomie, medialer Spongiosaanlagerung und Schraubenentfernung aus der Herdzone

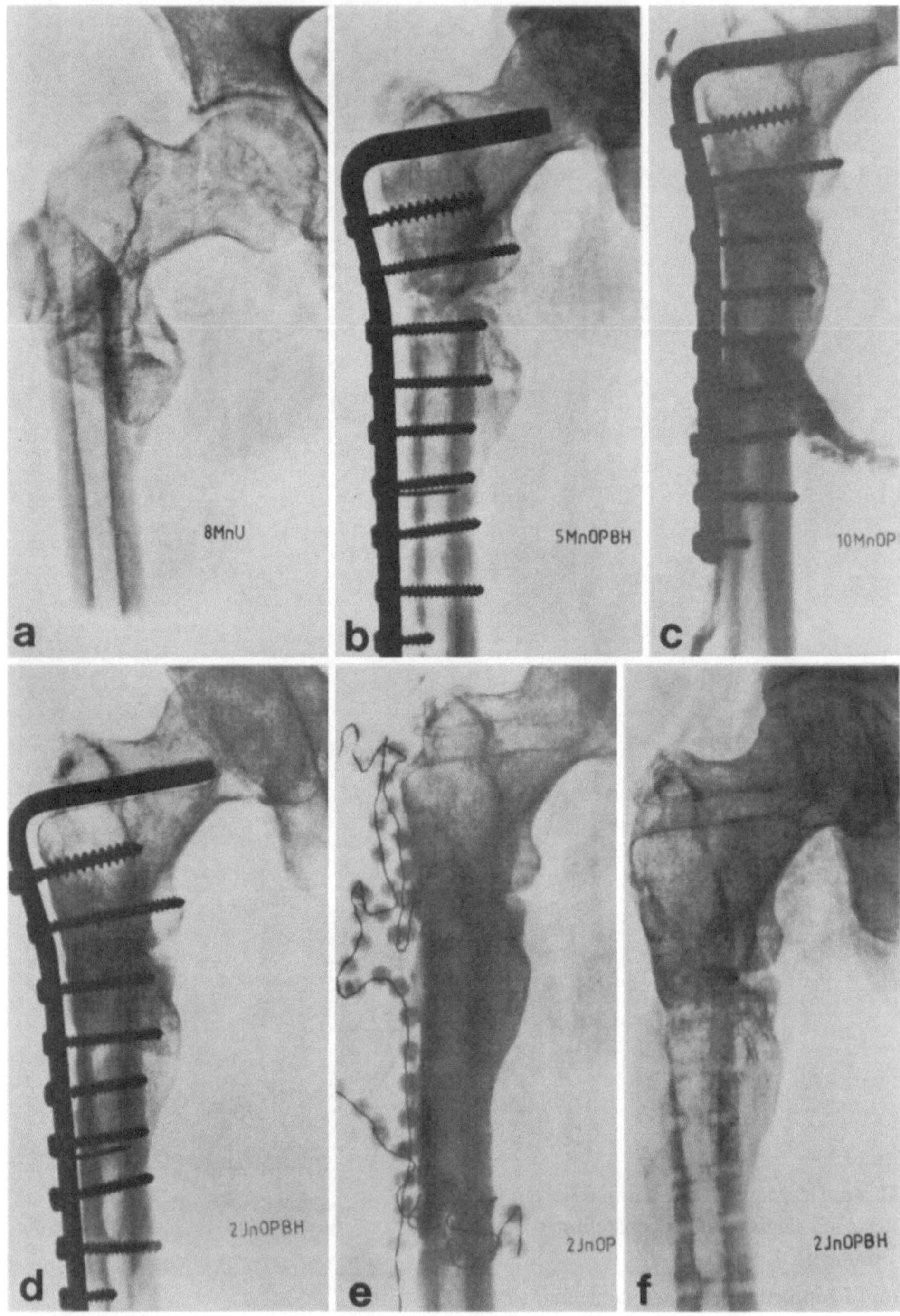

Abb. 32 a-f

◁ **Abb. 32 a-f.** Subtrochantäre Osteomyelitis nach Korrekturosteosynthese, Belassen des stabilisierenden Implantates bis zur knöchernen Heilung. N. B., w., 40 J.

a Unter Varusabkippung verheilte subtrochantäre Femurfraktur

b Florider Frühinfekt nach stabiler Korrekturosteosynthese

c Fortbestehende Fisteleiterung 10 Monate postop.

d Verzögerte knöcherne Heilung nach 24 Monaten

e, f Infektberuhigung nach Implantatentfernung, Debridement und Gentamycin-PMMA-Ketten, gute Hüftfunktion, volle Belastung

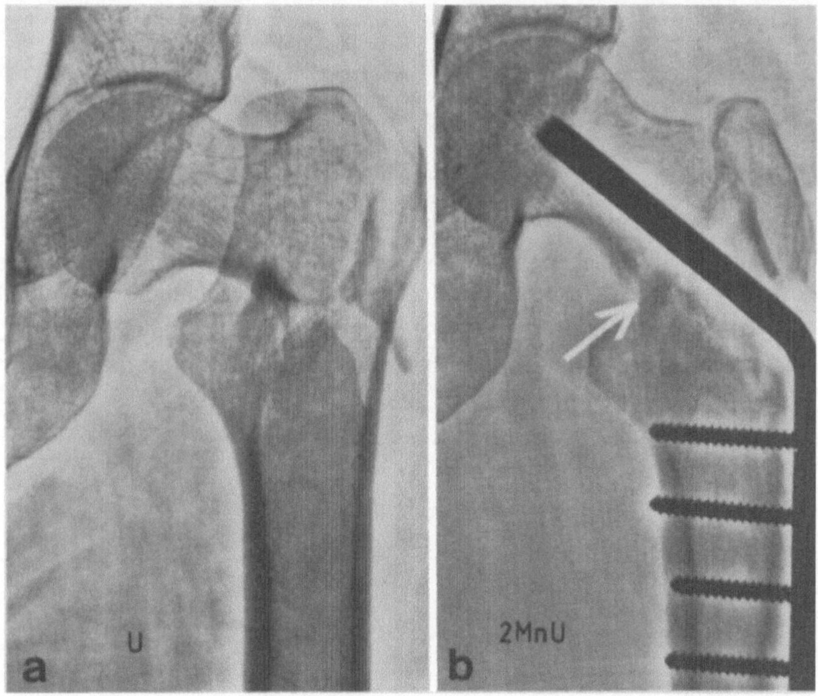

Abb. 33 a-e. Floride pertrochantäre Frakturosteomyelitis und Varusstellung der Hüfte, wegen eingetretener Fragmentabbindung keine Indikation zur Korrekturosteotomie. R. B., w., 43 J.

a Pertrochantäre Fraktur

b Frühmanifeste Osteomyelitis nach auswärtiger Primärosteosynthese, ungenügende mediale Abstützung und infektbedingte Lyse führen zum Varuseinbruch (Abb. 33c)

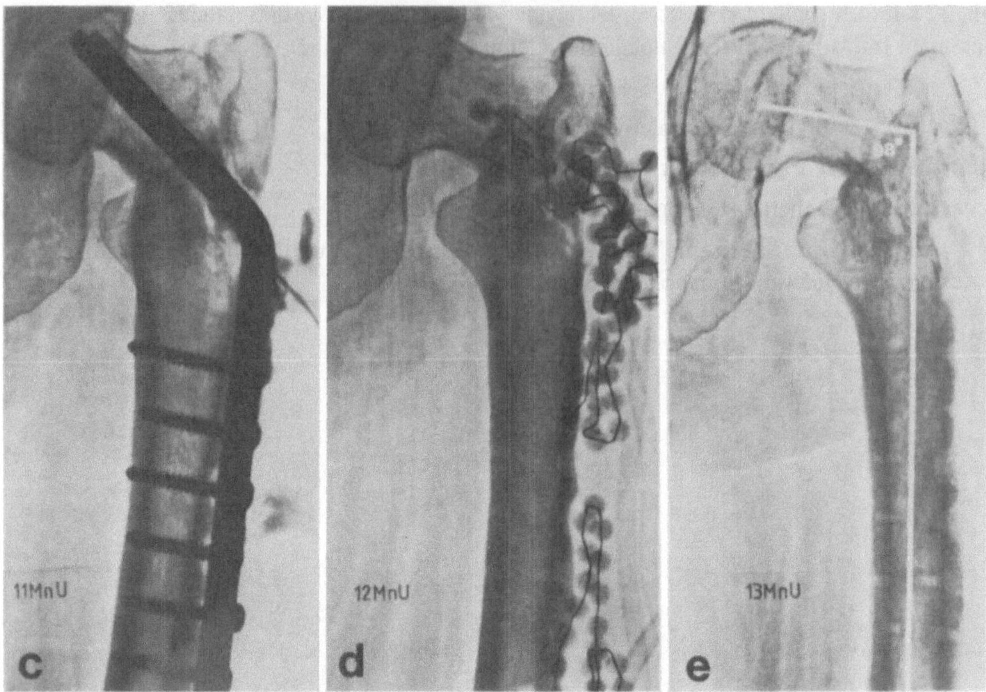

Abb. 33 c-e

c Varuseinbruch mit Osteomyelitis des Klingenlagers

d Knöcherne Überbrückung beim Revisionseingriff 11 Monate postop., subtrochantäre osteomyelitische Defektzone und fuchsbauartig ausgedehnter Weichteilinfekt

e Infektberuhigung nach offener Weichteilbehandlung, Gentamycin-PMMA-Ketten und osteoplatischer Defektauffüllung; Varushüfte erst nach infektfreiem Intervall korrigierbar

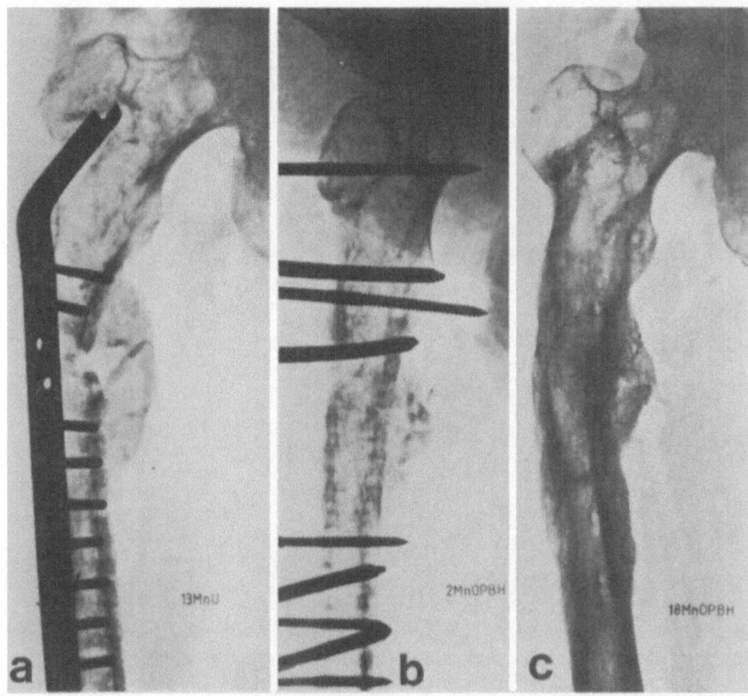

Abb. 34 a-c. Fixateur-externe-Osteosynthese einer subtrochantären infizierten Pseudarthrose nach zweimal auswärtig gescheiterter Plattenosteosynthese. A. M., m., 33 J.

a Dislozierte, fehlerhafte zweite Winkelplattenosteosynthese 13 Monate nach dem Unfall, Varusfehlstellung, offener osteomyelitischer Weichteildefekt

b Externe Osteosynthese am Oberschenkel (Typ III, 2 Wagner-Apparate) unter Korrektur des Achsenfehlers

c Röntgenstatus 18 Monate postop., knöcherner Durchbau, endgradig gestörte Hüftfunktion, Knie: Strecken/Beugen 0/0/90

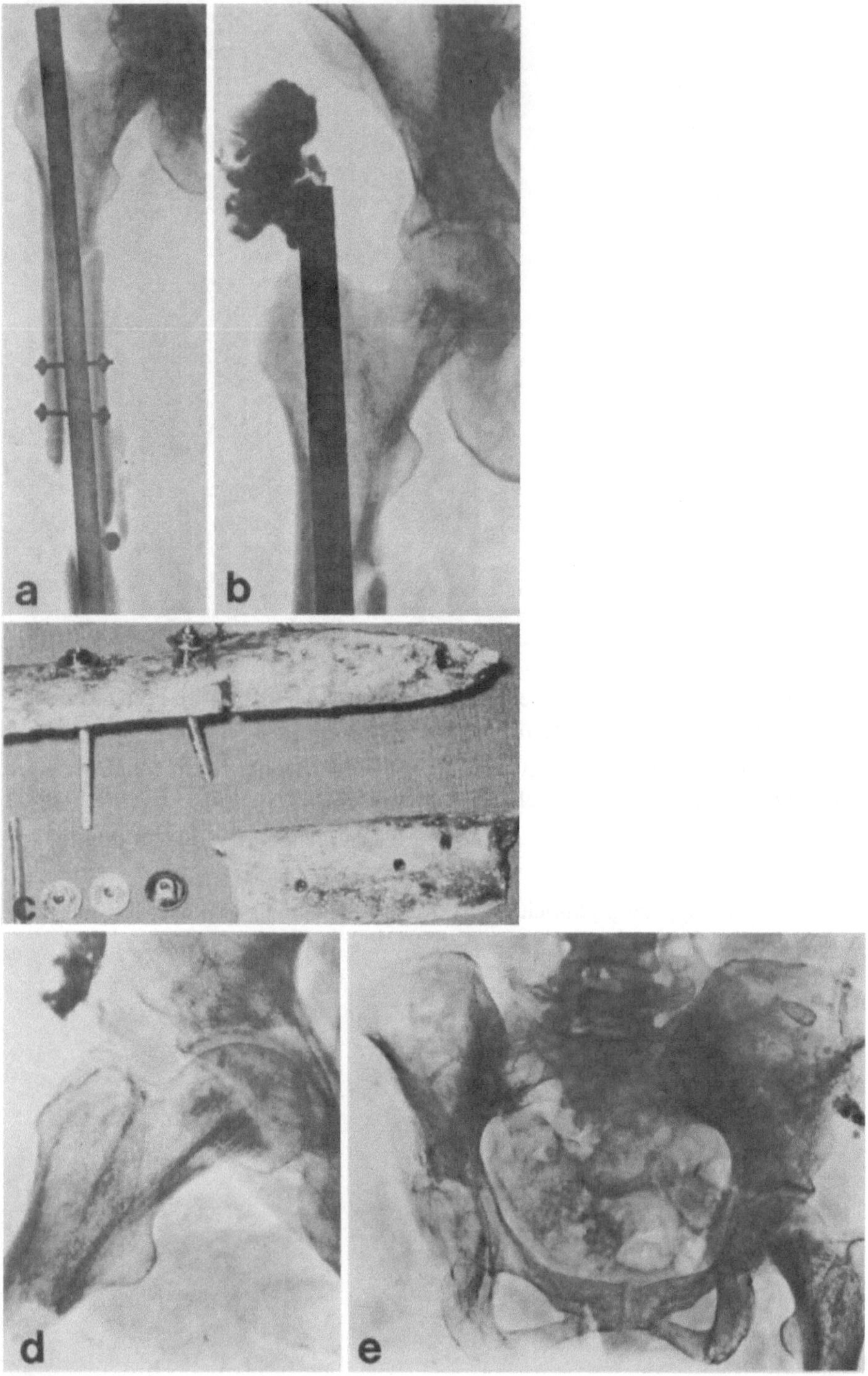

Abb. 35 a-e

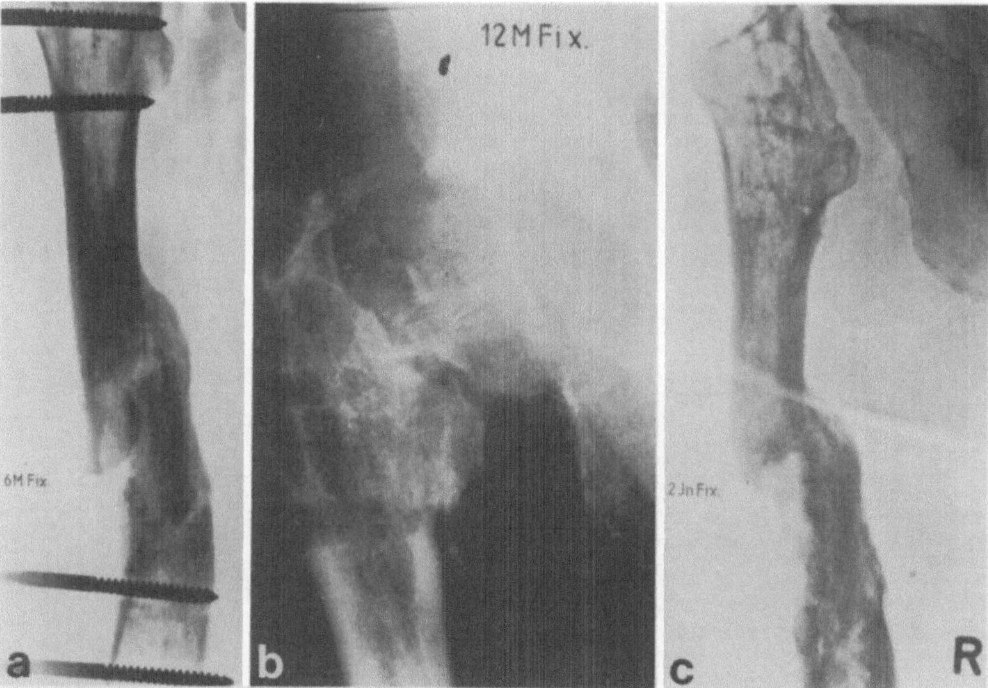

Abb. 36 a-c. Panarthritis der Hüfte durch Kanalinfektion einer intrakapsulär liegenden Schanzschen Schraube. P. Pf., m., 35 J.

a Fixierung einer Osteomyelitischen Spontanfraktur mit Defektzone durch Wagner-Apparat

b Pathologische Schenkelhalsfraktur mit Hüftgelenkempyem nach 12monatiger Stabilisierung

c Resektionshüfte und fragile knöcherne Überbrückung des Femurschaftes (Schienenhülsenapparat)

◁ **Abb. 35 a-e.** Subtrochantäre und diaphysäre Femurosteomyelitis mit fortgeleiteter trochantärer Infektausbreitung durch Marknagelphlegmone und nachfolgender Exartikulation. I. H., w., 41 J.

a Aufnahmebefund 10 Monate nach Marknagel- und Schraubenosteosynthese eines Zweietagen-Oberschenkelbruches

b Fistelfüllung

c Diaphysärer Sequester mit 12 cm langer Defektstrecke

d Subtrochantäre Oberschenkelamputation

e Exartikulation wegen unbeherrschbarer pertrochantärer Osteomyelitis

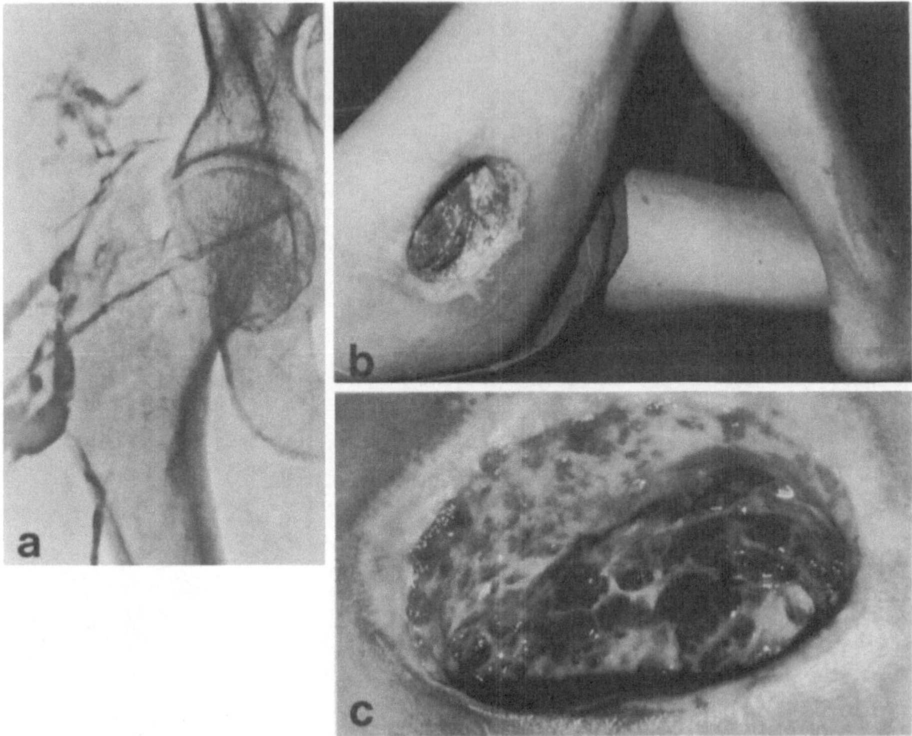

Abb. 37 a-e. Osteomyelitis des Rollhügels durch Druckgeschwür nach Intoxikation. H. J., m., 52 J.

a Röntgenbefund mit osteomyelitischer Strukturauflösung von Trochanteranteilen, keine Mitbeteiligung des Hüftgelenkes, Kontrastmitteldarstellung markiert die Unterminierung des Weichteilgeschwürs

b, c Weichteilbefund bei Aufnahme, Druckgeschwür durch Lagerungsschaden

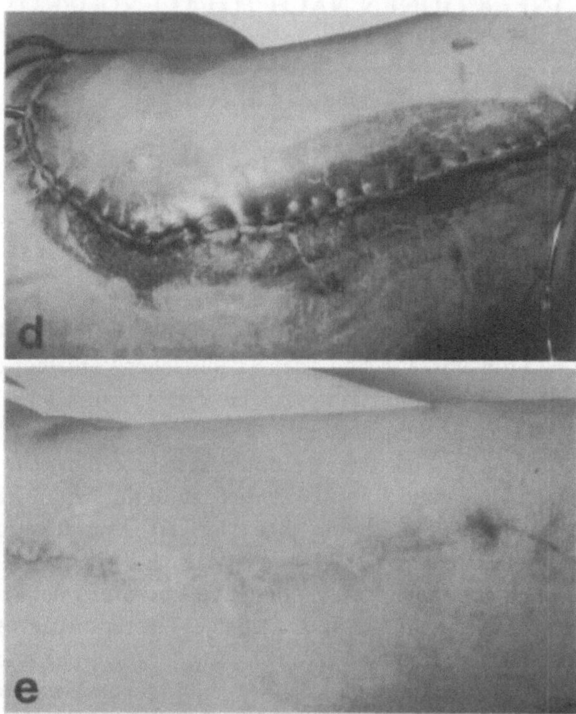

Abb. 37 d, e

d Defektschluß durch 2 gegenläufige Schwenklappenplastiken nach vorangehender Reinigung des Geschwürs und Osteotomie eines Trochantermedaillons

e Primäre Heilung

C. INFEKTIONEN NACH TOTALENDOPROTHESEN DER HÜFTE

1 Einleitung

Hauptgefahren des künstlichen Hüftgelenkersatzes sind Implantatlockerungen und Infektionen. Beide Problemkreise sind Thema zahlreicher Veröffentlichungen [4, 12, 19, 26, 38, 53, 55, 58, 63, 73]. In der klinischen Praxis beweist sich, daß der alloarthroplastische Gelenkersatz zwar keine ideale Lösung, aber eine Möglichkeit und vielfach der einzige Ausweg in der Behandlung destruierender Frakturfolgen und Koxarthrosen ist. Die die künstlichen Gelenkanteile umfassende und allmählich lockernde tiefe Infektion ist im Hinblick auf individuelles Schicksal, Therapie und Prognose die folgenschwerste Komplikation. Die Infektion betrifft nicht nur die Weichteile, sondern als Osteomyelitis auch das Knochenlager. Entzündliche Osteolyse, Zermürbung der Zementverankerung und Lockerung der Prothese bedingen und verstärken einander wechselseitig [19, 55]. Anstelle des Operationsziels einer schmerzfreien und gut beweglichen Hüfte treten die Folgen von Lockerung und Knocheninfektion. Neben der Möglichkeit einer Verschlechterung gegenüber dem präoperativen Status bedroht die tiefe Infektion die Funktion des gesamten Beins beim Gehen und Stehen und gelegentlich über die Gefahr einer Sepsis auch das Leben [58]. Die Infektraten in den Tabellen 10, 11 und 12 ergeben sich aus Zusammenstellungen in Veröffentlichungen bei Stadler u. Henche [59], Witt u. Hackenbroch [74] sowie Hellinger u. Maetzel [21]. Sie sind durch Zahlen weiteren Literaturstudiums (Tabelle 13) ergänzt. Im Bewußtsein der Vergröberung kann in der ersten Hälfte der letzten 10 Jahre eine Infektrate von 3-7% und in den letzten 5 Jahren eine Quote von 1-3% angenommen werden [10, 72, 74]. Allerdings lassen sich je nach postoperativer Zeitspanne der Auswertung, Definition von Infektbegriffen, Wertung von Voroperationen und anderen Risikofaktoren sowie Zielrichtungen der Publikation die Literaturangaben nur bedingt vergleichen. Diese Schwierigkeiten verstärken sich, wenn die Vorteile von Einzelmaßnahmen, etwa der Reinraumkabine oder des antibiotikumhaltigen Zements dokumentiert werden.

In Europa schätzte Schreiber [56] 1975 30.000 jährliche Erstoperationen, während Röttger [46] 1979 allein für Deutschland 40.000 neue Implantationen annimmt. Unabhängig von der Genauigkeit der Schätzungen, abnehmenden Infektquoten und sinkenden Relativzahlen der Neuimplantationen (durch kritischer werdende Indikationsauslese) steigt die absolute Zahl zu behandelnder infizierter Totalprothesen um so mehr, als die Infektfolgen primär aseptischer Austauschoperationen hinzukommen und Mißerfolge in der Behandlung von Infekthüften sich zahlenmäßig stauen. Plaue [40] und Witt [73] stellen allgemein fest, daß die Infektrate nach künstlichem Gelenkersatz in den meisten Kliniken über dem Durchschnitt der Infektionen nach sonstigen orthopädischen Operationen liegt. Buchholz [4] sieht in der tiefen schleichenden Infektion ein Charakteristikum der Alloarthroplastik mit Eigengesetzlichkeit gegenüber Infektverläufen nach sonstigen chirurgischen Eingriffen. Ursachen des speziellen Infektrisikos sind die Größe der zu implantierenden Fremdkörper, biomechanische Probleme in der Stabilisierung exzentrisch belasteter Prothesenkörper und die allgemein verminderte

Tabelle 10. Literaturzusammenstellung: Infektrate. Aus Stadler u. Henche [59]

Autor	Jahr	Bemerkungen	Zahl der Operationen	Infektionen n	%
Weber	1971	-	528		7,5
		Polyvalente Staphylokokken-vakzine	765		2,5
	1973	Sterile OP-Box	650		0,7
Buchholz u. Gartmann	1972	Ohne antibiotikumhaltigen Zement	1409	43	3,0
		Mit antibiotikumhaltigen Zement	2928	29	1,0
Charnley	1972	Gesamt	5800	85	1,5
		Ohne Luftaustausch	188		7,0
		Mit Luftaustausch	909		1,5
		Zusätzliche Maßnahmen	3113		0,9
Fitzgerald et al.	1973	Spezifische Antibiotikaprophylaxe	658	7	1,0
Leinbach u. Barlow	1973		700	7	1,0
Plaue u. Neff	1973		806	20	2,5
Smith	1973	Antibiotikaprophylaxe	3482		1,7
Stadler u. Morscher	1974		842	8	1,0

lokale Infektresistenz im Bereich der Prothese. Nekrosezonen, die einem Verschleiß unterworfene Verankerung, die Aktivierung vorher latent bleibender Kontaminationskeime und eine mögliche hämatogene Streuung sind Erklärungen für das unkalkulierbare Risiko der Spätinfektionen.

In Zusammenarbeit mit unserem Doktoranden E. M. Müller [30] haben wir die Komplikationen nach künstlichem Gelenkersatz der Hüfte analysiert. Die Studie umfaßt 1012 Totalendoprothesen nach Müller-Charnley [37], die im Zeitraum von Januar 1969 bis Dezember 1974 an der Berufsgenossenschaftlichen Klinik „Bergmannsheil Bochum" implantiert wurden. Der Behandlungszeitraum von längstens 8,5 Jahren und mindestens 1,3 Jahren ermöglicht auch die Erfassung von Spätkomplikationen und deren Verlauf. Die Infektkomplikationen dieser geschlossenen Serie sind Grundlage der nachfolgenden Diskussion. Bei einer Rate von 6,9% tiefer Infektionen entfällt ein Anteil von 3,15% auf frühe Infektionen und 3,75% auf schleichende und späte Infektionen.

Tabelle 11. Literaturzusammenstellung: Infektrate aus Witt u. Hackenbroch [74]

Autor und Jahr	Postoperatives Intervall[a] (Jahre)	TEP-Modell	Aseptische Lockerung		Tiefer Infekt	
			Kontrol-lierte TEP	Lockerung (%)	Kontrol-lierte TEP	Infekt (%)
Charnley 1973	9,5	Charnley	106	1,6	106	4,3-6,6
Huggler 1973	6,5	verschiedene	122	4,1	122	4,1
Ring 1973	6,5	Ring	169	13,6	169	1,2
Schreiber 1973	6	verschiedene	569	4,4	569	3,0-5,8
Wilson 1973	5,3	Stanmore	108	18,5	108	0,9
McKee 1973	5	McKee-Freeman	300	4-8	300	4
Buchholz 1973a	4,5	St. Georg	1648	1,3	3719	0,4-2,8
Buchholz 1973c	4,5	St.Georg	3205	1,1	3205	2,3
Hackenbroch 1975	4,5	McKee-Freeman	167	11,4	167	2,7
Friedebold 1973	4	verschiedene	414	3,4	414	1,5
Hackenbroch 1975	4	Weber-Huggler	69	33,3	69	2,7
Morscher 1972	3,5	verschiedene	-	-	423	1
Salenius 1973	3,5	McKee-Freeman	143	11,9	143	4,9
Seewald 1974	3,5	McKee-Freeman	70	4,3	-	-
Lazansky 1973	3,3	Charnley	501	1,4	501	0,8
Boitzy 1973	3	Charnley	309	1,3	309	2,3
Cotta 1973	3	Weber-Huggler	427	1,6	588	4,9
Ring 1973	3	Ring	818	1,5	818	0,6
Täger 1974	3	McKee-Freeman	234	1,3	234	0,9-1,5
Weber 1971	3	verschiedene	765	1,8	765	2,5
Weber 1973a	3	verschiedene	1042	4,4	1042	3,6
Bently 1973	2,5	Charnley	128	0	-	-
Bently 1973	2,5	McKee-Freeman	101	4	101	3
Ernstahler 1973	2,5[b]	McKee-Freeman-Weber-Huggler	-	-	296	0,7
Freeman 1973	2,5[b]	McKee-Freeman-Howse	297	2,8	297	5,2
Weber 1973b	2,5	Weber-Huggler	811	5,7	-	-
Murray 1973	2,3	verschiedene	808	1,2	808	1,5
Caron 1973	2[b]	Müller-Charnley	275	0	275	1,5
Chapchal 1973	2[b]	McKee-Freeman-Huggler-Müller	340	1,5	340	0
Eftekhar 1973	2	Charnley	700	0,4	700	0,4
Moczynski 1973	2[b]	Charnley-Müller-Charnley	-	-	250	9,7
Owen 1973	2[b]	Charnley	182	0,6	182	0
Almby 1973	1,7	Müller I	106	8,5	106	0,9
Bergstroem 1973	1,3	Charnley	-	-	283	5
Evarts 1973	1[b]	Müller-Charnley	200	1	200	1,5
Hessert 1972	1[b]	McKee-Freeman-Weber-Huggler	234	1,7	289	2,1
Kehr 1972	0,7	Müller-Charnley	203	2	203	1

[a]Durchschnittswerte nach Angaben der Autoren errechnet

[b]Keine Angaben über postoperativen Mindestintervall

Tabelle 12. Literaturzusammenstellung: Infektrate aus Hellinger u. Maetzel [21]

Autor	Jahr	%
Boitzy	1970	2,2
Cotta u. Schulitz	1970	0,3
Schreiber	1970	3,0
Weber u. Stühmer	1970	1,7
Lubinus u. Jacobson	1971	1,1
Hessert	1972	2,1
Breitenfelder u. Spranger	1973	5,9
Kehr	1973	1,3
Plaue u. Neff	1973	2,5
Knöfler	1974	6,3
Mayer	1974	1,9
Baer	1975	2,3
Biehl u. Harms	1975	1,0
Hackenbroch	1975	2,8
Stock	1975	0,5
Riedt u. Reichelt	1975	4,19

Tabelle 13. Literaturzusammenstellung: Infektrate

Autor		Jahr der Veröffentlichung	Anzahl TEP	Infekt (%)
Buchholz et al.	[6]	1973	4864	2,2
Holz et al.	[22]	1974	1083	0,74
Schreiber et al.	[56]	1975	1400	5,0
Ganz et al.	[15]	1976	2424	2,1
Vogt et al.	[66]	1976	427	1,17
Hellinger et al.	[21]	1978	156	7,1
			577	2,4
Thierse	[65]	1978	667	10,4-1,2
Elson	[13]	1979	337	0,4
Pfarr et al.	[39]	1979	225	0,0
Saxer	[50]	1979	857	1,4
Wannske et al.	[69]	1979	476	5,9
Ring (zit. nach	[62])	1974	942	0,63
Letournel (zit. nach	[62])	1975	1355	0,73

2 Prophylaxe

Die allgemein hohe Infektrate führte zu vielseitigen Anstrengungen, das Infektrisiko zu senken. Eine Reihe von Untersuchern konnte beweisen, daß Operationswunden vielfach von Keimen besiedelt sind [23, 55]. Schneider [55] nimmt an, daß jede Operationswunde kontaminiert ist. Die Keime finden in dem großen Wundgebiet und während der postoperativen Reparationsphase einen günstigen Nährboden. Gewebsnekrosen sowie Größe und Oberfläche der prothetischen Fremdkörper und des Zements schaffen ein Umfeld lokal verminderter Resistenz. Keimzahl, Virulenz und Abwehrlage sind unter gegenseitiger Beeinflussung Voraussetzung für die Manifestation eines frühen oder späten postoperativen Infektes. Somit kann die Infektrate durch

- Verminderung der Keimzahl sowie
- Stärkung der Abwehrkräfte

gesenkt werden.
Die im zeitgemäßen Operationsbetrieb geltende Asepsis, Benutzung von Einmalartikeln, Vorbereitung des Operationsfeldes, standardisierte, gewebsschonende Operationstechnik, Vermeidung von Hämatomen und Gewebsnekrosen und strenge Disziplin des gesamten Operationsteams sind für die Infektprophylaxe von entscheidender Bedeutung [8]. Ein weiterer wesentlicher Parameter des Infektrisikos ist die Operationsdauer. Die Verlängerung der Operationsdauer erhöht nicht nur die Kontaminationszeit, sondern reduziert mit dem andauernden Operations- und Narkosestreß auch die Abwehrkräfte (Abb. 41).
Die Kontamination durch die Sedimentation von Bakterien oder mit Bakterien behafteten Partikeln führte zur Entwicklung der Reinraumoperationstechnik. Buchholz [4, 7], Charnley [9], M. E. Müller [38], Schreiber [56] und Weber [60, 72] sowie andere konnten mit Hilfe der vielfach modifizierten „sterilen Operationsbox" ihre Infektionsraten signifikant herabsetzen. Weber [72] forderte 1971, gelenkersetzende Operationen möglichst ausschließlich in Reinraumkabinen auszuführen. Dieser Anspruch wurde nicht nur aus räumlichen und finanziellen Gründen, sondern auch durch ähnlich günstige Statistiken in herkömmlichen Operationssälen [60] relativiert. Wenn auch die frühe Infektion durch die präventiven Maßnahmen reduziert wird, so ist dennoch nach Schreiber [56] über die Einbeziehung der Spätinfekte die ursprüngliche Infektionsrate von 5% beinahe wieder erreicht. Das Infektproblem kann durch Veränderung äußerer Bedingungen allein nicht gelöst werden. Selbst wenn es gelingt, die Operationskabine keimfrei zu halten, bleiben Patient und Operateur Infektquellen [55].
Parameter der lokalen Abwehrlage sind Mikrozirkulation, Antikörpertiter, Gewebsnekrose und stabile Implantate [55]. Folgende Maßnahmen verbessern die Abwehrlage:

- Wahloperationen in gutem Allgemeinzustand nach Sanierung von Infektherden;
- atraumatische Operationstechnik unter Vermeidung von Hämatomen und Gewebsschädigung durch Quetschung, Druck, Reibung und Austrockung;
- zuverlässige Stabilisierung der Implantate zur Vermeidung von Relativbewegungen [45, 53, 54, 55];
- spannungsfreier Wundverschluß und sorgfältige Verbands- und Lagerungstechnik;
- chirurgische Sofortmaßnahmen bei Hämatomen und Debridement bei Gewebsschädigung.

Weber u. Stühmer [71] empfehlen die präoperative Immunisierung mit polyvalenten Staphylokokkenvakzinen. Die Patienten werden mit Erreichen des höchsten Antikörpertiters 6 Wochen nach der Impfung operiert [58, 71]. Die Autoren schreiben den Infektrückgang ihrer Operationen von 6,8 auf 1,7% neben der Reinraumtechnik vornehmlich der Immunisierung gegen Staphylokokken zu [27]. Der Wirksamkeit ist jedoch durch die einseitige Keimauswahl ein enger Rahmen gesteckt [22, 42]. Über eigene Erfahrungen mit der Impfung verfügen wir nicht.

Die Möglichkeit einer lokalen antibiotischen Infektprophylaxe durch die kontinuierliche Abgabe des Wirkstoffes aus einem gentamycinhaltigen, ausgehärteten Knochenzement wurde von Buchholz [3, 4, 6] entdeckt, propagiert und fortentwickelt. Andere Arbeitsgruppen konnten ebenfalls experimentell nachweisen [25, 67, 68, 69], daß Gentamycin kontinuierlich aus dem Zement diffundiert und das Antibiotikum in bakterizider Gewebekonzentration über längere Zeit wirksam ist. Derartige Konzentrationen werden nach systemischer Applikation nicht erreicht [48]. Klinisch relevante Nebenerscheinungen des Verfahrens wurden nicht beobachtet [46]. Die mechanische Qualität des Zements und der „normale" Alterungsprozeß scheinen durch den Gentamycinzusatz nur unwesentlich beeinflußt [48]. Andere Faktoren wie ein geändertes Polymer-Monomer-Verhältnis, unsachgemäßes Anrühren, falsche Instillationstechnik und Blutbeimengungen beeinflussen die Kerngrößen des Zementes wesentlich negativer [48]. Mit routinemäßigem prophylaktischem Gentamycinzusatz zum Knochenzement (Refobacin-Palacos) konnten Buchholz und seine Mitarbeiter seit 1971 im konventionellen Operationssaal und ohne präoperative oder postoperative systemische Verabreichung von Antibiotika bei 5.600 Hüftprothesen die bemerkenswerte Senkung der Infektrate auf 0,2% erzielen [46]. Auch Elson [13], Thierse [65] und Wannske [69] berichten über eine deutliche Reduzierung der Infektraten durch die Prophylaxe mit gentamycinhaltigem Zement.

Die präoperative Erregerbestimmung ist nicht nur bei schleichenden Infektionen ohne Fistelaustritt erschwert. Suezawa [62] berichtet, daß sich die präoperativ oder intraoperativ gestellte bakteriologische Diagnose in 15% als falsch erwies. Zusammen mit der Möglichkeit einer primären Resistenz gegenüber Gentamycin besteht somit die Gefahr einer ungezielten prophylaktischen Antibiotikumgabe. Testgerechte andere Antibiotika sind in dieser Darreichungsform entweder nicht oder nur umstritten wirksam [8, 48]. Die allgemeine prophylaktische Anwendung von Gentamycinknochenzement stößt vor allem wegen der nicht beeinflußbaren Gefahr einer Resistenzentwicklung durch allmählich sinkende Gewebespiegel auf Widerstand [8, 48]. Bei Infektgefährdung sollte die durch den gentamycinhaltigen Knochenzement gegebene zusätzliche Sicherheit aber genutzt werden [48]. Dies gilt vor allem für vorausgegangene Hüfteingriffe, aseptische Prothesenaustauschoperationen, Infektionen anderer Organsysteme und bei konsumierenden Leiden [41]. Die Anschauungen über die Effektivität und die Konsequenzen einer systemischen Antibiotikaprophylaxe sind noch umstrittener. In den meisten Publikationen [8, 20, 55] wird diese Maßnahme wegen ihrer Unwirksamkeit und der Gefahr einer Resistenzentwicklung abgelehnt und ausschließlich zur Behandlung beginnender manifester Infekte zurückgehalten.

Aus den dargestellten Gründen lehnen wir die allgemeine systemische und lokale Antibiotikaprophylaxe bei Totalendoprothesen ab. Als Ausnahme wird bei Infektgefährdung und aseptischen Prothesenwechseln seit 1973 Refobacin-Palacos verwendet. Die Verwendung von gentamycinhaltigem Knochenzement bei manifesten Infekten hat sich unter entsprechenden Voraussetzungen bei uns und anderswo durchgesetzt [48], (vgl. unten, 4).

3 Klinik und Diagnostik

Klinik, Therapie, Prognose und Spätresultat rechtfertigen eine Unterteilung in oberflächliche und tiefe Infektionen [1].

3.1 Oberflächliche Infektion

Zur Abgrenzung gegenüber der tiefen Infektion und im Bemühen um vergleichbare Aussagen muß die oberflächliche Infektion definiert sein. Es handelt sich um eine Wundinfektion, die als frühe postoperative Infektion des Haut- und Subkutangewebes nur bis zur Faszie reicht. Wegen der ungewissen klinischen Abgrenzung und des jederzeit möglichen Übergangs in eine Form der tiefen Infektion ist die Diagnose erst aus der sicheren Warte der Nachuntersuchung unter Bezug auf den ursprünglichen klinischen und operativen Befund gerechtfertigt. Dabei ist es eher die Regel, daß eine „oberflächliche" Infektion nur das erkennbare Initialstadium einer allgemeinen, bis in die Tiefe des Operationsgebietes reichenden Infektion darstellt. Klinische Kennzeichen einer oberflächlichen Infektion sind begrenzte Hautrötung, Wundrandinfektion mit oder ohne Wunddehiszenz oder ein infiziertes Serom oder Hämatom.
In unserem Kollektiv der 1012 TEP-Implantationen ergaben sich 2,7% oberflächliche Infektionen, die zu einem Drittel von Hämatomen ausgingen, nach durchschnittlich 9,8 Tagen manifest wurden und sich zu 94% aus einer Monoinfektion – meist durch Staphylokokkus aureus – entwickelten. Alle oberflächlichen entzündlichen Wundheilungsstörungen heilten – bei der Hälfte nach operativer Intervention – aus. In der statistischen Auswertung zeigte es sich, daß durch Voroperationen an der Hüfte die Entwicklung einer oberflächlichen Infektion begünstigt wird. Bei der Nachuntersuchung verhielt sich das Kollektiv der oberflächlichen Infektion in der Einschätzung des Operationsergebnisses und in bezug auf Schmerzen, die zurücklegbare Wegstrecke und die Hüftbeweglichkeit bis auf geringfügige Abweichungen wie die komplikationsfreie Kontrollgruppe.

3.2 Tiefe Infektion

Die tiefe Infektion umfaßt die endoprothetischen Gelenkanteile, das knöcherne Widerlager und die Weichteile [1, 4, 15, 38, 50, 59]. Unbehandelt führt sie mit Sicherheit für das Kunstgelenk zur Lockerung, für das Knochenlager zur Osteomyelitis und für die Weichteile zur chronisch vernarbenden, entzündlichen Reaktion mit Einschmelzung, Fistelung und Dystrophie (Abb. 42, 44, 45). Im Gegensatz zur oberflächlichen Infektion ist die tiefe Infektion das zentrale Problem des Kunstgelenkes [4]. Je nach dem Zeitpunkt des Infektausbruchs wird in frühmanifeste, spätmanifeste und schleichende Infekte unterteilt [1]. Für diese Formen der tiefen Infektion sind neben der unterschiedlichen Symptomatik auch Differenzierungen in der Ursache und im Keimspektrum erkenntlich. Wo äußere Infektzeichen fehlen, ist fast immer die aseptische Lockerung die schwierige Differentialdiagnose [5]. Der Zustand einer tiefen Infektion des Hüftgelenkes ergibt sich dann im Zusammenwirken des subjektiven Beschwerdebildes und der klinischen, röntgenologischen und bakteriologischen Einzelbefunde.

Die Serie der 1012 TEP der Jahre 1969-1974 (Kontrollzeitraum 1,3-8,5 Jahre) ergab bei kompromißlos strenger und vollständiger Durchsicht 6,9% tiefe Infektionen (70 TEP). Auf die

Frühinfektionen entfallen 3,16%, auf die schleichenden und späten Infekte zusammen 3,74%. Der Zeitraum zwischen dem aseptischen Eingriff und der endgültigen Infektdiagnose betrug bei unseren Kranken im Mittel 12,3 Monate (Tabelle 14). (Plaue [40] ermittelte nur eine Zeitspanne von etwa 2 Monaten). Der bakterielle Keimnachweis wurde in 81% der tiefen Infektionen geführt, wobei sich Mono- und Mischinfektionen ebenso wie grampositive und gramnegative Erreger die Waage hielten. Gramnegative Keime traten fast immer als Mischflora auf.

3.2.1 Kritische Analyse der eigenen Infektrate

In einer traumatologisch-orthopädischen Klinik, deren Infektquoten für die übrigen Extremitätenabschnitte wesentlich günstiger liegen, bedarf die vergleichsweise hohe Infektquote nach TEP einer Analyse:

- Die Untersuchung fällt mit der Frühphase der TEP-Ära der Klinik zusammen, so daß heutige Erfahrungen nicht unterstellt werden können. (Zum Vergleich komplizierten sich 169 TEP-Operationen der Jahre 1976 und 1977 bis jetzt in 2 Fällen (1,18%) zu tiefen Infektionen). Die relativ höchsten Infektzahlen entfallen auf die Jahre 1969, 1970 und 1971. In vergleichbaren Zeitabschnitten gaben Breitenfelder u. Spranger [2], Charnley u. Cupic [10], Cotta u. Schulitz [11] und Weber u. Stühmer [70, 72] ebenfalls hohe Infektquoten an.
- Der Größe der Klinik und dem Ausbildungsauftrag entsprechend wurden die über 1000 Kunstgelenke von 59 verschiedenen Operateuren eingesetzt.
- Mehr als die Hälfte der tiefen Infektionen sind späte und schleichende Infekte (Diagnosesicherung im Mittel 22 Monate nach der Implantation, Tabelle 14), (Abb. 44, 46, 51). Bei langer postoperativer Beobachtungsdauer von bis zu 6 Jahren (Schreiber et al. [56]) und bis zu 9,5 Jahren (Charnley [10]) wurden ebenfalls hohe Infektquoten von 3,0-5% und 6,6% angegeben.
- Später sich infizierende Hüftprothesen unterlagen zusammenfassend einem präoperativ höheren Infektrisiko als die komplikationsfreie Kontrollgruppe [24]. Im einzelnen sind die Anteile traumatischer Vorschäden, die Zahl der Voroperationen (Abb. 40, 44, 45, 51) und das Durchschnittsalter jeweils über den entsprechenden Werten der Kontrollgruppe (Tabelle 15). Bei 9 von 70 Infekten (13%) handelte es sich um eine Austauschoperation nach aseptischer Lockerung, und in 14 Fällen (20%) bestand ein insulinpflichtiger Diabetes mellitus (Tabelle 15).

Tabelle 14. Unterteilung der tiefen Infektionen (n = 70)

	Anzahl Abs.	%	Diagnosesicherung		
Frühmanifeste Infektionen	32	3,16	∅	11	Tage
Spätmanifeste Infektionen	20	1,97	∅	21	Monate
Schleichende Infektionen	18	1,77	∅	23,8	Monate
Tiefe Infektionen, gesamt	70	6,90	∅	12,3	Monate

Tabelle 15. Infektbegünstigende Risikofaktoren

Risikofaktoren	Tiefe Infektionen (n = 70 TEP)	Ohne Komplikation (n = 720 TEP)
Traumatische Vorschäden	26%	18%
Voroperation - Index (= Summe der Voroperationen geteilt durch Summe TEP)	0,51	0,23
Durchschnittsalter (Jahre)	68	63,5
Aseptischer Prothesenwechsel	13%	- - -
Insulinpflichtiger Diabetes mellitus	20%	Unbekannt

3.2.2 Frühmanifeste tiefe Infektion

Der tiefe Frühinfekt manifestiert sich in der unmittelbaren postoperativen Phase (wenige Tage bis einige Wochen) [59]. Als Grenzwert gibt Charnley [9] 3 Monate an. Der Frühinfekt erklärt sich aus der intraoperativen Kontamination mit virulenten Keimen und tritt klinisch oft in Verschlimmerung einer oberflächlichen Infektion (23%) oder eines infizierten Hämatoms (19%) auf. Die Diagnose stellt sich meist unproblematisch aus dem Lokalbefund und den allgemeinen Entzündungszeichen (Rötung, Weichteilschwellung mit gespannter oder dehiszenter Wundnaht, Sekretabfluß, Abszeßbildung, Puls- und Temperaturanstieg, beschleunigte BSG und Leukozytose) [32]. Oft ist das subjektive Befinden kaum gestört. Dringt bei einer Fistelfüllung das Kontrastmittel nicht bis zum Gelenkraum vor, so ist damit eine tiefe Infektion nicht ausgeschlossen. Wegen zusätzlicher Keimverschleppung sind röntgenologische Fisteldarstellungen unmittelbar nach der Implantation der Prothese unangebracht. Bakteriologischer Wundabstrich in Verbindung mit dem chirurgischen Revisionseingriff bestätigen die klinische Diagnose. In der ersten Phase der Frühinfektion überwiegen Monoinfektionen mit Staphylokokkus aureus (Abb. 39), [4, 22, 59]. Definitionsgemäß handelt es sich auch dann nicht um Spätinfektionen, wenn die frühmanifeste Infektion im weiteren Verlauf erfolglos behandelt wird und in ein chronisches Stadium übergeht, wenn nur ein infektfreies Intervall eintritt oder wenn die frühmanifeste Infektion erst verspätet diagnostiziert oder behandelt wird. Solche chronischen tiefen Frühinfekte sind aus der Anamnese, der Fisteleiterung und den zunehmenden röntgenologischen Zeichen der Implantatlockerung zu diagnostizieren.

3.2.3 Spätmanifeste und schleichende Infektion

Der Spätinfekt manifestiert sich nach einem beschwerdefreien Intervall unterschiedlicher Länge [4, 5, 15, 58]. In unserem Kollektiv betrug die Zeitspanne zwischen Implantation und Diagnosesicherung durchschnittlich 21 Monate. Als „schleichend" wird die Infektion dann bezeichnet, wenn die Patienten nach der Operation nie beschwerdefrei werden, sich aber sichere Entzündungszeichen als Beschwerdeursache erst später ergeben (Abb. 52), [1, 58]. Ein Verdacht wird erst im weiteren Verlauf als „Spätinfekt" zur Gewißheit.

Ursache der späten und schleichenden Infektion ist die Aktivierung einer bakteriellen Kontamination des Operationsgebietes durch verminderte allgemeine und lokale Resistenz. Außerdem wird eine hämatogene Streuung aus hüftfernen Herden diskutiert. Es ist anzunehmen, daß instabile Prothesenteile durch die zunehmende Zermürbung der Verankerung die lokale Infektabwehr so schwächen, daß die vordem „friedliche Koexistenz" [55] von Keimen, Implantat und Organismus gestört wird (Abb. 52). Dennoch erscheint es hypothetisch, unterscheiden zu wollen, ob eine vorbestehende Lockerung die ruhende Kontamination zur Osteomyelitis exazerbierte oder ob umgekehrt eine anderweitig aktivierte Infektion ihrerseits die Lockerung verursachte. Beides wirkt ineinander.
Die Diagnose der späten Infektion ergibt sich aus folgenden Symptomen:

- Subjektive Beschwerden: zunehmende belastungs- und bewegungsabhängige Schmerzen, die relativ abrupt nach Beschwerdefreiheit zu einer eingeschränkten Gehleistung zwingen.
- Klinische Infektzeichen: Entzündliche Weichteilreaktionen, Phlegmone, Abszeß, Fistel, BSG-Beschleunigung und Leukozytose.
- Röntgenverlaufsserie: erkennbare Implantatdislokationen oder vollständige sekundäre Randsaumbildung und osteomyelitische Zeichen (Abb. 38).
- Postoperativer Erregernachweis.
- Gesicherte Befunde durch Reoperation.

Sind jeweils typische klinische und röntgenologische Symptome vorhanden, so ist die Diagnose offenbar. In unserem Krankengut betraf dies 90% der Fälle. Bei äußerlich nicht erkennbarer entzündlicher Symptomatik ist die differentialdiagnostische Abgrenzung zur aseptischen Lockerung klinisch schwierig. Die Diagnose ergibt sich nicht selten erst während der wegen Lockerung geplanten Austauschoperation. Die Wertung der Schmerzsymptomatik ist unsicher [43, 44]. Bei dem Verdacht auf schleichende Infektion unterscheidet sich der Dauerschmerz auffällig vom präoperativen Arthroseschmerz. Die fortlaufende Kontrolle der BSG und der Leukozyten ist nach Reichelt [43] und Riedl [44] sinnvoll, da bei Spätinfekten nach einem postoperativen Abfall der BSG ein erneuter starker Wiederanstieg folgt. Eine mittelgradig beschleunigte BSG kommt – andere Ursachen ausgeschlossen – auch bei aseptischen Lockerungen vor, während eine Leukozytose bei blanden Infekten fehlen kann.
Das Röntgenbild zeigt in der Verlaufskontrolle Zeichen einer Osteomyelitis und der Implantatlockerung. Osteomyelitische Zeichen sind periostale Auflockerung, muffenförmige Kortikalisverdickung, lakunenartige Osteolyseherde an der Knochen-Zement-Grenze und Weichteilverkalkungen (Abb. 38, 44, 45), [50]. Ein auffallend breiter Resorptionssaum ist vielfach verwaschen und mit einer Demineralisierung des koxalen Femurendes verbunden. Meist ist der gesamte Prothesenköcher von der Auslockerung betroffen. Unter Einsinken kippt die Prothese in die Varusstellung um (Abb. 38). Dies führt vielfach zu einer schnell fortschreitenden Osteolyse am Calcar femoris [17]. Demgegenüber ist die mechanisch verursachte Lockerung meist aus der biomechanischen Ausgangssituation erklärbar; der Vorgang verläuft zeitlich langsamer und ohne osteomyelitische Knochenzeichen. Die Röntgenbefunde unserer Serie sind in Tabelle 16 zusammengestellt.
Die Diagnose der tiefen Infektion ist mit dem Keimnachweis verbunden. Besteht eine Fistel, so bereitet ein präoperativer Keimnachweis kaum Schwierigkeiten. Dennoch ist die im Eiter wachsende Keimflora nicht mit den Erregern im Gewebe gleichzusetzen. Fehlt die Fistel, so wird vielfach die präoperative Gelenkpunktion empfohlen. Nach Mitteilungen von Buchholz [4], M.E. Müller [38] und Saxer [50] sind zuverlässige Rückschlüsse durch die Punktion jedoch

Tabelle 16. Röntgenbefund bei septischer Prothesenlockerung (n = 51)

Röntgenbefund	Zahl abs.
Lysesaum Pfanne	42
Lysesaum Schaft	32
Osteolyse Calcar femoris	25
Varusfehlstellung	9
Verkalkung	19
Dislokation der Prothesenteile	7

Tabelle 17. Keimspektrum bei Infektdiagnose (n = 57)

	Zahl abs.
Staph. aureus	62
Staph. albus (epidermidis)	12
Streptokokken	17
Enterokokken	13
Bact. pyoceaneum	30
E. coli	21
Proteus	12
Klebsiella	11
Serratia	5
Sarcina	4
Enterobacter	3
Alcaligenes faecalis	3

nicht zu erzielen, so daß wir vor unkritischer Anwendung der Punktion warnen. Die Keimflora bei späten Infektionen unterscheidet sich von derjenigen bei Frühinfektionen. Bei geschlossenen späten Infektionen finden sich nach M.E. Müller [38] in 2/3 der Fälle nicht pathogene Keime und Anaerobier und in 1/3 können keine Mikroorganismen gefunden werden. Buchholz [4] wies bei etwa 30% der Infektionen Anaerobier nach. Im eigenen Krankengut waren in 19% der tiefen Infektionen Erreger nicht nachzuweisen. Die verschiedenen ermittelten Keimspezies aller tiefen Infektionen sind der Tabelle 17 zu entnehmen. Mit Staphylokokkus albus (epidermidis), Serratia und Sarcinen ergab sich ein Anteil von 14% fakultativ pathogenen Keimen, die bei geschlossenen tiefen Infektionen (12 Fälle) 6mal ohne begleitende pathogene Mischflora auftraten. Wir haben zum damaligen Zeitpunkt Anaerobier nicht routinemäßig bestimmt [34]. Nach Sicherung einer sachgerechten Entnahmetechnik und adäquaten Züchtungsbedingungen haben wir auf unserer Septischen Abteilung seit 1978 routinemäßig nach Anaerobierinfektionen gesucht. Bei 1587 Resistenzbestimmungen waren unter 330 osteomyelitischen Patienten 11 infizierte Totalprothesen. Anaerobier wurden aber nur in einem Fall einer infizierten TEP nachgewiesen [34]. Die lokalantibiotische Therapie bei Austauschoperationen setzt die gezielte Erregertestung voraus [35, 48, 50]. Die Schwierigkeiten der Probengewinnung und die Einschränkungen der mikrobiologischen Beurteilung begrenzen auch den gezielten Einsatz gentamycinhaltiger Zemente [48]. Die theoretischen Bedenken stehen in einem gewissen Widerspruch zur allgemein routinemäßigen Verwendung von Gentamycinknochenzement bei Austauschoperationen infizierter Totalprothesen und deren guten Ergebnissen.

3.2.4 Septische Prothesenlockerung

Ursache und Diagnose der septischen Implantatlockerung sind im vorangehenden Abschnitt allgemein behandelt. Aus unserem Patientenkollektiv der 70 tiefen TEP-Infektionen wurden 51 septische Implantatlockerungen ermittelt. Die Lockerung verteilte sich auf 22 frühe sowie 29 späte und schleichende Infektionen. Da bei 38 Patienten ein Fistelsystem bestand, konnte die Diagnose der Lockerung in 88% der Fälle röntgenologisch und arthrographisch (Kontrastmittelfüllung) gesichert werden [16], (Abb. 38, 42, 45, 57, 59). Nach Tabelle 18 hat sich die präoperative Diagnose einer infizierten Lockerung beim Revisionseingriff immer bestätigt. In Abb. II wird die Beziehung zwischen der Häufigkeit der TEP-Lockerung in Abhängigkeit vom Operationsjahr und der postoperativen Beobachtungszeit gestellt. Wie aus der Literaturzusammenstellung von Witt u. Hackenbroch [74] an 18.101 Fällen ersichtlich, kam es in den bis zu 10jährigen Verlaufsserien in durchschnittlich über 3,3% zu infektbedingten Implantatlockerungen. In den letzten Jahren wurde die Quote auf 2,4% gesenkt [74]. Diese Entwicklung konnte im eigenen Krankengut durch die Nachuntersuchung bestätigt werden.

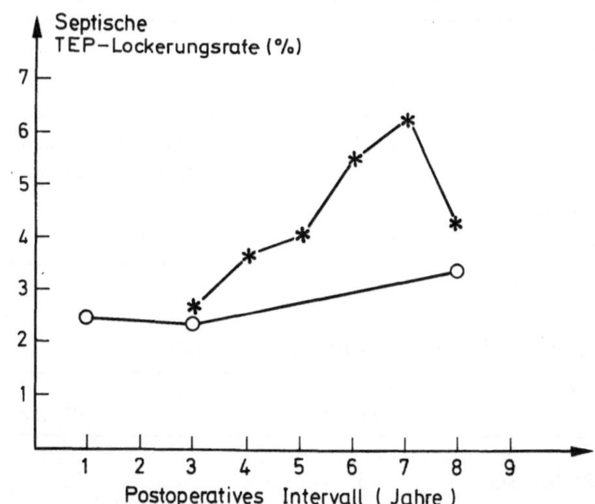

Abb. II. Darstellung der septischen TEP-Lockerung in Abhängigkeit zum Operationsjahr und dem postoperativen Intervall. (Mod. nach Witt u. Hackenbroch [74])

Tabelle 18. Zusammenhang zwischen klinischer Diagnose und operativem Befund bei septischer Lockerung (n = 51)

Präoperative Diagnose/operative Bestätigung	45
Präoperative Diagnose/keine operative Bestätigung	--
Präoperative Diagnose/keine Operation	6

4 Therapie

Lokalbefund mit Herdausdehnung und Infektaktivität, Lebenserwartung sowie operative Möglichkeiten differieren individuell so erheblich, daß ein einheitlich schematisierendes Vorgehen nicht anzugeben ist. Letztlich kann nur der intraoperative Befund die einzuschlagende chirurgische Behandlung in Abstimmung mit den lokal und allgemein zumutbaren Operationsrisiken festlegen. Prinzipiell ergeben sich 3 Möglichkeiten zur Therapie der infizierten Totalendoprothese:

- Revision des Infektherdes und konservative Behandlung unter Belassung des Kunstgelenkes (Abb. 39);
- Austausch der infizierten gegen eine neue Totalendoprothese (Abb. 43, 44, 45);
- ersatzloser Ausbau des gesamten Fremdmaterials mit resultierender Resektionshüfte (Girdlestone-Plastik), (Abb. 40, 41, 48, 51, 54, 58).

Die Behandlung der tiefen Infektionen des eigenen Kollektivs ist den Tabellen 19 und 20 zu entnehmen.

Tabelle 19. Therapie der tiefen TEP-Infektionen (n = 70)

TEP belassen	28 (40%)		
TEP-Wechsel	18 (26%)	Anzahl der Wechsel Anzahl der Patienten Sekundäre Girdlestone	25 21 3
Girdlestone- Hüfte	24 (34%)	Primär Sekundär	21 3

Tabelle 20. Ergebnis bei Behandlungsabschluß (n = 70)

	Infektstillstand	Blande Fistel
TEP belassen	15	13
TEP-Wechsel	16	2
Girdlestone-Hüfte	14	10

In der Summe aus erfolgreichen Revisionsoperationen und Austauschoperationen konnten 31 Patienten (47% der tiefen Infektionen) nach der Behandlung mit einem funktionsfähigen Kunstgelenk und entzündungsfreien Weichteilen entlassen werden.

4.1 Revisionseingriff und konservative Therapie

In der Frühphase besteht auch bei manifestem, tiefem Infekt durch operative Revision unter Eröffnung und Ausräumung von Abszeßhöhlen, sachgerechtem Debridement der nekrotischen, entzündlich-granulierenden und fistelnden Gewebe, Resektion aller Kapselanteile, lokaler antibiotischer Behandlung und suffizienter Saugdrainage die Möglichkeit, den Infekt dauerhaft zu beruhigen. Voraussetzung ist, daß die Prothese stabil verankert ist und noch keine Osteomyelitis vorliegt (Abb. 39). Je früher der Revisionseingriff ausgeübt wird (am besten noch im Stadium des drohenden Infekts), um so günstiger ist die Prognose. Nach M.E. Müller [38] kann durch eine rechtzeitige Revision der Hüfte die frühinfizierte TEP in 70-80% gerettet werden. Bei zunächst erfolglosem Vorgehen ist auch eine neuerliche Revision trotz des definitiven tiefen Infektes anzuraten. Sind in der Frühphase des Infektes die operativen Maßnahmen endgültig gescheitert, ist mit einer spontanen und dauerhaften Sanierung nicht mehr zu rechnen, solange der Fremdkörper der Totalprothese belassen wird. Das knöcherne Prothesenlager wird zunehmend im Sinne einer Osteomyelitis erfaßt.
Bei erträglicher subjektiver Symptomatik, über eine Fistel nach außen drainiertem Sekretabfluß, fehlender Allgemeinreaktion und bei ausreichender Stellung der Implantate ohne nachhaltige Lockerungszeichen kann es unter Berücksichtigung des Alters und des Zustands vertretbar sein, die weitere Entwicklung abzuwarten (Abb. 42). Es gibt eine Reihe älterer Patienten, die unter Pflege der Weichteilfisteln und geringer Beanspruchung der Hüfte jahrelang zufrieden sind [41]. Dennoch verschlechtern sich bei fortbestehender Osteomyelitis die lokalen Verhältnisse und die Chancen einer erfolgreichen Austauschoperation (Abb. 44, 48). Deshalb ist ein abwartendes Verhalten bei Patienten in gutem Allgemeinzustand und mit längerer Lebenserwartung nicht angezeigt. Aus unserer Serie wurde bei 28 Patienten mit tiefer Infektion – entsprechend 40% der Fälle – die Totalprothese belassen. Bei 15 Patienten (47% der tiefen Frühinfekte) brachte die Revision eine andauernde Infektberuhigung. Die Nachkontrollergebnisse von 23 Patienten sind in den Tabellen 22-29 zusammengefaßt. Negativresultate sind fast ausschließlich bei denjenigen Patienten zu verzeichnen, bei denen die Frührevision nicht erfolgte oder scheiterte. Subjektiv waren diese Patienten nur zum Teil zufrieden. 4 Patienten klagten über Dauerschmerzen. Von 5 erheblich behinderten Patienten konnte 1 Patientin selbst mit Gehstützen nicht laufen. 11 Patienten wiesen eine Fistel auf. Die Röntgenkontrolle ergab in 10 Fällen die Zeichen einer Prothesenlockerung. Abgesehen von der Operationsfähigkeit und der Operationseinwilligung der Patienten bestand in wenigstens 6 Fällen die Indikation zum Prothesenausbau. In bezug zu den übrigen Behandlungsverfahren ist dies das schlechteste Ergebnis.

4.2 Prothesenaustausch oder Resektionszustand der Hüfte – Abgrenzung der Indikationsbereiche

Einen Fremdkörper von der Größe einer Totalprothese einschließlich des Verankerungssystems auszubauen und in infizierter Umgebung sogleich durch eine neue Prothese zu ersetzen, widersprach lange hergebrachten chirurgischen Grundsätzen [2]. Trotz radikaler chirurgischer Ausräumung des Infektherdes schien bei diesem Vorgehen ein Rezidiv unvermeidbar. Die Verwendung von gentamycinhaltigem Knochenzement (Refobacin-Palacos) führte zu einem Wandel. Buchholz berichtete 1971 über bislang nicht bekannte Erfolge beim Prothesenaustausch im Infekt mit antibiotikumhaltigem Zement [3]. 1973 veröffentlichte Buchholz [4] eine Statistik über 108 infizierte Austauschoperationen mit einer Ausheilungsquote von 74%. Die letzten Resultate der gleichen Klinik [47] geben nach 684 ein- oder mehrmaligen Wechseln eine Erfolgsquote von 587 Fällen (86%) an. Andere Autoren publizieren wesentlich kleinere Fallzahlen mit ungünstigeren Ergebnissen (Tabelle 21). Liechti [26], M.E. Müller [38] und Witt [73] warnen vor unkritischer Anwendung des Prothesenaustausches.
Die Indikation zum Wechsel einer infizierten Totalendoprothese ist sehr verantwortungsvoll zu stellen. Zwei Voraussetzungen müssen gegeben sein (Abb. 43, 44, 45, 56):

- blande Infektverhältnisse und
- dauerhafte Verankerung der neuen Implantate.

Weiterhin muß der Betroffene Ansprüche an die Funktion des Hüftgelenkes stellen und alternative Möglichkeiten ablehnen. Voraussetzung ist ferner, daß Operateur und Operationsabteilung in der Lage sind, alle Komplikationen des Prothesenwechsels zu beherrschen. Ein ausreichendes Sortiment von speziellen Instrumenten [61] und verschiedenen Prothesenmodellen müssen vorrätig sein. Auch an Anästhesie und Nachbehandlung sind zusätzlich Ansprüche zu stellen.
Die Grenzen des Prothesenwechsels sind dort gegeben, wo Aktivität und Ausdehnung der Infektion und/oder die ungewisse ossäre Verankerung der Implantate den Erfolg der risikoreichen Operation von vornherein erheblich reduzieren (Abb. 56), [50, 73]. Gelingt es, einen

Tabelle 21. Literaturzusammenstellung Prothesenwechsel

Autor		Jahr der Veröffentlichung	TEP-Wechsel im Infekt	Dauerhafte Infektberuhigung
Breitenfelder et al.	[2]	1973	3	2
Holz et al.	[22]	1974	9	6
Reichelt et al.	[42]	1974	7	2
Gronert et al.	[18]	1975	5	4
Plaue et al.	[40]	1975	2	1
Lindberg et al.	[28]	1979	77	60
Röttger et al.	[47]	1979	684	587
Saxer	[50]	1979	22	16

ausgedehnten und aggressiven Infektherd nach dem Ausbau unter Belassen des Resektionszustandes dauerhaft zu beruhigen, kann nach einem Sicherheitsabstand von 1/2-1 Jahr eine erneute Prothesenimplantation erwogen werden, falls dies der Zustand des Knochens und der Weichteile dann noch erlaubt und der Patient auf den Eingriff drängt. In der Regel ist letzteres nicht der Fall (vgl. Ergebnisse der Girdlestone-Hüfte; s. unten, 4.4). Das Belassen einer Resektionshüfte nach vollständiger Entfernung der Fremdkörper ist die sicherste und vielfach einzige Möglichkeit, die Infektion ohne neuerliches Gesundheitsrisiko zu beherrschen (Abb. 40, 51, 53, 56, 58), [73]. Um die Vorteile des alleinigen Prothesenaustausches mit der Aussicht auf eine dauerhafte Infektberuhigung wirksam werden zu lassen, ist nach mißlungenem Implantataustausch nur in Ausnahmefällen ein erneuter Wechsel zu verantworten (Abb. 45, 48). In der Regel lassen die Knochenverhältnisse im Infekt den wiederholten Austausch ohnehin nicht zu. Obwohl sich die Knochenstrukturen des koxalen Femurendes nach dem Ausbau oft erstaunlich erholen, sind die Ergebnisse der Girdlestone-Hüften nach mehrmals gescheiterten Wechseloperationen erheblich schlechter. Auch wenn Verkürzung und Instabilität des Standbeins für den Betroffenen oft eine beschwerliche Behinderung darstellen, ist der rechtzeitige Entschluß zur Girdlestone-Plastik zu fordern, ehe weitere Komplikationen mit Frakturen und Zerstörung des gesamten koxalen Femurendes bis auf eine Tumorprothese im Infekt oder eine Exartikulation keinen Rückzug mehr erlauben [51]. Der belastende, blutreiche und zeitraubende Teil der Operation ist der Prothesen- und Zementausbau. Je nach den örtlichen Voraussetzungen ist es danach nur ein verhältnismäßig geringer operationstechnischer Unterschied, ob die Operation im Prothesenwechsel oder in der Girdlestone-Plastik endet. Deswegen ist für ältere Menschen mit erhöhtem Operationsrisiko nicht die Entscheidung zwischen Girdlestone-Platik und Prothesenwechsel relevant, sondern die Entscheidung zum Prothesenausbau. Die Frage, ob dem Patienten die erhebliche operative Belastung eines Prothesenausbaues zugemutet werden kann, muß präoperativ interdisziplinär weitgehend abgeklärt sein [41], weil der Operateur – um radikal zu sein – im Zuge des Revisionseingriffs oft geneigt ist, die gelockerte Prothese auszubauen [73]. Eine Ausnahmeindikation ergibt sich, wenn mit anderen Mitteln als dem Ausbau ein lebensbedrohlicher Infektzustand nicht beherrschbar ist. Ist andererseits die Prothese samt Knochenzement entfernt (und sind die Voraussetzungen von seiten der ossären Verankerungsmöglichkeit erfüllt), so ist es bei bisher noch nicht bettlägerigen, aber im Kräfte- und Allgemeinzustand reduzierten Patienten sinnvoll, die Reimplantation einer Langschaftprothese anzuschließen, ehe die Patienten mit der Girdlestone-Hüfte bei postoperativ verschlechtertem Allgemeinzustand nicht mehr zu mobilisieren sind. Jüngere, vitale und trainierbare Patienten kommen mit der Resektionshüfte am besten zurecht (Abb. 51, 53), [42].

4.3 Wechsel der Totalendoprothese im Infekt

Unsere Erfahrungen beruhen auf 41 bis Ende 1978 durchgeführten Austauschoperationen im Infekt, während das hier wiedergegebene Zahlenmaterial sich ausschließlich auf die 25 Austauschoperationen der tiefen Infektkomplikationen der eigenen geschlossenen Serie von 1012 TEP-Implantationen bezieht. Anders als bei aseptischen Prothesenlockerungen entfernen wir bei Infektionen beide Prothesenanteile, selbst wenn dem Augenschein nach eine Lockerung des Gelenkpartners nicht vorliegt. (Bei zwei unvollständigen Wechseloperationen sahen wir ein Infektrezidiv.) Bei Erregerempfindlichkeit wird zur Verankerung Gentamycinknochenzement verwendet. Einige Autoren nehmen den Wechsel infizierter Totalendoprothesen in der sterilen Operationsbox vor [50]. Nach Exzision des Fistel-, Narben- und Pseudokapselgewebes wird das Hüftgelenk luxiert. Vorher wird in der Regel der Trochanter major osteotomiert. Dies reduziert die Frakturgefahr des Oberschenkels bei der Luxation, vergrößert das Operationsfeld und erleichtert das Debridement der hinteren Kapsel sowie die Entfernung des Zements. Durch die Schonung der Muskelansätze ist der intraoperative Weichteilschaden geringer, was der postoperativen Funktion zugute kommt. Die von M.E. Müller [15, 38] angegebene rucksackartige Zuggurtung ermöglicht eine zuverlässige Refixation des abgelösten Trochanteranteils (Abb. 44, 45, 47, 48). Eine zusätzliche Schraubenfixation erscheint nach unseren Erfahrungen entbehrlich.

Der chirurgische Grundsatz der vollständigen Herdausräumung verlangt neben dem Debridement des gesamten infizierten Weichteil- und nekrotischen Knochengewebes auch die totale Entfernung des Knochenzements. Die vorausgehende Infektion verursacht in der Regel einen Resorptionssaum an der Knochenzementgrenze, so daß die Entfernung manchmal überraschend leicht gelingt (Abb. 44). Lange Infektionszeiten ohne Lockerung schließen sich nahezu aus. Verlief die Rettung einer frühinfizierten TEP nach Revisionseingriff nicht erfolgreich, so ist bei noch fest verankertem Zement nicht abzuwarten, bis eine Auslockerung operationstechnische Erleichterung verschafft (Abb. 43), [38]. In vielen Fällen muß man den Zement ohnehin schrittweise mit Spezialmeißeln [61] ausschlagen. (Bei infizierten Austauschoperationen konnten wir nur in 8 Fällen den Zementblock des Schaftes in toto extrahieren.) Es ist sinnvoll, zur Entfernung tiefsitzender Zementanteile ein ventrales Kortikalisfenster mit der oszillierenden Säge anzulegen (Abb. 43, 48), ehe eine mühsame und zeitraubende Ausräumung durch die Markhöhle die Gefahr der Kortikalisperforation mit möglicher Spontanfraktur des Schaftes heraufbeschwört (Abb. 49, 51). Ein Ausfließen des weichen Knochenzements mit Hitzenekrose der Weichteile läßt sich vermeiden, wenn das Kortikalisfenster behelfsmäßig während der Aushärtung des Zements verschlossen wird (kleine Osteosyntheseplatte und ein Drainagegummi unter Verwendung einer Haltezange oder eines Cerclagedrahtes) [51]. Der Deckel des Kortikalisfensters wird nicht wieder eingesetzt. Bei 17 von 25 septischen Wechseloperationen haben wir ein Kortikalisfenster angelegt. Auch im Bereich der Pfanne bereitet gelegentlich die Extraktion von Zementresten (Beckenpilzen) Schwierigkeiten (Abb. 44). Ihre Entfernung kann zu Defekten am Pfannenboden führen. Wenn die Wiederverankerung der Pfanne durch knöcherne Defekte erschwert ist, wird eine Pfannenabstützschale, die verschraubt werden kann, oder ein Eichler-Ring verwendet (Abb. 46, 47). Die Schaftkortikalis ist oft bis auf „Papierdicke" resorbiert (Abb. 45). Spontanfrakturen und Ausrißfrakturen der medialen Knochenschale mit dem Trochanter minor beim Anspreizen und bei der Drehung des Beins sind eine gefährliche Komplikation (Abb. 49, 50, 59), [33]. Wir durchtrennen daher bei unzureichendem Operationsfeld und Kontrakturen die Iliopsoassehne und entfernen das derbe mediale Kapselgewebe. Die Schwäche des koxalen Femurendes erfordert nahezu immer die Verwendung einer Langschaftprothese (Abb. 43). Eine Fraktur im ehemaligen Prothesenköcher kann meist über den Verbund mit der Langschaftprothese zuverlässig überbrückt werden (Abb. 48). Während der Nachbehandlung darf eine derartig versorgte Hüfte erst nach Frakturheilung voll belastet werden. In der verzweifelten Situation einer tiefer gelegenen Schaftfraktur sollte man sich eher mit einer Verbundosteosynthese helfen (Abb. 46) als auf eine Krückstockprothese zurückzugreifen (Abb. 49, 50), [33]. In 2 Fällen einer tiefen Schaftfraktur haben wir die ursprünglich geplante Reimplantation nicht mehr angeschlossen (vgl. Femurfraktur bei Girdlestone-Hüfte; s. unten, 4.4). Seitdem es bei dem von uns verwendeten Prothesentyp Langschaftprothesen gibt, werden sie für alle Wechseloperationen eingesetzt. (Für die 25 Austauschoperationen im Infekt wurden verwendet: 7mal Normalschaftprothesen, 8mal Stahlprothesen mit verlängertem Schaft, 9mal Langschaftprothesen, einmal Krückstockprothese). Die bedrohlichen Blutungen entstehen beim Prothesenwechsel weniger durch die Verletzung größerer hüftnaher Gefäße, als vielmehr durch die ausgedehnte entzündliche Weichteil- und Knochenwunde. Die Blutung erforderte bei 23 von 25 septischen Prothesenwechseln Bluttransfusionen. Der durchschnittliche Blutverlust betrug bei septischen Prothesenwechseln 1660 ml im Vergleich zur durchschnittlichen 1180 ml bei 35 aseptischen Prothesenwechseln. Von einigen Autoren wird der zweizeitige Prothesenwechsel propagiert, um über die lokale Wirkung von Gentamycin-PMMA-Ketten eine Infektberuhigung vor der Reimplantation zu erreichen (Abb. 46). Vorteile des einzeitigen Vorgehens sind die rasche Rehabilitation der Patienten und die Vermeidung einer nochmaligen Operationsbelastung [48, 50]. Außerdem kann es während der Phase der Resektionshüfte zur Weichteilschrumpfung, Beinverkürzung und Außenrotationskontraktur kommen. Daraus resultieren erhebliche operationstechnische Schwierigkeiten bei der Neueinsetzung der Prothese. Die Gefahr der Femurfraktur ist erhöht (Abb. 46). Bei den 70 TEP-Infektionen unseres Krankengutes wurden in 21 Fällen insgesamt 25 Prothesenwechsel im Infekt vorgenommen. Bei 19 Wechseln wurde Refobacin-Palacos verwendet. In 18 Fällen blieb die Prothese als Endzustand bestehen. Von den 7 Infektrezidiven der 25 Austauschoperationen erforderten 3 massive Reinfektionen den endgültigen Ausbau mit Girdlestone-Plastik. In den übrigen 4 Fällen (3 Patienten) konnte die Infektion nach weiteren Austauschoperationen beherrscht werden. Bei Behandlungsabschluß bestanden nach dem Wechsel der Prothese in 16 Fällen reizlose Weichteile, während 2 Patienten eine blande Fisteleiterung aufwiesen. Die Kontrolle von 16 Patienten nach einem durchschnittlichen postoperativen Intervall von 21 Monaten war erfreulich (vgl. Tabellen 22-29). In allen Fällen waren die Weichteile reizlos. Das Operationsergebnis wurde von 7 Betroffenen als „gut" bezeichnet, 11 Patienten waren schmerzfrei und 10mal bestand freie Hüftbeweglichkeit bei allgemein nur gering hinkendem Gangbild. Auf der anderen Seite schätzten 3 Patienten das Ergebnis als schlecht ein, 1 Patient hatte dauerhafte Schmerzen und 4 Patienten demonstrierten ein erheblich behindertes Gangbild. Röntgenologisch konnte eine Dislokation der Prothesenanteile in keinem Fall festgestellt werden. Einmal ergab sich aus dem klinischen und röntgenologischen Befund der Verdacht auf eine erneute Lockerung. Auffällig waren periartikuläre Verkalkungen in einem hohen Ausmaß [57]. Unterschiedlich ausgedehnte Resorptionssäume an der Knochenzementgrenze waren bei etwa der Hälfte der Patienten erkennbar (Abb. 44, 45), [64]. Zusammenfassend kann das Ergebnis der septischen Austauschoperationen zum Zeitpunkt der Spätkontrolle in 10 Fällen als gut, in 4 Fällen als mäßig und in 2 Fällen als schlecht bezeichnet werden.

4.4 Resektionszustand der Hüfte (Girdlestone-Plastik)

Die nearthrotische Abstützung des Trochantermassivs im Bereich der ehemaligen Hüftpfanne wurde von Girdlestone 1924 beschrieben [16]. Nach Girdlestone benannt wird in neuerer Zeit die Resektionshüfte häufig zum Endzustand nach Infektkomplikationen des künstlichen Gelenkersatzes. Dabei überrascht die oft verblüffend positive Einschätzung durch Betroffene und Autoren (Abb. 48, 53), [38, 49, 73]. Das Urteil der Betroffenen ist jedoch vor dem Hintergrund der vordem dauernd schmerzenden Koxarthrose und später nicht belastbaren infizierten Totalprothese, der häufigen Operationen und langen Krankenhausaufenthalte sowie der durchgemachten Komplikationen und Enttäuschungen zu sehen [31]. Nach Entfernung der infizierten Fremdkörper kommt der entzündliche Prozeß langsam zur Ruhe, und die Schmerzen lassen nach. Aufgrund des verbleibenden ausgedehnten und sich erst allmählich bindegewebig auffüllenden Hohlraumsystems wird eine Fisteleiterung oft noch jahrelang unterhalten, so daß die osteomyelitische Resthöhle Ursache weiterer Komplikationen ist (Abb. 54, 55). In der Regel werden aber auch die älteren Patienten mit der Wundpflege fertig. Wesentlich für einen störungsarmen Heilverlauf ist das radikale Debridement beim Prothesenausbau. Bleiben Zementreste zurück, so sind sie als Sequester Ursache eines eitrigen Rezidivs (Abb. 55, 57). In das große Wundgebiet werden bei Erregerempfindlichkeit Gentamycin-PMMA-Ketten sowie großlumige Saugdrainagen eingelegt [8, 35]. Für die Gewichtsübertragung vom Becken auf das Bein ist die Wiederherstellung des anterolateralen Muskelmantels besonders wichtig [28]. Postoperativ lagern wir das Bein in einer Schaumstoffschiene und beginnen frühzeitig mit der Bewegungstherapie. Andere Autoren extendieren postoperativ; entweder kurzfristig im Dauerzug oder intermittierend. Bei Tendenz zur Außendrehfehlstellung und vermehrter Instabilität legen wir das Bein über einen Gipsstiefel oder eine Lagerungsschiene in leicht innenrotierter Stellung ruhig (Abb. 58). Auch diese redressierenden Maßnahmen lassen frühzeitig funktionelle Behandlung zu.

Hauptnachteil der Girdlestone-Hüfte ist die teilweise beträchtliche Beinverkürzung und die Instabilität des Beins und des Beckens beim Stehen und Gehen [26]. Ausreichender Schuhausgleich (orthopädisches Schuhwerk) sowie intensive und dauerhafte krankengymnastische Behandlung und Gehschulung sind erforderlich (Abb. 58). Ist bei septischer Lockerung einer Prothese ein Wechsel bereits gescheitert oder nicht indiziert, sehen fast alle Autoren die Girdlestone-Plastik als Endergebnis an [2, 14, 29, 38, 42, 58]. Diese Tatsache wird auch von der Erfahrung gestützt, daß viele Patienten nach Wiedergewinnung einer gewissen Selbständigkeit eine erneute Gelenkimplantation ablehnen. Nicht nur Infektreaktivierung, sondern auch die durch Muskelinsuffizienz fragliche Funktionsverbesserung lassen die spätere totalprothetische Umwandlung der Resektionshüfte nicht ratsam erscheinen. Die von Schneider [52] und Liechti [26] in Erwägung gezogene Arthrodese einer Girdlestone-Hüfte ist selbst bei jüngeren Patienten risikoreich. Zudem ist die Arthrodese mit einer weiteren Beinverkürzung und der Möglichkeit einer Infektexazerbation verbunden und für ältere Patienten ein sehr belastender Eingriff. Bei mangelhafter Abstützung der Resektionshüfte hat Witt [73] mit Erfolg Angulationsosteotomien durchgeführt.

Fast immer vernarbt und verkalkt die knöcherne Ruine des ehemaligen Hüftgelenkes und bildet bei ausreichender Abstützung ein Nearthros (Abb. 40, 53). Die Notwendigkeit zur Fixierung der Resektionshüfte ergibt sich nur in Ausnahmefällen und bei Komplikationen des Prothesenausbaus (Abb. 60). Derartige Indikationen zur Stabilisierung des instabilen Infektzustandes an der Hüfte mit dem Fixateur externe können gegeben sein bei [31, 33, 36]:

- aktiv produzierendem, exazerbiertem Infekt und ungünstiger Weichteildeckung (die Notwendigkeit zur Stabilisierung erwächst hier aus den Prinzipien der Osteomyelitisbehandlung);
- erheblicher Instabilität im Hüftbereich und der Gefahr nicht ausgleichbarer Beinverkürzung aufgrund eines großen ossären (osteomyelitischen) Verlustes oder einer Frakturzone im Bereich des koxalen Femurendes;
- mangelhafter Abstützung am Pfannenerker in Verbindung mit drohender, nicht ausgleichbarer Beinverkürzung;

– erheblicher Außenrotationskontraktur oder anderen Hüftfehlstellungen, die redressierend nicht zu korrigieren sind oder bei gleichzeitiger Gegenindikation zum Gipsstiefel (Ulcus cruris, arterielle Durchblutungsstörung), (Abb. 60);
– problematischen Fällen zur Pflegeerleichterung.

Die äußere Montage fixiert Femur und Becken an der Hüfte. Ein lateraler Klammerfixateur des Oberschenkels wird dazu bis zum lateralen Darmbein oberhalb der Hüftpfanne geführt, dort verankert und zusätzlich über ein Beckenkammsystem abgestützt (vgl. Fixateur externe bei pyogener Osteoarthritis der Hüfte, Kap. B, 2.4.3.2); (Abb. 60). Der Fixateur externe wird je nach Bedarf 4-8 Wochen belassen.

Spontanfrakturen als intraoperative Komplikationen des Prothesenausbaus oder als postoperative Komplikationen der Girdlestone-Hüfte erklären sich in Abhängigkeit von der osteomyelitischen und mechanischen Zerstörung des Prothesenlagers sowie der Anzahl der Voroperationen [33]. Bei nur ausgesprengten kleinen Fragmenten des ehemaligen Prothesenköchers ergeben sich in der Regel keine Konsequenzen, die es erfordern, von der üblichen konservativen Therapie abzugehen. Sind tragende Anteile des ehemaligen Prothesenlagers am Schaft frakturiert, so ist das Vorgehen abhängig von der Vitalität und Denudierung der Fragmente und dem Ausmaß der Defektstrecke, die bei der Entfernung der Fragmente entsteht. Größere, im Weichteilverbund liegende, vitale Fragmente werden belassen und konservativ je nach Bedürfnis mit oder ohne Extension behandelt (Abb. 59). Entsteht durch die Entfernung zur Sequestrierung verurteilter Fragmente eine größere Defektzone, bietet sich die vorübergehende überbrückende Stabilisierung zwischen Oberschenkel und Becken mit dem Fixateur externe an (Abb. 60). Bei Frakturen im Bereich der ehemaligen Prothesenspitze – gelegentlich ist ein Kortikalisfenster die Sollbruchstelle – ist das operative Vorgehen von der Analyse der Frakturursache, der Lokalisation, der Vitalität der Fragmente und der Infektaktivität bestimmt. Bei vitalen Verhältnissen ist die adäquat dimensionierte Plattenosteosynthese (Abb. 46), bei Gefahr der Infektaktivierung die Osteosynthese mit dem Fixateur externe (lateraler Klammerfixateur) angezeigt (Abb. 58), [33]. Geht die Fraktur mit Sequestrierung, Knochendefekt und mangelhafter Stabilisierbarkeit einher, droht die Exartikulation des Beines. In dieser Situation kann das Einsetzen einer Tumorprothese (sog. Krückstockprothese) Bein- und Stehfähigkeit erhalten (Abb. 49, 50). Je nach Infektaktivität empfiehlt sich die primäre oder sekundäre Implantation der Krückstockprothese.

30 von 70 tiefen Infektionen des Kollektivs (34%) endeten in der Girdlestone-Hüfte; davon 3 nach gescheitertem TEP-Wechsel. Bei Behandlungsabschluß bestanden bei 10 Patienten noch Fisteln. 20 Girdlestone-Hüften konnten durchschnittlich 24 Monate nach dem Ausbau nachuntersucht werden. 5 Patienten schätzten das Operationsergebnis als „gut" ein, andererseits urteilten 4 mit „schlecht". 16 Patienten hatten keinerlei Schmerzen und 2 nur bei Beanspruchung des Beines. Das Gangbild war durch die erhebliche Behinderung in 10 Fällen und ein starkes Hinken in 17 Fällen gekennzeichnet. 1 Patient war auf den Rollstuhl angewiesen. Nur 2 Patienten trauten sich eine Wegstrecke von mehr als 1 km zu. 13 Patienten benutzten 2 Gehstützen und 9 Patienten orthopädisches Schuhwerk. Die Weichteile waren bei 14 Patienten reizlos und ohne Entzündungszeichen, während 6 Patienten Fisteln aufwiesen.

Bei passiver Bewegungsprüfung war die Hüfte im Mittel ausreichend beweglich, während die Patienten aktiv ihre Hüfte nur sehr eingeschränkt bewegen konnten, wobei die Beugung jeweils am besten erhalten blieb. Im Röntgenbild fanden sich in 5 Fällen osteomyelitische Zeichen (Knochen- oder Zementsequester). Die nearthrotische Abstützung der Resektionshüfte war bei 15 Patienten (soweit aus den Übersichtsaufnahmen in 2 Ebenen erkenntlich, Belastungsaufnahmen wurden nicht angefertigt) ausreichend. Zusammenfassend waren die Betroffenen mit ihrem Zustand in der Mehrzahl zufrieden. Wesentliche Aspekte dieser Einschätzung sind allerdings die reduzierten Ansprüche an die Gehleistung und die Tatsache, den schmerzhaften Infektzustand überwunden zu haben. Bei ausreichender Abstützung der Resektionshüfte ist allgemein ein mit Stockhilfe zwar sicheres, aber erheblich behindertes Gangbild möglich. Eine noch verbliebene Fisteleiterung war bei erkennbarem Herdbefund Indikation zum Revisionseingriff.

5 Krankengut und Behandlungsergebnisse

Von den 70 Patienten mit tiefen Infektionen aus dem Kollektiv der 1012 TEP-Implantationen konnten 59 Patienten im Mittel 22 Monate nach der letzten Operation kontrolliert werden. 7 Patienten waren in der Zwischenzeit verstorben, 4 weitere stellten sich zur Untersuchung nicht vor. Die Auswertung der Nachuntersuchung stößt bei einem Durchschnittsalter von 68 Jahren auf prinzipielle Schwierigkeiten. Unterschiedlicher Allgemeinzustand, verschiedenartige psychische Aktivität, unrealistische subjektive Beurteilung, nicht auf die Hüfte zu beziehende Störungen des Gangbildes und der Funktion sowie verschiedenartige körperliche Beanspruchung stören die Vergleichbarkeit der Ergebnisse. Auch sind objektive Untersuchungsresultate so differenter Behandlungsverfahren kaum vergleichend zu werten. Dennoch ist herauszuheben, daß sich subjektiv und objektiv die schlechtesten Ergebnisse dann ergaben, wenn nach gescheiterten Revisionseingriffen die fortdauernd infizierte Totalendoprothese

Tabelle 22. Kontrolliertes Patientengut

	Nachkontrolliertes Kollektiv	Ursprüngliches Kollektiv	Postoperatives Intervall (Monate)
TEP belassen	23	28	Ø 27
TEP-Wechsel	16	18	Ø 21
Girdlestone	20	24	Ø 24
Gesamt	59	70	Ø 24

Tabelle 23. Subjektive Einschätzung des Operationsergebnisses

	Gut	Mäßig	Schlecht
TEP belassen	8	8	7
TEP-Wechsel	7	6	3
Girdlestone	5	11	4
Gesamt	20	25	14

belassen wurde. Diese Tatsache reduziert das insgesamt positive Ergebnis nach Prothesenaustauschoperationen und bei Girdlestone-Hüften. Da wesentliche Aspekte der Behandlungsresultate bereits in den betreffenden Abschnitten erwähnt sind, werden die Ergebnisse in Tabellenform kommentarlos wiedergegeben.

Tabelle 24. Schmerzen

	Keine	Bei Belastung	Dauernd
TEP belassen	10	9	4
TEP-Wechsel	11	4	1
Girdlestone	16	2	2
Gesamt	37	15	7

Tabelle 25. Wegstrecke

	Keine	Unter 1 km	Über 1 km	Unbegrenzt	Keine Angaben
TEP belassen	1	10	11	1	-
TEP-Wechsel	1	9	4	1	1
Girdlestone	1	16	2	1	-
Gesamt	3	35	17	3	1

Tabelle 26. Gangbild

	Frei	Hinkend	Erheblich behindert
TEP belassen	7	11	5
TEP-Wechsel	2	10	4
Girdlestone	-	10	10
Gesamt	9	31	19

Tabelle 27. Beweglichkeit operierte Hüfte

	Frei	Mittelgradig eingeschränkt	Erheblich eingeschränkt
TEP belassen	11	11	1
TEP-Wechsel	10	5	1
Girdlestone	4	10	6
Gesamt	25	26	8

Tabelle 28. Weichteile

	Reizlos	Entzündung/Fistel
TEP belassen	12	11
TEP-Wechsel	16	--
Girdlestone	14	6
Gesamt	42	17

Tabelle 29. Röntgenbild

	Osteo-myelitische Zeichen	Dislozierte Prothese	Lockerungs-verdacht	Periartikuläre Verkalkung (+++)	Lysesaum Pfanne	Lysesaum Schaft
TEP belassen	7	1	9	8	12	14
TEP-Wechsel	-	-	1	7	8	10
Girdlestone	5	-	-	14	-	-
Gesamt	12	1	10	29	20	24

6 Literatur

1. Boitzy, A., Zimmermann, H.: Komplikationen bei Totalprothesen der Hüfte. Arch. Orthop. Unfallchir. *66*, 192 (1969)
2. Breitenfelder, J., Spranger, M.: Komplikationen beim Entfernen oder Austauschen von totalen Hüftendoprothesen. Arch. Orthop. Unfallchir. *75*, 56 (1973)
3. Buchholz, H.W.: Diskussionsbeitrag im Arbeitskreis für Endoprothetik. 58. Tagung Dtsch. Ges. Orthop. Traumatol., 20.-23.9.1971, Bonn
4. Buchholz, H.W.: Die tiefe Infektion, ein zentrales Problem der Gelenkersatzoperationen. Mater. Med. Nordmark *25*, 1 (1973)
5. Buchholz, H.W.: Die tiefe Infektion bei der totalen Endoprothese. In: Der totale Hüftgelenkersatz. Cotta, H., Schulitz, K.-P. (Hrsg.). Stuttgart: Thieme 1973
6. Buchholz, H.W., Siegel, A.: Erfahrungen mit Refobacin-Palacos in der Prothesenchirurgie. Act. Traumatol. *3*, 233 (1973)
7. Buchholz, H.W., Engelbrecht, E., Röttger, J., Siegel, A.: Totalendoprothese des Hüftgelenkes. Chir. Praxis *23*, 297 (1977)
8. Burri, C., Rüter, A. (Hrsg.): Lokalbehandlung chirurgischer Infektionen. Bern, Stuttgart, Wien: Huber 1979
9. Charnley, J.: Postoperative infection after total hip replacement with special reference to air contamination in the operating room. Clin. Orthop. *87*, 167 (1972)
10. Charnley, J., Cupic, Z.: The nine and ten years results of the low-friction arthroplasty of the hip. Clin. Orthop. *95*, 9 (1973)
11. Cotta, H., Schulitz, K.-P. (Hrsg.): Der totale Hüftgelenkersatz. Stuttgart: Thieme 1973
12. Cotta, H., Schulitz, K.-P., Städtler, J.: Unsere Erfahrungen mit der Rotationsprothese. In: Der totale Hüftgelenkersatz. Cotta, H., Schulitz, K.-P. (Hrsg.). Stuttgart: Thieme 1973

13. Elson, R.A.: Prophylaktische Anwendung von Gentamycin-Palacos[R] im Northern General Hospital, Sheffield, England. In: Lokalbehandlung chirurgischer Infektionen. Burri, C., Rüter, A. (Hrsg.). Bern, Stuttgart, Wien: Huber 1979
14. Friedebold, G., Hanslik, L., Radloff, H., Weigert, M., Gerbig, W.: Ergebnisse der totalen Alloarthroplastik der Hüfte. In: Der totale Hüftgelenkersatz. Cotta, H., Schulitz, K.-P. (Hrsg.). Stuttgart: Thieme 1973
15. Ganz, R., Meyer, P.: Late infection after total hip replacement. In: Total hip prothesis. Gschwend, N., Debrunner, H.U. (Hrsg.). Bern, Stuttgart, Vienna: Huber 1976
16. Girdlestone, G.R.: The modern treatment of tuberculoses of the bones and joints. J. Bone Joint Surg. *6*, 519 (1924)
17. Griss, P., Heimke, G., Werner, E., Bleicher, J., Jentschura, G.: Was bedeutet die Resorption am Calcar femoris nach der Totalprothesenoperation der Hüfte? Arch. Orthop. Trauma. Surg. *92*, 225 (1978)
18. Gronert, H.-J., Weigert, M., Bauer, H.: Ergebnisse von Auswechseloperationen bei Totalendoprothesen des Hüftgelenkes. Zentralbl. Chir. *100*, 1247 (1975)
19. Gschwend, N., Debrunner, H.U. (Hrsg.): Total hip prothesis. Bern, Stuttgart, Vienna: Huber 1976
20. Hellinger, H.: Problematik der Hüftgelenks-Totalendoprothese. Zentralbl. Chir. *98*, 497 (1973)
21. Hellinger, J., Maetzel, H.: Zum Infektionsproblem bei alloplastischem Hüftgelenkersatz. Zentralbl. Chir. *103*, 873 (1978)
22. Holz, U., Gubba, H.J.: Zur Problematik des Prothesenwechsels bei Lockerungen und Infektionen des alloarthroplastischen Hüftgelenkersatzes. Arch. Orthop. Unfallchir. *80*, 165 (1974)
23. Holz, U., Ungethüm, M.: Klinische und experimentelle Untersuchungen wesentlicher Faktoren bei der dauerhaften Verankerung von Hüfttotalendoprothesen. Arch. Orthop. Unfallchir. *82*, 195 (1975)
24. Kehr, H.: Ergebnisse und Erfahrungen bei Hüftgelenkplastiken mit Totalprothesen. Monatsschr. Unfallheilkd. *76*, 49 (1973)
25. Koschmieder, R., Ritzerfeld, W., Kleymann, H.: Infektionsprophylaxe beim alloarthroplastischen Gelenkersatz durch Gentamycinzusatz zum Polymethylmethacrylat. Z. Orthop. *111*, 244 (1973)
26. Liechti, R.: Die Arthrodese des Hüftgelenkes und ihre Problematik. Berlin, Heidelberg, New York: Springer 1974
27. Liechti, R., Weber, B.G.: The contribution of active vaccination by polyvalent staphylococcal vaccine to prophylaxis against infection after total arthroplasty of the hip. In: Total hip prothesis. Gschwend, N., Debrunner, H.U. (Hrsg.). Bern, Stuttgart, Vienna: Huber 1976
28. Lindberg, L, Carlsson, A., Josefsson, G.: Austauschoperation mit Refobacin-Palacos bei infizierten totalen Hüftendoprothesen. In: Lokalbehandlung chirurgischer Infektionen. Burri, C., Rüter, A. (Hrsg.). Bern, Stuttgart, Wien: Huber 1979
29. Maier, S., Griss, P., Rahmfeld, T., Dinkelacker, T.: Nachuntersuchungsergebnisse der totalen Alloarthroplastik unter besonderer Berücksichtigung der Spätkomplikationen 4-7 Jahre post operationem. Z. Orthop. *115*, 274 (1974)
30. Müller, E.M.: Komplikationen nach künstlichem Gelenkersatz der Hüfte. Inaugural-Dissertation, Universität Tübingen 1981
31. Müller, K.H.: Therapie der pyogenen Koxitis und ihre Stabilisierung mit dem Fixateur externe (Rohrsystem). Arch. Orthop. Trauma. Surg. *91*, 201 (1978)
32. Müller, K.H.: On prophylaxis, early recognition and early treatment of infected osteosyntheses. Arch. Orthop. Trauma. Surg. *92*, 127 (1978)
33. Müller, K.H.: Frakturen des Femur bei Totalendoprothesen des Hüftgelenkes – eine Auswertung nach 1000 Kunstgelenken. Z. Orthop. *117*, 474 (1979)
34. Müller, K.H.: Der Stellenwert anaerober Keime bei der Osteomyelitis. Unfallheilkunde *83*, 123 (1980)
35. Müller, K.H., Biebrach, M.: Die lokale Antibiotikatherapie von Knochen- und Weichteilinfektionen mit Gentamycin-Kunststoffketten. Ergebnisse und Erfahrungen am „Bergmannsheil" Bochum. In: Lokalbehandlung chirurgischer Infektionen. Burri, C., Rüter, A. (Hrsg.). Bern, Stuttgart, Wien: Huber 1979
36. Müller, K.H., Müller-Färber, J.: Die Osteosynthese mit dem Fixateur externe am Becken. Arch. Orthop. Trauma. Surg. *92*, 273 (1978)
37. Müller, M.E.: Die Gelenkplastiken am Hüftgelenk. Chir. Plast. Reconstr. 7, 59 (1970)
38. Müller, M.E.: Complications of total hip replacement. In: Total hip prothesis. Gschwend, N., Debrunner, H.U. (Hrsg.).Bern, Stuttgart, Vienna: Huber 1976

39. Pfarr, B., Burri, C.: Prospektive Studie über den Effekt von Gentamycin-Palacos bei 200 Totalprothesen der Hüfte. In: Lokalbehandlung chirurgischer Infektionen. Burri, C., Rüter, A. (Hrsg.). Bern, Stuttgart, Wien: Huber 1979
40. Plaue, R., Städler, J.: Infizierte Hüftendoprothesen – ein aktuelles Problem. Z. Orthop. *113*, 965 (1975)
41. Rehn, J.: Der alte Mensch in der Chirurgie. Berlin, Heidelberg, New York: Springer 1979
42. Reichelt, A., Riedl, K.: Mehrfachoperationen nach Totalalloarthroplastiken des Hüftgelenkes. Arch. Orthop. Unfallchir. *79*, 29 (1974)
43. Reichelt, A., Riedl, K.: Die infizierte Hüftgelenkstotalprothese. Münch. Med. Wochenschr. *118*, 701 (1976)
44. Riedl, K., Reichelt, A.: Klinische Untersuchungen bei Infektionen nach Implantation von Hüftgelenks-totalprothesen. Orthop. Praxis *12*, 599 (1976)
45. Röhrle, H., Scholten, R., Sollbach, W., Ritter, G., Grünert, A.: Der Kraftfluß bei Hüftendoprothesen. Arch. Orthop. Unfallchir. *89*, 49 (1977)
46. Röttger, J., Buchholz, H.W., Engelbrecht, E., Siegel, A.: Indikation und Technik unter Verwendung von Refobacin-Palacos in der Gelenkprothetik. In: Lokalbehandlung chirurgischer Infektionen. Burri, C., Rüter, A. (Hrsg.). Bern, Stuttgart, Wien: Huber 1979
47. Röttger, J., Buchholz, H.W., Engelbrecht, E., Siegel, A.: Ergebnisse beim Prothesenwechsel unter Verwendung von Refobacin-Palacos in Hamburg. In: Lokalbehandlung chirurgischer Infektionen. Burri, C., Rüter, A. (Hrsg.). Bern, Stuttgart, Wien: Huber 1979
48. Rüter, A., Burri, C.: Refobacin-Palacos in der Gelenkprothetik – Diskussion und Empfehlungen aller Teilnehmer. Leitung: J. Rehn. In: Lokalbehandlung chirurgischer Infektionen. Burri, C., Rüter, A. (Hrsg.). Bern, Stuttgart, Wien: Huber 1979
49. Rütt, A., Reichelt, A.: La prêtendue résection de tête (résection – angulation) est-elle encore indiquée à l'heure actuelle? Acta Orthop. Belg. *37*, 505 (1971)
50. Saxer, U.: Die Spätinfektion nach Hüftgelenkstotalendoprothesen und ihre Behandlung mit antibiotika-haltigem Knochenzement. In: Lokalbehandlung chirurgischer Infektionen. Burri, C., Rüter, A. (Hrsg.). Bern, Stuttgart, Wien: Huber 1979
51. Schneider, I., Müller, K.H.: Prothesenwechsel bei infizierten Hüfttotalprothesen. In: Plastische und Wiederherstellungschirurgie bei und nach Infektionen. Probst, J. (Hrsg.). Heidelberg, Berlin, New York: Springer 1980
52. Schneider, R.: Die Arthrodese des Hüftgelenkes mit Kreuzplatte und Beckenosteotomie. Bern, Stuttgart, Wien: Huber 1976
53. Schneider, R.: Der Mechanismus der Protheseninstabilität an der Hüfte. Helv. Chir. Acta *43*, 731 (1976)
54. Schneider, R.: Totalprothese der Hüfte: Die Verkeilung der Schaftprothese als Prinzip. Unfallheilkunde *81*, 255 (1978)
55. Schneider, R.: Infekt und Stabilität. In: Lokalbehandlung chirurgischer Infektionen. Burri, C., Rüter, A. (Hrsg.). Bern, Stuttgart, Wien: Huber 1979
56. Schreiber, A., Dietschi, C., Huggler, A.H.: Klinische und biomechanische Probleme bei der Hüfttotal-prothese. Helv. Chir. Acta *42*, 47 (1975)
57. Schulitz, K.P.: Periartikuläre Gewebereaktionen am Weichteillager. In: Der totale Hüftgelenkersatz. Cotta, H., Schulitz, K.P. (Hrsg.). Stuttgart: Thieme 1973
58. Schulitz, K.P., Dustmann, H.O.: Komplikationen der Totalendoprothese. Arch. Orthop. Unfallchir. *85*, 33 (1976)
59. Stadler, J., Henche, H.R.: Early infection after total hip – arthroplasty. In: Total hip prothesis. Gschwend, N., Debrunner, H.U. (eds.). Bern, Stuttgart, Vienna: Huber 1976
60. Stühmer, G., Weber, B.G., Meierhans, R., Janssen, R.: 4 1/2 years practice with a vertical flow sterile enclosure. In: Total hip prothesis. Gschwend, N., Debrunner, H.U. (eds.). Bern, Stuttgart, Vienna: Huber 1976
61. Stühmer, G., Weber, B.G., Mathys, R.: Special instruments an prothetic cups for the removal and replacement of a total hip prothesis. Arch. Orthop. Trauma. Surg. *93*, 191 (1979)
62. Suezawa, Y., Dietschi, C.: Prothesenwechsel am Hüftgelenk, Z. Orthop. *115*, 159 (1977)
63. Swanson, S.A.V., Freemann, M.A.R.: Die wissenschaftlichen Grundlagen des Gelenkersatzes, Berlin, Heidelberg, New York: Springer 1979
64. Tenner, R., Engelbrecht, E.: Das künstliche Hüftgelenk aus röntgenologischer Sicht. ROEFO *120*, 1, 11 (1974)

65. Thierse, L.: Erfahrungen mit Refobacin-Palacos im Hinblick auf die tiefen Spätinfektionen nach Hüftendoprothesenoperationen. Z. Orthop. *116*, 847 (1978)
66. Vogt, K.H., Krause, W.: Infektrate nach Hüftgelenks-Totalendoprothesen-Operation in einer orthopädischen Klinik ohne Sterilbox. Z. Orthop. *114*, 350 (1976)
67. Wahlig, H.: Experimentelle Grundlagen für die Anwendung von antibiotikahaltigem Polymethylmethacrylat. In: Lokalbehandlung chirurgischer Infektionen. Burri, C., Rüter, A. (Hrsg.). Bern, Stuttgart, Wien: Huber 1979
68. Wahlig, H., Buchholz, H.W.: Experimentelle und klinische Untersuchungen zur Freisetzung von Gentamycin aus Knochenzement. Chirurg *43*, 441 (1972)
69. Wannske, M., Tscherne, H.: Ergebnisse prophylaktischer Anwendung von Refobacin-Palacos bei der Implantation von Endoprothesen des Hüftgelenkes in Hannover. In: Lokalbehandlung chirurgischer Infektionen. Burri, C., Rüter, A. (Hrsg.). Bern, Stuttgart, Wien: Huber 1979
70. Weber, B.G., Stühmer, G.: Gute und schlechte Erfahrungen mit der Totalprothese des Hüftgelenkes. In: Der totale Hüftgelenkersatz. Cotta, H., Schulitz, K.-P. (Hrsg.). Stuttgart: Thieme 1973
71. Weber, B.G., Stühmer, G.: Erfahrungen und Ergebnisse mit der Rotations-Totalprothese für das Hüftgelenk. Act. Traumatol. *3*, 225 (1973)
72. Weber, B.G., Stühmer, G., Meierhans, R.: Sterile Operationsboxen. Z. Orthop. *109*, 803 (1971)
73. Witt, A.N.: Möglichkeit und Grenzen des Endoprothesenaustausches. Arch. Orthop. Unfallchir. *88*, 1 (1977)
74. Witt, A.N., Hackenbroch, M.H.: Therapeutische Möglichkeiten bei gelockerten Hüfttotalprothesen. Z. Orthop. *114*, 330 (1976)

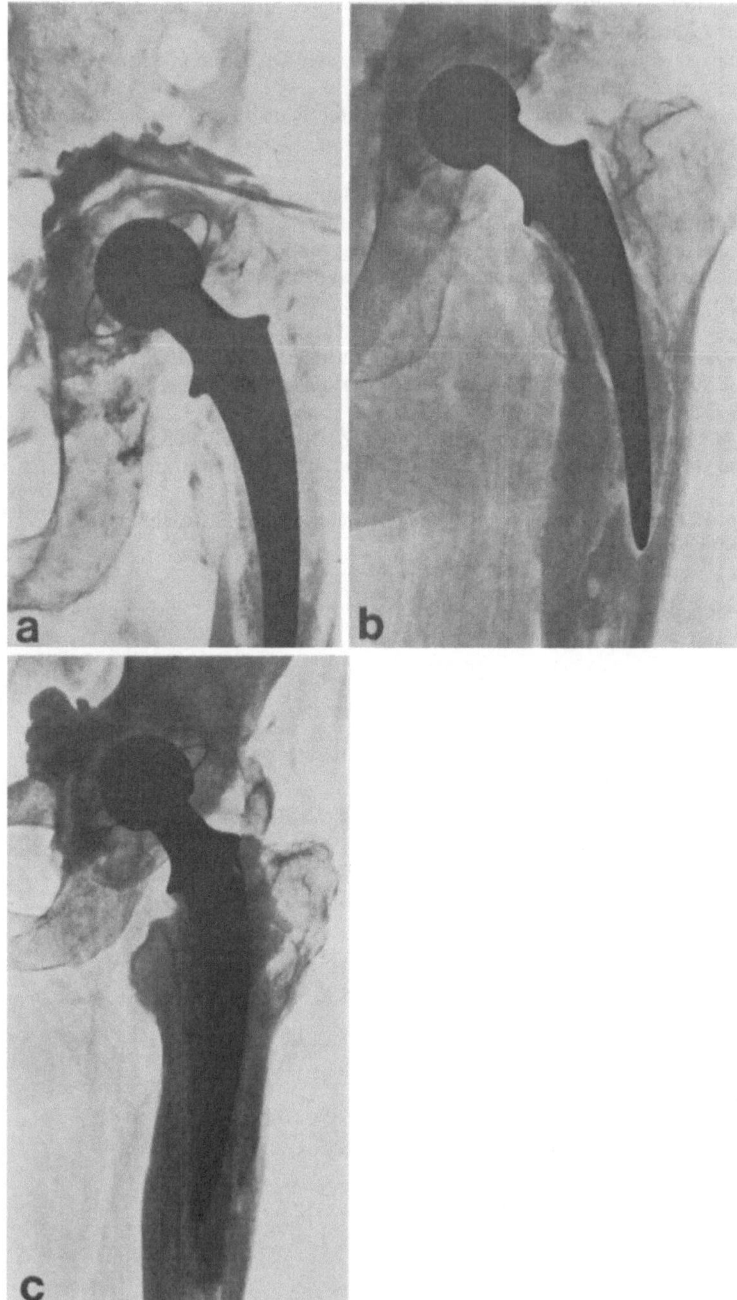

Abb. 38 a-c. Charakteristische röntgenologische Befunde bei spätmanifester Infektion und septischer Prothesenlockerung

a Fisteldarstellung; als sicheres Lockerungszeichen dringt das Kontrastmittel in den Randsaum der Pfanne ein

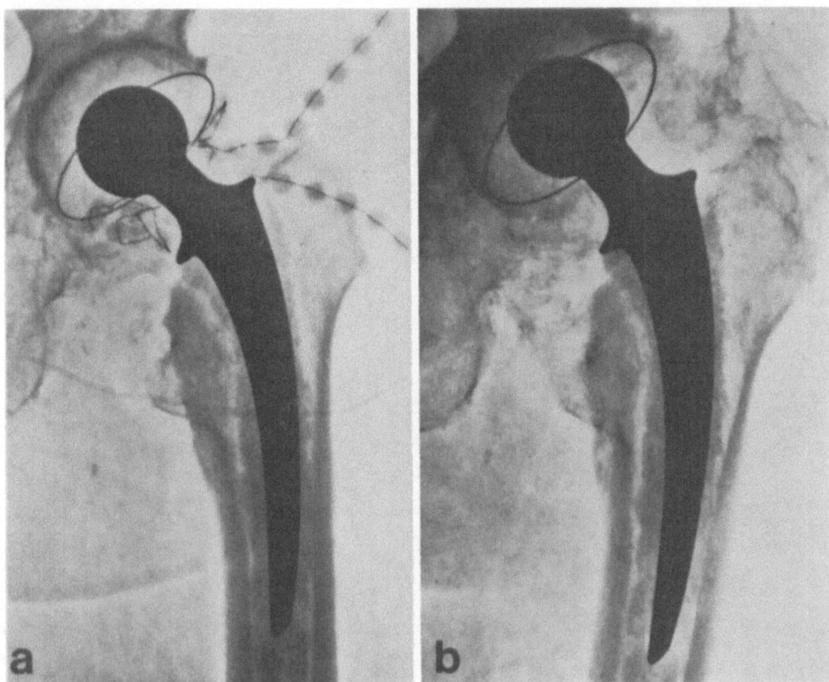

Abb. 39 a, b. Erfolgreicher Revisionseingriff in der Frühphase der tiefen Infektion. K.H., m., 78 J.

a 12 Tage nach Erstimplantation der TEP, klinische Infektzeichen, Keim: Staphylokokkus aureus, notfallmäßiges Debridement, Gentamycin-PMMA-Ketten, Dauersaugdrainage bis zur Kettenentfernung am 14. postop. Tag, primäre Infektberuhigung

b 12 Monate postop., anhaltende Infektsanierung, periartikuläre Verkalkungen, altersentsprechend freies Gangbild

◁ **Abb. 38 b, c**

b Varusdislokation der Stielprothese, vollständiger Resorptionssaum mit Bruch des Knochenzements an der Prothesenspitze, Osteolyse am medialen Prothesenaufsitz

c Muffenförmige, meist medial stärker imponierende Kortikalisverdickung im Bereich der Prothesenspitze durch Periostreaktion

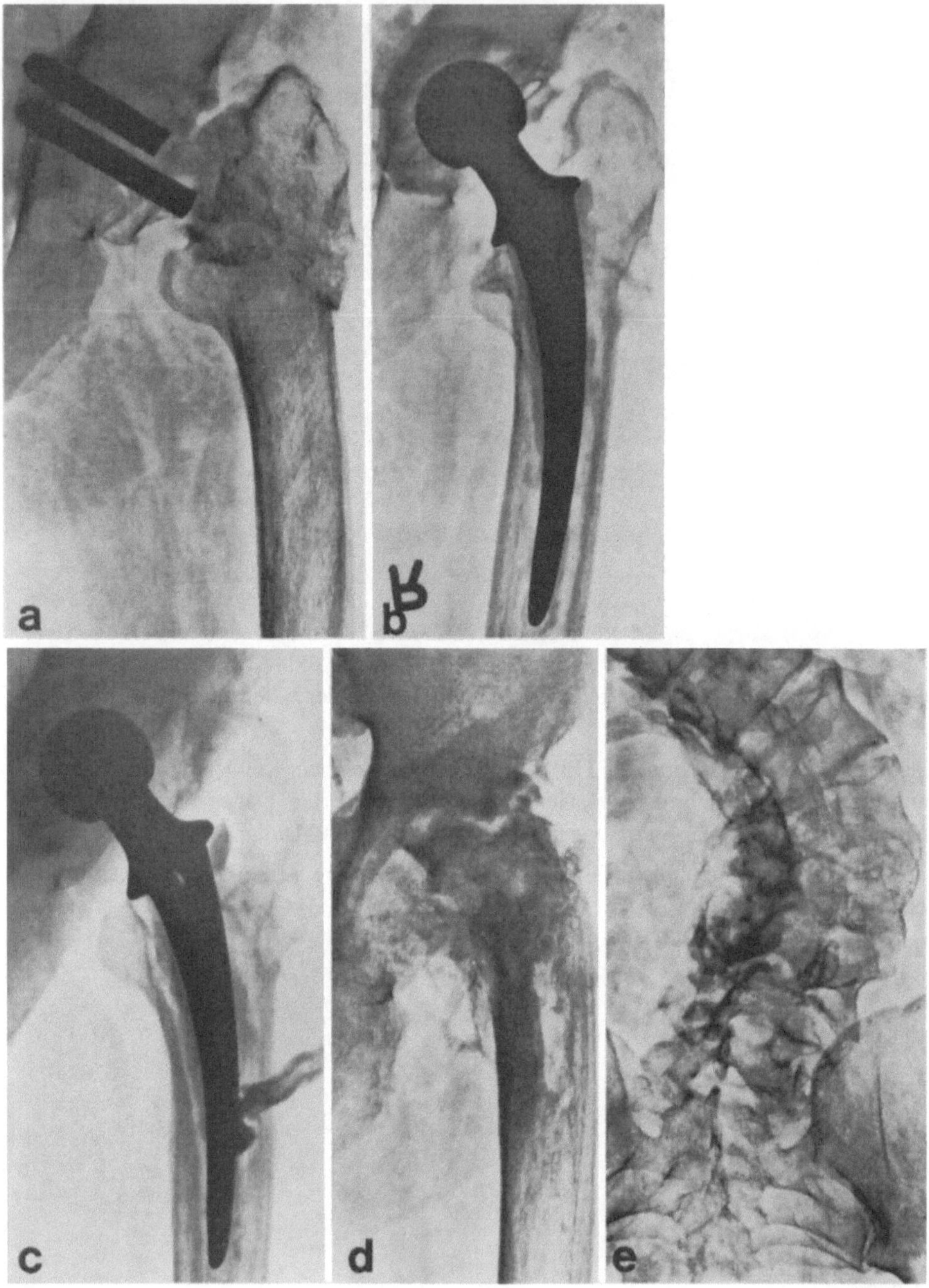

Abb. 40 a-e

◁ **Abb. 40 a-e.** Spätmanifeste, tiefe Infektion einer TEP nach traumatischem Vorschaden und operativen Voreingriffen. L.K., m., 49 J.

a 14 Monate nach Schenkelhalsbruch und mißlungener Nagelung, wegen Schenkelhalspseudarthrose und zur Extraktion der gebrochenen Nägel 3 Hüftoperationen ohne manifesten Infekt

b Röntgengild nach TEP-Implantation

c 30 Monate nach TEP, spätmanifeste Infektion, Fisteleiterung, septische Lockerung

d, e 36 Monate nach TEP-Ausbau, trotz guter nearthrotischer Abstützung der Resektionshüfte extreme Gangstörung im Zusammenhang mit der schweren anlagebedingten Skoliose

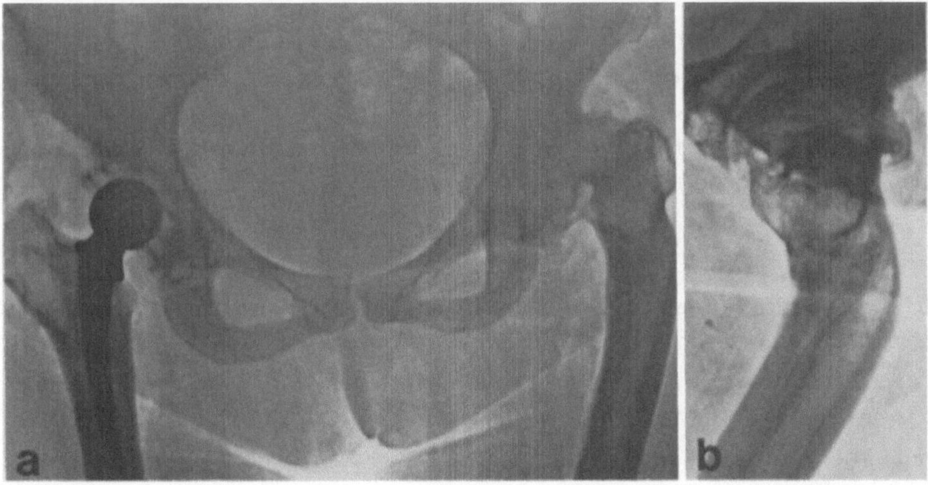

Abb. 41 a-e. Frühmanifeste, tiefe Infektion einer TEP nach überlanger Operationszeit. H.S., w., 42 J.

a, b Varusdeformität der Hüfte und des koxalen Femurendes links, 12 Monate zuvor TEP rechts mit gutem Ergebnis

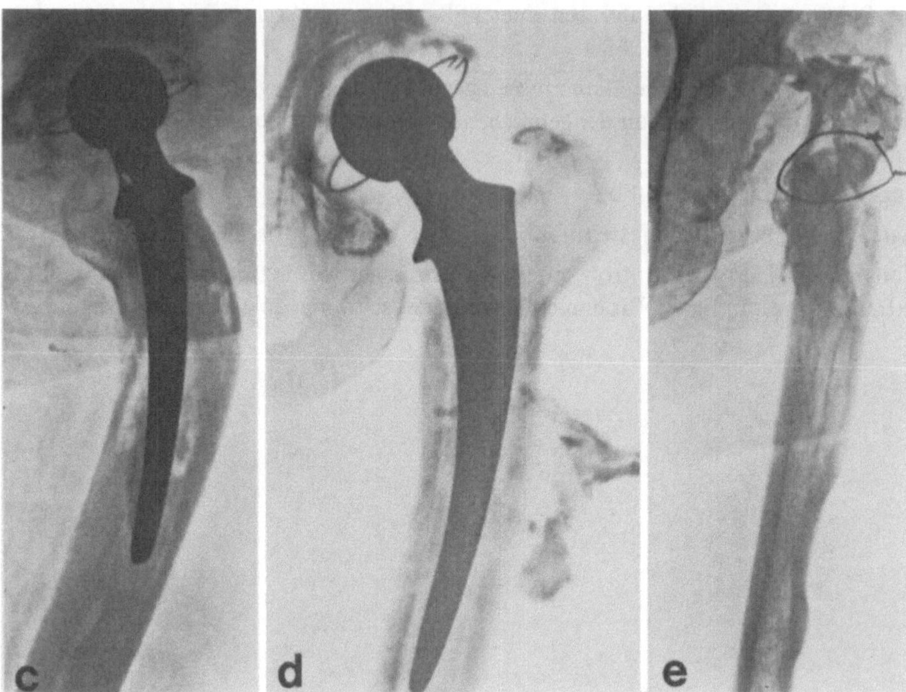

Abb. 41 c-e

c Axiale Aufnahme nach Implantation der TEP, 5stündiger Eingriff, erheblicher Zeitaufwand für die paßgerechte Zubereitung des gekrümmten Prothesenlagers durch mühsames Aufbohren

d 5 Monate postop., frühmanifeste Osteomyelitis des Femurschaftes, Prothesenlockerung

e 12 Monate nach Ausbau der TEP

Abb. 42 a-d. Verlaufserie einer tiefen Infektion und TEP-Lockerung ohne Prothesenausbau oder -wechsel. A.S., m., 68 J. ▷

a Unauffälliger Röntgenstatus 3 Monate nach Implantation

b 9 Monate postop., Fistelfüllung bei spätmanifester tiefer Infektion

c 24 Monate postop., ununterbrochene „kontrollierte“ Fisteleiterung, beginnende Lockerungszeichen

d 48 Monate postop., septische Prothesenlockerung, eitrige Osteolyse am Calcar femoris, Zementsequester mit osteolytischem Hof, periartikuläre Einmauerung, Kontrastmittel im Resorptionssaum, periostale Auflagerung mit Verdickung der medialen Schaftkortikalis

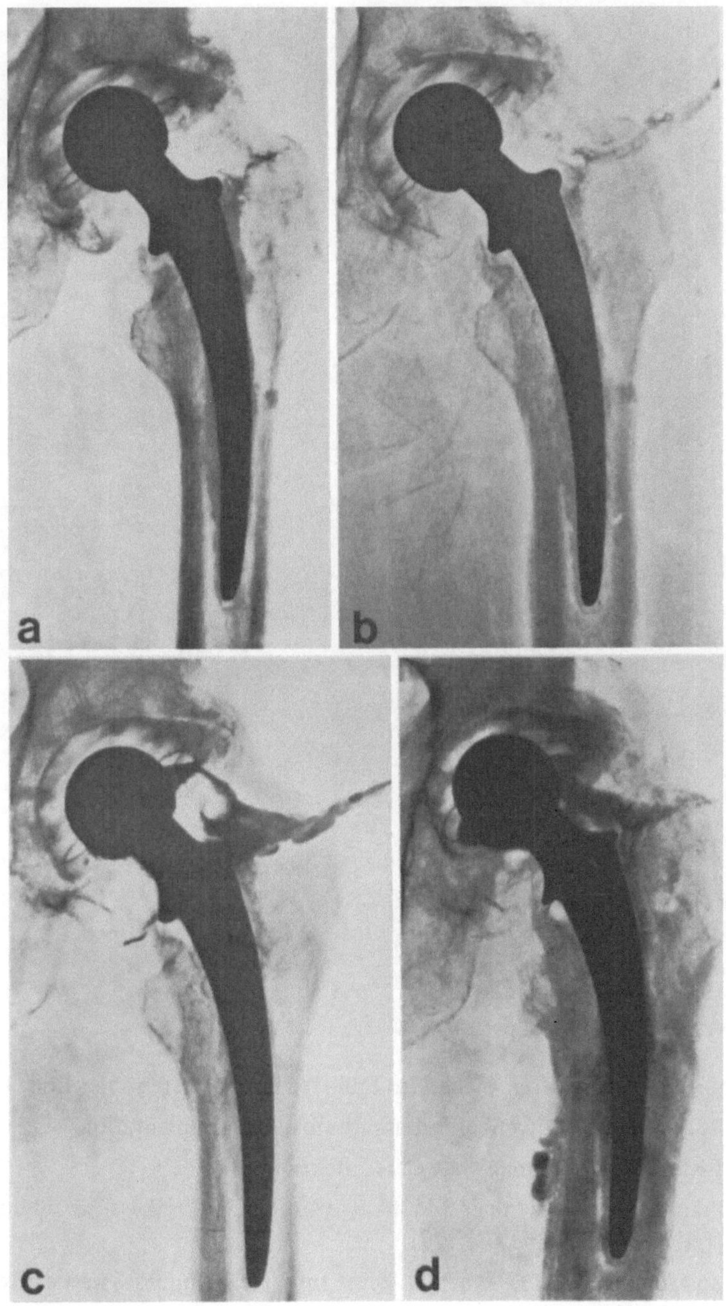

Abb. 42 a-d

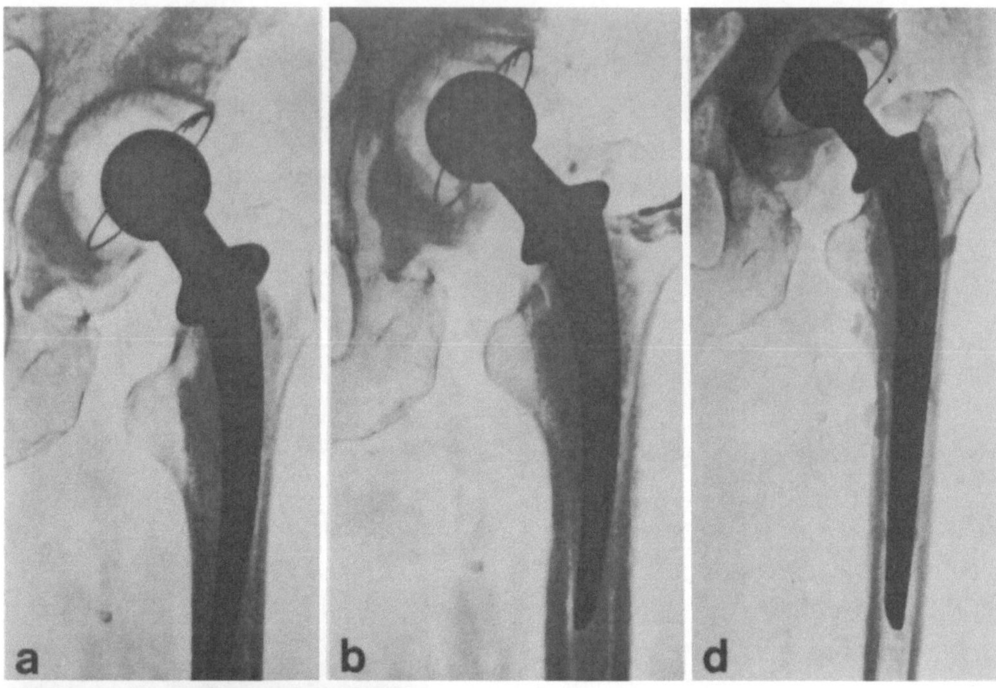

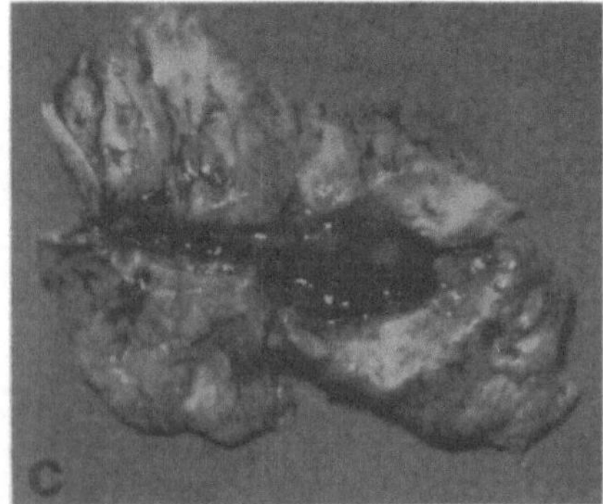

Abb. 43 a-d. Prothesenwechsel im Frühstadium der tiefen Infektion. J.K., m., 51 J.

a Regelrechter Röntgenbefund unmittelbar nach Implantation

b Fistelfüllung, frühmanifeste tiefe Infektion

c Präparat des Fistelkanals 3 Monate postop. beim Prothesenwechsel mit Langschaftprothese (farbige Wiedergabe s.S. 429)

d 16 Monate nach TEP-Wechsel, keine Infektzeichen, beschwerdefreie Funktion, regelrechter Sitz des Kunstgelenkes

Abb. 44 a-f s. S. 118/119

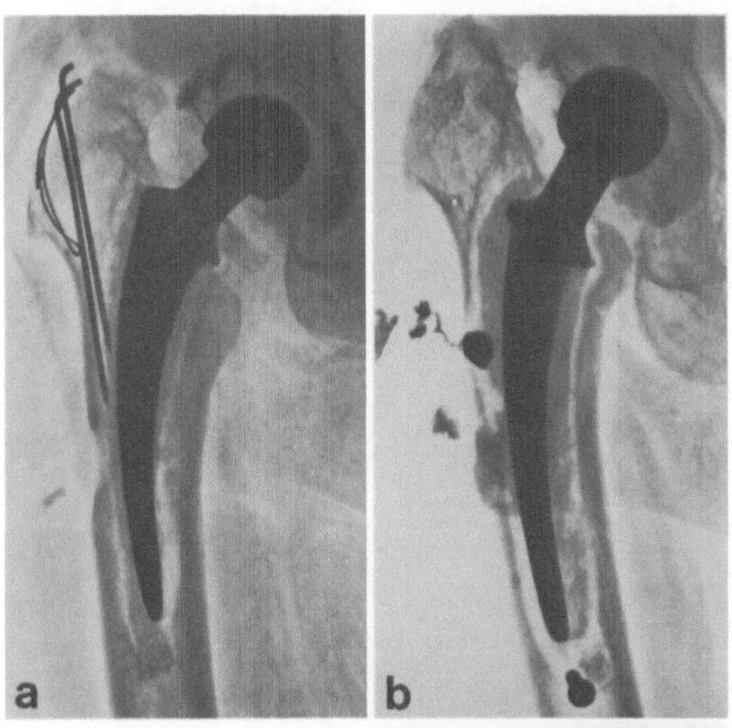

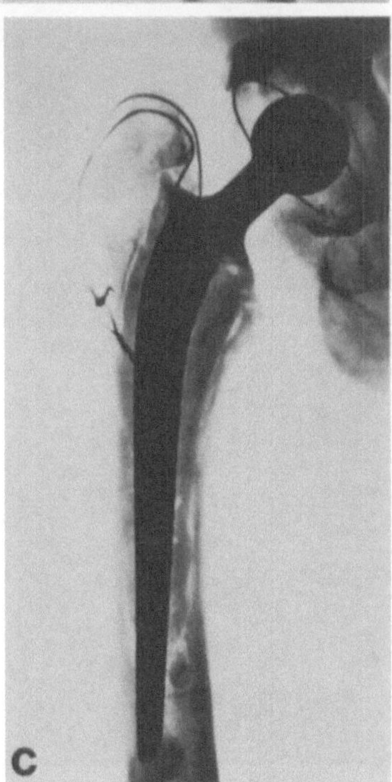

Abb. 45 a-c. Zweimaliger Prothesenwechsel wegen septischer Lockerung. O.V., m., 63 J.

a Gelockerte, infizierte Primärprothese 29 Monate nach Einbau

b 42 Monate nach Einbau der Zweitprothese, erneute septische Lockerung, eingesunkene Prothese, breiter Lysesaum, Kortikalisresorption

c 12 Monate nach Einbau der Drittprothese (Langschaft), anhaltende Infektsanierung, beschwerdearme Funktion

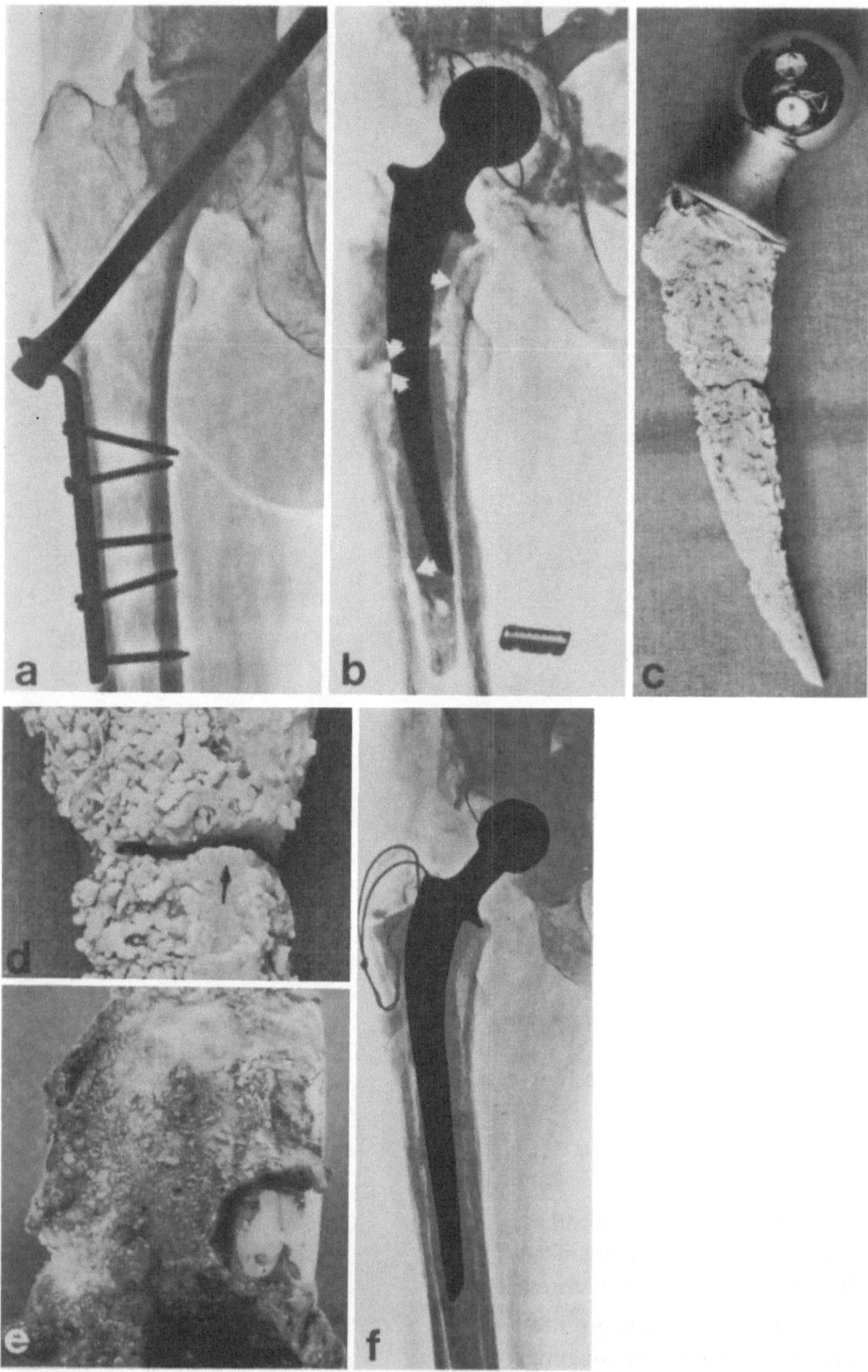

Abb. 44 a-f

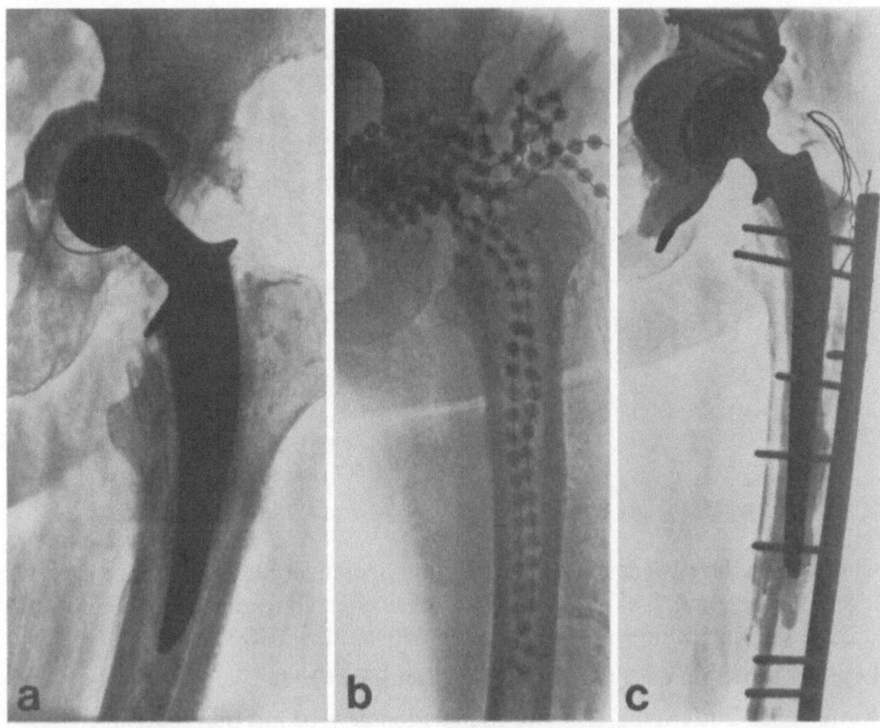

Abb. 46 a-c. Zweizeitiger Prothesenwechsel wegen septischer Lockerung unter Verwendung von Gentamycin-PMMA-Ketten, Spontanfraktur des Femurschaftes, großer, zentraler Hüft-Pfannendefekt. M.Pf., w., 58 J.

a Präop. Röntgenbefund mit septischer Lockerung 14 Monate nach auswärtig eingebrachter Primärprothese

b Phase des Ausbaues, Auffüllen des chirurgisch gereinigten Prothesenlagers mit Gentamycin-PMMA-Ketten; Keime: Staphylokokkus aureus und Serratia, nach 14 Tagen vollkommene Infektberuhigung und Protheseneinbau; Verwendung einer angeschraubten Pfannenabstützschale (vgl. Abb. 47), Plattenosteosynthese wegen intraoperativer Spontanfraktur

c Status 8 Monate nach Austauschoperation und Plattenosteosynthese; weitgehende Überbrückung der Fraktur, kein Infektrezidiv, gute Beweglichkeit, Teilbelastung

◁ **Abb. 44 a-f.** Prothesenwechsel wegen septischer Lockerung. E.W., w., 68 J.

a 12 Monate nach auswärtiger Osteosynthese einer Schenkelhalsfraktur, Transfixation des Gelenkes und Kopfnekrose

b 30 Monate nach Primärimplantation, septische Prothesenlockerung. Bruch des Zementköchers, breiter Randsaum und osteolytische Lakunen in der Kortikalis *(Pfeile)*

c, d, e Prothesenanteile nach Entfernung, Bruchzone der Zementhülse (**d**), Pfannenverankerung samt „Beckenpilzen" (**e**), (vgl. Abb. 44b)

f 18 Monate nach Reimplantation, Langschaftprothese, anhaltende Infektsanierung und freie Funktion

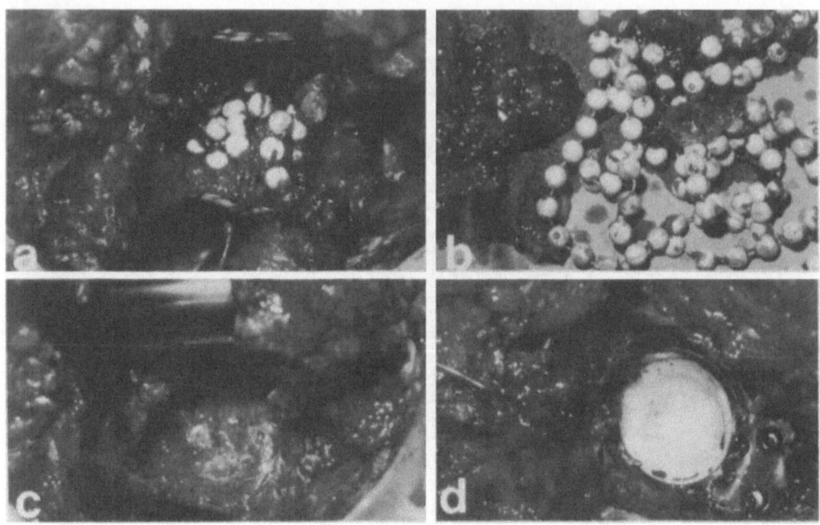

Abb. 47 a-d (farbige Wiedergabe s.S. 429). Intraoperativer Situs des Pfannenlagers bei zweizeitigem Prothesenwechsel nach 14tägiger Lokalbehandlung mit Gentamycin-PMMA-Ketten und Dauersaugung, Röntgenbefund vgl. Abb. 46. M.Pf. w., 58 J.

a Lage der Ketten in der Pfanne nach 14tägiger Einwirkzeit

b Ketten nach Entfernung, sauberes Granulationsgewebe mit Blutkoageln

c Zubereitetes ossäres Pfannenlager mit 5markstückgroßem zentralem Defekt am Pfannenboden

d Implantierte Pfanne

Abb. 48 a-d. Zweimalig gescheiterter Prothesenwechsel wegen septischer Lockerung. ▷ J.N., w., 62 J.

a Septische Lockerung der Primärprothese mit Varusdislokation 12 Monate nach auswärtigem Einbau

b Erneute Infektion 2 Monate nach auswärtigem Einbau einer Langschaftprothese

c Infektlockerung 18 Monate nach Einbau der zweiten Langschaftprothese

d 5 Monate nach Implantatentfernung, Girdlestone-Hüfte, vollständige Infektberuhigung, behindertes Gangbild mit 2 Gehstützen, 5 cm Beinverkürzung

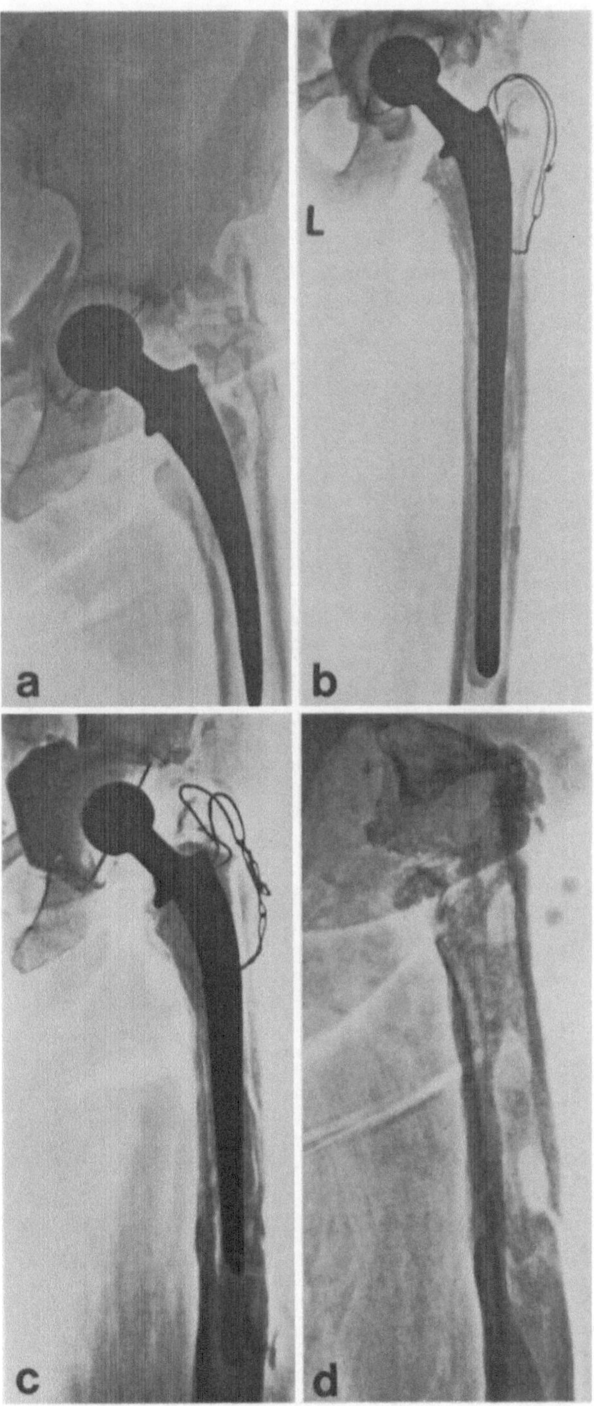

Abb. 48 a-d

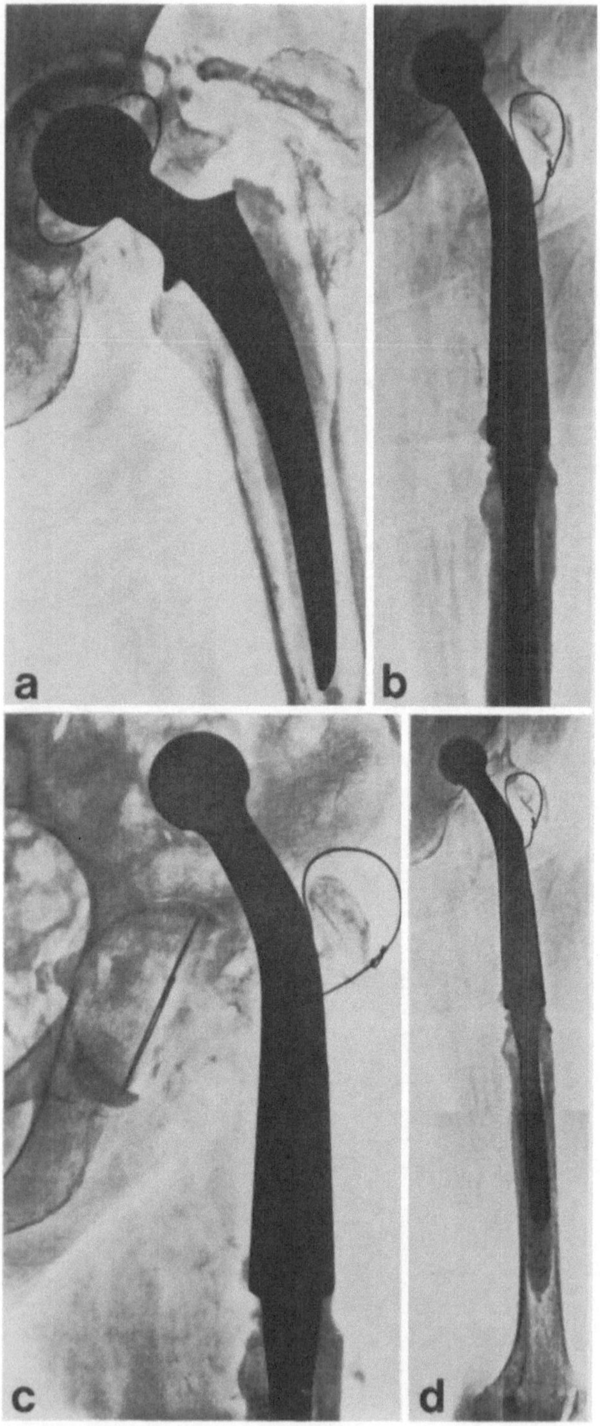

Abb. 49 a-d

◁ **Abb. 49 a-d.** Tumorprothese im Infekt. M.E., w., 76 J.

a 13 Monate nach auswärtiger Erstimplantation, massive Infektlockerung und weitgehende osteolytische Zerstörung des koxalen Femurendes

b Wegen Sequestrierung, Infektzerstörung und Spontanfraktur des koxalen Femurendes Implantation einer Tumorprothese

c Spontanluxation 17 Tage postop., unblutige Reposition, Lagerungsschiene für 4 Wochen

d 12 Monate nach Wechsel, sichere Gang- und Standfestigkeit, geschlossene Weichteile, kein Infektrezidiv

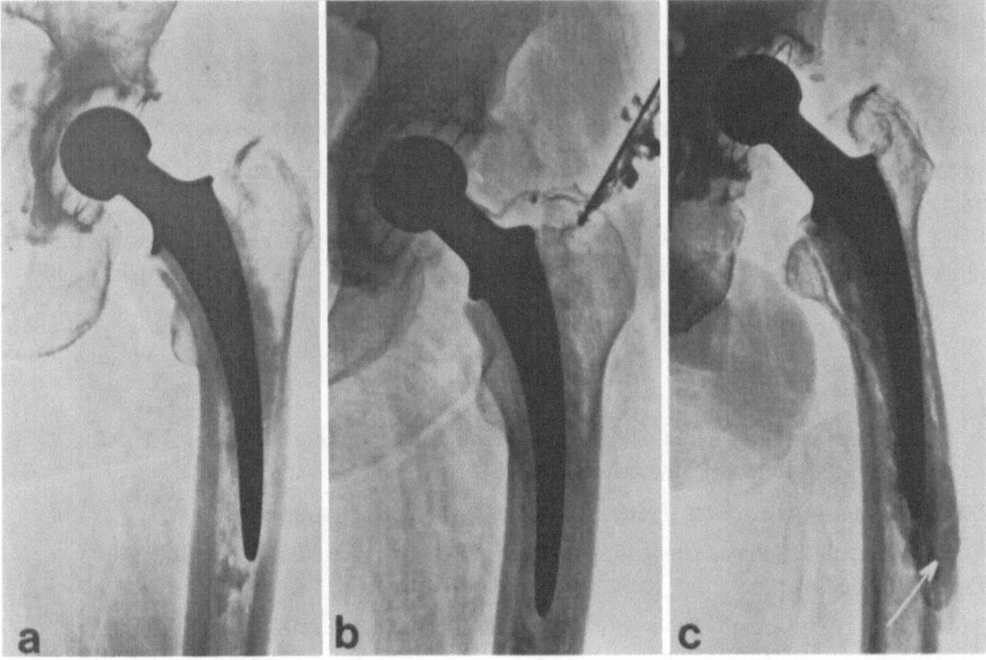

Abb. 50 a-f. Tumorprothese im Infekt. P.D., m., 72 J.

a Auswärtige Erstimplantation in Varusstellung

b Frühmanifeste Infektion der Primärprothese

c 35 Monate nach auswärtigem TEP-Wechsel mit begleitender Spontanfraktur im Bereich der Prothesenspitze

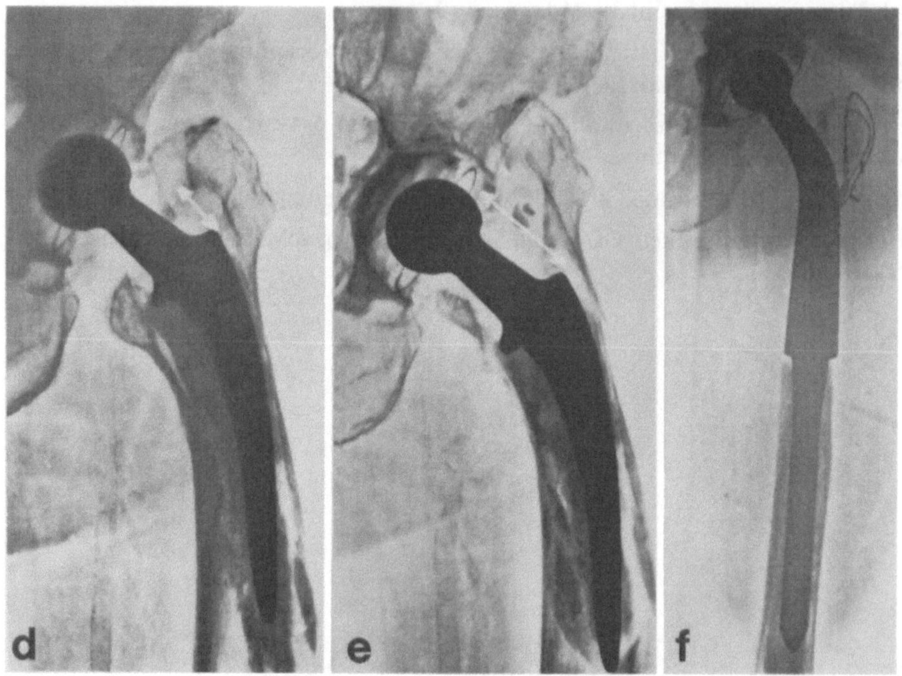

Abb. 50 d-f

d Infektlockerung und Einsinken der Prothese 35 Monate nach Prothesenwechsel

e Spontane Refraktur an der Prothesenspitze, weiter zunehmendes Einsinken, Varusdislokation

f 4 Monate nach Einsetzen einer Krückstockprothese wegen irreparabler mechanischer und infektbedingter Zerstörung des Prothesenköchers, weiterhin Fisteleiterung, Patient mobilisierbar

Abb. 51 a-e. Septische Prothesenlockerung in Verbindung mit einer Femurschaftfraktur nach zunächst aseptischem Prothesenwechsel. W.W., m., 52 J. ▷

a Bruch des Prothesenschaftes (*Pfeil*) 17 Monate nach Erstimplantation

b Fraktur durch die Schwachstelle des Kortikalisfensters 20 Tage nach aseptischem Prothesenwechsel

c 2 Monate nach Prothesenwechsel und Plattenosteosynthese der dislozierten Fraktur

d 13 Monate postop., Heilung der Fraktur, jedoch septische Prothesenlockerung durch Spätinfekt

e 6 Monate nach Prothesenausbau, tragfähiges koxales Femurende, dauerhafte Infektberuhigung, 5 cm Beinverkürzung

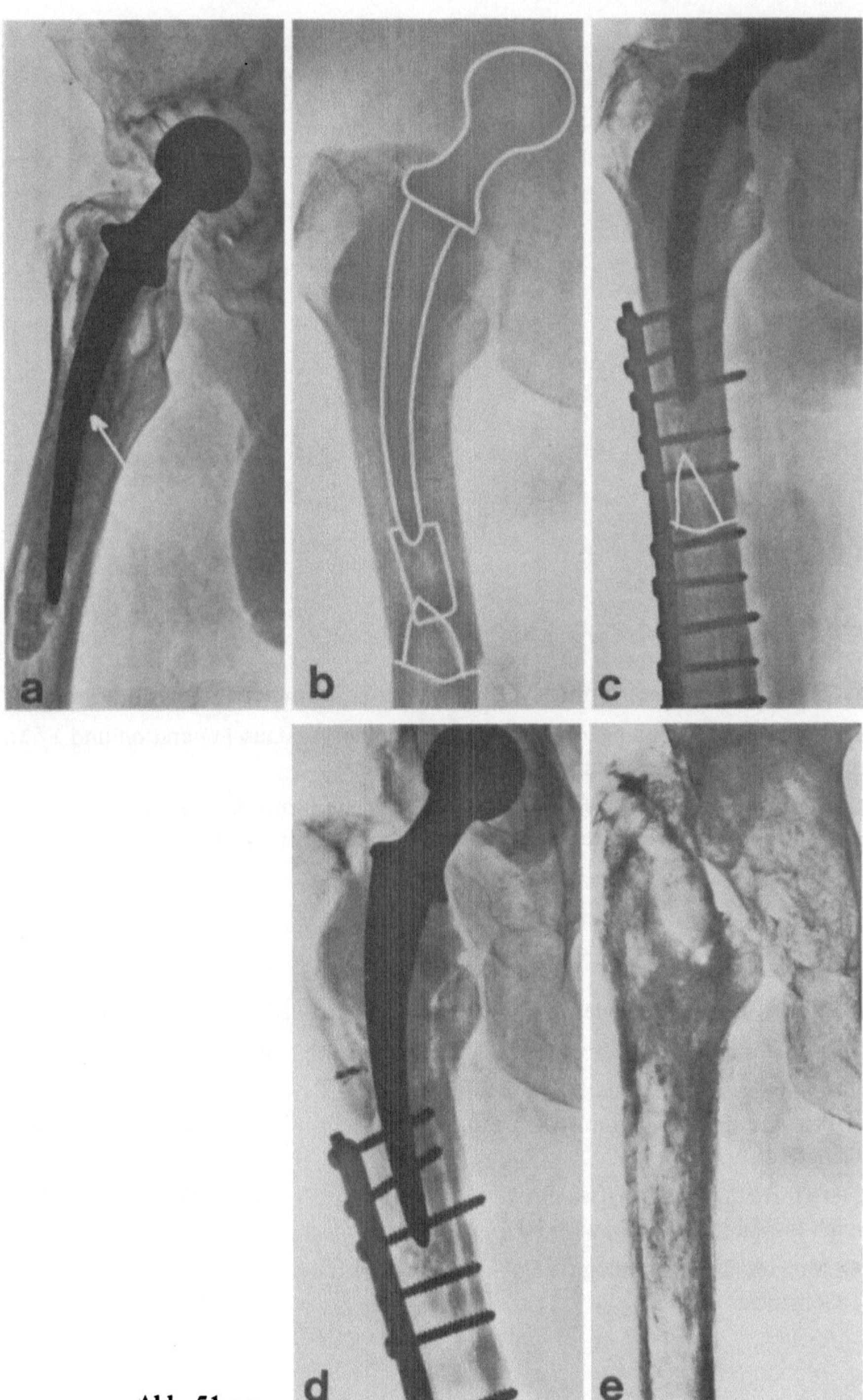

Abb. 51 a-e

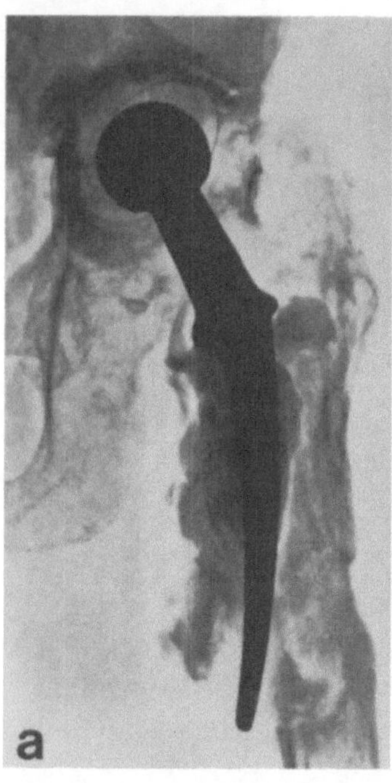

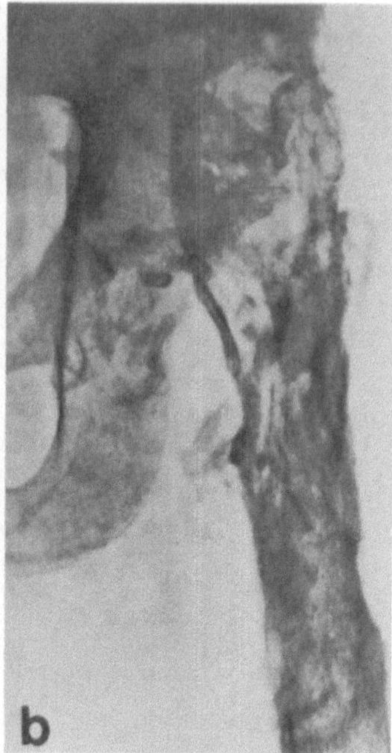

Abb. 52 a, b. Infektion bei primär instabiler Prothese durch Schaftperforation. R.J., w., 73 J.

a 36 Monate nach mißlungener primärer aseptischer Austauschoperation und 17 Monate nach Manifestation des schleichenden Infektes

b 15 Monate nach TEP-Ausbau, unruhige Knochenstruktur des koxalen Femurendes, fortbestehende Osteomyelitis, verminderte knöcherne Belastbarkeit

Abb. 53 a-d. Beispiele stabiler nearthrotischer Abstützung bei Resektionshüften. ▷

a Massiver Frühinfekt, TEP-Ausbau 6 Monate nach Implantation (N.C., m., 45 J.)

b 72 Monate nach Ausbau, sichere Abstützung (eine Fraktur durch das Trochantermassiv wirkte wie eine Angulationsosteotomie), 7 cm Beinverkürzung, nur wenig behindertes Gangbild

c Tiefe Infektion des Schaftes mit Lockerung und Ausbruch der TEP, Ausbau 9 Monate nach Implantation (I.T., w., 61 J.)

d 48 Monate nach Ausbau, gute Funktion, mäßige Gangbehinderung, 2 cm Beinverkürzung, 1 Gehstock

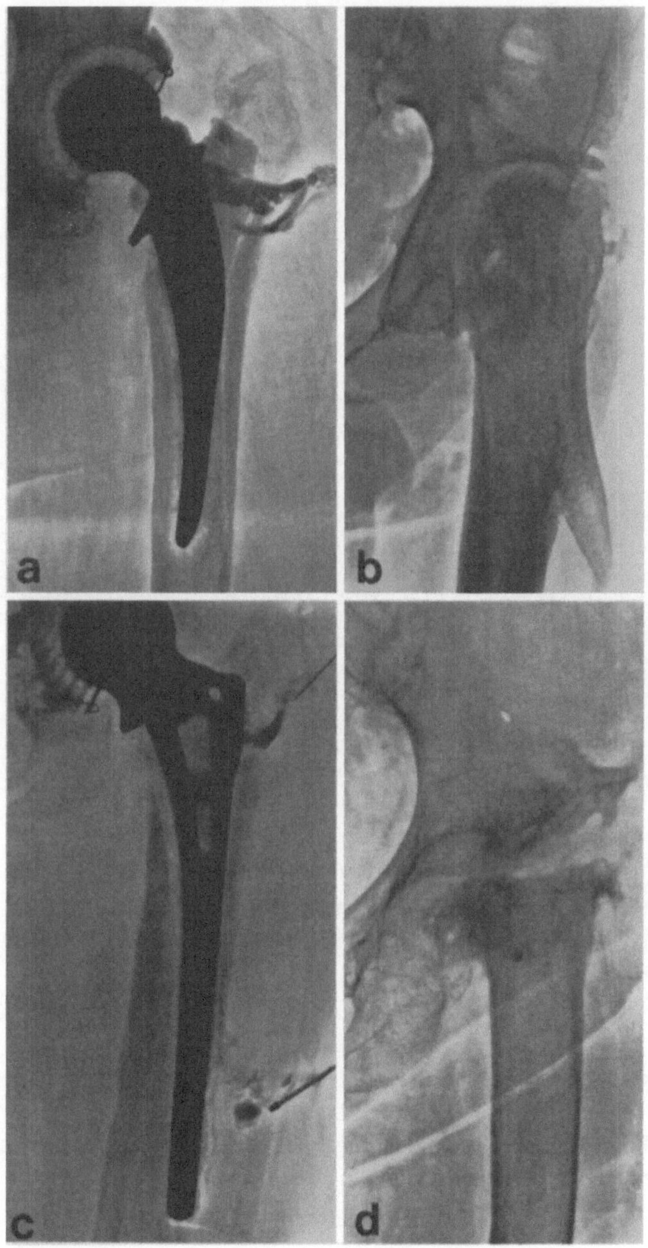

Abb. 53 a-d

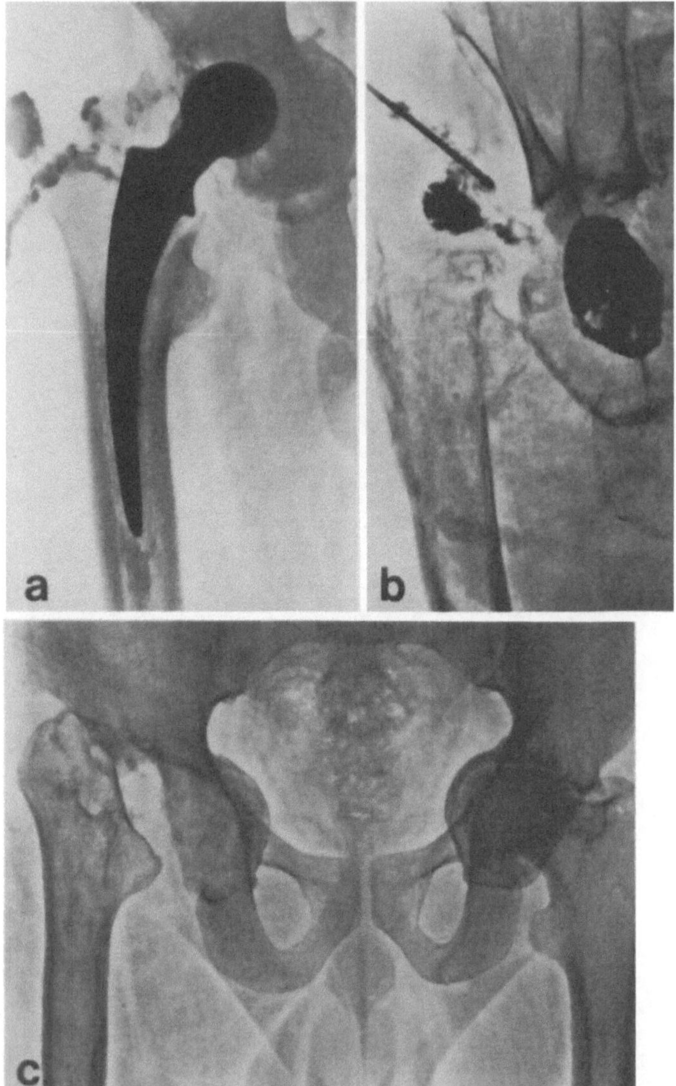

Abb. 54 a-c. Beispiel einer lange persistierenden Resthöhle nach TEP-Ausbau und ungenügender nearthrotischer Abstützung. M.H., w., 68 J.

a TEP-Ausbau, 14 Monate nach Implantation und Frühinfekt

b 5 Monate nach Ausbau, fehlende trochantäre Abstützung, große infizierte Hüfthöhle

c Endergebnis 30 Monate nach Ausbau, Infektberuhigung erst 18 Monate postop.

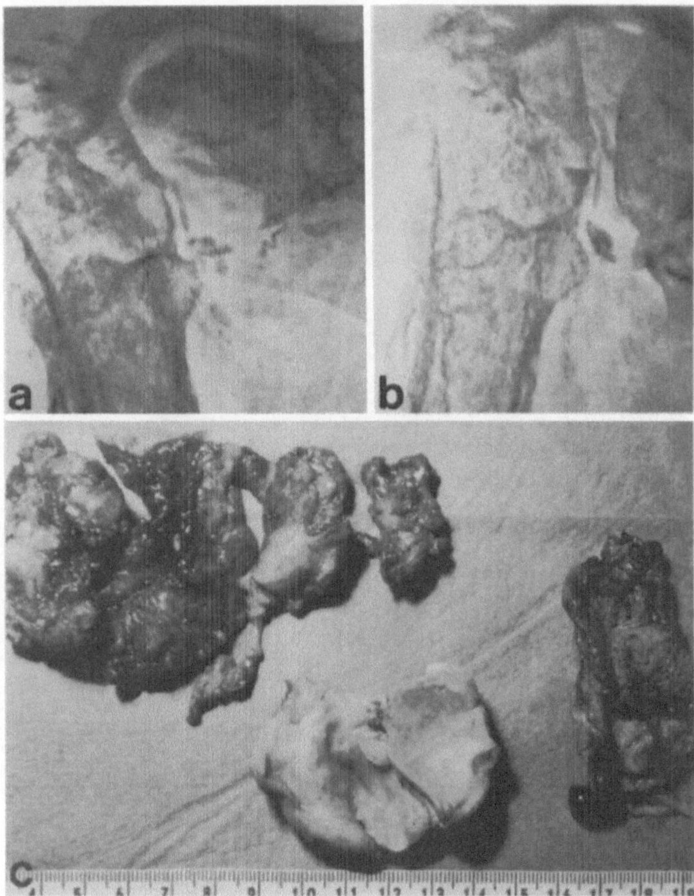

Abb. 55 a-c. Fortbestehen der Infektion durch unvollständige Herdausräumung beim Prothesenausbau. A.K., m., 70 J.

a Axiale Aufnahmen 19 Monate nach auswärtigem Prothesenausbau wegen septischer Lockerung, Zementreste in der ehemaligen Pfanne

b Sofortige Infektberuhigung nach Revisionseingriff

c Präparate des Revisionseingriffes: infiziertes Fistel- und Narbengewebe, Zementblock und Corpus alienum (farbige Wiedergabe s.S. 430)

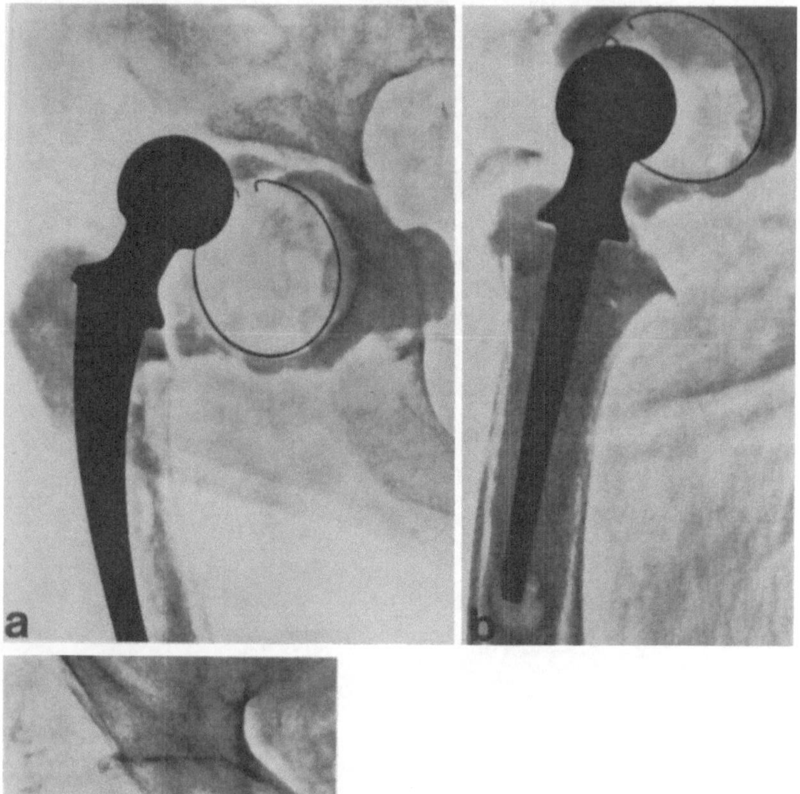

Abb. 56 a-c

◁ **Abb. 56 a-c.** Luxation einer TEP durch Implantatdislokation, Osteomyelitis und Empyem der Pseudokapsel. A.T., w., 66 J.

a, b Luxation des Kunstgelenkes 8 Monate nach auswärtiger Implantation, massiver Frühinfekt, Einbruch der infektgelockerten Pfanne in das kleine Becken, osteomyelitische Resorption der lateralen Schaftkortikalis

c Status nach Implantatausbau, Gefahr einer Spontanfraktur bei geschwächtem koxalen Femurende

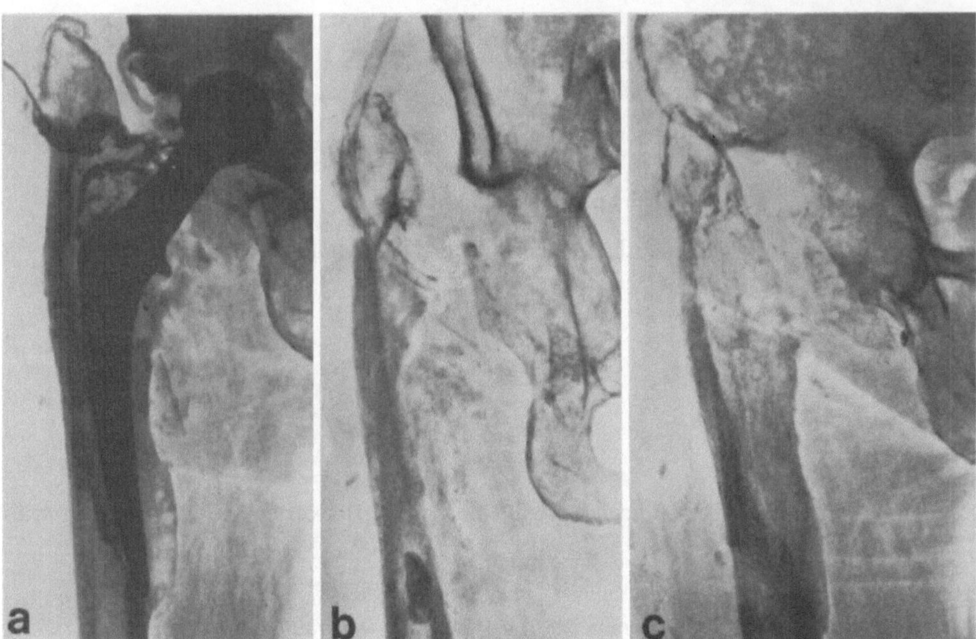

Abb. 57 a-e. Fortgeschrittene Infektzerstörung und Osteomyelitis des koxalen Femurendes nach TEP-Wechsel. Th. K., w., 54 J.

a Status bei Übernahme 27 Monate nach auswärtigem TEP-Wechsel im Infekt, fehlende oder bereits sequestrierte mediale Kortikalis

b Nach Prothesenausbau wegen Zementsequesters in der Schaftspitze unbefriedigende Infektsanierung

c Infektberuhigung 3 Monate nach Ausbau, Kräftigung der verbliebenen koxalen Femuranteile

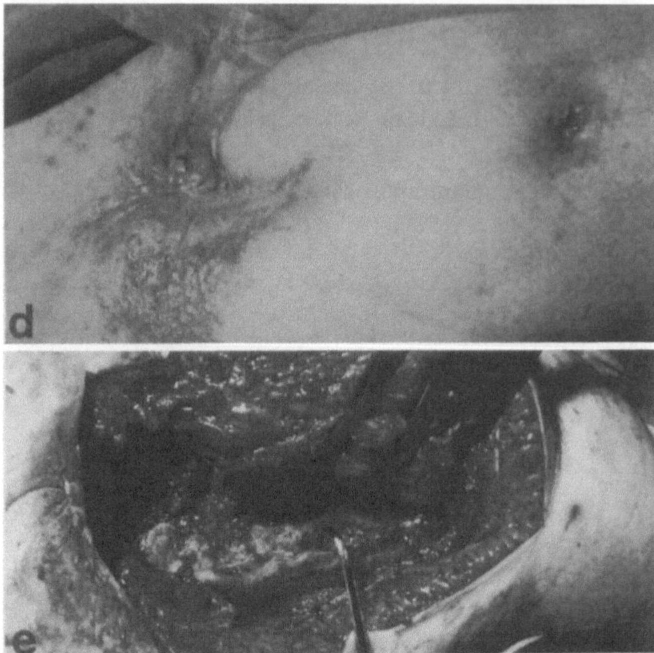

Abb. 57 d, e

d Weichteilstatus bei Aufnahme mit Fisteln und Fistelekzem

e Intraop. Situs beim Prothesenausbau, dachrinnenartiger lateraler proximaler Femurrest

Abb. 58 a-h. Femurschaftfraktur nach Ausbau einer infektgelockerten TEP, Behandlung mit ▷ Fixateur externe. F.B., m., 65 J.

a Infizierte TEP-Lockerung 11 Monate nach auswärtiger Implantation

b Girdlestone-Hüfte nach Prothesenausbau mit Hilfe eines ventralen Kortikalisfensters (markiert)

c 2 Monate nach Ausbau, Spontanfraktur durch die Schwachstelle des Fensters (Fehltritt beim Treppensteigen)

d Kombinierte, interne und externe Osteosynthese bei fortbestehender trochantärer Fisteleiterung

e 8 Monate postop., Frakturheilung des Femurschaftes

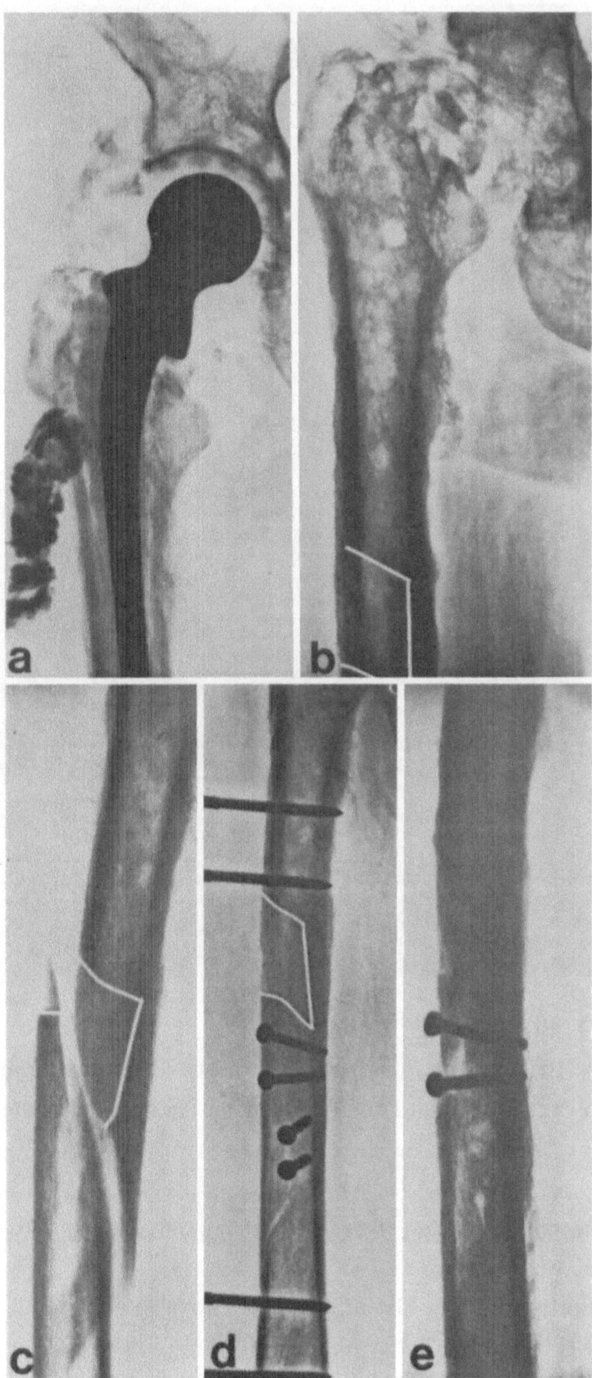

Abb. 58 a-e

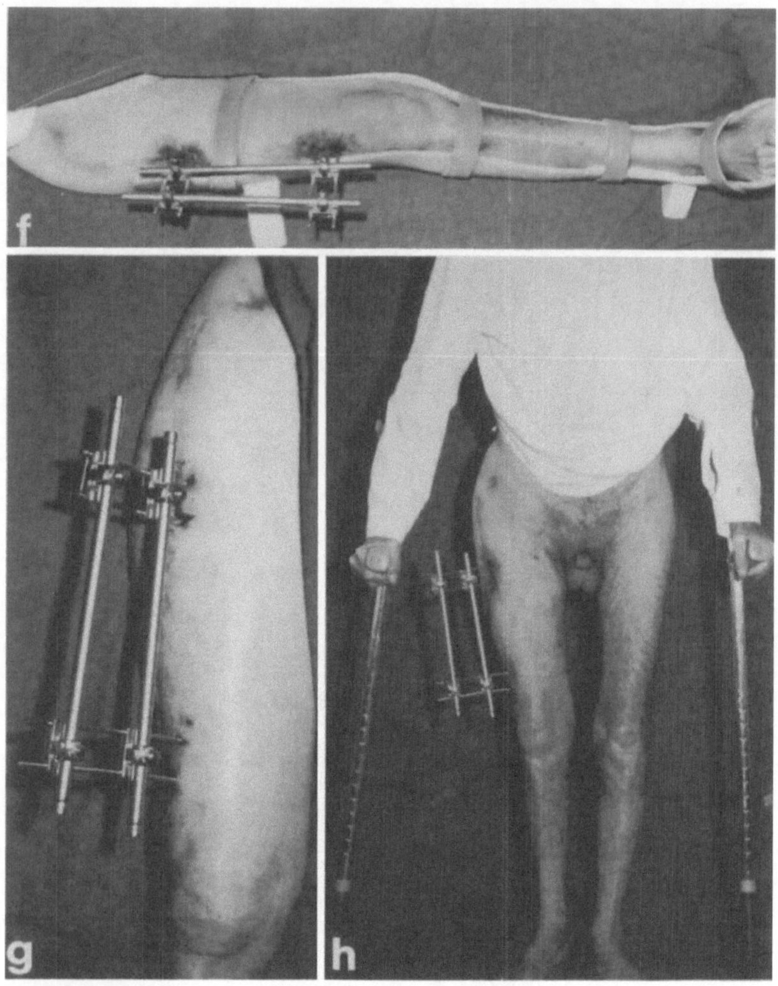

Abb. 58 f-h

f 1 Monat postop., Lagerungsschiene zur Vermeidung einer Fehlstellung

g, h Weichteilbefund und funktionelle Therapie 2 Monate postop.

Abb. 59 a-d. Fraktur des koxalen Femurendes beim TEP-Ausbau, konservative Behandlung. ▷ H.J., w., 62 J.

a Fortgeschrittene Osteomyelitis des koxalen Femurendes, extreme Infektlockerung führte zur Rotation der Schaftprothese

b Fragmentierung des koxalen Femurs nach Ausbau

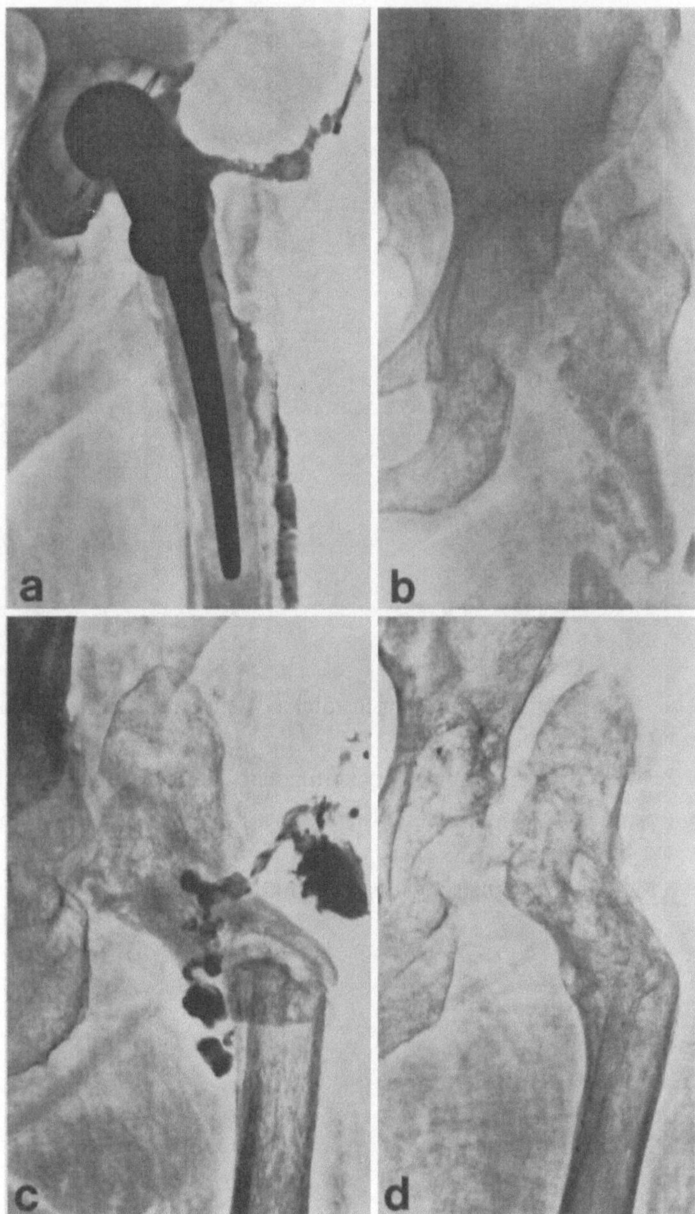

Abb. 59 c-d

c 7 Monate nach Ausbau, zunehmende knöcherne Konsolidierung trotz fortbestehender Fisteleiterung

d 19 Monate nach Ausbau, tragfähige Frakturheilung, behindertes Gangbild mit 2 Gehstützen, dauerhafte Infektberuhigung

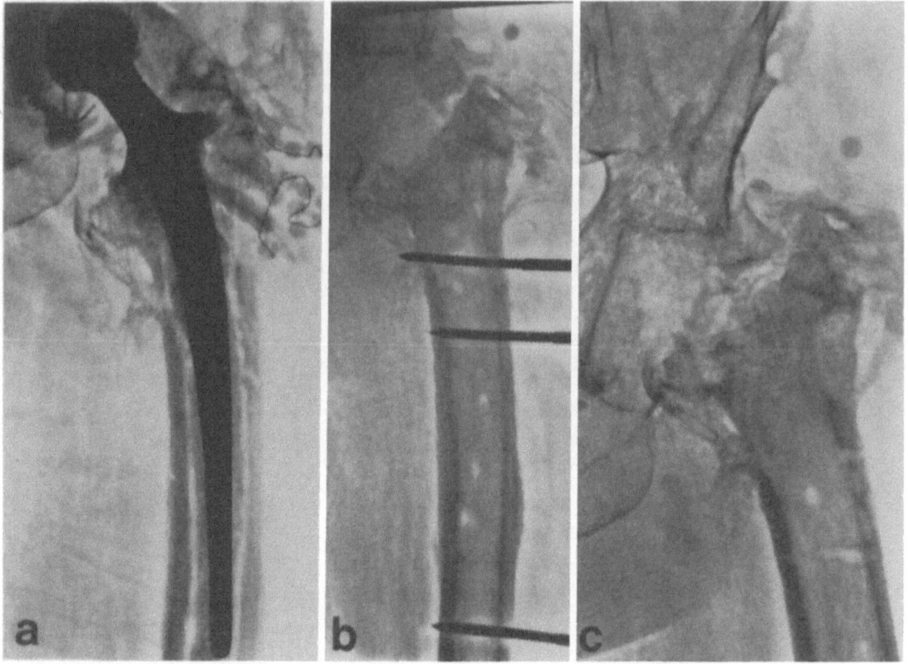

Abb. 60 a-g. Behandlung einer instabilen, fehlgestellten Resektionshüfte mit dem Fixateur externe. A.G., m., 76 J.

a Präop. Röntgenbild, Infektlockerung der TEP 17 Monate nach Einbau

b Postop. Röntgenbild, Stabilisierung des koxalen Femurendes mit dem Fixateur externe am Becken

c 5 Monate nach Ausbau, gute trochantäre Abstützung

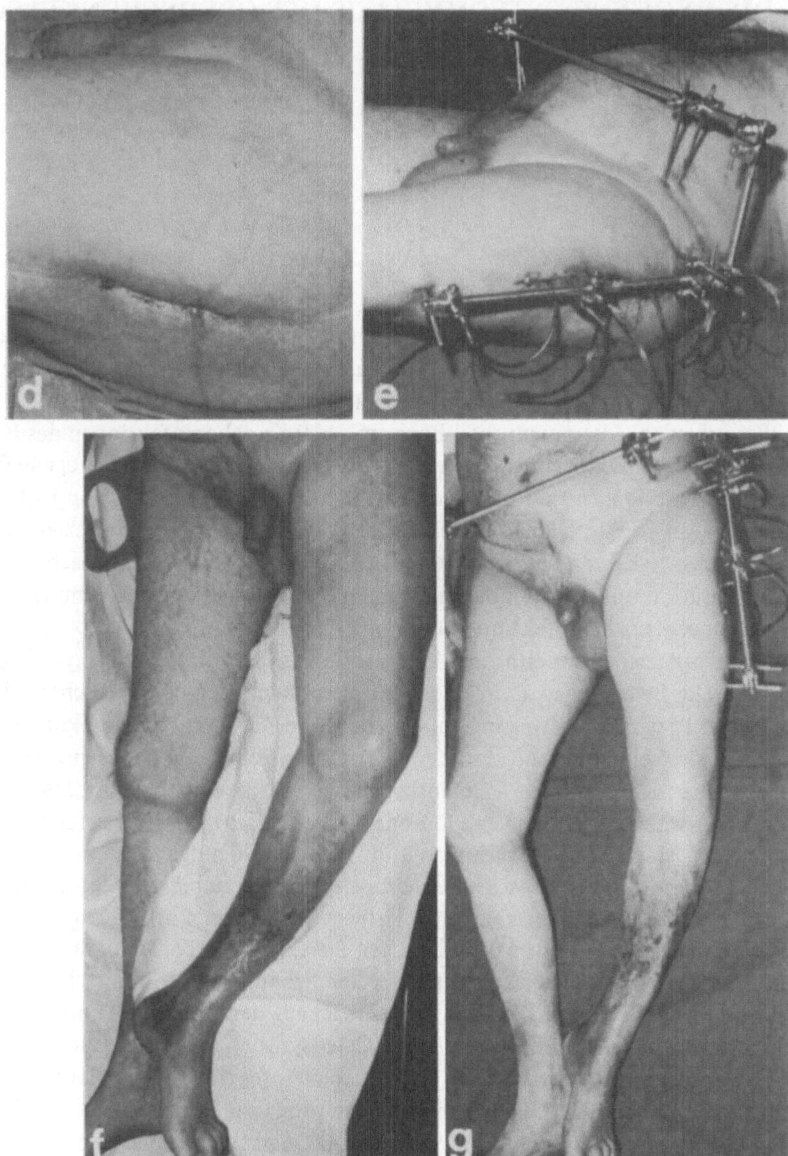

Abb. 60 d-g

d, f Präop. Weichteilzustand, extreme Außenrotationsfehlstellung der Hüfte und Varusdeformität des Unterschenkels bei fortgeschrittenem postthrombotischem Syndrom

e, g Weichteilzustand postop. bei liegendem Fixateur externe, Montage seitlich (**e**), in der Aufsicht (**g**), unter befriedigender Korrektur der Außendrehkontraktur, eine Lagerungsschiene oder ein Gipsstiefel war wegen der Unterschenkelgeschwüre nicht indiziert

D. DIE EXOGENE OSTEOMYELITIS DES OBERSCHENKELSCHAFTES

1 Einleitung

Die exogene Osteomyelitis des Femurschaftes konfrontiert mit biomechanischen, allgemeinchirurgischen und lokal-septischen Problemen, die mit der Osteomyelitisbehandlung an anderen Gliedmaßenabschnitten nicht vergleichbar sind [13, 100]. In den 10 Jahren von 1969-1978 wurden am „Bergmannsheil Bochum" 119 Knocheninfektionen des Femurs, davon 96 infizierte Femurpseudarthrosen, behandelt. Nach der Tibia ist die exogene Osteomyelitis am Femur die zweithäufigste Knocheninfektion. Mit der Auswertung von Unfallanamnese und Erstversorgung dieses Krankengutes ist der Frage nach möglichen speziellen Ursachen und begünstigenden Faktoren der posttraumatischen Femurosteomyelitis nachzugehen, denn gute Vaskularisation und schützender muskulärer Weichteilmantel des Femurs wirken der Etablierung einer Knocheninfektion entgegen [1]. Im Zentrum der therapeutischen Bemühungen steht die infizierte Pseudarthrose. Am unverletzten Femur greifen physiologisch erhebliche mechanische Belastungen an, die der zentralen Bedeutung des Oberschenkels beim Stehen und während der Fortbewegung entsprechen. Die Beanspruchung dokumentiert sich dynamisch im Muskelmantel und statisch in der Dimensionierung dieses größten und kräftigsten menschlichen Knochens [95]. Bei infizierten Femurpseudarthrosen besteht die für die Brauchbarkeit der ganzen Gliedmaße zu lösende Aufgabe darin, die infizierten Fragmente so zu stabilisieren, daß knöcherner Umbau und Infektberuhigung eintreten können, ohne gleichzeitig die Funktion der benachbarten großen Gelenke zu stören. Vor diesem Hintergrund wird die Wertigkeit der verschiedenen Osteosynthesemittel in Abhängigkeit zur Lokalisation des Infektherdes, dem Ausmaß des ossären Defektes, dem Zustand der Weichteile und der Funktion des Kniegelenkes charakterisiert. In Erkenntnis der biomechanischen Nachteile des herkömmlichen lateralen Klammerfixateurs ist auf den Stellenwert des Fixateur externe am Oberschenkel genauer einzugehen. Diese Osteosyntheseform kann nicht vorbehaltlos als das Stabilisierungsprinzip der Wahl für jede Knocheninfektion an allen Gliedmaßenabschnitten bezeichnet werden [135]. Durch Systematisierung und Konzeption von 4 Fixationstypen wurde die Fixateur-externe-Osteosynthese am Oberschenkel auf eine biomechanisch breitere und therapeutisch praktikable Basis gestellt [73]. Ungeachtet dessen stellen Blutverlust und allgemeine Belastung der eingreifenden Operationen zur Sanierung der infizierten Femurpseudarthrose vor allgemein-chirurgische und anästhesiologische Probleme. Nach Eintritt der knöchernen Kontinuität sind verbleibende osteomyelitische Knochenhöhlen und hartnäckige Fistelsysteme Schwerpunkte der speziellen Therapie der Femurosteomyelitis. Nach einer jahrelangen Anamnese sind die Möglichkeiten einer dauerhaften Infektberuhigung reduziert. Auf die Prinzipien der Resthöhlensanierung am Oberschenkel wird ebenso eingegangen wie auf die Prophylaxe und die Therapie der Spontanfraktur. Weiterhin treten nach der Knochenheilung Beschwerden am Kniegelenk in den Vordergrund. Anhand unserer klinischen Untersuchungen wird auf die Bedeutung der Immobilisierung in Zusammenhang mit der Entwicklung der Gonarthrose hingewiesen. Am Schluß des Kapitels sind das Krankengut und die Behandlungsergebnisse in Tabellenform zusammengefaßt.

2 Ursachen und Häufigkeit

Die exogene Osteomyelitis des Femurs leitet sich fast ausnahmslos primär oder sekundär von Femurfrakturen ab. Von 119 Femurosteomyelitiden unserer Serie hatten nur 4 Infektionen keinen unmittelbaren Bezug zu einer Femurfraktur (2 Infektionen entwickelten sich über eine suprakondyläre Bohrdrahtinfektion nach Extensionsbehandlung, eine nach Exkochleation und Osteoplastik einer Knochenzyste und eine weitere nach Verlängerungsosteotomie). Falls es lokalspezifische Faktoren für die Entstehung der Femurosteomyelitis gibt, ist es sinnvoll, die derzeit anerkannte Frakturlehre des Femurs zusammenzufassen [83, 84, 109, 110, 127, 128]:
Femurfrakturen sind Folge nachhaltiger direkter Traumatisierung und demnach häufig Teil einer Polytraumatisierung oder Mehrfachverletzung (Verkehrsunfälle, insbesondere Motorradunfälle, schwere Gewalteinwirkung bei Arbeitsunfällen im Bergbau, Hoch- und Tiefbau, Kriegsverletzungen usw.); (Abb. 65, 70, 74, 80). Schwierige Bruchformen, offene Frakturen, Blutverlust und Kreislaufgefährdung sind häufige Begleitumstände [118, 125, 127]. Die Osteosynthese als operative Versorgungsform fast aller Femurschaftfrakturen ist allgemein anerkanntes therapeutisches Prinzip [83, 125, 127, 128]. Die durch die Operation geschlossener Frakturen gegebene Infektionsgefahr ist nicht geeignet, die Nachteile konservativer Bruchbehandlung aufzuwiegen. Diese sind langdauernde Extension oder Gipsruhigstellung bis zur knöchernen Überbrückung, allgemeine Gefahren der Immobilisierung, Atrophie der Muskulatur, Dystrophie und Funktionseinbuße der Gelenke und die erhöhte Rate an Fehlstellungen und Pseudarthrosen [43]. Folgende Osteosynthesen werden in Abhängigkeit von der Bruchform und Lokalisation durchgeführt [83]:

- Osteosynthese mit gerader Platte: im Schaftbereich bei Mehrfragmentbrüchen, langen Schräg- oder Spiralbrüchen, Stückfrakturen, offenen Frakturen, Frakturen mit Begleitverletzungen, Frakturen und Pseudarthrosen außerhalb der Indikationsbreite der Nagelosteosynthese, Pseudarthrosen mit Fehlstellungen;
- Osteosynthese mit Kondylenplatte: bei Frakturen des proximalen und distalen Femurendes und deren Pseudarthrosen und Fehlstellungen;
- Osteosynthese mit Marknagel: bei Quer- und kurzen Schrägfrakturen im Bereich der Markenge in Schaftmitte und biologisch reaktionsfähigen Pseudarthrosen in Schaftmitte;
- Osteosynthese mit Fixateur externe: zur Überbrückung von Stück- und Trümmerfrakturen (meist in Verbindung mit offenen Verletzungen, Polytraumatisierung und Mehrfachverletzung) [32].

Bei isolierten Oberschenkelverletzungen mit einfachen Bruchformen wird die Primärversorgung angestrebt. Indikation zur operativen Sofortversorgung sind offene Frakturen, Frakturen mit Gelenkbeteiligung und Frakturen mit begleitenden Nerven- und Gefäßverletzungen. Alle übrigen Oberschenkelfrakturen, vornehmlich Stückfrakturen, können den für eine geplante Operation günstigsten Allgemeinzustand abwarten [79]. Im Abstand von 2-3 Wochen nach dem Unfall fördern die zunehmend wirksam werdenden reparativen lokalen Gewebsprozesse einen komplikationsarmen Heilverlauf, obschon andererseits dann die anatomiegerechte Reposition erschwert ist. Bei Polytraumatisierten bestimmen lebensbedrohliche Verletzungen, Allgemeinzustand und posttraumatische Folgezustände sowie unfallchirurgische Prinzipien die Rangfolge der Behandlung. Neben den frischen traumatischen Zuständen unterliegen Femurpseudarthrosen, Fehlstellungen und posttraumatische Verkürzungen ebenfalls operativer Behandlung; meist in Form der Reosteosynthese.

Bei der Traumaanamnese der Femurosteomyelitiden unseres Kollektivs dominierten Verkehrsunfälle mit 53%. 41% aller Frakturen waren offen; 16% drittgradig. Die hohe Rate von Polytraumatisierten (24%) und der geringe Anteil der Zweifragmentbrüche (25%) dokumentieren die Schwere der Verletzung. 75% der Frakturen waren Trümmer-, Mehrfragment- und Etagenbrüche (Tabelle 32). Vergleicht man die Literaturmitteilungen über Ursachen und Begleitumstände bei Infektionen des Femurs [28, 67, 125, 135, 139] mit der Analyse der Unfallparameter unseres Krankengutes, so ergibt sich übereinstimmend, daß mit der Häufung verschiedener typischer Risikofaktoren die Infektquote steigt. Zur Femurosteomyelitis disponieren:

– nachhaltige traumatische Gewalteinwirkung bis zum Polytrauma,
– Trümmer-, Mehrfragment-, Etagenfrakturen,
– offene Oberschenkelfrakturen.

Eine Korrelation zwischen Frakturlokalisation und Osteomyelitis konnte in unserem Kollektiv nicht festgestellt werden. Demgegenüber beobachteten Weber [135] und Saxer [112] Infektionen gehäuft bei Trümmerfrakturen des proximalen und mittleren Schaftdrittels und nur eine Infektion nach offener Fraktur. Eine Zuordnung zwischen der späteren Infektion und einem bestimmten Osteosyntheseverfahren der Erstversorgung ergab sich aus unserem Krankengut nicht (42% Nagel-, 47% Plattenosteosynthesen). Der hohe Anteil mit konservativer Erstversorgung der Fraktur (32%) belegt vor allem die Risiken der instabilen Behandlung offener Verletzungen. Demgegenüber verweist Jahna [43] bei konservativer Behandlung von Mehrfragmentbrüchen auf eine niedrige Infektionsquote. Obwohl zusammenfassende Angaben nicht vorliegen, ist zu unterstellen, daß sich mit der Rate schwierig zu versorgender Bruchformen die Operationszeiten verlängern und sich operationstechnische sowie biomechanische Mängel (Denudierung der Fragmente, fehlende mediale Abstützung, fehlerhafte und instabile Osteosynthese) häufen. Belege für die zuletzt genannten Kriterien lassen sich in vielen Einzelbeispielen erbringen.

Tabelle 30 enthält eine Zusammenstellung der Osteomyelitisquoten nach meist operativer Versorgung von Femurfrakturen. Bei einer Schwankungsbreite der Angaben der einzelnen Autoren von 6,6% (Weber [135]) und 0,82% (Wenzl [139]) ergibt sich nach 1331 Femurfrakturen eine Infektquote von 3,53%. Von 76 operierten Femurfrakturen des eigenen Krankengutes der Jahre 1976 und 1977 entwickelte sich eine Osteomyelitis in 4 Fällen. Dies entspricht einer Infektquote von 5,26%. In 3 der 4 Fälle hat die Behandlung zu einer dauerhaften Infektberuhigung und knöchernen Heilung geführt. Die Infektrate der Literaturzusammenstellung (Tabelle 30) ist vornehmlich Sammelstatistiken deutscher und schweizerischer AO-Kliniken entnommen. Außerhalb unfallchirurgischer Zentren ist somit nach Femurfrakturen eine Infektquote von deutlich mehr als 4% anzunehmen.

Veröffentlichungen, die sich speziell mit der infizierten Femurpseudarthrose befassen, sind seltener. Evrard u. Lebard [28] berichten über die Behandlung von 55 Pseudarthrosen des Femurs. 36 Heilungen stehen 19 Amputationen gegenüber, und selbst bei geheilten Fällen

Tabelle 30. Literaturzusammenstellung Osteomyelitisrate am Femur

Autor	Jahr	n	Behandlung operativ/ konservativ	Lokalisation	Fälle	Osteo-myelitis-rate (%)	Infekt-beruhigung (Anzahl)
Olerud [87]	1972	15	15/0	Distaler Femur	3	(20)	?
Weber [135]	1973	124	124/0	Femur-schaft	8	6,6	8
Szyszkowitz et al. [125]	1974	142	142/0	Femur-schaft	3	2,11	?
Schulze [118]	1975	49	35/14	Distaler Femur	2	4	?
Wenzl [139]	1975	112	112/0	Distaler Femur	1	0,82	1
Jahna et al. [43]	1976	180	90/90	Femur-schaft	4	2,22	3
Rüedi et al. [109]	1977	150	150/0	Subtroch. Femur	2	1,3	2
Trentz et al. [127]	1977	199	199/0	Distaler Femur	7	3,51	5
Wondrak et al. [145]	1977	153	153/0	Femur-schaft	5	3,26	4
Lüscher et al. [67]	1978	131	131/0	Femur-schaft	8	6	7
Müller, K.H. (noch unver-öffentlicht)	1979	76	76/0	Femur-schaft	4	5,26	3
Gesamt	1972/1979	1331	1227/104	Femur	47	Ø 3,53	(33)

bestehen schwere Weichteilschäden. Saxer [112] analysiert eine Gruppe von 23 infizierten Femurpseudarthrosen. Weber [135] berichtet über ein Patientengut von 33 Femurosteomyelitiden; er beklagt, daß erfolgssichere Richtlinien für die Behandlung infizierter Femurpseudarthrosen noch nicht erarbeitet sind und empfiehlt bei abgelaufenen und blanden Infektionen die Plattenosteosynthese, bei akut infizierten Femurpseudarthrosen die Stabilisierung mit dem Fixateur externe.

3 Akute und frühmanifeste Femurosteomyelitis

3.1 Klinik und Diagnostik

Die akute Form der frühmanifesten Osteomyelitis des Oberschenkels ist aus dem klinischen Bild erkennbar und durch die typische Symptomatik der bakteriellen chirurgischen Infektion beschrieben [8, 40, 79]. Traumatische Gewebeschäden, vor allem Subkutan- und Muskelnekrosen, Hämatome und große Operationswunden begünstigen einen gelegentlich foudroyanten Infektverlauf, der, sich rasch ausbreitend, große Eitermengen produzieren kann (Abb. 61, 67, 70, 82, 85). Den topographischen Verhältnissen der Muskel- und Faszienlogen entsprechend, bilden sich große „Senkungs-" und Röhrenabszesse. Die osteomyelitischen paraossalen Abszesse sammeln sich typischerweise am unteren Drittel des Oberschenkels und in der Fossa poplitea [79, 92]. Bei hämatogener Streuung des Oberschenkelherdes und reduzierter allgemeiner Widerstandskraft besteht trotz antibiotischer Behandlung die Gefahr einer lebensbedrohlichen Sepsis (Abb. 67, 81, 94). In der Regel verläuft die frühmanifeste posttraumatische Infektion am Oberschenkel jedoch eher schleichend (Abb. 62, 66, 68, 73). Eine Abszedierung entlastet sich durch Fisteleiterung in Höhe der Bruchzone oder an der Nageleinschlagstelle. Die Hoffnung, daß eine eitrige subkutane Einschmelzung – durch Muskelmantel oder Faszien abgeschirmt – den Knochen unbeteiligt läßt, wird fast immer enttäuscht [140]. Nicht selten sind allein intermittierende Überwärmung, leichte Schwellung und anhaltender Funktionsschmerz die Zeichen einer schleichenden Infektion (Abb. 62, 73, 74, 84). Erst nach Monaten verstärkt sich – über Sequestrierung, Plattenlockerung und Plattenausriß sowie anhaltende Leukozytose [140] – der Osteomyelitisverdacht (Abb. 62, 76). Es ist sogar möglich, daß selbst die intraoperative bakterielle Abstrichuntersuchung – trotz eindeutiger Sequestrierung – negativ verläuft und erst die Histologie die Diagnose der Osteomyelitis bestätigt [77]. Erklärungen für derart abgeschwächte, fast maskiert erscheinende Verlaufsformen, sind die Antibiotikatherapie [91] und der Weichteilmantel des Oberschenkels. Die infekteindämmende Wirkung der Muskelhüllen beruht sowohl auf dem allseitigen Schutz des Knochens als auch auf den körpereigenen Abwehrmechanismen des gut vaskularisierten Gewebes. Eine weitere Voraussetzung ist die stabile Osteosynthese, die es auch dem Knochen erlaubt, eine Infektbarriere zu bilden [8, 107].

3.2 Therapie

Die Therapie der frühmanifesten Osteomyelitis besteht aus dem unumgänglichen Revisionseingriff mit Debridement und Überprüfung der Stabilisierung [8, 77]. Bei Abszessen und purulenten Zuständen wird notfallmäßig durch Inzision und Drainage Entlastung erreicht. Die Wahl der Abszeßinzision sollte der Möglichkeit Rechnung tragen, daß dort später eine Fistel entsteht, die sich an der Oberschenkelinnenseite besonders ungünstig auswirkt. Der definitive Revisionseingriff erfolgt dann im abgeschwächten Entzündungsstadium. Das weitere Debridement entspricht den auch an anderen Extremitätenabschnitten geltenden Prinzipien. Am Oberschenkel ergeben sich selbst nach Exzision von Fisteln und verbreiterten Narben kaum Probleme des Weichteilschlusses. Während des Debridements am Knochen muß sehr sorgfältig darauf geachtet werden, die sowohl für die Infektberuhigung als auch für die knöcherne Heilung wesentliche periostale, hyperämische Kallusmuffe in ihrem Weich-

teil- und Knochenverband zu belassen (Abb. 74, 81, 82). Lose, kleine, gelockerte und devitale Fragmente sowie zur Sequestrierung verurteilte Knochenanteile werden entfernt. Die Frakturzone wird bis zur vitalen Blutung angefrischt. Die Entfernung von biomechanisch unwirksamen Schraubenimplantaten in der Umgebung der Bruchzone oder des Herdes ist vielfach bereits eine entscheidende Maßnahme im Hinblick auf die Infektberuhigung und die weitere knöcherne Heilung. Die Stabilität der Osteosynthese darf dadurch jedoch nicht in Zweifel geraten. Die Implantate stabiler und biomechanisch sachgerecht ausgeführter Osteosynthesen werden belassen (Abb. 66), [8]. Ist eine Stabilisierung oder Reosteosynthese angezeigt, so entspricht das Vorgehen den unten (s. 4.2.2) angegebenen Prinzipien. Eine längerfristig zu belassene, großlumige Drainage sowie lokale und allgemeine antibiotische Therapie nach vorausgehender Testung gehören zum Revisionseingriff.
Das konsequente Debridement zum frühestmöglichen Zeitpunkt führt am Oberschenkel bei Frakturstabilität in der Regel zu einer dauerhaften Infektberuhigung oder leitet in ein kontrolliertes Infektstadium mit blander Fistel über [77]. Bei Frühinfekt ist die Indikation zur Osteoplastik vor dem Hintergrund einer im weiteren Verlauf zu befürchtenden Implantatlockerung großzügig zu stellen (vgl. unten, 4.2.3); (Abb. 63, 64, 76, 82).

4 Infizierte Femurpseudarthrose

Die Mehrzahl der Oberschenkelosteomyelitiden kommt im Zustand der infizierten Pseudarthrose in unsere Behandlung [100]. Von den 119 Osteomyelitiden der hier kontrollierten Serie waren 96 (81%) infizierte Pseudarthrosen. 85 der 96 Patienten wurden von auswärts zur Weiterbehandlung zugewiesen. 69 Fälle (71%) waren primär operativ behandelte Femurfrakturen. Dabei entfiel jeweils ein nahezu gleicher Anteil auf Nagel- (30%) und Plattenosteosynthesen (35%). Eine therapeutische Unsicherheit in der Behandlung infizierter Femurpseudarthrosen drückt sich in der geringen Anzahl von Reosteosynthesen, der Häufigkeit von Metallentfernungen ohne neuerliche Stabilisierung und in den wenigen osteoplastischen Eingriffen aus (Abb. 61, 76, 87). Zwischen dem Unfall und der Verlegung auf die septische Sonderstation lag im Mittel eine Zeitspanne von 10,1 Monaten. Während dieser Zeit waren durchschnittlich 2,3 Operationen je Patient erfolgt. Im tabellarischen Anhang (vgl. unten, 7) sind Daten zur Vorbehandlung, klinische und röntgenologische Aufnahmebefunde, die Behandlung und die Ergebnisse der Nachkontrolle aufgeschlüsselt.

4.1 Klinik und Diagnostik

Gegenüber anderen Gliedmaßenlokalisationen unterscheiden sich das klinische Bild und die Diagnostik der infizierten Femurpseudarthrose nicht generell, so daß nur Spezifisches besondere Erwähnung findet [8, 12, 39, 92]. Im Vergleich mit der Osteomyelitis der Tibia sind die Weichteile fast nie durch offene, den Knochen und das Implantat bloßlegende infizierte Defekte gekennzeichnet (Abb. 61). Typisch sind vielmehr geschlossene Weichteile mit Fisteleiterung oder Abszesse und phlegmonöse diffuse Entzündungen. Die verschiedenen Entzündungsformen der Weichteile wechseln und treten nicht selten schubartig auf. Viel häufiger als anderswo gehen deshalb am Oberschenkel septische Temperaturverläufe einem Fistel- oder

Abszeßausbruch voraus [70, 80]. Gelegentlich fehlen äußerlich erkennbare Entzündungszeichen. Weiterhin kennzeichnend ist die Dystrophie der Muskulatur mit entzündlich narbiger Umwandlung in Abhängigkeit zur Häufigkeit vorangehender Eingriffe und Aktivität des Infektgeschehens (Abb. 78, 80, 84). Bei nur ausnahmsweise gegebener Belastbarkeit des Beins finden sich meist erhebliche Funktionseinschränkungen der angrenzenden Gelenke. Mit Ausnahme der hüftnahen Infektionen ist das Hüftgelenk anatomisch besser abgeschirmt und deshalb meist weniger beeinträchtigt als das weitgehend band- und muskelgeführte und häufig langzeitig immobilisierte Kniegelenk mit seinen empfindlichen Weichteilverschiebeschichten. Das Röntgenbild ist im typischen Fall eindeutig und durch Sequester (Abb. 61, 67, 76, 80, 82), Strukturauflösung (Abb. 83), Defekt (Abb. 61, 80, 85, 88) und die Zeichen der infizierten Implantatlockerung (Abb. 61, 62, 67, 79, 81) beschrieben [72]. Probleme treten auf, wenn sich bei unklarer klinischer Symptomatik röntgenologische Interpretationsprobleme mit aseptischen Formen gestörter Bruchheilung ergeben [47, 101, 108]. Erschwerend ist es in derartigen Fällen weiterhin, wenn Rückschlüsse aus vorangegangenen Operationen und früheren Röntgenbildern nicht zu ziehen sind und eine antibiotische Therapie typische osteomyelitische Merkmale verschleiert. Differentialdiagnostisch zu unterscheidende Paare sind [72]:

- aseptische avitale Fragmente (Fragmentnekrosen) und Sequester der Osteomyelitis,
- aseptischer Unruhekallus und osteomyelitische Periostreaktion (Abb. 74),
- Lysesäume und Bruchspaltverbreiterung aufgrund biomechanisch fehlerhafter Osteosynthese oder eingetretener Osteomyelitis,
- Resorptionssäume entlang des Marknagels als Ausdruck einer Instabilität (Abb. 64) oder als Zeichen einer ablaufenden Markphlegmone (Abb. 81).

Eine einfache und routinemäßige Maßnahme sind Röntgenaufnahmen in 4 Richtungen. Die Nutzung verschiedener Methoden röntgenologischer Darstellung, eine lückenlose Röntgenserie und die kritische Bildanalyse [72] schützen vor Fehlinterpretationen und Therapiefehlern [44, 114]. In diagnostischen Zweifelsfällen ist das Szintigramm eine Ergänzung [135].

4.2 Therapie

Die durch Osteomyelitis und Pseudarthrose gestörte Frakturheilung ist eine absolute Indikation zur Operation [8, 99, 100, 144]. Weder die Infektion noch der instabile Zustand des Knochens sind ohne chirurgisch-operative Maßnahmen zu beherrschen [135]. Zwangsläufig muß die Operation zwei kausal und therapeutisch untrennbare, (nicht austauschbare) gleichrangige Elemente umfassen: Debridement und Stabilisierung. Die Konsequenz in der Durchführung beider Maßnahmen schafft die Grundlage zur Frakturheilung und Infektberuhigung.

Für die Wahl des operativen Zugangs bei Osteomyelitis gilt allgemein, den direkten Weg zum Herd zu suchen [2, 40]. Diese Regel muß am Oberschenkel modifiziert werden. Die für die Prognose der Femurosteomyelits entscheidende Funktion der Gelenke erfordert den lateralen Hautschnitt am Oberschenkel unter Schonung der Streckmuskulatur. Der Tractus iliotibialis und die Fascia lata werden gespalten und die Femurdiaphyse zwischen M. vastus lateralis und M. biceps femoris freigelegt. Ohne Rücksicht auf Art und Lokalisation des Infektgeschehens wird somit die gleiche Darstellung wie beim aseptischen Vorgehen gewählt.

Oft liegen die Fisteln im Verlauf einer lateralen Hautnarbe. Sie werden dann wetzsteinförmig umschnitten. Liegen sie außerhalb der Inzision, so werden sie nur im Rahmen des Debridements kürettiert. Sie können dann als Austrittsstellen der Drainagen benutzt werden. Ist das Kniegelenk funktionsuntüchtig oder die Muskulatur durch Infekt und zahlreiche Voreingriffe narbig durchsetzt, kann oder muß unter Berücksichtigung sonstiger Gegebenheiten (Fisteln, Abszesse) ein direkter Weg zur Darstellung genommen werden.

4.2.1 Debridement

Das Debridement umfaßt die Entfernung aller avitalen Gewebestrukturen, sparsame Ausschneidung und Anfrischung entzündlich-vitaler Gewebe und suffiziente Drainage des Wundbettes. Mit dem Fortbestehen des Infektes bei unvollständigem Debridement lockert sich auch eine bislang stabile Osteosynthese. Im Konflikt zwischen Radikalität und Substanzbewahrung ist nach dem Knochendebridement bei individuell unterschiedlicher Ernährungslage der Grad der Vitalität (nicht der Nekrosegrad) uneinheitlich und von den Parametern der Osteomyelitis wie der Aggressivität und Dauer der Infektion geprägt. Das totale Debridement ist demnach ein weder operationstechnisch, noch substantiell, noch mikrobiologisch zu erwartendes Ideal (Abb. 62, 82, 93); [75, 76].

4.2.1.1 Weichteile

Das Debridement der Weichteile bezieht sich vornehmlich auf Fisteln, Abszesse und infizierte Narbengewebe. Im Vergleich mit dem Knochen gelingt das Debridement der Weichteile im allgemeinen radikaler. Die intraoperative Fistelanfärbung mit Methylenblau erweist sich nicht nur als Wegweiser durch die Weichteile zum ossären Herd, sondern stellt auch die Ausdehnung des gesamten Fistelsystems dar. Die Fistelöffnung wird umschnitten, ihr Gang längs gespalten und die Membran exzidiert. Außerhalb des Zugangs befindliche Fistelgänge werden sorgfältig kürettiert. Vielfach kollabieren Abszeßhöhlen nach Eiterentleerung nicht, ihre Membran wird deshalb sorgfältig ausgeschnitten. Entzündliches, aufgelockertes Granulationsgewebe und der eitrige Detritus aus dem Pseudarthrosenspalt, der Umgebung ossärer Nekrosen und dem Plattenlager werden ausgekratzt. Am Oberschenkel können weit verzweigte Fistelsysteme mit unklarer Beziehung zum Knochen erhebliche Schwierigkeiten bereiten [73]. Medial droht zusätzlich eine Gefäßverletzung, da die anatomischen Verhältnisse durch entzündliche Infiltrate, Narben und derbe Schwielen verändert sind.

4.2.1.2 Sequestrektomie

Ein Sequester ist als demarkiertes, irreversibel avitales, infiziertes Knochenfragment zu definieren. Morphologisch ist dies sowohl mit dem Untergang der Osteozyten und osteogenetischen Zellen als auch mit der Denaturierung der Grundsubstanz verbunden. In der lokalen Beziehung eines Sequesters zum Knochengewebe sind unter klinisch-praktischen Gesichtspunkten 3 Formen zu unterteilen:

Dislozierte Sequester. Diese Sequester sind eiterumspült, entweder ohne jeden festen Kontakt zur Umgebung oder in losem Knochenverbund soweit demarkiert, daß sie sich durch mechanische Manipulation (leichter Meißelschlag) sofort ablösen (Abb. 61, 64, 80, 88). Es handelt sich oftmals um ernährungsgefährdete Knochenanteile aus einer Mehrfragment- oder Trümmerzone, um Biegungskeile oder denudierte Fragmentspitzen. Ihr Erkennen bietet makroskopisch keine diagnostische Schwierigkeit. Gelegentlich sind kleine Sequester in der Markhöhle der Hauptbruchstücke und dort durch Granulationsgewebe gebunden. Ihre Darstellung im Röntgenbild kann genauso beschwerlich wie ihr operatives Auffinden sein [72].

Nicht dislozierte Sequester. Hierbei handelt es sich um eine noch fest mit dem vitalen Knochen verbundene, irreversible ossäre Devitalisierung durch Osteomyelitis. Die elfenbeinartigen, spröden, infizierten Knochenanteile ohne jegliche vitale Reaktion sind makroskopisch unscharf demarkiert (Abb. 62, 76, 82, 96). Im weiteren zeitlichen Verlauf sind sie entweder zur dislozierten Sequestrierung verurteilt oder sind Bestandteil eines intramuralen Sequesters (Abb. 96). Ohne eine derartige Differenzierung vorzunehmen, spricht Popkirov [92] in diesem Zusammenhang von einer Reifung der Sequester. Die nicht dislozierten Sequester finden sich typischerweise an den herdnahen Hauptfragmenten und entsprechen nicht selten der metallanliegenden Kortikalis bei infizierter Plattenosteosynthese [77]. Manchmal ist das gesamte Plattenlager betroffen. Als Ursache ist das dauerhafte Zusammentreffen von Infekt, Instabilität (makroskopisch oder mikroskopisch) und Devastierung anzusehen. Die nicht dislozierten, nur mikroskopisch demarkierten, kortikalen, infektzerstörten Nekroseflächen ermöglichen zwar als tote Hartsubstanz über längere Zeit noch einen makroskopisch stabilen Osteosyntheseverbund. Da ihre Revitalisierung ausgeschlossen ist, ist auf die Dauer weder eine zuverlässige Stabilisierung noch eine erfolgreiche Spongiosaplastik denkbar [77]. Bei der – besonders am Oberschenkel – gelegentlich dicken Kortikalis ist diese Form ossärer Nekrose nicht nur in Längsrichtung des Schaftes, sondern auch radiär von periostal nach endostal und umgekehrt gegeben. Nach Debridement verbleibt vielfach eine jeweils vitale endostale Kortikalislamelle nach Plattenosteosynthese oder eine periostale Lamelle nach Markraumstabilisierung. Mit der Definition der nicht dislozierten Form der Sequestrierung wird zugleich die Schwierigkeit offenbar, makroskopisch jene entscheidende Grenzzone mit gerade noch ausreichender Vaskularisierung oder revitalisierbarer Struktur aufzufinden. Bei der Nekrektomie ist die Blutpünktchenmethode am besten geeignet, den qualitativen Unterschied der Gewebestrukturen deutlich zu machen [10, 75]. Das Auffinden der feinsten Blutkapillaren beendet das immer vorsichtige und schrittweise vorzunehmende knöcherne Debridement. Eine Markierung durch Vitalfärbung mit Disulfineblau [53] hat sich als unzweckmäßig erwiesen, da gerade in der fraglichen Grenzzone keine zweifelsfreie Differenzierung möglich ist (Abb. 80). Durch die Anfärbung wird zusätzlich die Blutpünktchenmethode verschleiert. (Abgesehen davon erfordert die Vitalfärbung Blutleere anstatt Blutsperre.)

Intramurale Sequester. Durch periostale und endostale Reparation werden (dislozierte und nicht dislozierte) Sequester als Totenlade von einer vitalen knöchernen (nicht bindegewebigen) Muffe umschlossen (Abb. 82, 96). Dieser Vorgang ist am Oberschenkel häufig und um so ausgedehnter, je blander die Infektion und um so jünger die Patienten sind. Die Größe der intramural eingeschlossenen Sequester ist unterschiedlich und kann ganze Röhrenfragmente betreffen. Auch die Ummauerung durch die ossäre vitale Reparation ist von unterschiedlicher Ausdehnung. Die Diagnose stellt sich aus dem Röntgenbild und aus dem intra-

operativen Situs. Nach dem Prinzip der Dekortikation sind diese – medial meist sehr ausgedehnten periostalen Reaktionen – im vitalen Verbund mit der Muskulatur zu belassen, während der Sequester herausgemeißelt wird (Abb. 82). Dieser unumgängliche Operationsschritt ist vielfach sehr blutreich, vor allem, wenn im medialen Oberschenkelweichteilmantel die Blutsfüllung erschwert ist. Der vom intramuralen Sequester befreite pluripotente, periostale Reaktionssaum ist ein optimales Transplantatlager und bildet einen wertvollen Kristallisationspunkt der Defektüberbrückung.
Das Debridement schließt selbstverständlich die Entfernung der fast immer gelockerten Implantate ein [102, 113]. Im Gegensatz zur frühmanifesten Infektion muß bei der chronischen Osteomyelitis mit Ausbildung einer infizierten Pseudarthrose die Auffassung revidiert werden, stabilisierende Implantate auf jeden Fall zu belassen [8, 39, 88, 107, 141]. Die Möglichkeit einer nicht dislozierten Sequestrierung erfordert eine Überprüfung des Plattenlagers (Abb. 82). Andernfalls fallen bei Avitalität des kortikalen Lagers durch die unvermeidliche spätere Lockerung zusätzliche, wertvolle Knochenabschnitte der Sequestrierung zum Opfer [77].

4.2.1.3 Markraumphlegmone und Markraumsequester

Die Markraumphlegmone ist eine besondere Form der Osteomyelitis nach Marknagelung (Abb. 81). Der ursprünglich lokale Infektherd folgt dem Marknagel als Drainagerohr und breitet sich in der gesamten Markhöhle aus (Abb. 68), [98, 122]. Fehlt ein Sekretabfluß durch Fisteln, so ist das klinische Bild durch äußerste Schmerzhaftigkeit des gesamten Röhrenknochens gekennzeichnet. Meist kommt es zu Abszessen und spontanen Fistelaufbrüchen an der Fraktur oder der Einschlagstelle des Marknagels. Bei fortbestehender Osteomyelitis des Markraumes bilden sich schalen- oder ringförmige endostale Sequester. Diese Markraumsequester lassen sich gelegentlich auf dem Röntgenbild erkennen: anfangs fleckig aufgelockerte, später strukturverdichtete, innere Kortikalislamellen mit längsverlaufendem, schmalem Lysesaum (Abb. 96), [72]. Bei instabiler Marknagelung sind die Sequester größer und können gelegentlich ganze Fragmente erfassen. Die Prinzipien der Stabilisierung bei Knocheninfektion nach Marknagelung sind unten (s. 4.2.2.3) dargestellt. Verbleibt unter den dort angegebenen Voraussetzungen ein Marknagel, so wird nach Abszeßspaltung oder Revision und Exzision der Fistel das Hohlraumsystem drainiert. Die Drainage verbleibt bis zur Beruhigung der Markraumphlegmone; oft bis zur Implantatentfernung (Abb. 68), [52]. Markraumsequester und Nagelentfernung bei Markraumosteomyelitis erfordern als Debridement eine Aufbohrung des Markkanals. Als Faustregel wird 1 mm über die Dicke des ursprünglich liegenden Nagels aufgebohrt. Da das Innere des Röhrenknochens nicht zu besichtigen ist, muß die Säuberung besonders sorgfältig erfolgen. Das Markraumdebridement kann beendet werden, wenn das Aufbohren frische Abriebpartikel fördert und die Spülflüssigkeit klar wird (Abb. 68). Bei Erregerempfindlichkeit werden in den Knochenkanal Gentamycin-PMMA-Ketten eingefüllt [10, 13, 53, 75]. Drainageschläuche liegen am tiefsten Punkt des Markraumkanals, am Frakturspalt und an der Nageleinschlagstelle [142]. Die Drains wirken vorübergehend als Überlaufdrainage ohne Sog, da eine Saugung wegen der Gefahr einer Blutung (Verblutung) erst nach 24 h erlaubt ist.

4.2.2 Stabilisierung

Osteosynthesen bei infektgestörter Frakturheilung stehen in der Rivalität biologischer und mechanischer Prinzipien. Der mechanische Anspruch nach interfragmentärer Ruhe (Stabilität) im Bruchbereich steht den unterschiedlichen anatomischen, chirurgisch-traumatischen und biologischen Prioritäten gegenüber. Mit verschiedenen Osteosyntheseformen ist dieser Zwangslage am ehesten gerecht zu werden. Diese allgemeingültige Feststellung trifft auf die Probleme der Stabilisierung der infizierten Femurpseudarthrose in besonderer Weise zu. Die Art der Stabilisierung der infizierten Femurpseudarthrose muß sich an den individuellen Gegebenheiten des Einzelfalles orientieren [73]; eine Schematisierung verbietet sich [78].

4.2.2.1 Biomechanische Prinzipien

Die erheblichen statischen und dynamischen, körpereigenen und äußeren Gewichtsbelastungen, die am Femur angreifen, begrenzen absolut und zeitlich die Stabilität eines Verbundes zwischen dem Osteosynthesemittel und dem Knochen. Diese Tatsache hat bei der Neigung zur Hüftkontraktur und zum Immobilisationsschaden des Kniegelenkes mit den damit verbundenen zusätzlichen Hebelkräften besondere Bedeutung. Andererseits muß jede Form der Stabilisierung am Femur eine funktionelle Beanspruchung gewährleisten [83]. Gute Funktion bedingt wiederum die weitestgehende Unversehrtheit der zirkulär umfassenden Muskelgruppen und ihrer Gleitschichten. Der Verlauf der Oberschenkelgefäße und des N. ischiadicus beeinflussen topographisch die Lage und Ausdehnung der Osteosynthesemittel. Die Osteosynthese des infizierten Femurs ist schließlich durch die Probleme der Infektbeherrschung, der Implantatverankerung und des Knochendefektes besonders erschwert. Zuverlässig stabilisierende Nagel- und Plattenimplantate umgehen weitgehend die Gefahr einer Weichteilläsion und erlauben deshalb eine ungestörte funktionelle Behandlung (Abb. 62, 68). Sie haben den gravierenden Nachteil, daß der mit dem Infektherd direkt korrespondierende Fremdkörper selbst Infektion und Sequestrierung unterhalten kann sowie osteoplastische Maßnahmen bei größeren Defekten einschränkt. Als Alternative gilt allgemein die Fixateur-externe-Osteosynthese [41, 73, 79]. Verglichen mit der Tibia sind jedoch am Oberschenkel den stabilisierenden und operativen Möglichkeiten anatomisch und biomechanisch Grenzen gesetzt.
Die *Plattenosteosynthese* ermöglicht bei erhaltenem Fragmentkontakt über das Prinzip der Plattenvorspannung eine über längere Zeit wirksame interfragmentäre Kompression (Abb. 62, 63), [2, 83, 88]. Das Vorbiegen der Platte verhindert ein Klaffen des plattenfernen Bruchspaltes durch die angreifenden Zugspannungen, wobei der Schwerpunkt der Kompressionskraft in die Mitte der Knochenquerschnittsfläche verlegt wird. Interfragmentäre Kompression über den ganzen Knochenquerschnitt erhöht gleichzeitig die Biege- und Torsionsstabilität. Dennoch sind auch Plattenimplantate den Biegemomenten quer zur Längsachse – in Abhängigkeit zur knöchernen Abstützung und zur Dimensionierung und Form der Platte – nur bedingt gewachsen [30]. Fehlt die mediale Abstützung durch Klaffen oder Substanzverlust, so muß eine zusätzliche Osteoplastik noch vor dem Zeitpunkt der Plattenverbiegung oder des Ermüdungsbruches des Implantates biomechanisch wirksam werden (Abb. 62, 63, 64), [85, 135]. Unter Kalkulierung der Nachteile einer Verkürzung können bei Defekten die Vorteile der interfragmentären Kompression wieder genutzt werden. Verbleibt ein kompletter Defekt, so wirkt die Platte nur als Kraftträger (Abb. 61, 65), [59].

Einer derartigen Beanspruchung entspricht das Prinzip der intramedullären Osteosynthese durch *Marknagel* [83]. Die elastische Verklemmung zwischen Nagel (Kraftträger) und den Fragmenten wird durch die Aufbohrung weiter verbessert [137]. Unter Belastung erfährt diese Osteosyntheseform zusätzlich interfragmentäre Kompression. Somit wäre für den Femur der Marknagel das ideale Implantat. Seine Anwendung ist jedoch für viele Stück- und Mehrfragmentbrüche ungeeignet und bei manifester Infektion nach Meinung der Mehrzahl der Autoren kontraindiziert. Wenn die Bedingungen des Infektzustandes den Marknagel verbieten, ist die Kraftträgerfunktion bei kompletten ossären Defekten besser durch eine ausreichend dimensionierte, direkt mit der Kortikalis verbundenen Platte als durch den *Klammerfixateur* [135] gewährleistet (Abb. 61, 65). In Abhängigkeit zur Stützweite der indirekten Montage des einfachen Klammerfixateurs wirken durch den unsymmetrischen Aufbau erhebliche Biegemomente auf die Fragmente, welche Fehlstellung und Instabilität bedeuten können.

4.2.2.2 Plattenosteosynthese

Entsprechend den biomechanischen Voraussetzungen und der anatomischen Situation bietet die Plattenosteosynthese am infizierten Femur die beste Gewähr für knöcherne Heilung und Infektberuhigung (Abb. 90). Selbst ausgedehnte knöcherne Defektzonen sind kein Argument gegen eine Plattenosteosynthese (Abb. 61, 64). Als Voraussetzung für eine erfolgreiche Plattenosteosynthese bei Femurosteomyelitis sind nachfolgende Kriterien anzusehen [73]:

1. Vitales kortikales Plattenlager. Nur selten wird die ursprüngliche Platte weiter Verwendung finden können. Meist bedingen die veränderten ossären Verhältnisse nach dem Debridement, die notwendige größere Dimensionierung und die Ausnutzung operationstechnischer und biomechanischer Prinzipien (Vorspannen und Vorbiegen der Platte) eine komplette Reosteosynthese (Abb. 62). Im Stadium der infizierten Pseudarthrose haben instabile Implantate nicht selten zu einer nicht dislozierten Sequesterierung der metallanliegenden Kortikalis geführt. Obschon diese sklerotisch harten, devitalen Knochenstrukturen einer momentanen Stabilisierung definitionsgemäß Halt bieten würden, sind sie vollkommen zu entfernen, da sie Ausgang einer neuen Infektkomplikation sind.

2. Zuverlässige Verankerung. Nach vorausgegangener Osteosynthese, Sequestrektomie und Anfrischung sind die Möglichkeiten einer optimalen Schraubenverankerung durch Infektion, Inaktivitätsatrophie und Platzmangel (Herdausdehnung, Gelenkbeziehung) reduziert. Eine im zeitlichen Verlauf dauerhafte Fixierung ist nur zu erwarten, wenn herdfern auf jeder Fragmentseite mindestens 4 Schrauben in beiden Kortikales zuverlässig verankert sind. Alte knöcherne Schraubenkanäle sind durch Infektlockerung und Sequestrektomie meist unbrauchbar. Frühere Schraubenlöcher mit unversehrt erhaltenem Gewindeschnitt können in die Reosteosynthese einbezogen werden (Abb. 62). In der Nachbarschaft zum Infektherd finden Schrauben nur unzuverlässig Halt oder lockern sich wieder. Herdfern ist die beste Gewähr für eine dauerhafte Schraubenfixierung gegeben. Abgesehen davon ist eine implantatarme Herdzone der Infektberuhigung dienlich (Abb. 61). Eine Verbundosteosynthese zum Zwecke der Schraubenverankerung ist bei infizierter Pseudarthrose nicht zulässig [106, 126]. Bei subtrochantären infizierten Femurpseudarthrosen ist die Reosteosynthese mit einer Kondylenplatte durchzuführen. Für den distalen Femurabschnitt bietet die Kondylenabstützplatte die besten Fixationsmöglichkeiten [83]. Wenn diese Platten gelenknah keinen Halt finden, so muß auf den Fixateur externe – gegebenenfalls gelenküberbrückend – zurückgegriffen werden (Abb. 79).

3. Weichteilschluß. Durch Narbenschrumpfung und Exzision von Fisteln ergeben sich gelegentlich beim Verschluß der Operationswunde auch am Oberschenkel Probleme. Der durchblutungsfördernde, vollkommene Weichteilkontakt nach spannungsfreier Naht der Wunde ist für den gefährdeten und vielfach mindervaskularisierten Knochen von besonderer Bedeutung.

Es ist zu berücksichtigen, daß die größere Dimensionierung der Implantate bei Reosteosynthesen am infizierten Femur mit einer größeren Auflagefläche der Platte am Knochen und einer stärkeren Gewebeverdrängung verbunden ist. Andererseits darf der Weichteilschluß nicht damit erzwungen werden, daß etwa auf schmale Platten ausgewichen wird.

4. Ausreichende Kniefunktion. Bei fortgeschrittener, irreversibler Schädigung des Kniegelenkes im Sinne einer fibrösen Ankylose ist der Vorteil einer Plattenosteosynthese deswegen weitgehend aufgehoben, weil erweiterte, räumliche externe Fixationsformen eine vergleichbare Stabilität bieten. Derartige externe Osteosynthesen sind möglich, wenn auf den vulnerablen Oberschenkelstreckapparat keine funktionelle Rücksicht genommen werden muß (vgl. unten, 4.2.2.4); (Abb. 78).

5. Rückläufige (ossäre) Infektaktivität. Kommt es nach radikalem Debridement und sachgerechter Reosteosynthese mit einer Platte nicht zur Infektberuhigung, sollte die Stabilisierung mit der Fixateur-externe-Osteosynthese fortgesetzt werden. Eine wiederholte Reosteosynthese mit einer Platte muß besonderen Bedingungen entsprechen und ist wegen der Schädigung des Knochens durch Bohrung und Plattenlager sowie der reduzierten Stabilität nicht sinnvoll.

Die technische Durchführung der Plattenosteosynthese bei infizierter Femurpseudarthrose weicht gegenüber den Regeln des entsprechenden aseptischen Eingriffs nicht ab [83]. Die interfragmentäre Kompression durch Vorspannen und Vorbiegen der Platte ist ein wesentlicher Faktor der knöchernen Überbrückung der infizierten Pseudarthrose und damit ein für die Infektberuhigung entscheidendes Argument [30, 31]. Wo im Hinblick auf geringfügige Verkürzung kein nachhaltiger funktioneller Schaden droht, ist durch Resektion schnabelförmiger (ernährungsgestörter) Fragmentenden die interfragmentäre Kompression durch verbesserten ossären Kontakt zu erhöhen (Abb. 62).

4.2.2.3 Marknagelosteosynthese

Es sind 3 grundsätzlich verschiedene Konstellationen zu unterscheiden:

- infizierte Pseudarthrose bei sachgerecht stabilisierender Marknagelosteosynthese;
- Reosteosynthese nach instabiler infizierter Marknagelosteosynthese;
- (Re-)Osteosynthese mit Marknagel bei infizierter Pseudarthrose.

Der sicher stabilisierende Marknagel wird unabhängig vom Grad des knöchernen Durchbaus unter folgenden Umständen belassen (Abb. 68); (zuverlässige Stabilisierung bei bestehendem Infekt ist nur nach vorausgehend guter Marknagelindikation in der Markenge der Schaftmitte vorauszusetzen):

1. Keine Markphlegmone und *kein Markraumsequester.* Gelingt es durch Drainage des Hohlraumsystems nicht, eine akute eitrige Infektion der Markhöhle zu beruhigen, muß unter Debridement des virulenten Infektherdes auch der stabilisierende, wandschlüssige Marknagel entfernt werden. Röntgenologisch gelegentlich an einer Doppelkontur erkennbare schalenförmige Markraumsequester sind mit der intramedullären Stabilität nicht vereinbar.

2. *Vitaler Pseudarthrosenspalt ohne großen Substanzdefekt.* Belegt das Debridement am Fraktur- (Pseudarthrosen-)Spalt die Vitalität der Fragmentenden nicht, muß der dann nur noch zeitlich begrenzt stabilisierend wirkende Nagel zum Zwecke des vollständigen weiteren Debridements entfernt werden (Abb. 84). Das gleiche gilt, wenn nach dem Debridement eine zirkuläre, komplette Defektzone um den Nagel entstanden ist. Durch die Störung der elastischen Verkeilung in der Markenge droht sekundäre Instabilität. Zudem ist eine zirkuläre Spongiosaplastik um einen freiliegenden Nagel nicht sinnvoll.

3. *Kein Drehfehler.* Die Kombination einer infizierten Pseudarthrose mit einem Drehfehler bei liegendem Marknagel ist durch Nagelentfernung und Korrekturosteosynthese zu behandeln. Bei sich anbahnendem oder teilweisem knöchernem Durchbau und blander Infektion ist Abwarten angezeigt, um nach endgültiger Konsolidierung den Fehler günstiger durch eine metaphysäre Osteotomie zu korrigieren.

4. *Dauernde Markraumdrainage.* Wird der wandschlüssig stabilisierende Marknagel belassen, ist eine Drainage des Hohlraumsystems bis zur knöchernen Überbrückung angezeigt. Anderenfalls drohen Exazerbation mit Abszessen und Phlegmonen sowie über die fortbestehende Infektion die Implantatlockerung.

Die Entscheidung über die Osteosyntheseform zur Restabilisierung einer infizierten Pseudarthrose nach Entfernung eines gelockerten Marknagels ist differenziert vorzunehmen. Nach den Untersuchungen von Schweiberer [123] dominiert am Röhrenknochen das medulläre Gefäßsystem. Die notwendige Aufbohrung des Markraumes zum Zwecke des Debridements bedeutet eine erneute Schädigung des medullären Gefäßsystems, auch dann, wenn ein vorangehend zu dünner Marknagel die endostale Durchblutung geschont hat. Die Restabilisierung mit der Platte provoziert die Gefahr einer total gestörten Vaskularisierung durch die äußere Denudierung. Diese Gefahr wird durch die ausgedehnte subperiostale Freilegung für die aus biomechanischen Gründen entsprechend groß dimensionierte Platte erhöht. Die bei aseptischen Pseudarthrosen in derartigen Fällen vorgeschlagene Lösungsmöglichkeit, durch ein implantatfreies Intervall der ossären Revaskularisierung Zeit zu geben, erübrigt sich bei infizierten Pseudarthrosen (Abb. 62, 63), [111]. Somit ist im Regelfall nach Aufbohrung der Markhöhle einer infizierten Femurpseudarthrose eine der verschiedenen Formen der Fixateur-externe-Osteosynthese anzuschließen (Abb. 73, 78, 80, 81, 84), [66, 73]. Wegen der biomechanischen Einschränkung, die die Fixateur-externe-Osteosynthese am Femur – besonders bei guter Kniefunktion – erfährt, ist jedoch auch die Restabilisierung mit einer Druckplatte denkbar, wenn der Revisionseingriff vollkommen vitale knöcherne Verhältnisse offenbart (Abb. 63, 64), [73]. Ein dritter Weg ist, kurzfristig mit dem Fixateur externe zu stabilisieren, bis die endostale Ernährungslage in Verbindung mit einer Infektberuhigung gesichert ist, um dann – falls noch erforderlich – auf die biomechanisch günstigere Plattenosteosynthese umzusteigen. Einschränkend liegen die Nachteile mehrmaliger Operationen auf der Hand. Eine erneute sachgerechte Marknagelung im Zustand des Infektes wird von vielen Autoren – wie auch von uns – abgelehnt.

Eine erstmalige intramedulläre Osteosynthese zur Stabilisierung einer infizierten Pseudarthrose ist nach unserer Auffassung kontraindiziert [73, 101]. Abgesehen von der knöchernen Situation, die nur in seltenen Fällen eine gute Indikation für einen zuverlässig stabilisierenden

Marknagel darstellt, führt die Aufbohrung zu einer Zerstörung des medullären Gefäßsystems und zu einer Infektausbreitung über die gesamte Markhöhle [122]. Die große infizierte Wundhöhle in Verbindung mit dem medullären Implantat provoziert die Gefahr einer schweren Allgemeininfektion. Demgegenüber empfehlen Klemm und Mitarbeiter [29, 52, 54] die Osteosynthese mit dem sog. Verriegelungsnagel bei infizierter Femurpseudarthrose, unabhängig davon, welche Osteosyntheseform primär vorlag. Die Befürchtung einer durch die Aufbohrung bedingten Keimverschleppung hält Klemm [52] für unbegründet, vorausgesetzt, daß nach der Marknagelung eine gut funktionierende Saugdrainage eingerichtet ist und eine hochdosierte parenterale Antibiotikabehandlung eingehalten wird. Götz u. Klemm [29] veröffentlichten 1977 die Ergebnisse von 31 infizierten Femurpseudarthrosen, die mit einem Verriegelungsnagel behandelt wurden. Bei 27 Patienten konnte knöcherne Konsolidierung erzielt werden, 2mal verblieb eine straffe Pseudarthrose und 2mal war die Amputation erforderlich. Die Mehrzahl der Autoren steht diesem Verfahren ablehnend gegenüber [8, 55, 73, 100, 122, 135, 138, 143].

4.2.2.4 Fixateur-externe-Osteosynthese

a) Biomechanische Prinzipien

Das mechanische Konzept des externen Rahmenfixateurs besteht darin, interfragmentäre Kompression durch symmetrische axiale Krafteinleitung auszuüben [60, 80]. Eine externe Rahmenmontage ist am Oberschenkel aus anatomischen Gründen nicht zu verwirklichen. (Nur bei geeigneten suprakondylären infizierten Pseudarthrosen wäre eine derartige symmetrische Anordnung möglich, scheitert aber meist wegen zu kleiner Fragmente, ungünstiger Hebelverhältnisse und Infekteinbruch in das Kniegelenk.) Funktion und Anatomie erlauben im diaphysären Bereich des Oberschenkels zunächst nur den lateral zu montierenden Klammerfixateur (Abb. 71, 81), [41, 73, 135]. Wenn biologische Prioritäten die äußere Knochenfixation am Oberschenkel erfordern, müssen mechanische und funktionelle Nachteile des äußeren Haltesystems hingenommen werden. Die mechanischen Nachteile des Fixateur externe am Oberschenkel gelten, wenn auch in unterschiedlichem Ausmaß, für beide Grundformen der Fixateur-externe-Osteosynthese, also sowohl für die externe Kompressionsosteosynthese bei knöcherner Abstützung und für die externe distanzhaltende Osteosynthese bei fehlendem Kontakt der Hauptfragmente [60].
Bei *knöcherner Abstützung* erfolgt die Krafteinleitung über den lateralen Klammerfixateur nicht axial, sondern exzentrisch. Die Folgen sind Druckspannungen auf der Seite der rohrnahen Kortikalis, Zugspannungen auf der medialen Seite und unsymmetrische Spannungsverteilung am Bruchspalt. Das zwangsläufig entstehende Drehmoment verursacht ein Klaffen des Bruchspaltes medial mit Fehlstellung (Valgusfehler), (Abb. 82, 86). (Das im Prinzip gleiche mechanische Problem stellt sich bei der Kompressionsosteosynthese mit der Platte. Durch den direkten Verbund von Platte und Knochen, die hohe Plattensteifigkeit und die Plattenvorbiegung ist aber die mechanische Leistungsfähigkeit der Plattenosteosynthese dem lateralen externen Fixateur überlegen [89].) Die Größe des Drehmomentes ist vom Betrag der Vorspannung, der Steifigkeit des äußeren Systems und von der Stützweite (d.h. dem Abstand zwischen Knochen und lateralem Rohr) abhängig. Am Oberschenkel ist die Stützweite zwangsläufig wegen der voluminösen Weichteile und unter Berücksichtigung des Zwischenraumes zwischen Hautoberfläche und Rohr nachteilig breit (Abb. 73). Die interfragmentäre

Reibung und damit die Stabilität am Bruchspalt ist neben der aufgebrachten Spannung von der Art des Fragmentkontaktes (Größe der Kontaktfläche, schräge, quere Bruchlinie u.a.) bestimmt [30]. Wird durch weitere Krafteinleitung die interfragmentäre Reibung überschritten, tritt Dislokation ein. Die Durchbiegung der Schanzschen Schrauben reduziert wiederum die Kompressionskraft [60, 81]. Ein weiterer Nachteil der unsymmetrischen Spannungsverteilung ist, daß Biege- und Torsionsbewegungen nur unvollkommen zu kompensieren sind. Derartige Kräfte treten bei dynamischer Beanspruchung des Beins auf und werden durch den Hebel der Beinlänge noch verstärkt. Die mechanischen Bedingungen können zwar mit steigender Zahl der Schanzschen Schrauben verbessert werden, aber der biologische Anspruch an die externe Osteosynthese, mit einem Minimum an Implantaten auszukommen, begrenzt die Zahl der Schrauben vom Prinzip her.

Bei *komplettem ossärem Defekt* beruht die mit dem Fixateur externe erzielte Stabilität im Sinne eines externen Kraftträgers allein auf der äußeren Haltekonstruktion [6, 81]. In Abhängigkeit zur Stützweite sowie der Zahl und dem Widerstandsmoment der Schanzschen Schrauben kann der Klammerfixateur bei fehlendem ossärem Kontakt nur bedingt axiale Belastung, viel weniger Biege- und Torsionsbeanspruchung, neutralisieren (Abb. 80). Die dargestellten unbefriedigenden mechanischen Aspekte des lateralen Klammerfixateurs am Oberschenkel werfen, wenn auf die mechanisch günstigere interne Osteosynthese nicht ausgewichen werden kann, folgende Fragen auf:

- Unter welchen ossären, infektspezifischen und mechanischen Voraussetzungen ist der Klammerfixateur externe zu tolerieren?
- Kann die Fixateur-externe-Osteosynthese über den lateralen Klammerfixateur hinaus mit einem Gewinn an Stabilität erweitert werden, ohne die anatomischen und funktionellen Gegebenheiten am Oberschenkel zu verletzen?
- Wie ist die Fixateur-externe-Osteosynthese mechanisch zu verbessern, wenn sich die anatomischen, biologischen und funktionellen Voraussetzungen geändert haben?

Die Möglichkeit werkstofftechnischer Verbesserungen soll hier nicht diskutiert werden, zumal prinzipielle mechanische Nachteile der Fixateur-externe-Osteosynthese am Oberschenkel dadurch nicht beeinflußt werden können [60, 81]. Die Lockerung der Schanzschen Schrauben durch Entzündungen im Weichteil- und Knochenkanal ist im Hinblick auf das Versagen des äußeren Systems am Oberschenkel so bedeutend, daß sie getrennt abgehandelt wird (vgl. unten, 4.2.2.4 und Absatz e) (Abb. 86).

b) Systematisierung und Operationstechnik – Oberschenkelfixateur Typ I-IV

Mit dem Ziel, den unterschiedlichen mechanischen, infektinduzierten und funktionellen Aspekten bei der äußeren Stabilisierung am Oberschenkel gerecht zu werden, wird eine Systematisierung der Fixateur-externe-Osteosynthese am Oberschenkel vorgeschlagen. Diese Systematisierung umfaßt 4 Hauptformen der Fixateur-externe-Osteosynthese am Oberschenkel [73]. Die erforderliche Neukonzeption von Montageelementen ergab sich zunächst in der klinischen Praxis, um dann am Modell verbessert zu werden. Die Indikation zur Wahl eines dieser externen Stabilisationsverfahren wird vor allem durch den Grad des Knochendefektes und die Gelenkfunktion bestimmt. Im Rahmen der grundsätzlichen Unterscheidungsmerkmale dieser Einteilung sind Modifikationen denkbar. Solche individuellen Abänderungen sind bei der Unvergleichbarkeit einer Vielzahl osteomyelitischer und funktioneller Parameter auch unabdingbar.

Oberschenkelfixateur Typ I
Lateraler Klammerfixateur (Abb. 71)

Auf jeder Fragmentseite werden lateral mindestens 2, meist 3 Gewindestifte senkrecht zur Schaftachse eingebracht.Ein Gewindestift ist möglichst herdnah (frakturnah), ein zweiter möglichst gelenknah (frakturfern) einzubringen. Dabei darf die herdnahe Schraube keinesfalls das Prinzip der implantatfreien Herdzone verletzen. Die herdferne Schraube darf die Gelenkkapsel nicht perforieren. Soweit es der Abstand dieser beiden Schrauben sinnvoll erscheinen läßt, ist eine dritte Schraube zur Neutralisation dazwischen einzudrehen. Der mechanische Halt der Schrauben im metaphysären, spongiösen Abschnitt ist gelegentlich reduziert. Über schwenkbare Einfachbacken werden die Gewindestifte (Schanzsche Schrauben) mit 2 Rohren verbunden [5, 6, 73]. Über das innere (schaftnahe) Rohr wird mit dem abnehmbaren Spanngerät die Fraktur (Pseudarthrose) unter Kompression gesetzt. Um die Kraft auf alle Gewindestifte gleichmäßig zu übertragen, ist während des Spannvorgangs zwischen den noch beweglich gehaltenen Backen auf der Seite des Spanngerätes (diesseits des Frakturspaltes) ein (abnehmbares) Distanzstück einzusetzen (modifizierte Fixateur-externe-Osteosynthese, K.H. Müller [81]). Das zweite, äußere Rohr wird gegenläufig verspannt, um durch Verklemmung die Steifigkeit der Montage zu erhöhen [6]. Die unsymmetrische Krafteinleitung beim Spannvorgang führt vielfach zur Valgusabweichung der Fragmente mit Klaffung des Bruchspalts. In begrenztem Umfang ist ein dem Prinzip der Plattenvorbiegung ähnliches Phänomen auch mit dem Klammerfixateur externe zu erreichen, wenn die Fragmente in Varusüberkorrektur aufeinandergestellt werden (Abb. 72, 74). Der Schwerpunkt der Kompressionskraft schiebt sich dann während des Spannvorgangs von der inneren, rohrfernen Kortikalis in die Mitte des Knochenquerschnitts. Dabei gleicht sich der präliminar eingestellte Varusfehler wieder aus.

Oberschenkelfixateur Typ II
Räumliche Montage ohne Tangierung des Streckapparates (Abb. 75)

Suprakondylär werden 2 Steinmann-Nägel quer zur Femurachse eingebracht. Nach Verbindung dieser beiden Steinmann-Nägel durch eine „Dreifachbacke“ ist ein an der distalen Oberschenkelinnenseite senkrecht aufsteigendes Rohr zu montieren. Lateral wird ein Klammerfixateur in typischer Weise montiert. Durch Rohr-Rohr-Verbund (vgl. Montage Hüftfixateur, Kap. B., 2.4.3.3) wird ein diagonal über die Streckseite verlaufendes Rohr distal mit dem aufsteigenden Rohr und proximal mit dem koxalen Ende des Klammerfixateurs verbunden. Mit dem äußeren Spanngerät ist Kompression sowohl über das laterale, als auch über das diagonale Rohr möglich. Beide Rohre werden zusätzlich über drei Steinmann-Nägel untereinander verstrebt. Die so entstandene räumliche Montage tangiert den Streckapparat nicht. Die Steifigkeit dieser Montage ist gegenüber axial und exzentrisch angreifenden Kräften wesentlich größer als beim Fixateur Typ I.

Oberschenkelfixateur Typ III
(Halb-)Räumliche Montage durch lateralen und streckwärtigen Klammerfixateur (Abb. 77)

Nach Montage des lateralen Klammerfixateurs werden streckwärts in jedes Hauptfragment ein Gewindestift (gelegentlich auch 2) durch die Quadrizepsmuskulatur eingebracht und mit dem Rohr verbunden. Über die Verstrebung (meist durch 3 Nägel) mit dem lateralen Klammerfixateur entsteht eine halbräumliche Montage [41]. Die beiden halbseitigen Klammersysteme können (je nach knöcherner Abstützung) vor ihrer Verstrebung gleichförmig gespannt werden. Die streckwärtigen Schanzschen Schrauben dürfen nicht zu gelenknah eingebracht werden. Distal droht das Kniegelenkempyem (*cave!* oberer Rezessus), proximal sind die streckwärtigen Schrauben dann hinderlich, wenn die Montage bei der funktionellen Therapie des Hüftgelenkes an die Bauchweichteile anstößt. Durch suprakondylär (distal des Adduktorenkanals) den Femur querende Steinmann-Nägel kann das Fixationssystem auch nach medial – ähnlich wie am Unterschenkel – zeltförmig verbunden werden.

Oberschenkelfixateur Typ IV
Räumliche Oberschenkelmontage unter Einbeziehung des Unterschenkels (Abb. 79, 80)

Es handelt sich um eine Kombination des räumlichen Fixateurs Typ III am Oberschenkel mit dem räumlichen Unterschenkelfixateur unter Einschluß des Kniegelenkes. Je nach Situation wird das Kniegelenk entweder ohne Kompression nur überbrückt (Abb. 80) oder gleichzeitig im Sinne einer Resektionsarthrodese unter Kompression gesetzt (Abb. 79). Diese Form der Montage ist bei kurzen, mechanisch andernfalls nicht oder nur unzureichend zu stabilisierenden distalen Oberschenkelfragmenten angezeigt (vgl. Kap. E, 2.4 u. 7.3).

c) Indikation

Allgemein ist die Fixateur-externe-Osteosynthese am Oberschenkel immer dort indiziert, wo sich die Plattenosteosynthese verbietet [38, 41, 42, 73]. Im Einzelfall ist die Entscheidung meist erst während des Revisionseingriffs nach dem Debridement möglich. Lokale Faktoren, wie ausgedehnte Sequestrierung, purulent produzierende Infektion, narbige und chronisch fistelnde Weichteile, unzureichender Weichteilschluß und ungenügende Verankerungsmöglichkeiten einer Osteosyntheseplatte, sind begünstigende Aspekte für die Entscheidung zur Fixateur-externe-Osteosynthese. Infizierte Pseudarthrosen nach Marknagelosteosynthese sind fast immer eine Indikation zur Fixateur-externe-Osteosynthese (vgl. oben, 4.2.2.3), (Abb. 73, 78, 80, 81, 84). Argumente für die Verwendung des Fixateur externe aus funktioneller Sicht sind fortgeschrittene und irreversible Schädigungen des Kniegelenkes, irreversible Insuffizienz des Streckapparates sowie eine Kniegelenkinfektion (Abb. 78, 79).
Die Wahl des externen Oberschenkelfixationstyps richtet sich nach dem Ausmaß des Knochendefektes und der ossären Abstützung auf der einen Seite und der Funktion des Kniegelenkes auf der anderen Seite. Es ergeben sich folgende Indikationen:

Oberschenkelfixateur Typ I
Ausreichende Fragmentabstützung mit der Möglichkeit der interfragmentären Kompression in Verbindung mit erhaltener Kniefunktion (Abb. 72, 73, 74, 81).

Oberschenkelfixateur Typ II
Unzureichende Fragmentabstützung oder totaler knöcherner Defekt mit Kontinuitätsverlust ohne die Möglichkeit der interfragmentären Kompression in Verbindung mit erhaltener Kniefunktion (Abb. 76).

Oberschenkelfixateur Typ III
Unzureichende oder fehlende Fragmentabstützung in Verbindung mit fortgeschrittener und irreversibler Schädigung des Streckapparates oder des Kniegelenkes (Abb. 78).

Oberschenkelfixateur Typ IV
Fehlende oder unzureichende Fragmentabstützung knienaher infizierter Fragmente in Verbindung mit irreversiblen Knieschäden (schwerste Arthrose, Infekt) oder gleichzeitiger Schienbeinkopfosteomyelitis oder sonstige komplexe Verletzungsschäden mit drohendem Beinverlust (Abb. 79, 80).

Aus den Abbildungen zu Kap. D sind die einzelnen Indikationen exemplarisch abzulesen.

d) Distraktionsapparat nach Wagner

Der ursprünglich zur Verlängerungsosteotomie konzipierte Fixateur externe nach Wagner [131, 132] wurde von vielen Autoren – wie auch von uns – in den letzten 10 Jahren vielfach zur Stabilisierung der infizierten Femurpseudarthrose eingesetzt (Tabelle 48), [73]. Mit mechanischen Einschränkungen entspricht der Oberschenkelfixateur Typ I einem lateral montierten Distraktionsapparat nach Wagner (Abb. 81) und der Oberschenkelfixateur Typ III zwei Wagner-Apparaten, die lateral und streckseitig montiert sind (Abb. 87), [41, 66, 79].

Der Distraktionsapparat nach Wagner hat den Vorteil adäquat dimensionierter Schrauben. Bei gegebener knöcherner Abstützung ist die interfragmentäre Kompression manuell einfach und leicht steuerbar auszuüben. Nachteilig erscheint uns die Eigenschwere des Gerätes und die konstante Beziehung der beiden Schrauben in der Doppelbacke. Überlegungen und mechanische Messungen ergaben, daß bei fehlendem ossären Kontakt die Stabilität dann verbessert wird, wenn auf jeder Fragmentseite die Gewindestifte jeweils frakturnah und frakturfern eingebracht werden [6, 51]. Ein solches Vorgehen erlaubt die Doppelbacke nicht (Abb. 85, 86, 88), [81]. Während wir früher den Wagner-Apparat als Fixateur externe bei infizierter Femurpseudarthrose bevorzugt haben, wird neuerdings – differenziert nach der oben dargelegten Einteilung – das Rohrsystem der AO als Fixateur verwendet [5, 83]. Eine gute Indikation zur externen Fixation hat der Wagner-Apparat bei kniegelenknahen infizierten Pseudarthrosen mit ossärer Abstützung, denn die Nachteile einer Doppelbacke gelten für das kurze gelenknahe Fragment nicht, während im metaphysären Abschnitt die größer dimensionierten Gewindestifte besseren Halt finden (Abb. 83). Im Sinne seiner ursprünglichen Konzeption wird der Wagner-Apparat zur Verlängerung der Gliedmaßen am Femurschaft eingesetzt. Bei infizierten Oberschenkelpseudarthrosen erscheint aber nur in ausgewählten Fällen (bei Jugendlichen) eine verlängernde Korrektur indiziert [131, 132], da in Verbindung mit der Knocheninfektion die Priorität dem sicheren und schnellstmöglichen ossären Durchbau gilt.

e) Komplikationen – Achsenfehler, Kanalinfektion, Lockerung des Fixateur externe

Auftretende *Achsenfehler* werden am günstigsten nach Röntgenkontrolle noch während der Operation zur Montage des Fixateur externe korrigiert. Postoperativ erkannte Achsenabweichungen können am Oberschenkel bei liegendem Fixateur externe im Falle eines Varusfehlers gelegentlich durch Nachspannen behoben werden. Korrekturbedürftige Valgusfehler sowie Abweichungen in der Ante- und Rekurvation erfordern meist eine Neueinstellung der Hauptfragmente. Bei nicht zu tolerierenden Drehabweichungen erlauben der Fixateur externe des AO-Rohrsystems und der Wagner-Apparat keinen Ausgleich ohne Versetzung der Gewindestifte. Alle in der frühen postoperativen Phase erkannten korrekturbedürftigen Fehlstellungen müssen baldmöglichst in einer blanden Phase des Infektzustands ausgeglichen werden. Demgegenüber sind operative Korrekturen nach eingetretener knöcherner Verfestigung durch eine Osteotomie sorgsam abzuwägen, weil der gesamte bisherige Behandlungserfolg zunichte werden kann (Abb. 86, 91, 94), [9]. Bei Zuständen nach Knocheninfektion ist nicht nur auf den numerisch festgestellten Achsenfehler und die Wiederherstellung der Tragachse zu achten, sondern der Fehler ist in den Gesamtrahmen der zu analysierenden Mechanik und der vorhandenen oder noch erreichbaren Gliedmaßenfunktion zu stellen. Dabei sind Alter, Beanspruchung, Aktivität der Infektion, posttraumatische Arthrose, Beinverkürzung und das Spiel dynamischer und statischer Funktionseinheiten zu berücksichtigen (Abb. 91), [104, 134]. Andererseits kommt nach Oberschenkelosteomyelitis bei vielfach schon geschädigtem Kniegelenk der regelrechten Funktion der Hüfte sowie der Vermeidung oder Verzögerung einer posttraumatischen Arthrose im Hüftgelenk eine besondere Bedeutung zu [82]. Achsenkorrigierende Maßnahmen stellen nicht nur die achsengerechte Belastbarkeit der Extremität wieder her oder sichern erst die Standfestigkeit, sondern bessern Funktion und Prognose des Hüftgelenkes. Anders als bei vergleichbaren aseptischen Fehlheilungen verbietet sich bei Oberschenkelosteomyelitis in der Regel der direkte diaphysäre Ausgleich des Achsenfehlers [74, 133]. Die Osteotomie muß deshalb entweder hüft- oder knienah durchgeführt werden. Dies hat den Vorteil, daß die Osteotomie herdfern in die heilungsgünstigere Metaphyse verlegt wird [48, 74, 133, 134]. Drehfehler werden vorzugsweise hüftgelenknah intertrochantär behoben. Valgus- und Varusfehler sowie Ante- und Rekurvationen werden durch suprakondyläre Osteotomien korrigiert. Dabei ist zu beachten, daß eine kniegelenknahe Korrektur, die nur den diaphysären Valgus- oder Varusfehler allein berücksichtigt, eine seitliche Verschiebung der osteotomiefernen Beinachse verursacht und zu einer funktionellen Fehlstellung im Hüftgelenk führt. Deshalb erfordert die Korrektur der Oberschenkelschaftfehlstellung durch kniegelenknahe Osteotomie einen geringfügig größeren suprakondylären Umstellungswinkel als es dem Schaftfehler selbst entspricht [74]. Eine besondere Problematik bieten die häufig auftretenden Beinverkürzungen (Tabelle 52). Fast immer scheidet eine Korrektur unter Verlängerung des von der Osteomyelitis befallenen Femurs aus (Abb. 80), [95, 131, 132]. Die aufwendige Methode der diaphysären Beinverlängerung verlangt selbst bei fehlender Infektvorgeschichte eine differenzierte Auswahl meist jüngerer Patienten. Die Alternative einer Verkürzung des gesunden Oberschenkels ist gleichfalls vor dem Hintergrund der Osteomyelitis und wegen einer möglichen Disproportion nur ausnahmsweise gegeben. Im Regelfall muß die Beinverkürzung durch das Schuhwerk ausgeglichen werden

Kanalinfektionen um die Schrauben sind im dicken Weichteilmantel des Oberschenkels sehr häufig. Durch sachgerechtes Einbringen der Schrauben und Nägel kann der Infektion und der späteren Lockerung des äußeren Systems bis zu einem gewissen Grad vorgebeugt werden. Die

Haut um die Schanzschen Schrauben muß spannungsfrei sein, weil mechanischer Druck der Schrauben zu Haut- und Weichteilnekrosen führt. Dennoch kommt es, begünstigt durch eine funktionelle Therapie oder durch den Druck der Weichteile bei der Lagerung, oft zu tiefen, kraterförmigen Geschwüren um die Gewindestifte. Bei Abszedierung ist die Inzision nicht zu spät vorzunehmen. Bei sezernierendem, geschwürigem Zerfall des Fettgewebes um die Schraube ohne Verhaltbildung ist eine konsequente konservative Lokalbehandlung erfolgversprechender als eine frühzeitige operative Revision. Die lokale Behandlung besteht in mehrmals täglich zu wechselnden Einlagen feuchter Gazestreifen. Es bildet sich durch den entzündlichen Reiz Granulationsgewebe aus, das eine Weichteilführung um die Schrauben herstellt. Eine vorschnelle operative Revision des Schraubenkanals stört die Ausbildung dieses Granulationswalls. Voraussetzung ist allerdings, daß die Kanalinfektion nicht durch eine Lockerung der Schraube in ihrer knöchernen Führung bedingt ist. Die Infektion gelenknaher oder intrakapsulärer Schrauben kann sich zum Gelenkempyem ausweiten. Hier ist eine rechtzeitige Entfernung angezeigt (Abb. 88).

Die *Lockerung* der Schrauben bedeutet eine erhebliche Gefährdung der Stabilität. Eigene experimentelle Versuche im Hinblick auf die Nagellockerung an der Tibia zeigten, daß vitale biomechanische Wechselwirkungen im Nagelkanal als eigentliche Ursachen der Nagellockerung anzusehen sind [81]. Gerade am Oberschenkel sind aber Entzündungen im Weichteil- und Knochenkanal systembedingt nicht sicher abzuwenden [79, 81, 105]. Deshalb muß die Kontrolle in bezug auf eine Lockerung besonders sorgfältig sein. Das Nachspannen gelockerter Schrauben bedeutet neben der Wiederherstellung der Fragmentstabilität oder der Erhöhung der interfragmentären Kompression auch eine Maßnahme zur lokalen Infektberuhigung im infizierten Schraubenkanal. Ist der knöcherne Schraubenkanal ausgeschlagen, so müssen die Schrauben versetzt werden (Abb. 86). Einzelne gelockerte Gewindestifte können meist ohne Schwierigkeiten versetzt werden. Die vollständige Lockerung des gesamten äußeren Stabilisierungssystems kann eine schwere Komplikation dann bedeuten, wenn die Versetzung der Schrauben auf anatomische Grenzen trifft oder die Schrauben im porotischen Knochen keinen Halt mehr finden (Abb. 86) [79].

4.2.3 Spongiosaplastik

Von den grundlegenden Erkenntnissen der Arbeiten von G. Axhausen [3], Lexer [64], Matti [68, 69] und W. Axhausen [4] ausgehend, haben weitere Forschungen der letzten Jahrzehnte bewiesen,daß das autologe Spongiosatransplantat in seiner osteogenetischen und osteoinduzierenden Wertigkeit allen anderen Knochentransplantaten weit überlegen ist [8, 19, 20, 21, 26, 117, 119, 121]. Auch unter den Bedingungen einer Knocheninfektion kommt es zur Einheilung der verpflanzten autologen Spongiosa, wenn ein vitales, stabiles, infektberuhigtes und optimal lokalisiertes Transplantatlager vorliegt [8, 11, 21, 121]. Die autologe Spongiosaplastik wurde zum elementaren Bestandteil der Osteomyelitistherapie, weil sie als biologischer Baustoff und Katalysator die mechanisch-chirurgischen Maßnahmen erst sinnvoll macht und über biologisch reparative Prinzipien vielfach die dauerhafte Beherrschung der Knocheninfektion sicherstellt. Zusammenfassend erfüllt das autologe Spongiosatransplantat bei infizierter Pseudarthrose 4 Hauptaufgaben:

- die rasche Vaskularisierung und Einheilung der Spongiosa fördert die lokale körpereigene Infektabwehr (Abb. 61, 76);

- Knochenaufbau durch eigene osteogenetische Potenz sowie Stimulation der osteogenetischen Aktivität des knöchernen Lagers (Abb. 82, 83);
- nach vitalem Umbau und zunehmender Transformierung wird die Osteosynthese zusätzlich stabilisiert und nach Fragmentüberbrückung die Tragfähigkeit des Knochens erhöht (Abb. 85, 93);
- optimales biologisches Füllmaterial für den Knochendefekt (Abb. 65, 97).

Folgende theoretisch-experimentelle Prinzipien der autologen Spongiosaplastik sind herauszuheben [8, 11, 20, 21, 103, 115, 117, 119, 121]:

- Die osteogenetischen Zellen der Spongiosa überleben zumindest zu einem Teil die Transplantation und induzieren nach wenigen Tagen eine massive osteoplastische Proliferation. Die Knochenneubildung im Spongiosatransplantat ist vornehmlich als osteogene Eigenleistung des Transplantates anzusehen.
- Autologe Spongiosatransplantate heilen trotz Infektion störungsfrei ein, solange die zur Defektüberbrückung vorgenommene Osteosynthese stabil bleibt.
- Die rasche Vaskularisierung des autologen Transplantates wird durch Unruhe im Transplantatlager behindert. Bei unzureichender Gefäßversorgung durch mechanische Unruhe differenzieren die transplantierten osteogenetischen Zellen zunächst zu Knorpelzellen statt zu Osteoblasten [21, 35].
- Die vaskuläre Erschließung des spongiösen Transplantates ist eine Leistung des Transplantatlagers [19].

Gemäß unserer Zielsetzung, die spezielle osteomyelitische Therapie der Gliedmaßenabschnitte darzustellen, wird im folgenden auf spezifische Probleme der Spongiosaplastik bei der infizierten Pseudarthrose des Oberschenkels eingegangen. Bezüglich theoretischer und allgemein-chirurgischer Grundlagen der Spongiosaplastik wird auf das umfangreiche Schrifttum verwiesen [3, 4, 8, 11, 21, 38, 40, 68, 69, 93, 94, 115, 120, 121].

4.2.3.1 Transplantatlager

Die Forderung nach einem *vitalen* und *infektberuhigten* Transplantatlager sind bei infizierten Femurpseudarthrosen im allgemeinen nach sorgfältigem, initialem Revisionseingriff zu erfüllen [76]. Die ausreichende Weichteildeckung des Oberschenkels erlaubt es, selbst nach ausgedehntem Debridement die Knochenhöhle primär zu verschließen. Die gut durchblutete Muskulatur garantiert nach Sequestrektomie die rasche, entzündungsarme Erholung der bis ins Gesunde angefrischten Fragmentenden. Eine der Definition entsprechende infizierte atrophe Pseudarthrose [135] ist am Oberschenkel relativ selten (Abb. 78). Die gute Vaskularisierung ist Ursache periostaler Reparationsvorgänge am implantatfreien, meist medialen Fragmentanteil (Abb. 70, 76, 81). Die optimal vaskularisierte, osteogenetisch äußerst wertvolle (mediale) Kallusmuffe entspringt der natürlichen Heilungstendenz der Fraktur und der Osteomyelitis und bedeutet das beste Transplantatlager (Abb. 74). Periostale Reaktionen sind somit während des Debridements sorgfältig zu schonen und anliegende Sequester vorsichtig herauszulösen (Abb. 82). Eine osteogenetische Potenz geht neben dem Periost von dekortizierten Fragmenten und dem Endost aus. Eine vital blutende, endostal abgedeckelte Markhöhle sollte angefrischt belassen und nicht eröffnet werden. Die durch entzündliches Bindegewebe verschlos-

sene Markhöhle wird jedoch im Zuge des vollständigen Debridements zwangsläufig eröffnet. Die Osteogenese des Periostes wird durch die Dekortikation mechanisch stimuliert [46, 65, 115]. Die gute Durchblutung der Muskelhüllen führt gelegentlich zu einer Anheftung und Vitalisierung der Spongiosa an der Oberschenkelmuskulatur, jedoch ohne Verbund mit ungenügend angefrischter oder reaktionsarmer Kortikalis. Dieser Vorgang bildet – der Totenlade ähnlich – intramurale Sequester, die später Ursache chronischer Infekte sein können. Zusätzliche, unterstützende Maßnahmen zur Vorbereitung eines infektberuhigten Lagers sind lokale antibiotische Behandlung mit Gentamycin-PMMA-Ketten und eine wirkungsvolle, großkalibrige Drainage (Abb. 65). Entscheidend ist die biologische Stimulation des Lagers und die Ausnutzung der nach der Entfernung nekrotisierten Infektmaterials am Oberschenkel besonders augenfällig einsetzenden reparativen, produktiven Phase der Knocheninfektion. Da dieser Vorgang einige Zeit (ca. 14 Tage) beansprucht, muß die sekundäre Spongiosaplastik bessere Einheilungschancen haben.
Die Forderung nach einem *stabilen* Transplantatlager ist bei infizierter Femurpseudarthrose am sichersten durch eine sachgerecht dimensionierte Plattenosteosynthese zu erfüllen (Abb. 61, 65). Der Nachteil, daß der metallische Fremdkörper das Herdgeschehen negativ beeinflußt, ist durch die Vorteile der sicheren mechanischen Stabilisierung und der für diese Osteosyntheseform auch zu fordernden ungestörten vitalen Weichteildeckung aufgehoben. Wie zuvor (4.2.2.4) aufgeführt, ist die Stabilität der Fixateur-externe-Osteosynthese am Femur in Relation zu der einwirkenden inneren und äußeren Kraftbelastung, der Größe des Defektes und der Dimensionierung der Fragmente reduziert. Unter Einhaltung der Indikationsstellung für die Typen I-IV des Oberschenkelfixateurs genügt die extern zu erzielende Stabilität in der Regel klinischen Belangen und somit auch für den raschen Ein- und Umbau eines Spongiosatransplantates (Abb. 76, 78, 80). Die Vaskularisierung und Einheilung eines autologen Spongiosatransplantates ist ein Parameter der mechanischen Ruhe des Lagers [8, 21, 121]. Wenn mit den Möglichkeiten moderner Osteosyntheseformen unter infizierten Bedingungen auch die alleinige osteoplastische Fragmentstabilisierung durch tischlerartiges Einfalzen oder Verriegeln autologer Kompaktaspäne [64] allgemein abgelehnt wird [115], stellt sich dennoch die Frage, ob ein kortikospongiöses Transplantat am Oberschenkel zusätzlich zur Stabilität und damit grundlegend zur Osteomyelitisbehandlung beitragen kann [136]. Anders als bei der interfragmentären tibiofibularen Brückenbildung am Unterschenkel, wäre am Femur ein derartiges Transplantat nur als unter Kompression einzusetzendes Interponat zwischen den Hauptfragmenten stabilitätsfördernd einzusetzen. Ein autologes Spantransplantat mit zusätzlich stabilisierender Wirkung einer infizierten Femurdefektpseudarthrose hat mechanisch folgenden Anforderungen zu genügen:

- ausreichende Dimensionierung mit entsprechender Kompaktadicke,
- zuverlässige interne Stabilisierung.

Zur Behandlung eines infizierten Defektes eignet sich vorrangig die osteogenetisch wertvolle Beckenkammspongiosa (Abb. 61). Die Kortikalis des Beckenkammes ist zur interfragmentären Kompression zwischen Femurfragmenten schon deshalb ungeeignet, weil die Kompakta stellenweise so dünn ist, daß sie mehr dem Halt der Spongiosa dient als einer kortikalen Beanspruchung. Bei der Relation und der Dimensionierung der Femurfragmente und des Interponates ist eine alleinige tischlerartige Impaktierung nicht realisierbar und sichert nicht einmal die Immobilisierung des Transplantates. Eine erforderliche zusätzliche interne Verschraubung bedeutet durch die herdnahen Implantate eine Infektgefährdung. Während bei infizier-

ten Tibiadefekten im Falle einer tibiofibularen osteoplastischen Brückenbildung kortikospongiöse Transplantate mit der Fibula zu verschrauben sind [78], sind kortikospongöse Späne als Interponat am infizierten Femur mechanisch und biologisch ungeeignet.
Die Forderung nach einem *optimal lokalisierten* Transplantatbett ist bei der infizierten Femurpseudarthrose kaum direkt zu beeinflussen und ergibt sich vornehmlich über die anderen Parameter des Transplantatlagers. Gesonderte, „saubere", herdferne Zugangswege [135] – wie am Unterschenkel – sind wegen des immer zu wahrenden lateralen Zugangs nicht gegeben. Streckwärtige oder mediale, fokusferne Inzisionen bieten sich im Schaftanteil des Femurs aus anatomischen Gründen nicht an, zumal wenn der empfindliche Streckapparat nicht zusätzlich geschädigt werden darf. Bereits bei der Montage des Fixateur externe ist zu beachten, daß die beiden herdnahen Schrauben eine Spongiosaplastik weder anatomisch noch durch die Einbeziehung der Inzision in die häufig anzutreffende Kanalinfektion stören (Abb. 76). Spongiosa sollte – wenn durch Infekt und Defekt nicht anders vorgegeben – medial sowie streck- und beugeseitig in eine vitale Gewebsmuffe angelagert werden (Abb. 61, 63). Bei kompletten Defekten ist für verpflanzte Spongiosa direkt hinter der Platte die Gefahr des Gewebsunterganges am größten (Abb. 65).

4.2.3.2 Transplantat

Das schnell wirksame osteogenetische Potential und die leicht vaskularisierbare Struktur machen die autologe Spongiosa zum konkurrenzlosen Knochentransplantat bei Osteomyelitis [121]. Die autologe Spongiosaplastik infizierter Pseudarthrosen mit kleinerer und mittlerer Defektbildung hat sich allgemein durchgesetzt. Zwei zusätzliche Anmerkungen bei infizierten Femurpseudarthrosen:

– Die Dimension der Femurfragmente empfiehlt eine muffenförmige Spongiosaanlagerung zum rascheren knöchernen Durchbau und zur Überwindung der Infektion auch bei erhaltenem vitalem Kontakt der Hauptfragmente ohne ossären Defekt (Abb. 63, 73).
– Große diaphysäre Femurdefektstrecken von mehr als 10 cm Länge können ebenfalls allein mit autologer Spongiosa aufgebaut, überbrückt und zu funktionsgerechtem Knochen transformiert werden (Abb. 61, 80, 85). Nach Burri [8], Rehn [104] und Schweiberer [121] sollen im infizierten Milieu prinzipiell Kompaktaanteile gemieden werden.

In dem Maß, in welchem die Ausdehnung der femoralen Defektzone zunimmt, erhebt sich der Anspruch an ein nicht nur ausfüllendes, sondern zugleich stabilisierendes Transplantat (Interponat). Es ist deshalb notwendig, die weitgehend übereinstimmenden experimentellen und klinischen Ergebnisse einer Vielzahl von Autoren [8, 39, 93, 103, 121] über individual- und artspezifische Eigenschaften anderer Transplantate im Hinblick auf den infizierten diaphysären Defekt hervorzuheben.

– Heterologe und homologe Transplantate jeder Art, Struktur und Form sind ebenso unbrauchbar, wie metallische Interponate oder Defektstreckenersatz mit den bekannten Knochenzementen [124, 126].
– Der Umbau autologer Kortikalistransplantate ist trotz gegebener osteogenetischer Aktivität zeitlich verzögert und untersteht einer erhöhten Gefahr der Sequestrierung [8, 121]. (Aus einem großen klinischen Krankengut fand Popkirov [93, 94] eine Sequestrierung autologer,

kompakter Knochenspäne im infizierten Lager in 19% der Fälle. Nach Burri [8] könnten periostgedeckte Rippen günstigere Einheilungsergebnisse zeigen, eine praktikable Anwendung ist durch Entnahme- und Lungenkomplikationen eingeschränkt.)

– Unter Kompression gesetzte und sicher fixierte periostgedeckte autologe kortikospongiöse Transplantate fördern unter der Voraussetzung entsprechend dimensionierter Knochen (Unterarm; [50, 58, 90, 130]) die Stabilität einer infizierten Defektosteosynthese und sind ebenso erfolgreich wie ihre Verwendung bei der tibiofibularen Brückenbildung am infizierten Unterschenkel [78]. Kortikospongiöse Femurinterponate sind aber biomechanisch nicht empfehlenswert (vgl. oben, 4.2.3.1).
– Nach ermutigenden Tierversuchen stehen Ergebnisse des Defektersatzes im infizierten Milieu mit poröser Kalziumphosphatkeramik am Menschen noch aus (S. Decker, persönliche Mitteilung).

4.2.3.3 Taktisches Vorgehen

Kleinere bis mittlere Spongiosamengen werden aus den vorderen Beckenkämmen (Rückenlage), größere Mengen aus den hinteren Beckenkämmen (stabile Seitenlage) gewonnen (Abb. 61). Aus dem hinteren Beckenkamm wird wegen der dann erleichterten Lagerung des erkrankten Oberschenkels (Fixateur externe) zunächst von der gleichnamigen Seite entnommen. Die Spongiosaentnahme ist immer ein gesonderter aseptischer Eingriff.

Aus dem Trochanter major entnehmen wir im allgemeinen und bei infizierter Femurpseudarthrose im speziellen nur im Notfall, wenn die Beckenkämme nicht mehr zur Verfügung stehen. Wegen der Beziehung zum Infektherd kann nur vom Rollhügel der Gegenseite entnommen werden (Abb. 65).

Eine Auffüllung der Entnahmestelle mit Allospongiosa – wie Popkirov [93] empfiehlt – erscheint uns nicht erforderlich und ein unnötiges Risiko.

Die sekundäre Spongiosaplastik ist bei infizierten Femurdefekten nicht nur zur optimalen Vorbereitung des Transplantatlagers, sondern auch wegen der benötigten Mengen und wegen der erschöpfbaren spongiösen Transplantatreservoirs dringend anzuraten. Andererseits sollte ein vorbereitetes Transplantatlager (14-Tage-Rhythmus) [10, 75] auch zum zügigen spongiösen Aufbau genutzt werden, ehe sich die lokalen Verhältnisse – etwa durch Lockerung der Osteosynthese – wieder verschlechtern.

Um eine vital anliegende Weichteildeckung zu erhalten, muß die laterale Vastusportion am Oberschenkel geschont werden. Der direkte Weg zum Knochen unter Mißachtung des briefkastenähnlichen lateralen Femurzugangs wird nicht empfohlen.

Bei erhaltener kortikaler Abstützung ist die Spongiosa am wirkungsvollsten an der periostalen Medialseite der Fragmente anzulegen (Abb. 63, 76, 82). An angefrischtes Endost der Markhöhle kann Spongiosa ebenfalls angelagert werden; ein komplettes Ausstopfen der Markhöhle mit Spongiosa ist ungünstig.

Bei fehlendem Fragmentkontakt wird der Defekt entlang der individuell sichersten Lagerstraße unter Ausnutzung der kürzesten Distanz der Fragmentenden locker ausgefüllt. Bei größeren Verlusten ist mehrzeitige Spongiosaplastik nach Vaskularisierung der vorausgegangenen angezeigt (Abb. 65, 80, 85).

Ist die Knochenkontinuität nach kompletten diaphysären Defekten erreicht, muß eine Osteosyntheseplatte entfernt werden, um eine endgültige Infektberuhigung zu erzielen. Meist erfor-

dert der plattennahe Anteil der ehemaligen Defektzone nach Implantatentfernung nochmals eine Spongiosaplastik (Abb. 61, 65). Federn die Fragmente noch oder besteht Refrakturgefahr, so empfiehlt sich in dieser Phase die intermediäre Sicherung der Fragmentkontinuität mit einem herdfern anzubringenden, lateralen Klammerfixateur (Abb. 61, 65, 93).
Die geschlossene Spongiosaplastik des Femurs ist mit einer suffizienten Redon-Drainage zu verbinden. Bei liegendem Plattenimplantat muß gelegentlich die Drainage bis zum knöchernen Durchbau belassen werden (Abb. 61, 65).
Je nach Ausdehnung der Spongiosaplastik wird die Übungsbehandlung einer stabilisierten, infizierten Femurpseudarthrose 3 Tage bis längstens eine Woche ausgesetzt.
Komplikationen nach Spongiosaplastik sind am Femur seltener als an der Tibia. Allgemeine und lokale Infektaktivierung und eitriger Drainagefluß erfordern eine operative Revision, um einen Rest des Transplantates zu retten. Die Ursache ist oft eine zu voluminöse, nicht rechtzeitig revitalisierbare Spongiosamenge (Abb. 97).

4.3 Allgemein-chirurgische Komplikationen

Von Ausnahmen abgesehen, ist die infizierte Femurpseudarthrose operativ zu behandeln, wobei bis zum endgültigen Fragmentdurchbau und zur dauerhaften Infektsanierung in der Regel mehrere Operationen erforderlich sind. (In unserem Kollektiv der 96 infizierten Femurpseudarthrosen waren im Mittel 2,3 operative Eingriffe der eigenen Behandlung vorausgegangen. Bis zum Kontrollzeitpunkt ergab sich eine totale Operationsfrequenz je Patient von durchschnittlich 5,2 Eingriffen.) (Tabellen 36, 47)
Der operative Blutverlust bestimmt im wesentlichen den Anteil der allgemein-chirurgischen Komplikationen (Tabelle 50). Anlaß sind die langdauernden, technisch schwierigen Eingriffe zum Behandlungsbeginn mit radikalem Debridement und Osteosynthese. Feinste, nicht stillbare Blutungen aus dem hyperämischen, narbigen und entzündlichen Weichteilmantel und dem Knochenbett summieren sich postoperativ zu einem erheblichen Blutverlust [81]. Größere Blutungsquellen aus der mediodorsalen Muskulatur können selbst bei vorsichtiger Präparation eröffnet werden und sind ohne folgenschwere ossäre Denudierung kaum zu ligieren und gelegentlich nur durch Tamponade zu stillen. Allein aus diesem Grunde müssen diese Eingriffe zügig und zeitsparend erfolgen, um mit der Selbsttamponade nach Hautverschluß den Blutverlust zu beenden. Operationen in Blutsperre sind nur im Bereich des distalen Femurdrittels möglich. Weiter proximal ist es gelegentlich sinnvoll, die Herdbehandlung zunächst unter Blutsperre durchzuführen, die für die anschließende Osteosynthese aus Platzmangel entfernt wird. Wenn eine herkömmliche pneumatische Manschette wegen der Ausdehnung des Operationsfeldes nicht anzulegen ist, verwenden wir erforderlichenfalls einen breiten sterilen Gummischlauch zur zeitlich begrenzten Unterbindung der Blutzufuhr. Bei ausgedehnter, akut purulenter Infektion ist die Blutsperre wegen der massiven Toxineinschwemmung nach Abnahme des Systems nicht angezeigt. Eine weitere, kaum beeinflußbare Blutungsquelle ist die als Debridement zu verstehende Aufbohrung eines infizierten Markkanals (Abb. 68).
Aus der Leistenbeuge kommend verläuft der Gefäßstrang der A./V. femoralis vom proximalen Drittelpunkt des Femurs auf der Medialseite des Oberschenkels im Muskelspalt zwischen M. vastus medialis und den Muskeln der Adduktorengruppe. Als topographischer Leitmuskel bedeckt der M. sartorius das Gefäßbündel im mittleren Schaftanteil. Aus dem Adduktorenkanal in Höhe des distalen Femurdrittels gelangt der Gefäßstrang auf die Dorsalseite [61]. Die

Grenze für eine gefahrlose Durchquerung des distalen Oberschenkels mit Steinmann-Nägeln liegt 3 Querfinger proximal der Ausladung der Femurkondylen (Abb. 73). Direkte Verletzungen von Gefäßen größeren Kalibers entstehen meist durch die Montage der Osteosynthese; hüftnah durch Bohrer und Schanzsche Schrauben, knienah durch querende Steinmann-Nägel. Den distalen Oberschenkel perforierende Steinmann-Nägel können bei entsprechender Lokalbeziehung nicht nur zur direkten Verletzung der A. femoralis, sondern auch zu einer späteren Arrosion des Gefäßes führen (Abb. 85, 87). Gleichermaßen ist die Verletzung der V. femoralis und der V. saphena magna möglich. Aus unserem Krankengut wurden zwei direkte Verletzungen des femoralen Gefäßbündels nach Freilegung versorgt. Ein anderer Patient erlag einer Sepsis mit begleitender Arrosionsblutung der A. femoralis. Bei 65 Operationen mit Debridement und Stabilisierung infizierter Femurpseudarthrosen betrug der unmittelbare operative Blutverlust durchschnittlich 1,2 l. Bluttransfusionen erhielten 59 von 65 wegen eines Blutverlustes zu kontrollierende Fälle. Im Mittel wurden 750 ml Blut transfundiert; in einem Fall bis zu 5 l. Entsprechend dem Blutverlust ergaben sich bei 87 operativ versorgten infizierten Femurpseudarthrosen 17 dokumentierte Gerinnungsstörungen und 3 Fälle von Serumhepatitis (Tabelle 50). Absprachen mit Internisten und Anästhesisten, Bereitstellung von Blutkonserven und geschulte intra- und postoperative anästhesiologische Behandlung sind nicht nur bei älteren, durch den Infekt vorgeschädigten Patienten erforderlich. Nach aufwendigen Reoperationen am Femur mit Osteosynthesen besteht wegen des ausgedehnten Wundgebietes die erhöhte Gefahr einer allgemeinen oder metastasierenden Infektausbreitung (Abb. 94). Wir geben deshalb bei größeren Femureingriffen ein als empfindlich getestes Antibiotikum einen Tag präoperativ, intraoperativ und 3-7 Tage postoperativ systemisch. Von 8 Sepsisfällen bei 96 infizierten Femurpseudarthrosen traten 5 in zeitlichem Zusammenhang mit einem Revisionseingriff auf.
Nach neueren Untersuchungen mit radioaktiv markiertem Material (H. Schottky, persönliche Mitteilung) ist nach derartig ausgedehnten Femuroperationen mit einer hohen Thromboserate zu rechnen, wobei nur ein Bruchteil klinisch in Erscheinung tritt. Während der stationären Behandlung des untersuchten Kollektivs waren 10 Thromboembolien der Lunge klinisch nachzuweisen, die bei 2 Patienten letal endeten (Tabelle 51). Heute verordnen wir allen Altersstufen während der stationären Behandlung einer infizierten Femurpseudarthrose eine Thromboseprophylaxe mit „Low-dose"-Heparin.

5 Chronische Osteomyelitis des stabilen Femurs

Die Behandlung der frühmanifesten Frakturosteomyelitis und der infizierten Pseudarthrose des Femurs beschäftigt sich vornehmlich mit statischen und dynamischen Problemen zur Wiederherstellung der Knochenkontinuität, Form und Belastbarkeit des Beins und Funktion der angrenzenden Gelenke. Mit der erfolgreichen Behandlung dieser Problemkreise ist vielfach auch die eitrige Entzündung beherrscht. Entwickelt sich jedoch nach ossärem Durchbau eine chronische Femurosteomyelitis, so ist die Rangfolge der Aufgaben fast umgekehrt: Weichteilinfektionen mit chronischen Fisteleiterungen und osteomyelitischen Resthöhlen werden zum Kernpunkt der Behandlung, während sich in Funktion und Gebrauch der Gliedmaße im Laufe der Zeit ein Gleichgewicht eingestellt hat. Mit der Gefahr und der häufigen Entstehung von Spontanfrakturen des Oberschenkels kommt ein drittes Merkmal hinzu. In diesen Fällen konkurrieren die Maßnahmen der erneuten Frakturbehandlung mit der Chronizität und Exazerbation des Infektes. Chronizität und latente Gefahr der Aktivierung im osteomyelitischen Schub [72] charakterisieren bereits die relative Therapieresistenz. Vielfach gelingt es, in individuell unterschiedlicher Weise nach Exzision der Fistel, Sanierung des osteomyelitischen Herdes und Beseitigung der ossären Defekthöhle die Infektion erneut und dauerhaft zu beruhigen (Abb. 97). Vielfach bleiben aber mit und ohne Therapie chronische Infektsymptome – dauernd oder intermittierend – jahrelang bestehen. Diese werden von den Betroffenen teils mit Gleichmut, teils gar nicht und teils mit aufopferungsvollem pflegerischem Einsatz behandelt (Abb. 98). Mit der Häufung von Hospitalaufenthalten, Berufsausfall, Verlust an persönlichem, familiärem und gesellschaftlichem Umfeld, therapeutischen Rückschlägen und finanziellen Einbußen wird der gesamte weitere Lebensweg des Patienten geprägt und führt oft zu (gelegentlich behandlungsbedürftiger) psychischer Fehlentwicklung (Abb. 85, 88). Erst aus diesen Verläufen wird deutlich, daß man den Begriff der Heilung einer Osteomyelitis aus klinischer Sicht nur unsicher und retrospektiv, aus morphologisch-pathologischer Sicht überhaupt nicht verwenden kann [39].

5.1 Chronische Weichteilinfektion – Fistelsysteme, Abszeß, Phlegmone

In vieler Beziehung ändert die chronische Femurosteomyelitis die Wertigkeit des Oberschenkelweichmantels. Für die frühmanifeste Femurosteomyelitis mit und ohne Pseudarthrose garantiert die optimale Vaskularisierung und Schutzfunktion des Weichteilmantels den Heilungserfolg. Bei der chronischen Femurosteomyelitis wird der Weichteilmantel durch Abszesse, Phlegmonen, Fistelsysteme und minderwertiges Narbengewebe morphologisch und funktionell selbst zum Infektpotential (Abb. 72), [73, 79]. Dennoch bleibt die Schutzfunktion der Weichteile insofern erhalten, als Weichteildefekte und mechanisch anfällige Narbenaufbrüche wie am Unterschenkel nur selten vorkommen.

Fisteln bei Femurosteomyelitis sind in solche zu unterteilen, die von einer ursächlichen Herdbildung ausgehen (kausale Fisteln; Abb. 62, 70, 92) und solche, die sich aus der chronischen Infektion heraus gleichsam selbst bedingen und ein eigenständiges Infektionsprinzip unterhalten (chronifizierte Fistel; Abb. 95d). Meist hat sich letztere aus einer herdbezogenen Fistel entwickelt und bildet im Gewebe ein fuchsbauartiges System, welches nun seinerseits den Knochen wieder einzubeziehen vermag (Abb. 95a). Ursächlich auf einen Herd zu beziehende Fisteln suchen sich meist den kürzesten Weg zur Oberfläche. Herdbildner sind sämtliche Formen der Sequestrierung (dislozierte, nicht dislozierte und intramurale Sequester), osteomyelitische Höhlen, Implantate, Nahtmaterial, Granatsplitter, sonstige Fremdkörper, Bohrkanäle etc. Die Herdursache einer Fistel ist durch sorgfältige röntgenologische Untersuchung (Ziel- und Schichtaufnahmen verdächtiger Zonen, Fisteldarstellungen), Szintigraphie (oft unergiebig) und intraoperative Darstellung aufzuklären, weil sich damit Therapie und Prognose entscheidend verknüpfen (Abb. 96). Auch abgedeckelte intramedulläre Abszeßhöhlen können Ursache einer Fistelbildung sein, wobei gelegentlich eine Öffnung der osteomyelitischen Höhle zur Fistel nicht erkennbar wird. Eine sehr häufige Fistelursache sind ehemalige infizierte Bohrkanäle, wobei sich der Kanal der Schanzschen Schrauben gegenüber den perforierenden Steinmann-Nägeln schneller mit Knochengewebe ausfüllt. Mit der radikalen Entfernung des avitalen, fistelunterhaltenden Materials, der Exzision des Fistelkanals und der Sanierung der Defekthöhle sind die herdbezogenen Fisteln in der Regel beherrschbar. Eine nach Rezidivfreiheit neu aufbrechende Fistel ist Ausdruck eines akuten Schubes der chronischen Osteomyelitis und hat ebenfalls in erster Linie eine Sequestrierung oder Aktivierung einer osteomyelitischen Resthöhle zur Ursache. Wenn die Ursache der Fistelentstehung chirurgisch beeinflußbar erscheint und der Fistelgang zu exzidieren ist, wobei die muskuläre Umgebung noch nicht mit chronisch verdicktem Narbengewebe durchsetzt sein darf, kann die Fistelrevision durch eine primäre Naht ohne Spannung und unter Drainage (gegebenenfalls mit lokaler antibiotischer Behandlung verbunden) abgeschlossen werden. In der Regel liegen solche Verhältnisse nur beim erstmaligen Fistelaufbruch in einer Weichteilregion vor. Im Zweifel sollte die Inzision zur Fistelrevision spannungsfrei eingeengt werden, aber offen bleiben. Die Weichteilheilung erfolgt sekundär durch Granulation unter anfänglicher Zuhilfenahme einer Saugdrainage. Je nach Sekretfluß werden mehrmals täglich zu wechselnde feuchte Gazestreifen locker – nicht tamponierend – in die Höhle eingelegt. Zuverlässige Patienten werden selbständig mit der Pflege beauftragt und zur Vermeidung einer zusätzlichen Hospitalinfektion sobald wie möglich entlassen. Wenn eine kausale Ursache nicht aufzufinden oder zu beheben ist oder entsprechend der obigen Definition einer chronischen Fistel nicht mehr existiert, sind Fistelsysteme nur schwer zu sanieren. Mit aufschießenden Abszessen entwickeln sie sich zum eigenständigen therapeutischen Problem (Abb. 95). Eine Besserung ist vielfach nach radikaler Exzision und großzügiger Freilegung des Systems mit anschließender offener Wundbehandlung unter teilweisem muskulärem Funktionsverlust zu erreichen. Weichteilhöhlen sind am tiefsten Punkt gut zu drainieren. Fisteln finden sich anfangs in der Nähe der initialen Hautinzision an der Lateralseite des Oberschenkels. Mit der Chronizität des Prozesses bilden sich Fistelöffnungen auch an anderen Stellen, vornehmlich auch in der Region der inneren Oberschenkelrolle (Abb. 95, 97). Da sich aus jeder Inzision direkt oder über Narbengewebe neue Fisteln entwickeln können, entscheidet bereits eine unüberlegte Schnittführung über zukünftige zusätzliche Komplikationen.

Ursache von *Abszessen* der Weichteile bei chronischer Femurosteomyelitis sind aktivierte, purulent produzierende, meist ossäre Herde ohne oder ohne ausreichenden Sekretabfluß. Abszesse bilden sich im Weichteilgewebe des Oberschenkels entweder neu oder rezidivierend in alten Abszeßhöhlen oder in Fistelsystemen und stehen oft in topographischer Beziehung zu den Faszienlogen des Oberschenkels. Entlang dieser vorgegebenen Straßen bilden sich „Senkungsabszesse" nach distal, medial und bis in die Kniekehle aus (Abb. 95b). Im Bereich des Adduktorenkanals kann eine Abszeßwand das Gefäßbündel einschließen. Wir haben in einem Einzelfall den Gefäßstrang weitgehend frei durch die Höhle des Abszesses verlaufend gefunden. Die Gefahren einer Blutung durch Arrosion oder bei einer chirurgischen Revision sind offenbar. Gelegentlich bilden sich entlang der Muskellogen weite subfasziale Abszeßlakunen und legen den Knochen teilweise frei. Bei narbig bedeckendem Weichteilgewebe kann die Diagnose eines tiefen Abszesses gelegentlich erschwert oder übersehen werden. Fast immer übertrifft nach Eröffnung die Ausdehnung den klinischen Aspekt. Die Abszeßbildung bei Oberschenkelosteomyelitis ist immer – oft notfallmäßig – operativ zu eröffnen. Ist das umliegende Gewebe noch unbeteiligt, sollte mit präziser Technik die gesamte Abszeßmembran ausgeschält werden, damit anschließend die verbliebene Höhle kollabieren kann. Das starre Hohlraumsystem eines Rezidivs mit narbig umgewandeltem Weichteilgewebe ist nur durch breite Freilegung mit nachfolgender offener Wundbehandlung zu behandeln.

Eine *Phlegmone* der Oberschenkelweichteile ist häufig Vorläufer oder Begleiter einer Abszeßbildung. In der Regel bezieht die Phlegmone ausgedehnte Weichteilareale ohne Einschmelzung und ohne Fistelbildung diffus ein. Nicht selten ist die phlegmonöse Entzündung mit septischen Krankheitssymptomen verbunden. Die Behandlung umfaßt systemisch ein Antibiotikum und lokal antiphlogistische Verbände mit Bettruhe. Nach narbiger Umwandlung der Weichteile neigen Phlegmonen zu Rezidiven. Manchmal sind oberflächliche Druckschäden der Haut (Schienenhülsenapparat) Ursache phlegmonöser Oberschenkelweichteilentzündungen.

5.2 Osteomyelitische Resthöhle

Höhlenbildungen des infizierten Femurs entstehen durch die Defektheilung der Traumafolgen (Fraktur, Pseudarthrose) (Abb. 81), durch die Osteolyse der Knocheninfektion (Abb. 88) und durch die chirurgische Herdbehandlung (Abb. 97, 98). Mit der Zunahme chronisch dystropher Gewebeveränderungen entsteht ein Circulus vitiosus: mit zwangsläufig ausbleibender Radikalität des Debridements kann der Herdbehandlung nicht der vitale Defektverschluß folgen, was wiederum Rezidiv und Verschlechterung des ossären Lokalbefundes ermöglicht. Zudem ist der Defekt nicht nur ein produzierender oder potentieller osteomyelitischer Herd, sondern beschränkt unter der Gefahr der Spontanfraktur die Beanspruchbarkeit des Knochens (Abb. 68, 69, 81). Die osteomyelitische Defekthöhle gehört zu der typischen Problematik der chronischen Femurosteomyelitis (Abb. 96, 97, 98).

5.2.1 Debridement, Muldung, Trepanation

Eine erfolgreiche Sanierung ist nur möglich, wenn der osteomyelitische Herd chirurgisch beseitigt und der entstandene Defekt vital ausgefüllt wird. Durch das *Debridement* des nekrotischen oder mindervitalen, entzündlich befallenen Knochens ist der operative Knochendefekt immer größer als der primäre Gewebeschaden (Abb. 89, 93). Zum Debridement gehört neben der Sequestrektomie die Entfernung des sklerotisch-eburnisierten Randbezirks. Je erfolgreicher nach Anamnese und chirurgischer Erfahrung die Chance der osteoplastischen Auffüllung ist, um so konsequenter muß die Anfrischung bis ins gesunde Knochengewebe sein (Abb. 93). Nach Frakturosteomyelitis des Femurs (vgl. auch devitalisiertes Plattenlager; oben, 4.2.1.2) können ausgedehnte Knochenanteile dem Debridement zum Opfer fallen. Unter Berücksichtigung der Rezidivneigung ist bei der hier gebotenen Radikalität der vitale Gewebeverlust so gering wie möglich zu halten.

Unter *Muldung* versteht man die Technik, Überhänge vom Rande her abzutragen, um aus der Höhle eine flache Schale zu bilden (Abb. 88, 93). Durch den Wegfall unzugänglicher Nischen und Hohlräume wird die Gefahr eines Rezidivs gemindert und gleichzeitig für die Defektauffüllung sowohl das auszufüllende Volumen verkleinert, als auch bei vitalem Lagergewebe die Chance der Einheilung vergrößert. Es ist offensichtlich, daß der Muldung auch gesundes Knochengewebe zum Opfer fällt, was den Knochen statisch schwächt [92]. Es bedarf der Erfahrung in der septischen Knochenchirurgie abzuschätzen, wann eine hochwertige Defektauffüllung mit autologer Spongiosa nicht mehr erfolgreich sein kann. Dann sollte unter Aufgabe des Prinzips der Radikalität auch sklerosiertes, mindervitales Gewebe belassen werden, damit es als Hartsubstanz die belastbare Knochenkontinuität sichert (Abb. 95c). Die blande Fistelbildung aus einer sklerosierten Knochenhöhle bei ausgebrannter Osteomyelitis ist besser, als durch ein dennoch nicht radikal auszuführendes Knochendebridement Infektaktivierung und Spontanfraktur zu riskieren. Hier hilft die palliative, einfache Fistelrevision mit Drainage.

Bei der *Trepanation* wird das periostal „gesunde“ Knochengewebe bis zur Markhöhle eröffnet, um intramurale oder intramedulläre Sequester zu entfernen oder um eine Phlegmone oder Abszeßbildung der Markhöhle zu entlasten und auszuräumen (Abb. 96). Die Eröffnung der Knochenhöhle soll sparsam, aber groß genug sein, um die Radikalität der Maßnahme zu sichern. In der Regel wird die Trepanation geringfügig distal vom vermuteten Herd angelegt, um eine einwandfreie Drainage zu gewährleisten. Ehe ein zu großes Fenster aus vitalem Knochen geschlagen wird, sind zwei Trepanationsöffnungen vorzuziehen. Der primäre Verschluß der Öffnung mit dem „gesunden" Knochendeckel der Trepanation ist nicht anzuraten; je nach lokaler Situation kann sich die sekundäre Spongiosaplastik anschließen.

5.2.2 *Plastischer Verschluß*

Eine sich selbst überlassene infizierte Knochenhöhle füllt sich allmählich mit Granulationsgewebe, später mit Narbengewebe auf [92]. Granulationsgewebe ist ein mangelhaftes Ersatz- und Füllgewebe, da es die Infektion am ehesten und somit die weitere Osteolyse unterhält. Im Wettlauf mit der Infektion muß der Verschluß einer Höhle daher schnell und dauerhaft erfolgen. Bei kleineren Defekten kann durch Drainage und mechanische Säuberung (feuchte Mullstreifen) eine den Ansprüchen genügende Narbenbildung eintreten. Die lokale antibiotische Behandlung mit Gentamycin-PMMA-Ketten reinigt nach chirurgischem Debridement die Defekthöhle durch ihre bakterizide Aktivität und fördert die rasche Entwicklung eines entzündungsarmen Granulationsgewebes [10, 13, 53, 75]. Die Defekthöhlen werden über dieses neue Prinzip entweder direkt oder dauerhaft bindegewebig ausgefüllt oder zur knochen- und weichteilplastischen Defektsanierung optimal vorbereitet (Abb. 69, 97), [75]. Voraussetzung der Wirksamkeit ist die Erregerempfindlichkeit gegenüber Gentamycin. Andere Plombierungsverfahren mit Sand, Gips, Blut, Fibrin (mit und ohne Antibiotikum), Gelatine, Katgut, Knochenzement u.ä. sind nur noch von historischem Interesse [92]. Geeignete Verfahren des plastischen Verschlusses einer großen infizierten Femurhöhle sind:

- autologe Spongiosaplastik,
- Myoplastik,
- Hautplastik.

Die Reihenfolge der Aufzählung entspricht ihrer Wertigkeit in bezug auf die biologische Radikalität des Verschlusses und ihren Ansprüchen an das Transplantatlager. Bei instabilem Knochenlager ist ausschließlich autologe Spongiosa als plastisches Material indiziert.

5.2.2.1 *Autologe Spongiosaplastik*

Autologe Spongiosa ist das einzige Material, das den Defekt nicht nur vital ausfüllt, sondern mit seinem ursprünglichen Substrat – dem Knochen – ersetzt. Zusätzlich wird die Belastungsfähigkeit des infekterkrankten Knochens gesteigert. Man kann somit von einer kausalen Behandlungsmethode sprechen. (Bezüglich der weiteren Eigenschaften des autologen Spongiosatransplantates und taktischer Hinweise zur Verpflanzung wird auf Abschn. 4.2.3 dieses Kapitels verwiesen.) Nach einem vorbereitenden Eingriff mit Debridement ist die autologe Spongiosaplastik am Femur nur dann nicht indiziert, wenn es nicht gelingt, ein vitales und infektberuhigtes Lager zu schaffen. Bei einer osteomyelitischen Resthöhle ist die Stabilität des Lagers durch die erhaltene Knochenkontinuität gegeben (Abb. 69, 97). Unsere klinischen Untersuchungen haben gezeigt, daß sich nach indizierter und technisch einwandfreier Anwendung von Gentamycin-PMMA-Ketten die Einheilungschanchen für die sekundäre Spongiosaplastik verbessern (Abb. 97), [75]. Bei der älteren osteomyelitischen Defektbildung ist es besonders wichtig, die Höhle oder Mulde nur mit Spongiosa auszukleiden und nicht vollzustopfen, um die Revaskularisierung nicht zu überfordern (Abb. 97).

5.2.2.2 Myoplastik

Die den Femur zirkulär umhüllende Muskulatur bietet sich zur vitalen Auffüllung eines Defektes an. Vorteile des Muskels sind die gute Modellierfähigkeit und die Möglichkeit, gestielte Transplantate mit eigener Vaskularisation zu bilden [8, 92]. In der Regel wird ein ausreichend breiter Muskelanteil des Vastus lateralis verwendet [92]. Je nach Lokalbeziehung zum Defekt wird der Muskel proximal oder distal gestielt und locker in die durch einen Voreingriff vorbereitete Höhle eingelegt. Gute Ergebnisse der Muskelplastik haben Ecke [25], Nikitin [86], Popkirov [92] u.a. veröffentlicht. Neuerdings berichteten Kiene et. al. [49] von 27 Muskelplastiken bei Femurosteomyelitis, wobei 24 fistelfrei einheilten. Für alle Autoren besteht eine Kontraindikation bei Instabilität des Knochens. Die Indikation für freie Muskeltransplantate wird auch von den Anhängern muskelplastischer Verfahren als eingeschränkt angesehen. Nachteilig ist, daß das verpflanzte Muskelgewebe, wie klinische und histologische Untersuchungen [92, 129] zeigten, zu Bindegewebe degeneriert. Popkirov [92] konnte weiterhin bei allen derart behandelten Patienten nur eine unbedeutende und langsame Verkleinerung des Knochendefektes feststellen. Während eingeheilte Spongiosa die Stabilität des Knochens zusätzlich erhöht, behindert das eingeschlagene Muskel- und Narbengewebe die weitere Knochenregeneration [92]. Ein weiterer Nachteil ist es, Funktionsgewebe eines bereits vorgeschädigten Extremitätenabschnitts zu opfern. Mit Burri [8] sehen wir die Indikation zur Myoplastik am Femur nur bei gesicherter Belastungsstabilität. Dann kann wegen der eigenen Blutversorgung eine gezielte muskuläre Nahplastik noch Knochenhöhlen ausfüllen, deren minderwertige Lagerqualität eine Spongiosaplastik nicht mehr erlaubt.

5.2.2.3 Hautplastik

Eine nach vielfachen Sanierungsversuchen fortbestehende, aktiv-purulente Infektion mit knöcherner Defektbildung und ungünstiger Vitalität des Knochenlagers muß am Oberschenkel zur Sanierung breit eröffnet werden (Abb. 98). Zur Vorbereitung einer Hautdeckung wird der knöcherne Herdbereich dachrinnenförmig gemuldet. Die nach Debridement verbleibenden Weichteile bilden nach einigen Tagen mit den Rändern der Mulde eine feste Narbe. Nach Infektberuhigung der Weichteile und frischer Granulation wird die lateral offene Knochenmulde unter nochmaliger Anfrischung mit zu Meshgraft verarbeiteter Spalthaut komplett ausgekleidet. Aufgrund der modellierfähigen Netzstruktur haftet die Spalthaut auch an den Überhängen der „Dachrinne" und heilt unter vorübergehender Kompression mit Fettgaze und ölgetränkten Watteschnitzeln (täglicher Verbandswechsel, nach 3 Tagen offene Behandlung) rasch ein. Auf diese Weise wird die femorale Knochenhöhle epithelüberzogen nach außen gekehrt (Abb. 98). Die Methode entspricht dem von Hierholzer [37] propagierten Verfahren der primären oder sekundären Spalthautdeckung der gemuldeten infizierten Tibia. Die Auskleidung einer Femurmulde mit Spalthaut ist nur angezeigt, wenn mit anderen Mitteln eine behandlungsbedürftige Osteomyelitis therapieresistent bleibt. Wir haben die Methode mehrfach aus „amputationsreifer" Situation mit gutem Erfolg geübt. Es ist offenbar, daß die verletzungsanfällige und aufbruchgefährdete Hautdeckung der Knochenrinne zunächst einer intensiven Pflege bedarf. Dies gilt besonders, wenn die Patienten wegen des ossären Substanzverlustes zur Vermeidung einer Refraktur einen Schienenhülsenapparat tragen (Abb. 98). In einigen Fällen kam es über die rasche Beruhigung der lokalen Infektion zu einer erstaunlichen allgemeinen Beruhigung der Weichteile und des Knochens, so daß sich die vital überhängenden Weichteile entweder spontan verschlossen, oder ein sekundärer Weichteil- und knochenplastischer Eingriff die Femurhöhle wieder nach „innen" verlagerte. Wir haben in den letzten 4 Jahren 6 Femurhöhlen mit Hautverpflanzung behandelt; 5mal erfolgreich, einmal konnte die Amputation nicht mehr vermieden werden.

5.3 Spontanfraktur

5.3.1 Bemerkungen zur Definition

Der Begriff Refraktur ist im traumatologischen Sprachgebrauch mißverständlich [22, 56, 57, 63]. Die einen bezeichnen als Refrakturen alle neuerlichen Frakturformen, die in einem lokalen, biomechanischen oder sonstigen ätiologischen Bezug mit dem ursprünglichen Bruch stehen. Für die anderen rechtfertigt diese Bezeichnung nur eine Bruchstelle, die topographisch mit der Erstfraktur übereinstimmt und auf diese mittelbar zurückzuführen ist [23, 56]. Als Überbegriff bietet sich die Bezeichnung Zweitbruch (Büttner, zit. nach [56]) oder Sekundärfraktur [56] an, welche nur die Tatsache der erneuten Kontinuitätstrennung in kausaler Verknüpfung zur Erstfraktur ausdrückt (Abb. 88, 89). Die Unterteilung der Zweitfrakturen nach ihren Ursachen ist schwierig, da biomechanische Störungen der Knochenheilung, Ernährungsstörungen und Störungen durch die Therapie (Osteosynthese) sich vielfach so überlagern, daß eine Entscheidung entweder unmöglich ist oder nur einer Ursache gerecht wird. Derartige Klassifizierungen der Zweitbrüche, wie sie Büttner (zit. nach [56]) (Kallusbruch, Neubruch, Grenzzonenbruch, Dystrophiebruch) oder Köbler [56] (Kallusbruch, Ermüdungsbruch, Neutralisationsbruch, Versprödungsbruch, Dystrophiebruch) vorschlagen, sind wegen der meist mehrfachen, kausal untereinander verknüpften Faktoren nicht nur praktisch wenig nützlich, sondern erfahren durch die Aspekte der pathologisch gestörten Frakturheilung und die Komplikationen moderner Osteosynthesemittel auch theoretische Einwände und Erweiterungen [62, 63]. Bei einer Osteomyelitis kommt die Infektion als den Knochen krankhaft erfassendes kausales Prinzip hinzu. Dies ließe die Bezeichnung „pathologische Fraktur" zu, wenn nicht eine Vielzahl der Zweitfrakturen durch die Infektion entweder nur indirekt oder überhaupt nicht verursacht wären (Abb. 84, 89). Allen Zweitfrakturen bei Osteomyelitis liegt ein inadäquates Trauma zugrunde, d.h., daß ein nicht geschädigter oder nicht erkrankter Knochen bei gleicher Krafteinwirkung nicht gebrochen wäre. Die Bezeichnung als Spontanfraktur kann im Einzelfall um das kausale Hauptprinzip (Kerbwirkung, Osteolyse, Elastizitätsverlust u.a.) erweitert werden.

5.3.2 *Ursachen, Häufigkeit, Klinik, Therapie*

Die Spontanfraktur ist eine typische Komplikation der chronischen Osteomyelitis im allgemeinen und der Femurosteomyelitis im speziellen (Abb. 63, 72, 84, 88, 89). Ohne Angabe der Körperlokalisation ergibt eine Literaturzusammenstellung von Popkirov [92] Spontanfrakturen in einer Rate zwischen 1,6% und 20,4%. Popkirov glaubt, eine Zunahme der Häufigkeit von Spontanfrakturen festzustellen und sucht dies in Zusammenhang mit der antibiotischen Behandlung zu stellen. Bei den 96 infizierten Femurpseudarthrosen unseres Kollektivs wies die Verlaufskontrolle Spontanfrakturen in knapp 7% (7 Patienten) auf (Tabelle 49). Die bereits erhebliche natürliche biomechanische Beanspruchung des Femurs kann durch Zwangsbelastung eines ankylosierten oder versteiften Kniegelenkes (Abb. 85), einer Achsenfehlstellung oder durch eine funktionell unangepaßte dystrophe Muskulatur noch verstärkt werden. Dem stehen lokale Schwachstellen gegenüber [79]. Diese mechanischen Sollbruchstellen finden sich im Bereich einer Defekthöhle oder Muldung (Abb. 63), bei ausgeschlagenen oder entzündlich erweiterten Bohrkanälen (Abb. 89), entlang einer unelastischen Sklerosezone (Abb. 88), bei einer metaphysären Rarefizierung und Osteoporose oder bei osteolytischen Herdbildungen (ausgedehnte Sequestrierung, Markhöhlenabszeß, Fistelkarzinom etc.). Vielfach liegt aber die Ursache der Spontanfraktur im ungenügenden, der betreffenden Belastung nicht angepaßten knöchernen Umbau des ursprünglichen Fraktur- und Pseudarthrosenbereiches (Abb. 85, 88). Diese im Sinne der Definition echten Refrakturen sind durch eine entsprechende Prophylaxe am ehesten zu vermeiden, da sich die Patienten noch meist in ambulanter ärztlicher Überwachung befinden. Die auf den Femur einwirkenden Hebelkräfte, insbesondere nach osteoplastischem Aufbau einer Defektstrecke, machen es schwierig, den Bereich zwischen therapeutisch notwendiger, transformierender Teilbelastung einerseits und einer unerlaubten vorzeitigen Überlastung andererseits zu finden. Aus Vorsicht wird die therapeutisch notwendige Teilbelastung zeitlich hinausgezögert oder unterdosiert. Mit Hilfe eines instrumentierten (d.h. mit Meßinstrumenten versehenen) Fixateur externe [81] wäre es möglich, durch sekundäres Nachspannen eine Vorlast aufzubringen. Bei bekannter und gemessener Vorlast kann der gefährliche Nulldurchgang bei funktioneller Teilbelastung vermieden werden, was die Teilbelastung frühzeitiger und definiert ermöglicht. Die anfängliche Verordnung eines Schienenhülsenapparates und die Aufklärung des Patienten sind weitere Maßnahmen im Hinblick auf die Vermeidung einer Spontanfraktur.

Als Ursachen der Spontanfrakturen waren in unserem Krankengut 2 ausgeschlagene Bohrkanäle (Abb. 89), 2 Frakturen durch Sklerosezonen (Abb. 88), ein Osteolyseherd bei Fistelkarzinom (Abb. 99), eine Knochenmulde und eine ungenügend durchbaute Bruchzone anzusehen (Abb. 85). Die Therapie hängt im einzelnen von der Ursache der Spontanfraktur ab und lehnt sich im allgemeinen den Behandlungsrichtlinien der infizierten Pseudarthrose an (vgl. oben, 4.2.2). Im Gegensatz zu den dort angegebenen Empfehlungen kann bei einer Spontanfraktur gelegentlich konservative Behandlung erfolgen, wenn die Frakturlinie keine aufwendigen Repositions- und Retentionsmanöver erfordert, eine gute knöcherne Abstützung vitaler Fragmentanteile vorliegt und keine Indikation zum Debridement (Sequestrektomie) gegeben ist. Die Ruhigstellung erfolgt in der Oberschenkeldrahtextension oder der Beckengipshülse (Abb. 89). Zur sicheren Überbrückung kann eine zusätzliche Spongiosaplastik angezeigt sein. Hauptkomplikation der Spontanfraktur ist die Exazerbation der Infektion (Abb. 63, 88). Eine konservative Behandlung muß bei Exazerbation abgebrochen werden. Unter ungünstigen Voraussetzungen kann die Spontanfraktur Anlaß zur Amputation sein.

5.4 Oberschenkelamputation

Nur selten muß die Amputation bei Oberschenkelosteomyelitis aus vitaler Indikation wegen nicht beeinflußbarer, metastasierender Allgemeininfektion vorgenommen werden. Eine weitere absolute Indikation zur Amputation ist das Fistelkarzinom (Abb. 99), [92]. Als Wahleingriff ist die Oberschenkelamputation bei inkurablen Infektzuständen indiziert (Abb. 67). Dieser Zustand ist in der Regel mit einem Knochendefekt verbunden und kann sich zu jedem Zeitpunkt der osteomyelitischen Erkrankung bieten. Eine klar bezeichnete Indikationsliste ist wegen der Vielfalt der abzuwägenden Einzelkriterien nicht vorzulegen. In der Verbindung von individuellem Befund, Vorgeschichte, Lebensalter und Prognose stellt sich die Entscheidung zur Amputation nur selten unvermittelt, so daß Arzt und Patient die Möglichkeit einer Amputation bereits vorausschauend in den Therapieplan einbeziehen können.

So ist es für beide auch vermeidbar, einen sinnlosen Erhaltungsversuch zu verlängern und die Amputation am Ende vergeblicher Bemühungen als eine Niederlage zu empfinden. Andererseits ist die durch eine Oberschenkelamputation verursachte Verstümmelung unleugbar eine schwerwiegende Entscheidung, was in der Redewendung „mit beiden Beinen auf dem Boden stehen“ gut zum Ausdruck kommt. So wird verständlich, warum die Patienten schmerzhafte, funktionsunfähige, nicht belastbare Extremitätenrudimente der Amputation vorziehen. Eine psychologische Führung der Betroffenen (jungen Patienten) ist vor und nach dem Eingriff notwendig. Dabei muß neben einer guten orthopädischen Versorgung die Möglichkeit der definitiven Heilung der Knocheninfektion durch die Amputation bewußt gemacht werden. Im Frühstadium der Oberschenkelosteomyelitis ist fast immer der ausgedehnte knöcherne Defekt bei fortschreitend aktiver Infektlage und gescheiterten Sanierungsversuchen die Hauptursache zur Amputation. Nicht selten tragen begleitende Verletzungsschäden distal des Oberschenkels zur Entscheidung bei. In den späten Stadien ist eine rezidivierende unbeeinflußbare Infektaktivität die Ursache einer Oberschenkelamputation. Ausgedehnte Knochenanteile ähneln dann in ihrer Vaskularisierung und Infektdurchseuchung einem großen Sequester. Hierbei sind arterielle Durchblutungsstörungen, neurologische Ausfälle, Fehlstellungen, Gelenkeinsteifungen und starke Schmerzen die Begleitumstände. Am schwierigsten wird die Entscheidung, wenn es nach jahrelanger, oft ununterbrochener Behandlung trotz zwischenzeitlicher Heilerfolge schließlich doch nicht gelingt, ein belastbares Bein ohne Gebrauch von orthopädischen Hilfsmitteln wiederherzustellen.

Tangiert der Infektherd den Amputationsbereich, erfolgt die Oberschenkelabsetzung offen, um ohne weitere Komplikationen die Haut- und Weichteildeckung nach einigen Tagen sekundär vorzunehmen (Abb. 67). Die Knochenresektion sollte, solange eine ausreichende Stumpflänge von etwa der halben Femurlänge garantiert ist, den ossären Herd einschließen. Oberhalb des proximalen Femurdrittelpunktes sollten nach Debridement alle als vital anzusehenden Knochenanteile erhalten bleiben. Ungenügende proximale Weichteile beeinflussen bei vitalen Knochenverhältnissen die Amputationshöhe nicht und sind sekundär plastischen Maßnahmen zu überlassen. Kurzstümpfe unter 6 cm sind unbrauchbar und später einer speziellen rehabilitierenden Orthopädiewerkstatt zuzuführen. Liegen Knochen und Weich-

teile oberhalb der Absetzung sicher im Gesunden, kann der Weichteilverschluß unter Drainage primär erfolgen.
Frühe und späte Komplikation einer Oberschenkelamputation ist die Stumpfosteomyelitis mit typischer Sequestrierung an der Knochenspitze. Unter den klinischen Zeichen eines akuten osteomyelitischen Schubes, verbunden mit Abszeß- oder Fistelbildung, findet sich im Röntgenbild der Befund eines „Kronensequesters" (Abb. 67). Bei oft ausgedehnter periostaler Reaktion ist ein unregelmäßig begrenzter Anteil der Stumpfspitze als Sequester entweder bereits demarkiert oder als reaktionslose Verdichtung gegen die aufgehellte Umgebung hervorgehoben. Der Befund ist nicht zu verwechseln mit den häufigen Verkalkungen und Ossifikationen an der Stumpfspitze nach Osteomyelitis (Abb. 67e). Im eigenen Krankengut kam es bei 119 Osteomyelitiden des Femurs in 6 Fällen zur Oberschenkelamputation. Im Falle eines bereits fortgeschrittenen Fistelkarzinoms, das anläßlich einer Spontanfraktur diagnostiziert wurde, kam es trotz Exartikulation der Hüfte zum letalen Ausgang.

6 Femurosteomyelitis und Gonarthrose

Dieser Abschnitt widmet sich den mittelbaren Folgen der Femurosteomyelitis in bezug auf das traumatisch ungeschädigte Kniegelenk. Wenn auch die zur Femurfraktur führende erhebliche Traumatisierung gleichermaßen das Kniegelenk schädigen kann, so sollen Verletzungen leichter Art nur am Rande als arthrosefördernd bewertet sein. Verletzungen des Kniegelenkes, die einer separaten posttraumatischen Versorgung bedürfen, insbesondere die Kniegelenkfrakturen, sollen ebenso ausgespart sein wie Komplikationen, die sich aus der Fortleitung der eitrigen Entzündung in das Kniegelenk ergeben (Abb. 74, 94). Keine das Knie nicht direkt betreffende traumatische Komplikation verursacht in einem so hohen Anteil, so regelmäßig und in so kurzer Zeit so schwerwiegende Gonarthrosen. Als Ursachen sind langdauernde Immobilisierung, oftmalige Operationen mit interner und externer Osteosynthese, traumatische, entzündliche und dystrophe Veränderungen der Oberschenkelmuskulatur sowie Fehlbelastung und Fehlstellung anzusehen.

6.1 Zur Pathophysiologie des synovialen Systems

In früheren Jahrzehnten standen die Ansichten über die Entstehung der Gonarthrose vornehmlich unter dem Aspekt gestörter Statik und Mechanik [71]. Neuere histochemische und mikromorphologische Erkenntnisse stellen Veränderungen im Stoffwechsel und der Struktur des synovialen Systems (d.h. der Funktionseinheit von Gelenkknorpel, Synovialflüssigkeit und Gelenkkapsel) in den Mittelpunkt der Pathogenese der Gonarthrose. Diese Zusammenhänge wurden vornehmlich von Cotta und seinen Mitarbeitern erarbeitet [15, 16, 17, 24, 96, 97]. Danach stellt sich unter physiologischen Bedingungen eine multifaktorielle Rückkopplung aus Struktur und Syntheseleistung der Knorpelzellen und der Gelenkinnenhaut, aus Substratausgleich und aus physiologischer Gelenkbelastung ein. Cotta [15] beschreibt 3 Schädigungsmuster am Gelenkknorpel, von denen jedes für sich allein bereits den arthrotischen Prozeß einleiten kann: mechanische Schädigungen des Gelenkknorpels, enzymatische Schädigung des Gelenkknorpels vom Gelenkraum ausgehend und Schädigung des Gelenkknorpels durch knorpeleigene Enzyme. Die Immobilisierung des Gelenkes stört den Stoffwechselausgleich zwischen Knorpel und Synovialis durch die Dystrophie, die sich aus verminderter Kapseldurchblutung und reaktiver Fibrosierung entwickelt [16, 24, 27]. Zudem fehlt die für die Ernährung des Knorpels notwendige Wechseldruckbelastung. Der mithin ausgelöste Chondrozytenuntergang führt einerseits zu einer Änderung der Syntheseleistung des Gelenkknorpels und setzt andererseits zellständige Enzyme frei. Diese Knorpelzellenenzyme sind in der Lage, die umgebende Knorpelmatrix abzubauen [15, 16, 33]. Durch die Immobilisierung geraten die Gelenkflächen gegeneinander unter Druck und Zug. Nach den Untersuchungen von Refior [97] verursacht dauernder Gelenkdruck direkt eine Desintegration des Gelenkknorpels. Ruhigstellung durch Extension mit verminderter Gelenkflächenbelastung führt zu einer Synovitis [34]. Die Entzündung der Gelenkinnenhaut führt nach Cotta [15] „zur Verlängerung und Verdichtung der Transitstrecke zwischen Kapselkapillaren und Synoviozyten, wodurch die Ernährung des Gelenkknorpels mittelbar beeinträchtigt wird“. Erguß und Kapselfibrose sind die makroskopischen Folgen der Synovitis. Durch den Erguß wird wiederum der Gelenkknorpel durch den gestörten Stoffwechselausgleich mit der Synovia, durch die enzymatische Knorpeldestruktion der über die Synovitis einwandernden Leukozyten und mechanisch über die Kapseldehnung und gelockerte Gelenkführung geschädigt. Darüber hinaus stört der Erguß die Hyaluronsäureproduktion mit konsekutiver Beeinträchtigung der Gelenkschmierung [17]. Bei anhaltender Entzündung und Fibrose ist die Kapsel nicht mehr in der Lage, Sekretion und Resorption aufeinander abzustimmen. Die schnellste und in kürzester Zeit ablaufende Zerstörung des Gelenkknorpels bewirken die Enzyme der Granulozyten bei eitriger Arthritis [16, 36, 146].

Neben einer Vielzahl weiterer ätiologischer Faktoren führt allein die Immobilisierung des Kniegelenkes durch die verschlechterte Ernährungslage, verminderte Syntheseleistung von Gelenkkapsel und Gelenkknorpel sowie die eingeschränkte Transportfunktion und fehlende Durchmischung der Gelenkflüssigkeit zur Gonarthrose. Die klinische Symptomatik ist vielfach durch das Syndrom des posttraumatischen Reizknies gekennzeichnet. Nach Cotta [14] ist das Reizknie durch eine kontinuierliche oder intermittierende Ergußbildung unterschiedlicher Ausprägung, Schwellung und Überwärmung der Gelenkkapsel sowie Druck- und Bewegungsschmerz gekennzeichnet. Zusammenfassend führt unabhängig von der auslösenden Ursache die gestörte Homöostase des synovialen Systems zur Gonarthrose, die sich anfangs unter dem unspezifischen klinischen Bild des posttraumatischen Reizknies zeigt. „Undramatische“ Ursachen am Beginn dieser Kette sind: Immobilisierung, Remobilisierung, Gelenkinstabilität, Kniebinnenverletzung, Kontusionen mit und ohne Blutung.

6.2 Häufigkeit, Klinik, Therapie

Die pathogenetischen Prinzipien verdeutlichen den Stellenwert der Immobilisierung bei der Entstehung der posttraumatischen Gonarthrose [16, 24, 27, 70, 80]. 1964 hat Mohing [71] am Beispiel der Gipsbehandlung kindlicher tuberkulöser und osteomyelitischer Hüfterkrankungen die Entwicklung der Arthrose als Ruheschaden nach langer Immobilisierung beschrieben. Nach unseren klinischen Untersuchungen können wir die Kniearthrose nach Immobilisierung bei Femurosteomyelitiden als eine ähnliche exemplarische Gruppe darstellen (Abb. 85).

In einer ersten Studie haben wir die Kniebefunde des Kollektivs der 96 infizierten Femurpseudarthrosen bei Klinikaufnahme im „Bergmannsheil" gesammelt. Vorausgehend nahm auswärts das Heilverfahren dieser Patienten bereits durchschnittlich 10,1 Monate seit dem Unfall in Anspruch. Die Einzelbefunde sind in den Tabellen 40 bis 44 zusammengefaßt. Während der auswärtigen Behandlung waren die Kniegelenke von 44 Patienten im Durchschnitt 2,8 Monate lang streng durch Extension, Gipsbehandlung oder fixierte Lagerung ruhiggestellt. Im Zeitraum bis zur Aufnahme bestand nur innerhalb von durchschnittlich 1,7 Monaten die Möglichkeit zur funktionellen Therapie des Kniegelenkes (Tabelle 44). Da aber bei Klinikaufnahme im „Bergmannsheil" vielfach Falschbeweglichkeit im Femur verbunden mit einer purulenten Oberschenkelinfektion vorlag, ist davon auszugehen, daß der gesamte Zeitraum von 10 Monaten weitgehend einer Immobilisierung entsprach. Ausdruck dieser Immobilisierung war eine insgesamt erheblich gestörte Kniegelenkbeweglichkeit mit ankylosierenden Verhältnissen bei 1/5 der Patienten. Nur 14 Patienten konnten ihr Kniegelenk frei bewegen (Tabelle 40). Im Röntgenbild von 90 Patienten entsprachen die arthrotischen Zeichen nach 10 Monaten bereits einer fortgeschrittenen Dauerschädigung. Die Hälfte der Kniegelenke zeigte eine schwere Arthrose vom Stadium III und IV. Nur 2 Kniegelenke wiesen röntgenologisch keinen arthrotischen Befund auf (Tabelle 44). Das Heilverfahren der Gruppe der 96 infizierten Femurpseudarthrosen nahm im Durchschnitt 23 Monate in Anspruch. Während der gesamten stationären Heilbehandlung waren die Kniegelenke von 48 Patienten länger als 3 Monate ruhiggestellt. Für alle Kniegelenke ergab sich eine Immobilisierungsdauer von durchschnittlich 3,8 Monaten. (Kurzfristige Phasen der Ruhigstellung nach neuerlichen kleinen operativen Eingriffen blieben in der Zusammenstellung unberücksichtigt.) Als durchschnittliche Zeitspanne einer funktionellen Therapie während des stationären Aufenthaltes wurden 3,6 Monate ermittelt (Tabelle 58).

Im Mittel 4,7 Jahre nach dem Unfall wurden 66 Patienten dieser Gruppe in einer zweiten Studie befragt sowie der klinische und röntgenologische Kniebefund kontrolliert. Die Ergebnisse der Untersuchung sind in den Tabellen 55-59 zusammengestellt. Die röntgenologische Auswertung ergab bei 80% eine Arthrose vom Stadium III und IV. Ohne arthrotische Veränderung blieb kein Kniegelenk, während nur 9% geringe Veränderungen vom Stadium I aufwiesen (Tabelle 59). Über die Hälfte der Patienten klagte über starke Kniebeschwerden, wobei der Befund vielfach einem arthrotischen Reizknie entsprach (Abb. 92). Entsprechend der hohen Arthroserate waren fast die Hälfte der Kniegelenke klinisch versteift und nur noch 15% frei beweglich (Tabelle 55). Eine muskulär nicht mehr ausgleichbare Bandlockerung des Kniegelenkes wiesen 21 Patienten auf, davon 10 ein instabiles Wackelknie (Tabelle 56).

Obwohl bakterielle Knieinfektionen oder nachhaltige Knieverletzungen bei der obigen Studie ausgenommen wurden, soll nicht der Eindruck entstehen, als sei die Immobilisierung das einzige kausale Prinzip der Gonarthrosenentstehung bei Femurosteomyelitis. Die funktionelle Behinderung des Kniegelenkes bei der Weichteilinfektion des Oberschenkels, die mit der Muskelatrophie nachlassende Bandführung, Achsenfehler, die Zahl der Operationen sowie das Lebensalter und die persönliche Aktivität sind weitere Parameter der Entstehung und des Schweregrades der degenerativen Knieveränderungen (Abb. 72). Entscheidend wird die Arthrose durch die Infektion selbst beeinflußt. Mit kleiner werdendem Abstand des Kniegelenkes zum osteomyelitischen Herd wird auch ohne einen direkten bakteriellen Befall der arthrotische Prozeß durch sympathische Reizung des Kniegelenkes mit Erguß, Synovitis

und Kapselfibrose provoziert (Abb. 97). Zusätzlich entstehen entzündliche Verklebungen und operativ bedingte Vernarbungen der kniegelenknahen Weichteilverschiebeschichten.
Die Arthrose des Kniegelenkes nach Oberschenkelosteomyelitis war für die Mehrzahl der Fälle nur symptomatisch zu behandeln. Bei 5 Patienten wurde eine Arthrodese des Kniegelenkes vorgenommen (Abb. 65), bei einem Patient kam es spontan zum knöchernen Durchbau im Kniegelenk. Die operative Arthrodese wird wegen der zusätzlichen Beinverkürzung, der Gefahr der Infektreaktivierung und der Möglichkeit der Spontanfraktur des infektgeschädigten Oberschenkels bei langem Beinhebel hinausgezögert. Zudem sind die lange hospitalisierten Osteomyelitispatienten vielfach nicht bereit, weitere zeitliche Opfer zu bringen und scheuen neuerliche operative Eingriffe. Erhebliche Fehlstellungen, schwere chronische Reizzustände und ausgedehnte osteomyelitische Prozesse, die nur über eine kniegelenküberbrückende Osteosynthese oder Arthrodese zu sanieren sind, lassen jedoch keine andere Wahl.
Zusammenfassend ist nach unseren klinischen Untersuchungen festzustellen:
Die in der Regel schwere Gonarthrose nach Osteomyelitis des Oberschenkelschaftes bestätigt in der Art eines klinischen Modellversuchs die theoretischen, pathogenetischen Erkenntnisse über die Folgen der Störung des synovialen Systems (Abb. 85).
Als wesentlicher kausaler Faktor der Arthroseentstehung ist die langdauernde Immobilisierung des Kniegelenkes anzusehen. Weitere Hauptfaktoren sind die Fernwirkungen der eitrigen Infektion, Atrophie, Vernarbung und Funktionsverlust der Muskulatur mit Hemmung knienaher Gleitstrukturen sowie Fehlstellung und Instabilität des Gelenkgefüges (Abb. 80).
Die arthroseauslösenden Prozesse spielen sich in der Frühphase der instabilen Femurosteomyelitis ab. Unter diesem Aspekt ist die sachgerechte, frühzeitige und radikale Therapie der Frakturosteomyelitis und der infizierten Pseudarthrose ein Beitrag zur Gelenkerhaltung (Abb. 62). Die verspätete Herdbehandlung und Stabilisierung kann die Entwicklung der Arthrose nicht mehr aufhalten.
Die Sanierung der Knocheninfektion des Oberschenkels erfolgt zu Lasten des Kniegelenkes. Die Anfälligkeit des wenig geschützten synovialen Systems, Funktion und Anatomie des Kniegelenkes und die obligate Einbeziehung der am Kniegelenk angreifenden Oberschenkelmuskulatur in den entzündlichen Prozeß machen eine Kniearthrose um so unvermeidbarer, je näher der Prozeß zum Kniegelenk liegt (Abb. 66, 85).
Nach knöcherner Heilung der Pseudarthrose und Überwindung der Oberschenkelinfektion stehen die subjektiven Beschwerden und objektiven Veränderungen durch die Gonarthrose im Mittelpunkt der Spätfolgen (Abb. 84).
Die Behandlung einer infizierten Femurpseudarthrose mit dem Oberschenkelfixateur Typ III schädigt die Oberschenkelstreckmuskulatur und die Weichteilverschiebeschichten des Kniegelenkes und fördert durch zusätzliche Immobilisierung die Arthrose. Diese Form der Stabilisierung ist daher nur bei vorbestehender schwerer Knieschädigung indiziert, wenn mit anderen Mitteln keine Stabilität zu erzielen ist oder wenn die Erhaltung eines Standbeins im Vordergrund steht (Abb. 78, 87), [81].

7 Krankengut und Behandlungsergebnisse

Die abschließende tabellarische Zusammenfassung des Krankengutes erfolgt weitgehend kommentarlos. Der Bezug ergibt sich aus den vorangegangenen Abschnitten. Im Text ist zusätzlich auf spezielle Tabellen hingewiesen. Nachteil einer retrospektiven Analyse ist, daß wegen der unvollständigen Befundaufzeichnungen nicht alle Patienten des Kollektivs gewertet werden konnten. Das Krankengut umfaßt 119 Osteomyelitiden des Femurs, die in den 10 Jahren zwischen 1969 und 1978 am „Bergmannsheil Bochum" behandelt wurden. Aus diesem Kollektiv leitet sich die Behandlung von 96 infizierten Femurpseudarthrosen ab. Der Heilverlauf dieser Gruppe der infizierten Femurpseudarthrosen wurde bis zu einer abschließenden Kontrolluntersuchung verfolgt.

I. Exogene Oberschenkelosteomyelitis

Allgemeine Angaben:

Zeitraum	10 Jahre (1969-1978)
Anzahl	119 Patienten
Durchschnittsalter	45 Jahre
Männer/Frauen	105/14

Tabelle 31

Infektursache (n=119)	Abs.	%
Fraktur	115	96
Nagel/Extension	2	2
Verlängerungsosteotomie	1	1
Knochen-PE (Tumor)	1	1

Tabelle 32. Traumaanamnese

Unfallart (n=115)	Abs.	%
Verkehr	61	53
Arbeit	23	20
Krieg	16	14
Häuslich	4	3
Sonstiges	11	10
Frakturform (n=103)		
Trümmer	23	22
Mehrfragment	44	43
Etagen	10	10
2-Fragment	26	25

Tabelle 32. Traumaanamnese (Fortsetzung)

	Abs.	%
Weichteile (n = 96)		
Offen Grad I	10	10
Offen Grad II	24	25
Offen Grad III	15	16
Offen insgesamt	39	41
Geschlossen	57	59
Lokalisation (n = 101)		
Proximales Femurdrittel	19	19
Mittleres Femurdrittel	54	53
Distales Femurdrittel	28	28
Mitverletzung (n = 115)		
Polytrauma	28	24
Femur Gegenseite	6	5
Unterschenkel homolateral	11	10

Tabelle 33

Erstbehandlung (n=119)	Gesamt	Konservativ	Operativ
Primär auswärts	102	35	67
Primär Bergmannsheil	17	3	14
Gesamt	119 (100%)	38 (32%)	81 (68%)

II. Infizierte Femurpseudarthrose

a) Allgemeine Angaben:

Anzahl	96 Patienten
Durchschnittsalter	46 Jahre
Aufnahme „Bergmannsheil“	10,1 Monate nach Unfall

b) Behandlung bis zur Aufnahme „Bergmannsheil“

Tabelle 34

Erstbehandlung (n=96)	Gesamt	Konservativ	Operativ
Primär auswärts	85	25	60
Primär Bergmannsheil	11	2	9
Gesamt	96 (100%)	27 (28%)	69 (72%)

Tabelle 35

Osteosyntheseform operative Primärbehandlung (n=69)

	Nagel	Platte	Fixateur externe	Sonstige
Auswärts	26	28	- -	6
Bergmannsheil	3	6	- -	-
Gesamt	29 (42%)	34 (49%)	- -	6 (9%)

Tabelle 36

Aufschlüsselung operative Vorbehandlung

Primäre Osteosynthese	69
Reosteosynthese	19
Metallentfernung ohne Restabilisierung	26
Revisionseingriff (Fistel, Sequestrektomie etc.)	72
Op. Spülsaugdrainage	23
Spongiosaplastik	12
Summe der Eingriffe	221
Summe der Eingriffe pro Patient	2,3

c) Befund bei Aufnahme „Bergmannsheil" (außer Kniegelenk)

Tabelle 37. Klinische Befunde

Weichteile (n=96)	
Fistel	58
Geschlossen reizlos	11
Geschlossen entzündlich	12
Infizierter Weichteildefekt	4
Belastung (n=96)	
Voll	13
Teilweise	27
Keine	53
Falschbeweglichkeit (n=78)	
Keine	23
Mobil	39
Kein Urteil	16

Tabelle 37. Klinische Befunde (Fortsetzung)

Beinverkürzung (n=67)	
Keine	42
Verkürzung	25 (1-6 cm, Ø 1,5 cm)
Achsenfehler (n=66)	
Kein Fehler	29
Achsenfehler (5°)	37
–varus	10
–valgus	21
–Rekurvation	6
–Antekurvation	4
–Rotation	7
–Kombination	11

Tabelle 38. Beweglichkeit Hüftgelenk (n=84)

Beweglichkeit	Messung (Neutral-Null-Methode)		Abs.	%
Frei	Beugung Abspreizung Außendrehung	>130 > 60 > 50	32	38
Geringgradig eingeschränkt	Beugung Abspreizung Außendrehung	110-130 40- 60 40- 50	27	32
Mittelgradig eingeschränkt	Beugung Abspreizung Außendrehung	90-110 20- 40 20- 40	10	12
Erheblich eingeschränkt	Beugung Abspreizung Außendrehung	<90 <20 <20	8	10
Steif oder wackelsteif	- - -		7	8

Tabelle 39. Röntgenbefund (n=90)

Pseudarthrose/verzögerte Bruchheilung	81
Kein Urteil über Durchbau	9
Sequestrierung	43
Fragliche Sequestrierung	26
Implantatlockerung	31
Ossärer Defekt	42
Ossäre Abstützung der Hauptfragmente	68
Fortgeschrittene Arthrose (Stadium III, IV) Kniegelenk	43
Fortgeschrittene Arthrose (Stadium III, IV) Hüftgelenk	17

d) Kniebefunde bei Aufnahme „Bergmannsheil"

Tabelle 40. Beweglichkeit (n=89)

Beweglichkeit	Messung Strecken/Beugen (Neutral-Null-Methode)	Abs.	%
Frei	0/0/130 - 150	14	16
Geringgradig eingeschränk	0/0/100 - 130	18	20
Mittelgradig eingeschränkt	0/20/80 - 100	15	17
Erheblich eingeschränkt	< 0/20/80	23	26
Steif/wackelsteif	- - -	19	21

Tabelle 41. Knienahe Weichteil- und Kniebinnenverletzungen (n=47)

Keine Verletzung		28
Verletzung insgesamt		19
Aufschlüsselung:	Innen-Außenbandläsion	4
	Meniskus	1
	Kreuzband	2
	Lig. patellae	1
	Weichteile (offen, geschlossen kontusioniert)	13

Tabelle 42. Schwellungszustand am Knie (n=52)

Keine Schwellung oder Reizung	29
Hämatom (Punktion)	10
Rezidivierender Erguß (Punktion)	7) 14
„Reizknie"	9

Tabelle 43. Ruhigstellung und funktionelle Behandlung (n=44) (während des auswärtigen Heilverfahrens)

	Ø Monate	< 1 Monat	1-3 Monate	> 3 Monate
Strenge Ruhigstellung (Extension, Gips, fixierte Lagerung)	2,8	2 Patienten	30 Patienten	12 Patienten
Funktionelle Behandlung	1,7	26 Patienten	8 Patienten	10 Patienten

Tabelle 44. Arthroserate (n=90). (Einteilung mod. nach Jonasch [45] und Mohing [71])

Grad	Abs.	%
0	2	2
I	19	21
II	26	29
III	15	17
IV	28	31

e) *Behandlung „Bergmannsheil"*

Tabelle 45. Dauer und Art der Behandlung

Dauer der Heilbehandlung Bergmannsheil	∅ 12,9 Monate
Dauer des Heilverfahrens insgesamt	∅ 23,0 Monate
Stabilisierende Behandlung operativ	87
Stabilisierende Behandlung konservativ	9

Tabelle 46. Allgemeine operative Prinzipien (n=87)

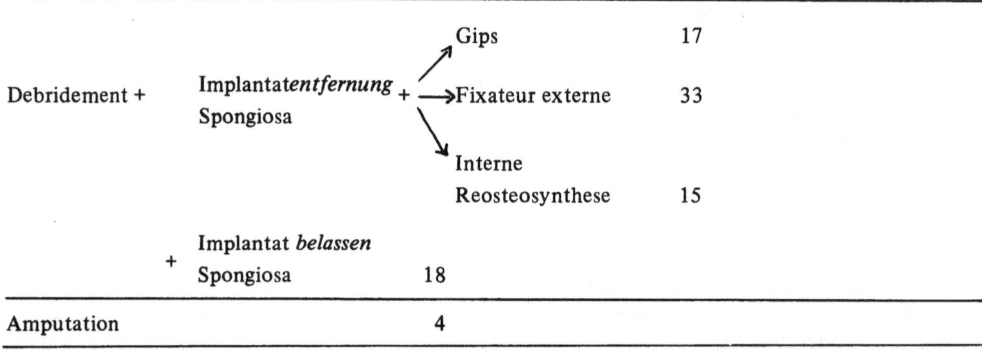

Tabelle 47. Aufschlüsselung der operativen Ergebnisse Bergmannsheil

Interne Osteosynthese	18 (15 Patienten)
Fixateur externe (s. Tabelle 48)	37 (33 Patienten)
Spongiosaplastik	91 (69 Patienten)
Separate Revisionseingriffe (Fistel, Sequestrektomie etc.)	78
Separate Metallentfernung	51
Amputation	4
Summe der Eingriffe	279
Summe der Eingriffe/Patient	2,9
Summe der Eingriffe insgesamt/Patient	5,2

Tabelle 48. Aufschlüsselung der Fixateur-externe-Osteosynthese (n=33)

Wagner-Apparat (4x doppelt)	14
Klammerfixateur (Gewinde/Rohr)	11
Räumlicher Fixateur	6
Kombination (extern/intern)	2

Tabelle 49. Lokal-chirurgische Komplikationen (n=96)

Rezidivierendes resistentes Fistelsystem	13
Rezidivierender Abszeß	9
Osteomyelitische Resthöhle	10
Empyem Knie	4
Empyem Hüfte	2
Spontanfraktur	7

Tabelle 50. Allgemein-chirurgische Komplikationen (n=96)

Blutverlust (n=65)	Ø 1200 ml, max. 3800 ml
Bluttransfusion (n=59)	Ø 750 ml, max. 5000 ml
Gerinnungsstörung	17
Hepatitis (Transfusion)	3
Embolie	10
Sepsis	8
Verletzung/Arrosion A. fem.	3

Tabelle 51. Komplikationen mit Todesfolge (n=96)

Sepsis	2
Embolie	2
Hepatitis	1
Karzinom (Fistel)	1
Arrosionsblutung	1

f) Nachkontrolle (außer Kniegelenk)

Zur Nachkontrolle erschienen aus dem Kollektiv der 96 infizierten Femurpseudarthrosen 68 Patienten. Seit dem Unfall waren im Mittel 4,5 Jahre (zwischen 1-8 Jahren) vergangen. 2 Patienten waren zwischenzeitlich am Oberschenkel amputiert.

Tabelle 52. Klinische Befunde

Weichteile (n=68)		*Beinverkürzung* (n=66)	
Fistel	6	Keine	15
Geschlossen reizlos	61	Verkürzung	51 (1-11 cm, Ø 2 cm)
Geschlossen entzündlich	1		
Infizierter Weichteildefekt	-	*Achsenfehler* (n=66)	
Belastung (n=66)		Kein Fehler	51
		Achsenfehler (5°)	15
Voll	61	–varus	4
Teilweise	5	–valgus	8
Keine	-	–Rekurvation	2
		–Antekurvation	2
Falschbeweglichkeit (n=66)		–Rotation	4
		–Kombination	5
Keine	63		
Mobil	2		
Kein Urteil	1		

Tabelle 53. Beweglichkeit Hüftgelenk (n=66)

Beweglichkeit[a]	Abs.	%
Frei	38	58
Geringgradig eingeschränkt	8	12
Mittelgradig eingeschränkt	5	7
Erheblich eingeschränkt	9	14
Steif/wackelsteif	6	9

[a]Messung: Neutral-Null-Methode, s. Tabelle 38

Tabelle 54. Röntgenbefund (n=66)

Knöcherner Durchbau	62
Pseudarthrose	4
Sequestrierung	3
Fragliche Sequestrierung	5
Fortgeschrittene Arthrose (Stadium III,IV) Kniegelenk	53
Fortgeschrittene Arthrose (Stadium III, IV) Hüftgelenk	25

g) Kniebefunde bei Nachkontrolle

Tabelle 55. Beweglichkeit (n=66)

Beweglichkeit[a]	Abs.	%
Frei	10	15
Geringgradig eingeschränkt	8	12
Mittelgradig eingeschränkt	21	32
Erheblich eingeschränkt	9	14
Steif/wackelsteif	18	27

[a]Messung: Neutral-Null-Methode, s. Tabelle 40

Tabelle 56. Bandinstabilität (n=66)

Keine Lockerung	17
Kompensierte Lockerung	28
Nicht kompensierte Lockerung	11
Wackelknie	10

Tabelle 57. Schwellungszustand am Knie (n=66)

Keine Schwellung oder Reizung	15	
Hämatom (Punktion)	14	> 20
Rezidivierender Erguß (Punktion)	10	
„Reizknie"	31	

Tabelle 58. Ruhigstellung und funktionelle Behandlung (n=66) (während des gesamten Heilverfahrens, das durchschnittlich 23 Monate dauerte)

	∅ Monate	‹ 1 Monat	1-3 Monate	› 3 Monate
Strenge Ruhigstellung (Extension, Gips, fixierte Lagerung)	3,8	1 Patient	17 Patienten	48 Patienten
Funktionelle Behandlung	3,6		19 Patienten	47 Patienten

Tabelle 59. Arthroserate (n=66). (Einteilung mod. nach Jonasch [45] und Mohing [71])

Grad	Abs.	%
0	-	0
I	6	9
II	7	11
III	26	39
IV	27	41

8 Literatur

1. Allgöwer, M.: Weichteilprobleme und Infektrisiko der Osteosynthese. Langenbecks Arch. Chir. *329*, 1127 (1971)
2. Allgöwer, M., Ehrsam, R., Ganz, R., Matter, P., Perren, S.M.: Clinical experience with a new compression plate „DCP". Acta Orthop. Scand. [Suppl.] *125*, 45 (1969)
3. Axhausen, G.: Die pathologisch-anatomischen Grundlagen der Lehre von der freien Knochentransplantation bei Menschen und Tieren. Med. Klin. [Beiheft] *2*, 22 (1908)
4. Axhausen, W.: Die Bedeutung der Individual- und Artspezifität der Gewebe für die freie Knochenverpflanzung. Hefte Unfallheilkd. *72* (1962)
5. Boltze, W.H.: Der Fixateur externe (Rohr-System). AO-Bulletin, Herbst 1976
6. Boltze, W.H., Chiquet, C., Niederer, P.G.: Der Fixateur externe (Rohr-System) Stabilitätsprüfung. AO-Bulletin, Frühling 1978
7. Gestrichen
8. Burri, C.: Posttraumatische Osteitis. Bern, Stuttgart, Wien: Huber 1974
9. Burri, C., Rüter, A.: Stellungskorrekturen beim ossären Infekt. Unfallheilkunde *81*, 344 (1978)
10. Burri, C., Rüter, A. (Hrsg.). Lokalbehandlung chirurgischer Infektionen. Bern, Stuttgart, Wien: Huber 1979
11. Burri, C., Wolter, D.: Das komprimierte autologe Spongiosatransplantat. Unfallheilkunde *80*, 169 (1977)
12. Burri, C., Henkemeyer, H., Muggler, E.: Behandlung der chronischen posttraumatischen Osteitis. Unfallheilkunde *79*, 143 (1976)
13. Contzen, H.: Gentamycin-PMMA-Kette, Gentamycin-PMMA-Kugeln. Symposion, 12.11.1976, München. Unfallchirurgie Sonderheft (1977)
14. Cotta, H.: Das traumatische Reizknie. Ärztl. Praxis *37*, 1511 (1964)
15. Cotta, H.: Die Pathogenese der Gonarthrose. Z. Orthop. *111*, 490 (1973)
16. Cotta, H., Puhl, W.: Pathophysiologie des Knorpelschadens. Hefte Unfallheilkd. *127*, 1 (1976)
17. Cotta, H., Puhl, W.: Das posttraumatische Reizknie. Hefte Unfallheilkd. *128*, 110 (1976)
18. Gestrichen
19. Decker, S., Müller, K.H.: Morphologisch-experimentelle Untersuchungen über die vom Lager ausgehende Vaskularisation autologer Spongiosatransplantate. In: Transplantatlager und Implantatlager bei verschiedenen Operationsverfahren. Hierholzer, G., Zilch, H. (Hrsg.). Berlin, Heidelberg, New York: Springer 1980
20. Decker, S., Rehn, J., Düring, M. von, Decker, B.: Morphologisch-experimenteller Beitrag zur Kenntnis der Vorgänge bei der Verpflanzung von autologer Beckenkammspongiosa bei Hunden. Arch. Orthop. Unfallchir. *85*, 303 (1976)
21. Decker, S., Müller, K.H., Decker, B.: Morphologisch-experimentelle Untersuchungen der Einheilung freier autologer Spongiosatransplantate nach komplikationslosem Verlauf sowie nach postoperativer Infektion. In: Internationales Symposion Posttraumatische Osteomyelitis, 7.-8.4.1978, Duisburg. Berlin, Heidelberg, New York: Springer (im Druck)
22. Dencker, H.: Refracture of the femur. Acta Orthop. Scand. *25*, 16 (1964)
23. Dietschi, C., Zenker, H.: Refrakturen und neue Frakturen der Tibia nach AO-Platten- und Schrauben-Osteosynthesen. Arch. Orthop. Unfallchir. *76*, 54 (1973)
24. Dustmann, H.O., Pohl, W., Schulitz, K.-P.: Knorpelveränderungen beim Hämarthros unter besonderer Berücksichtigung der Ruhigstellung. Arch. Orthop. Unfallchir. *71*, 148 (1971)
25. Ecke, A.: Die Behandlung der chronischen Osteomyelitis mit plastischen Operationsverfahren. Chirurg *32*, 123 (1962)
26. Ecke, A., Rompel, T., Grabow, L.: Tierexperimentelle Untersuchungen zur Bestimmung der Qualität von Knochenspänen verschiedener biologischer Herkunft für Transplantationszwecke. Langenbecks Arch. Chir. *307*, 169 (1964)
27. Enneking, W.F., Marschall, H.: Intra-articular effects of immobilisation on the human knee. J. Bone Joint Surg. [Am.] *54*, 973 (1972)
28. Evrard, J., Lebard, J.P.: Pseudarthroses infectees de la diaphyse femorale. Rev. Chir. Orthop. *57*, 527 (1971)
29. Götz, J., Klemm, K., Schellmann, W.D.: Osteosynthese infizierter Femur-Pseudarthrosen mit dem Verriegelungsnagel. Arch. Orthop. Unfallchir. *90*, 275 (1977)

30. Gotzen, L.: Die Plattenosteosynthese am Knochenschaft. 19. Unfallseminar, 30.9.1978, Hannover. Schriftenreihe Unfallseminar der Unfallchirurgischen Klinik der Medizinischen Hochschule Hannover
31. Gotzen, L., Haas, N., Tscherne, H.: Operationstechnische Maßnahmen zur Vermeidung mechanischer Komplikationsursachen bei Plattenosteosynthese von Tibiaschaftfrakturen. Langenbecks Arch. Chir. *349*, 527 (1979)
32. Goymann, V.: Die Behandlung nicht frischer Oberschenkelfrakturen mit dem Distraktionsapparat nach Wagner. Arch. Orthop. Unfallchir. *80*, 269 (1974)
33. Greiling, H.: Biochemische Untersuchungen zur medikamentösen Therapie der Arthrose. Hefte Unfallheilkd. *128*, 87 (1976)
34. Hackenbroch, M.H.: Gelenkveränderungen unter dosierter Druckminderung im Tierversuch. Z. Orthop. *112*, 667 (1974)
35. Ham, A.W., Harris, W.R.: Repair and transplantation of bone. In: The biochemistry and physiology of bone, Vol. III, p. 475. New York, London: Academic Press 1971
36. Hamerman, D., Sandson, J., Schubert, M.: Biochemical events on joint disease. J. Chron. Dis. *16*, 835 (1963)
37. Hierholzer, G.: Indikation und Methodik der Spalthautverpflanzung nach knöcherner Ausmuldung. In: Die posttraumatische Osteomyelitis. Hierholzer, G., Rehn, J. (Hrsg.) Stuttgart, New York: Schattauer 1970
38. Hierholzer, G., Kleining, R.: Behandlungsrichtlinien für die gestörte Knochenbruchheilung. Unfallheilkunde *79*, 371 (1976)
39. Hierholzer, G., Rehn, J. (Hrsg.): Die posttraumatische Osteomyelitis. Stuttgart, New York: Schattauer 1970
40. Hierholzer, G., Kleining, R., Hörster, G.: Pathogenese und Therapie der akuten Osteomyelitis. Unfallheilkunde *79*, 133 (1976)
41. Hierholzer, G., Kleining, R., Hörster, G., Zemenides, P.: External-Fixation. Arch. Orthop. Trauma. Surg. *92*, 175 (1978)
42. Holz, U., Weller, S.: Möglichkeiten der äußeren Fixation. Chirurg *46*, 97 (1975)
43. Jahna, A., Wittich, H.: Konservative und operative Behandlung bei Mehrfragmentbrüchen am Oberschenkel. (Erfahrungen bei 81 frischen Fällen bei Erwachsenen, davon 81 Spätuntersuchungsergebnisse.) Unfallheilkunde *79*, 165 (1976)
44. Janker, R.: Fehlerquellen in der unfallchirurgischen Röntgendiagnostik. Zentralbl. Chir. *86*, 867 (1961)
45. Jonasch, I.: Zur Klassifizierung der Arthrose im Kniegelenk. Z. Orthop. *92*, 579 (1958)
46. Judet, R., Judet, J., Orlandini, J., Patel, A.: Osteo-muscular decortication (osteoperiostal pediclated grafts). Rev. Chir. Orthop. *53*, 43 (1967)
47. Kehr, H.: Der Aussagewert des Röntgenbildes bei der Beurteilung von Osteosynthesen. Unfallchirurgie *1*, 57 (1975)
48. Kehr, H.: Die Korrekturosteotomien bei posttraumatischen Fehlstellungen am Femur, Arch. Orthop. Unfallchir. *87*, 325 (1977)
49. Kiene, S., Lenz, P., Brinckmann, W.: Weichteilplastiken im operativen Behandlungsprogramm der Osteomyelitis, Zentralbl. Chir. *103*, 854 (1978)
50. Kleining, R.: Cortico-spongiöser Span bei infizierter Defektpseudarthrose an der oberen Extremität. In: Internationales Symposion Posttraumatische Osteomyelitis, 7.-8.4.1978, Duisburg. Berlin, Heidelberg, New York: Springer (im Druck)
51. Kleining, R., Hierholzer, G.: Biomechanische Untersuchungen zur Osteosynthese mit dem Fixateur externe, Act. Traumatol. *6*, 71 (1976)
52. Klemm, K.: Die modifizierte Trümmerbruchnagelung zur Stabilisierung der infizierten Pseudarthrose am Oberschenkel. Hefte Unfallheilkd. *110*, 240 (1972)
53. Klemm, K.: Die Behandlung chronischer Knocheninfektionen mit Gentamycin-PMMA-Ketten und -Kugeln. Unfallchirurgie Sonderheft 20 (1977)
54. Klemm, K., Schellmann, W.B.: Die Verriegelungsnagelung. Act. Traumatol. *6*, 377 (1976)
55. Knapp, U., Weller, S.: Die Marknagelung bei verzögerter Knochenbruchheilung und Pseudarthrosen im Schaftbereich von Femur und Tibia. Unfallheilkunde *79*, 257 (1976)
56. Köbler, H., Schipke, A.: Die Refraktur von Schaftbrüchen. Monatsschr. Unfallheilkd. *75*, 302 (1972)
57. Koßwig, R.: Refrakturen im Extremitätenbereich. Zentralbl. Chir. *97*, 1489 (1972)
58. Krischak, G., Burri, C., Lintner, P.: Autologe corticospongiöse Späne beim infizierten Knochendefekt. Langenbecks Arch. Chir. *342*, 566 (1976)

59. Labitzke, R.: Grundsätzliche biomechanische Probleme bei Osteosynthesen. Arch. Orthop. Unfallchir. *84*, 27 (1976)
60. Labitzke, R., Henze, G.: Biomechanik des Fixateur externe. Unfallheilkunde *81*, 546 (1978)
61. Lanz, T. von, Wachsmuth, W.: Praktische Anatomie, Bd. I/4: Bein und Statik, 2. Aufl. Berlin, Heidelberg, New York: Springer 1972
62. Lehmann, L., Kaufner, H.K., Friedrich,B.: Zur Problematik der Sekundärfrakturen nach Entfernung des Osteosynthesematerials. Unfallheilkunde *80*, 449 (1977)
63. Leitz, G.: Ursachen des Bruchverhaltens langer Röhrenknochen. In: Bückerei des Orthopäden, Bd. VI. Stuttgart: Enke 1970
64. Lexer, E.: Die freien Transplantationen. In: Neue Deutsche Chirurgie 26. Stuttgart: Enke 1924
65. Lexer, E.: Die gesamte Wiederherstellungschirurgie. Leipzig: Barth 1931
66. Ludolph, E., Hörster, G.: Die Reinterventionen nach fehlgeschlagener Marknagelung bei septischen Komplikationen. Zentralbl. Chir. *103*, 866 (1978)
67. Lüscher, J.N., Rüedi, Th., Allgöwer, M.: Erfahrungen mit der Plattenosteosynthese bei 131 Femurschafttrümmerfrakturen. Helv. Chir. Acta *45*, 39 (1978)
68. Matti, H.: Über freie Transplantationen von Knochenspongiosa. Langenbecks Arch. Chir. *168*, 236 (1932)
69. Matti, H.: Über die Behandlung von Pseudarthrosen der Spongiosatransplantation. Arch. Orthop. Unfallchir. *31*, 218 (1932)
70. Matthiass, K.H., Glupe, J.: Immobilisation und Druckbelastung in ihrer Wirkung auf die Gelenke. Arch. Orthop. Unfallchir. *60*, 380 (1966)
71. Mohing, W.: Die Arthrosis deformans des Kniegelenkes. Berlin, Heidelberg, New York: Springer 1966
72. Müller, K.H.: Der Stellenwert des Röntgenbildes bei der posttraumatischen Osteomyelitis. Unfallheilkunde *81*, 129 (1978)
73. Müller, K.H.: Indikationen, Komplikationen und Ergebnisse der Behandlung infizierter Femur-Pseudarthrosen. Arch. Orthop. Trauma. Surg. *94*, 299 (1979)
74. Müller, K.H., Biebrach, M.: Korrekturosteotomien und ihre Ergebnisse bei kniegelenknahen posttraumatischen Fehlstellungen. Unfallheilkunde *80*, 359 (1977)
75. Müller, K.H., Biebrach, M.: Die lokale Antibiotikatherapie von Knochen- und Weichteilinfektionen mit Gentamycin-Kunststoffketten, Ergebnisse und Erfahrungen. In: Burri, C., Rüter, A. (Hrsg.) Lokalbehandlung chirurgischer Infektionen. Bern, Stuttgart, Wien: Huber 1979
76. Müller, K.H., Decker, S.: Zur Vorbereitung des Transplantatlagers und Vorgehung zur Verpflanzung autologer Spongiosa bei der Osteomyelitis. In: Transplantatlager und Implantatlager bei verschiedenen Operationsverfahren. Hierholzer, G., Zilch, H. (Hrsg.). Berlin, Heidelberg, New York: Springer 1980
77. Müller, K.H., Rehn, J.: On prophylaxis, early recognition and early treatment of infected osteosyntheses. Arch. Orthop. Trauma. Surg. *92*, 127 (1978)
78. Müller, K.H., Rehn, J.: Die Fixateur-externe-Osteosynthese in der Therapie problematischer Knocheninfektionen an der unteren Extremität. Langenbecks Arch. Chir. *349*, 632 (1979)
79. Müller, K.H., Schneider, I.: Septische Komplikationen nach Osteosynthesen am Oberschenkel. Therapiewoche *27*, 544 (1977)
80. Müller, K.H., Thelen, E.: Ergebnisse und posttraumatische Arthrose nach operativ versorgten Tibiakopffrakturen. Act. Traumatol. *6*, 55 (1976)
81. Müller, K.H., Stratmann, P., Rehn, J.: Grundlagen zur kontinuierlichen Spannungsmessung am Frakturspalt nach Fixateur-externe-Osteosynthese. Unfallheilkunde *82*, 183 (1979)
82. Müller, M.E.: Hüftnahe Femurosteotomien, 2. Aufl. Stuttgart: Thieme 1970
83. Müller, M.E., Allgöwer, M., Schneider, R., Willenegger, H.: Manual der Osteosynthese, 2. Aufl. Berlin, Heidelberg, New York: Springer 1977
84. Muhr, G.: Therapie und Nachbehandlung distaler Femurfrakturen. Hefte Unfallheilkd. *120*, 9 (1975)
85. Muhr, G., Trentz, O.: Ursachen, Therapie und Behandlungsergebnisse verzögerter knöcherner Heilung nach Plattenosteosynthesen. Act. Traumatol. *5*, 1 (1975)
86. Nikitin, G.D.: zit. bei Popkirov [92]
87. Olerud, S.: Operative treatment of supracondylar fractures of the femur. J. Bone Joint Surg. [Am.] *54*, 1015 (1972)
88. Perren, S.M.: Biomechanik der Frakturheilung. Orthopäde *3*, 135 (1974)
89. Perren, S.M.: Naht- und Implantatmaterialien in der Extremitätenchirurgie. Chirurg *46*, 447 (1975)

90. Plank, E., Burri, C., Heine, H., Lindner, P.: Cortico-spongiöser Span bei infizierter Defektpseudarthrose an der oberen Extremität. Vortrag, Internationales Symposion Posttraumatische Osteomyelitis, 7.-8.4.1978 Duisburg. Berlin, Heidelberg, New York: Springer (im Druck)
91. Popkirov, S.: Verlaufsformen der Osteomyelitis „antibiotika". Zentralbl. Chir. *88*, 1606 (1963)
92. Popkirov, S.: Die Behandlung der hämatogenen und der traumatischen Osteomyelitis. Berlin: Volk und Gesundheit 1971
93. Popkirov, S.: Osteoplastische Behandlung der Osteomyelitis. Arch. Orthop. Unfallchir. *90*, 233 (1977)
94. Popkirov, S.: Die Knochentransplantation bei der Behandlung der hämatogenen und der posttraumatischen Osteomyelitis. Zentralbl. Chir. *103*, 842 (1978)
95. Probst, J.: Reosteosynthesen langer Röhrenknochen. Hefte Unfallheilkd. *112* (1973)
96. Puhl, W.: Die Mikromorphologie der Gelenkknorpeloberfläche – Rasterelektronenmikroskopische Untersuchungen an normalen und pathologisch veränderten Gelenkflächen. Habilitationsschrift Universität Heidelberg 1972
97. Refior, H.J., Hackenbroch, M.H.: Die Reaktionen des hyalinen Gelenkknorpels unter Druck, Immobilisation und Distraktion. Hefte Unfallheilkd. *127*, 23 (1976)
98. Rehn, J.: Markphlegmonen nach Marknagelungen. Therapie und klinischer Verlauf. In: Die posttraumatische Osteomyelitis. Hierholzer, G., Rehn, J. (Hrsg.). Stuttgart, New York: Schattauer 1970
99. Rehn, J.: Pseudarthrosen nach operativer Knochenbruchbehandlung. Monatsschr. Unfallheilkd. *75*, 203 (1972)
100. Rehn, J.: Diagnostik der Sekundär-chronischen Osteomyelitis. In: Die Behandlung der sekundärchronischen Osteomyelitis. Plaue, P. (Hrsg.). Stuttgart: Enke 1974
101. Rehn, J.: Der Stellenwert der Röntgendiagnostik in der Frakturheilung. Unfallheilkunde *79*, 489 (1976)
102. Rehn, J., Hierholzer, G.: Zeitpunkt der Entfernung von Osteosynthesematerial. Chirurg *42*, 257 (1971)
103. Rehn, J., Schramm, W.: Tierexperimentelle Untersuchungen über das Verhalten von autologen Spongiosa- und Kortikalistransplantaten im Weichteillager mit Hilfe der Tetracyclinmarkierung. Arch. Orthop. Unfallchir. *68*, 185 (1970)
104. Rehn, J., Schramm, W., Hierholzer, G.: Zur Indikation und Technik der Umstellungsosteotomien wegen Fehlstellung nach Frakturen der unteren Gliedmaßen. Arch. Orthop. Unfallchir. *63*, 9 (1968)
105. Ritter, G., Grünert, A.: Experimentelle Untersuchungen zu den mechanischen Eigenschaften des Knochens im Hinblick auf die Druckosteosynthese. Arch. Orthop. Unfallchir. *75*, 301 (1973)
106. Ritter, G., Grünert, A., Schweikert, C.H., Müller, W.: Probleme der Verbundosteosynthese, experimentelle Untersuchungen zu den physikalischen Eigenschaften der Knochenzemente und zur Stabilität verschiedener Osteosynthesen. Act. Traumatol. *4*, 243 (1974)
107. Rittmann, W.W., Perren, S.M.: Kortikale Knochenheilung nach Osteosynthese und Infekt. Biomechanik und Biologie. Heidelberg, Berlin, New York: Springer 1974
108. Rüedi, Th., Allgöwer, M.: Die Frakturheilung im Röntgenbild. Helv. Chir. Acta *41*, 213 (1974)
109. Rüedi, Th., Leutenegger, A.: Die Osteosynthesen der subtrochantären Femurfrakturen. Unfallheilkd. *80*, 183 (1979)
110. Rüter, A., Burri, C.: Distale Femurfrakturen, Diskussion und Empfehlungen. Hefte Unfallheilkd. *120*, 39 (1975)
111. Sander, E.: Zweitosteosynthese. Zentralbl. Chir. *99*, 1473 (1974)
112. Saxer, U.: Zur Behandlung infizierter Femurpseudarthrosen. Hefte Unfallheilkd. *114*, 301 (1973)
113. Schlechtetzki, J.: Zur posttraumatischen Osteomyelitis nach Osteosynthesen: Entfernung des Osteosynthesematerials. Monatsschr. Unfallheilkd. *74*, 82 (1971)
114. Schmit-Neuerburg, K.P., Greif, E.: Die Beurteilung der verzögerten Knochenbruchheilung im Röntgenbild. Arch. Orthop. Unfallchir. *78*, 40 (1974)
115. Schmit-Neuerburg, K.P., Wilde, Ch.D.: Defektüberbrückung an den langen Röhrenknochen. Hefte Unfallheilkd. *113* (1973)
116. Schramm, W.: Klinische und tierexperimentelle Untersuchungen über die Transplantation autoplastischer Spongiosa. Hefte Unfallheilkd. *104* (1970)
117. Gestrichen
118. Schulze, H.: Ergebnisse der Behandlung distaler Femurfrakturen. Hefte Unfallheilkd. *120*, 35 (1975)

119. Schweiberer, L.: Experimentelle Untersuchungen von Knochentransplantaten mit unveränderter und mit denaturierter Knochengrundsubstanz. Ein Beitrag zur kausalen Osteogenese. Hefte Unfallheilkd. *103* (1970)
120. Schweiberer, L.: Der heutige Stand der Knochentransplantation. Chirurg *42*, 252 (1971)
121. Schweiberer, L.: Theoretisch-experimentelle Grundlagen der autologen Spongiosatransplantation im Infekt. Unfallheilkunde *79*, 151 (1976)
122. Schweiberer, L., Lindemann, M.: Infektion nach Marknagelung. Chirurg *44*, 542 (1973)
123. Schweiberer, L., Berg, A. van de, Dambe, L.: Das Verhalten der intraossären Gefäße nach Osteosynthese der frakturierten Tibia des Hundes. Therapiewoche *20*, 1330 (1970)
124. Spier, W., Burri, C.: Frakturheilung bei Verbundosteosynthesen unter Mitverwendung autologer Knochentransplantate. Act. Traumatol. *4*, 253 (1974)
125. Szyszkowitz, R., Grüggemann, H., Muhr, G.: Ergebnisse der operativen Behandlung von Oberschenkelhaftbrüchen. Monatsschr. Unfallheilkd. *77*, 443 (1974)
126. Szyszkowitz, R., Weiss, H., Westermann, T.: Die Pathophysiologie der Verbundosteosynthese. Act. Traumatol. *4*, 235 (1974)
127. Trentz, O., Tscherne, H., Oestern, H.-J.: Operationstechnik und Ergebnisse bei distalen Femurfrakturen. Unfallheilkunde *80*, 441 (1977)
128. Tscherne, H., Szyszkowitz, R.: Mehrfragmentbrüche des Femurschaftes. Monatsschr. Unfallheilkd. *71*, 103 (1968)
129. Uyama, S.: Die Plombierung von Knochenhöhlen durch Muskeltransplantationen. Bruns Beitr. klin. Chir. *104*, 707 (1917)
130. Vitt, K.D., Kleining, R., Kehr, H.: Ergebnisse mit der äußeren Stabilisierung offener und infizierter Unterarmpseudarthrosen. Hefte Unfallheilkd. *132*, 493 (1978)
131. Wagner, H.: Operative Beinverlängerung. Chirurg *42*, 261 (1971)
132. Wagner, H.: Technik und Indikation der operativen Verkürzung und Verlängerung von Ober- und Unterschenkel. Orthopäde *1*, 59 (1972)
133. Wagner, H.: Indikation und Technik der Korrekturosteotomien bei der posttraumatischen Kniegelenkarthrose. Hefte Unfallheilkd. *128*, 155 (1976)
134. Wagner, H.: Prinzipien der Korrekturosteotomie am Bein. Orthopäde *6*, 175 (1977)
135. Weber, B.G., Čech, O.: Pseudarthrosen. Bern, Stuttgart, Wien: Huber 1973
136. Weber, U., Becerra-Urtiaga, V.M., Groß, E.: Die Transplantation periostgedeckter kortikospongiöser Knochenspäne zur Behandlung von Frakturen und Pseudarthrosen langer Röhrenknochen. Z. Orthop. *116*, 27 (1978)
137. Weller, S., Knapp, U.: Die Marknagelung, gute und relative Indikationen, Ergebnisse. Chirurg *46*, 152 (1975)
138. Weller, S., Renné, J.: Grundsätzliche Fehler und Komplikationsmöglichkeiten der Marknagelung. Chirurg *44*, 533 (1973)
139. Wenzl, H.: Ergebnisse bei 112 operativ behandelten distalen Femurfrakturen. Hefte Unfallheilkd. *120*, 7 (1975)
140. Willenegger, H.: Klinik und Therapie der pyogenen Knocheninfektion. Chirurg *41*, 215 (1970)
141. Willenegger, H., Ledermann, M.: Die operative Therapie der Infektion nach Osteosynthese. Hefte Unfallheilkd. *102*, 41 (1970)
142. Willenegger, H., Roth, W.: Die antibakterielle Spüldrainage als Behandlungsprinzip bei chirurgischen Infektionen. Dtsch. Med. Wochenschr. *81*, 1 (1962)
143. Witt, A.N.: Die Behandlung der Pseudarthrosen. Berlin: de Gruyter 1952
144. Witt, A.N.: Wandlungen in der Behandlung der verzögerten Kallusbildung und Pseudarthrosen der langen Röhrenknochen. Verh. Dtsch. Orthop. Ges. Beih. Z. Orthop. *97*, 313 (1963)
145. Wondrak, E., Holy, H.: Ergebnisse und Komplikationen bei operativen Oberschenkelbrüchen. Zentralbl. Chir. *102*, 69 (1977)
146. Ziff, M., Gribetz, H.J., Lospalluto, J.: Effect of leucozyte and synovial membrane on cartilage mucoprotein. J. Clin. Invest. *35*, 1 (1960)

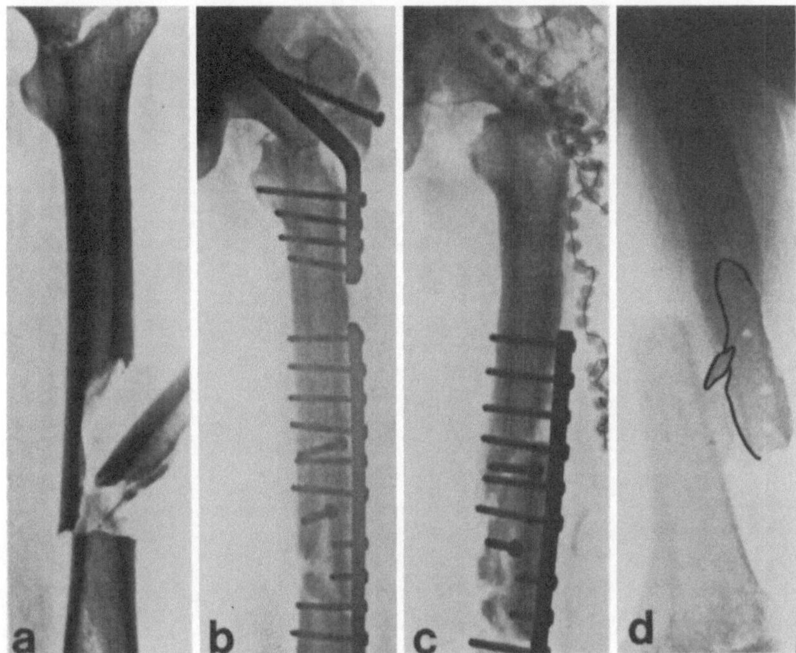

Abb. 61 a-l. Infizierte Defektpseudarthrose des Femurschaftes, Reosteosynthese mit Platte ohne Verkürzung. K.P., m., 38 J.

a Unfallbild, lateraler Schenkelhalsbruch, Stückbruch des Femurschaftes

b 1 Monat nach auswärtiger Primärosteosynthese

c 7 Monate nach Unfall, floride Infektion, Sequestrierung des Biegungskeils

d 10 Monate nach Unfall, Metallentfernung mit nachfolgender Instabilität, Gipsruhigstellung, unvollständiges Debridement

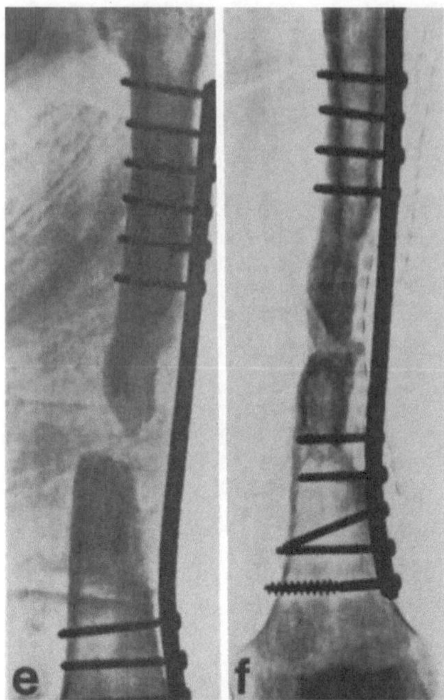

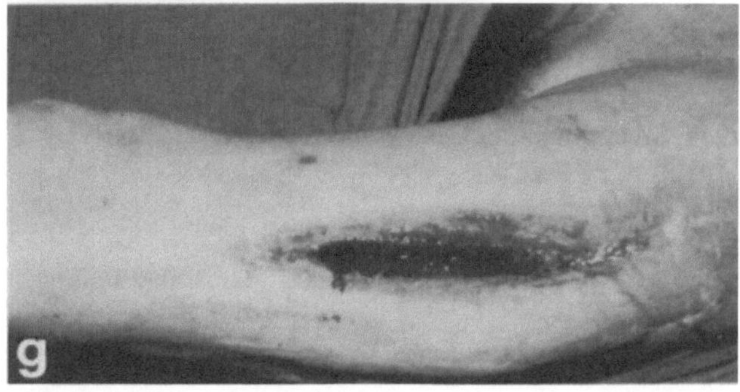

Abb. 61 e-l

e 1 Monat nach Reosteosynthese mit langer Platte ohne knöcherne Abstützung (3 cm Defekt), Herdzone schraubenfrei

f 7 Monate nach Reosteosynthese, knöcherne Überbrückung durch 2malige Spongiosaplastik, blande Fistel

g Infizierter Weichteildefekt am Oberschenkel bei Behandlungsbeginn

h, i 1 Monat und 3 Monate nach Reosteosynthese, sekundäre autologe Spongiosaplastik (hintere Beckenkämme), Defektauffüllung in ein stabilisiertes, infektberuhigtes Lager ▷

j, k 10 Monate nach Reosteosynthese, Plattenentfernung, Sicherung der ehemaligen Defektzone durch temporären lateralen Klammerfixateur, nochmalige Spongiosaplastik; Weichteilbefund

l 14 Monate nach Reosteosynthese, belastungsstabile Frakturheilung, geschlossene Weichteile, Hüfte frei beweglich, Knie: Strecken/Beugen 0/0/70

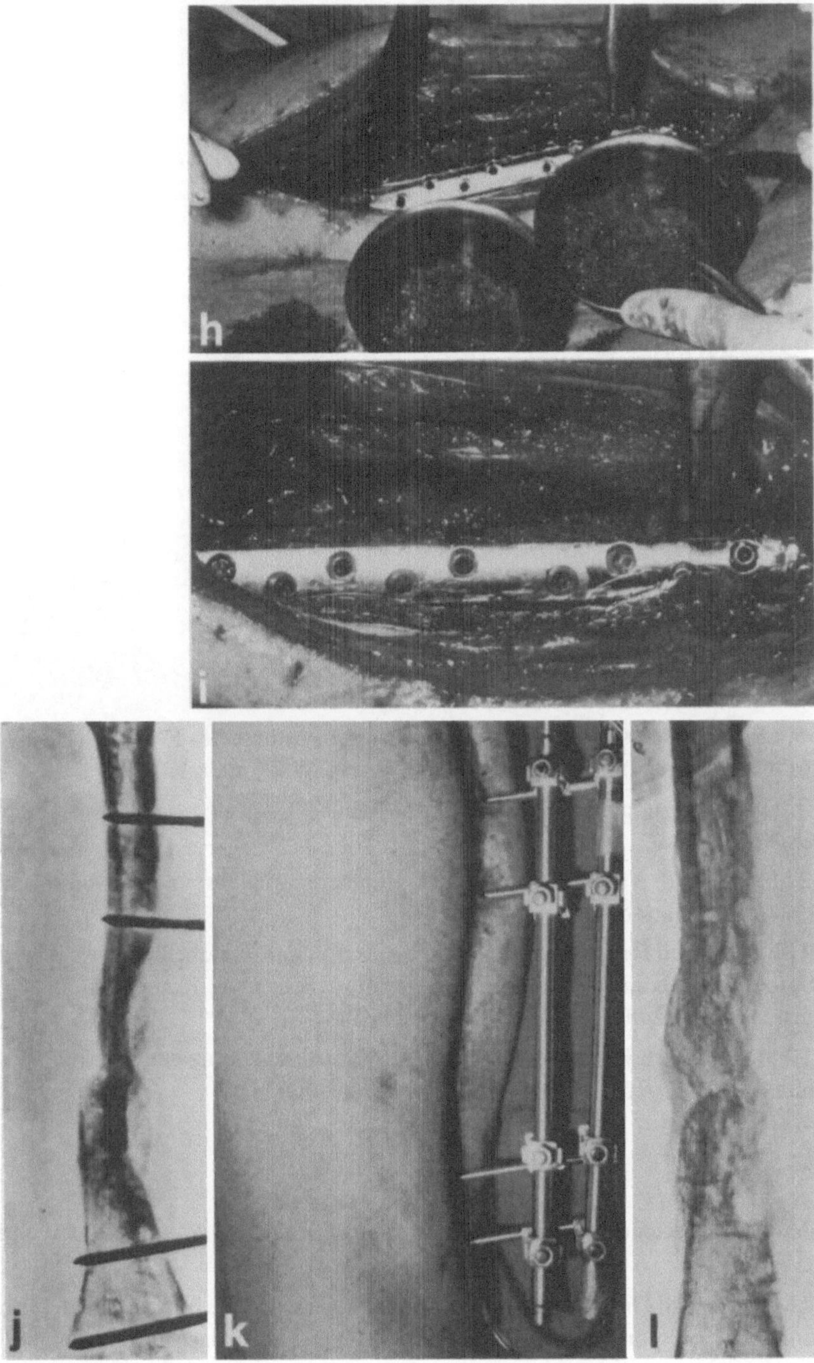

Abb. 61 h-l

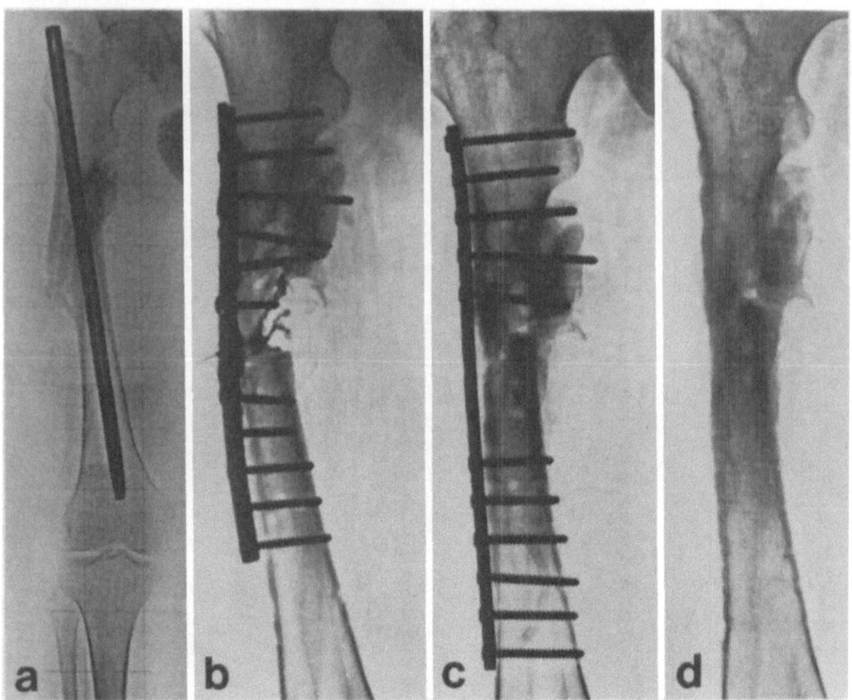

Abb. 62 a-d. Osteomyelitis nach Korrekturosteosynthese des Femurschaftes, Reosteosynthese mit Platte, ossäre Abstützung durch Verkürzung. W.B., m., 44 J.

a Unter Verkürzung, Varus- und Rotationsfehlstellung verheilte instabile, aseptische Marknagel-Osteosynthese

b 2 Monate nach Korrekturosteotomie, sequestrierende Osteomyelitis mit sekundärer Instabilität und Plattenausriß

c 9 Monate nach Reosteosynthese und Resektion der schnabelförmigen, sequestrierenden Spitze des proximalen Fragmentanteils; interfragmentäre Kompression bei ausreichender ossärer Abstützung, 2malige Spongiosaplastik

d 12 Monate nach Reosteosynthese; stabile Knochenheilung der Osteotomie, fortbestehende blande Fistel, freie Kniefunktion, 4 cm Beinverkürzung

Abb. 63 a-f. Plattenosteosynthese im Infekt nach Refraktur durch osteomyelitische Resthöhle. ▷ W.L., m., 21 J.

a 7 Monate nach Unfall, infizierte Marknagelosteosynthese mit fortgeleiteter eitriger Koxitis und späterer Spontanankylose, Infektberuhigung nach Nagelentfernung

b 2 Monate später Spontanfraktur des Femurschaftes durch die Schwachstelle des lateralen Kortikalisdefektes

c Erfolglose 2monatige Behandlung im Beckengipsverband, drohende Fehlstellung, starke Infektaktivität

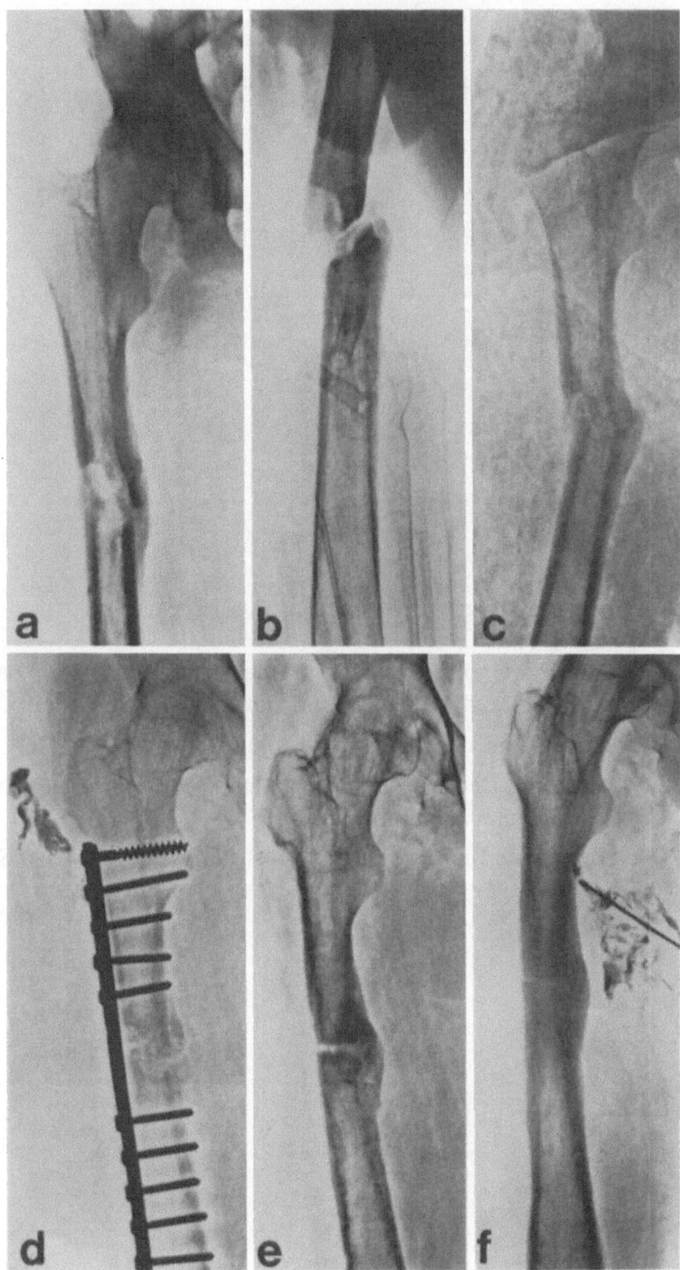

Abb. 63 d-f

d 3 Monate nach Plattenosteosynthese und medialer Spongiosaplastik, blande Fistel

e 17 Monate nach Refraktur, Metallentfernung, knöcherner Durchbau, Schienenhülsenapparat

f 31 Monate nach Unfall, voll belastbares Bein, Hüfte versteift, chronisches Fistelsystem distal der Leistenbeuge

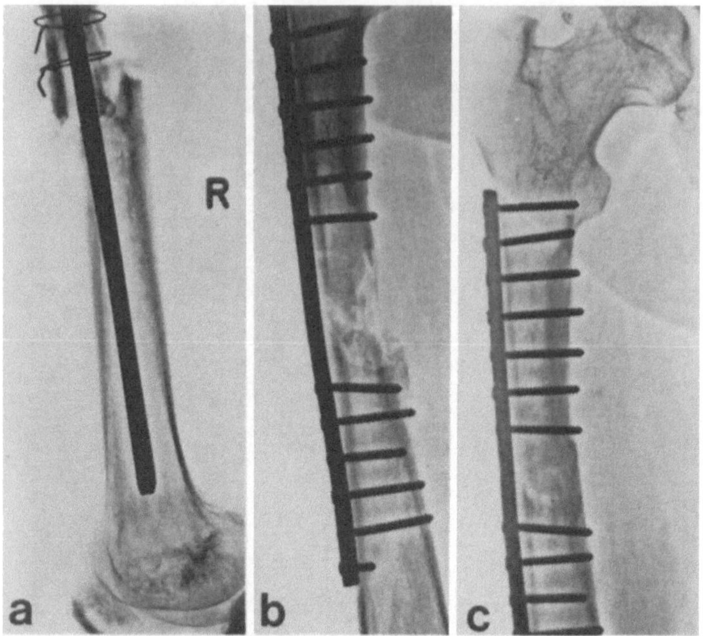

Abb. 64 a-c. Plattenosteosynthese im Infekt, infizierte Femurpseudarthrose nach instabiler, sequestrierender Markraumschienung und Cerclagenbehandlung. J.K., m., 25 J.

a Aufnahmebefund 5 Monate nach Unfall

b 2 Monate nach Debridement und Plattenosteosynthese, unsichere knöcherne Abstützung, keine interfragmentäre Kompression

c 10 Monate nach Reosteosynthese, Ausheilung nach medialer Spongiosaplastik

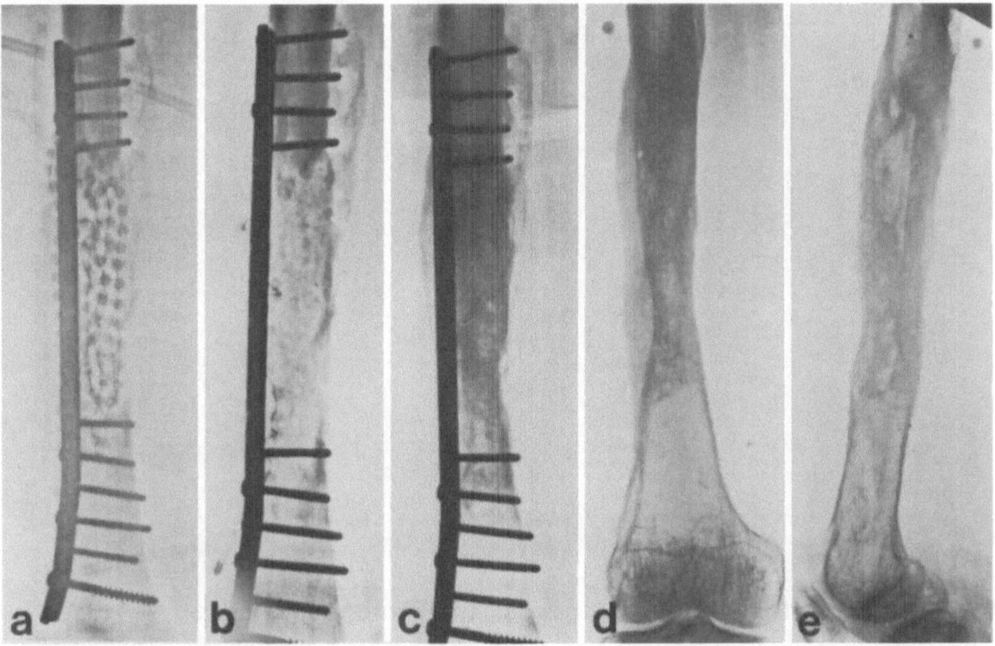

Abb. 65 a-e. Stabile Reosteosynthese mit Platte trotz ausgedehnter osteomyelitischer Defektzone, Polytrauma nach Motorradunfall mit Zweietagenstückfraktur des Femur, Behandlungsübernahme 3 Monate nach primärer auswärtiger Plattenosteosynthese. M.L., m., 18 J.

a 16 cm langer Femurschaftdefekt nach Debridement, stabile Reosteosynthese mit breiter 18-Loch-AO-Platte

b, c Zunehmender knöcherner Umbau 2 und 6 Monate nach Behandlungsübernahme und 2maliger Spongiosaplastik, Implantatentfernung nach 10 Monaten und Montage eines lateralen Klammerfixateurs zur Prophylaxe einer Spontanfraktur

d, e Belastungsfähige Knochenheilung 18 Monate nach Unfall, Hüfte frei beweglich, Knie: Strecken/Beugen 0/0/90, 1,5 cm Beinverkürzung

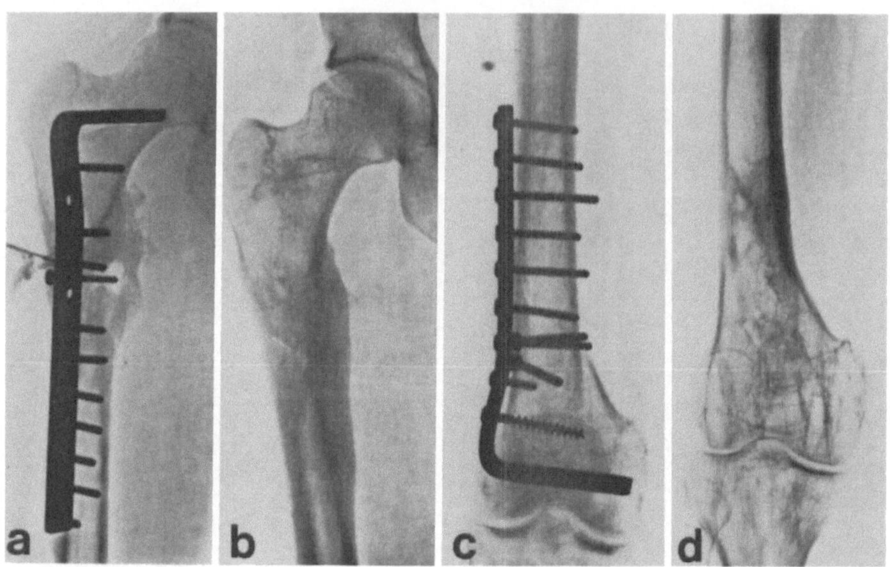

Abb. 66 a-d. Kondylenwinkelplatte bei gelenknaher Femurosteomyelitis

a Sequestrierende subtrochantäre Osteomyelitis 5 Monate nach Osteosynthese, Debridement, Schraubenentfernung aus der Herdzone, Platte belassen (K.B., m., 18 J.)

b Gleicher Patient, Spätergebnis 27 Monate postop., freie Hüftfunktion

c Sequestrierende distale Femurfraktur, 3 Monate nach Osteosynthese, Debridement, Schraubenentfernung aus der Herdzone und Muldung (H.S., m., 47 J.)

d Gleicher Patient, Spätergebnis 120 Monate postop., dauerhafte Infektberuhigung, schwere posttraumatische Gonarthrose, Knie wackelsteif

Abb. 67 a-e. Oberschenkelamputation bei schwerster diaphysärer Femurosteomyelitis, instabile Plattenosteosynthese, ausgedehnte Sequestrierung. H. St., m., 33 J. ▷

a, b Aufnahmebefund 3 Monate postop.

c 2 Wochen nach offener Amputation, Strukturauflösung an der Stumpfspitze

d Stumpfosteomyelitis („Kronensequester")

e 29 Monate nach Unfall, Ossifikation an der Stumpfspitze, reizlose Weichteile, prothetische Versorgung

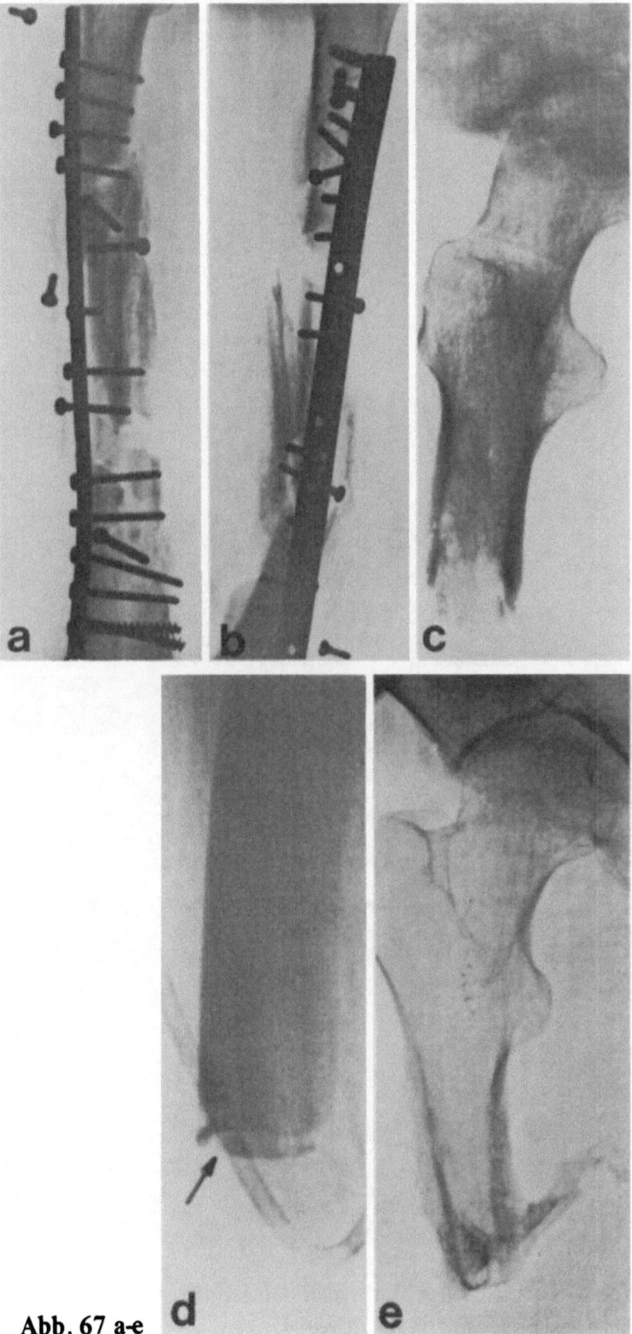

Abb. 67 a-e

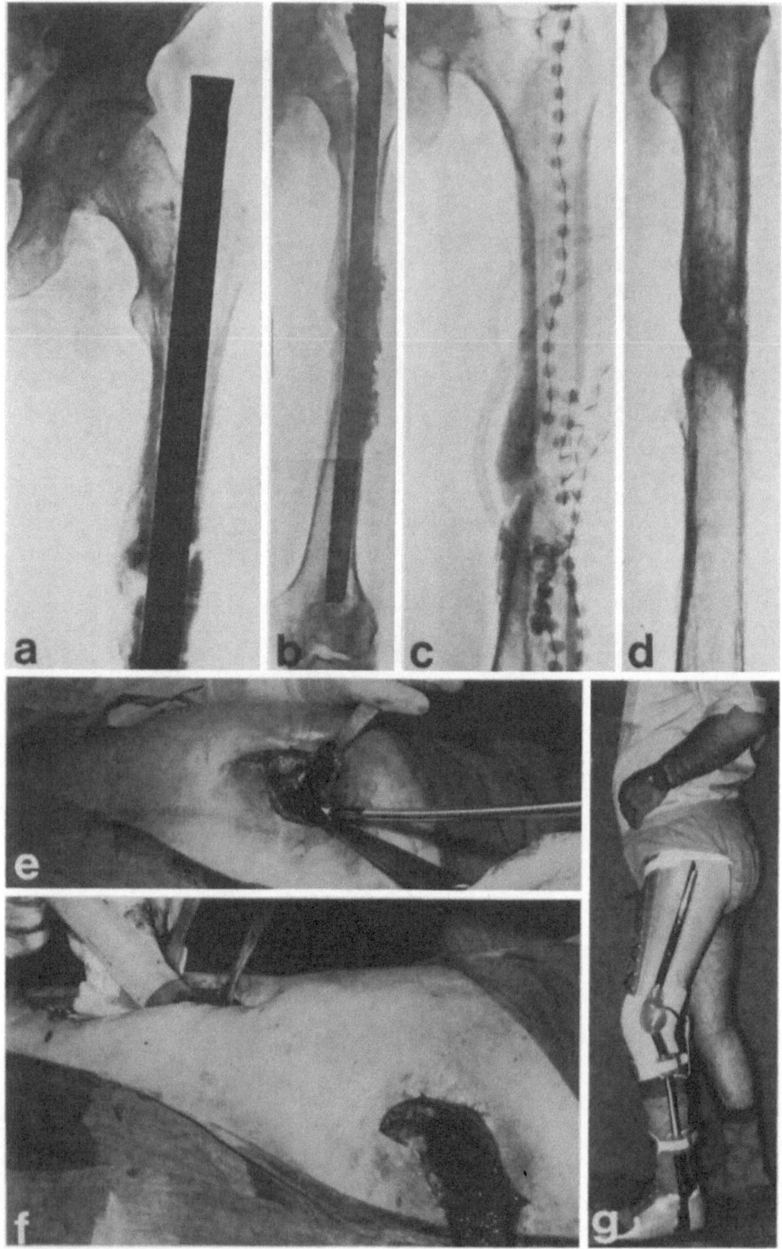

Abb. 68 a-g. Stabiler Marknagel bei Femurosteomyelitis, Belassen des Nagels bis zur knöchernen Überbrückung. E.A., m., 36 J.

a 16 Monate nach primärer auswärtiger Marknagelosteosynthese, noch klaffender, vitaler Frakturspalt

b Zunehmende knöcherne Konsolidierung, blande Fistel über der Bruchzone und am Rollhügel

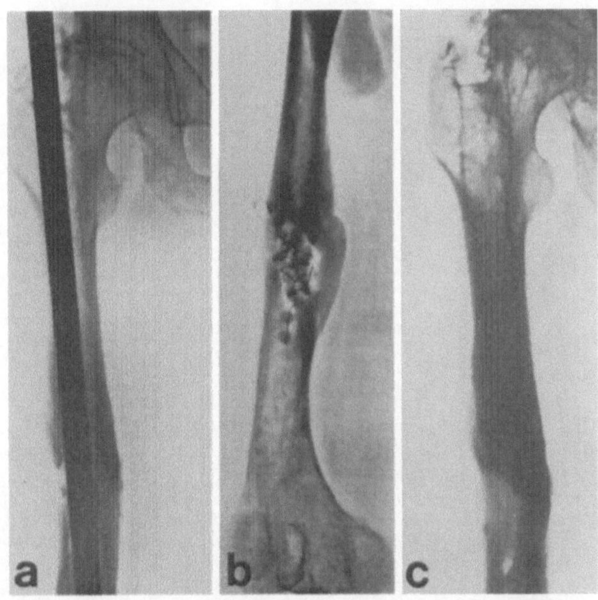

Abb. 69 a-c. Marknagelosteosynthese und Femurosteomyelitis, Nagelentfernung bei knöcherner Konsolidierung und Spongiosaplastik zur Auffüllung der osteomyelitischen Resthöhle. J.N., m., 33 J.

a 13 Monate nach primärer Marknagelung, Fistel in Schaftmitte

b Debridement der ehemaligen Bruchzone nach Nagelentfernung, lokale Gentamycin-PMMA-Behandlung

c 7 Monate postop., volle Belastbarkeit, Infektberuhigung nach osteoplastischer Auffüllung des Defektes

◁ **Abb. 68 c-g**

c 28 Monate nach Osteosynthese, knöcherne Überbrückung, Nagelentfernung, Aufbohrung der Markhöhle, lokale Gentamycin-PMMA-Behandlung, Drainage

d Knöcherne Ausheilung 12 Monate nach Nagelentfernung, Hüfte frei beweglich, Knie: Strecken/Beugen 0/0/110

e, f Aufbohren und Säuberung der Markhöhle als Debridement, oftmalige intraop. Spülung

g Temporärer Schienenhülsenapparat

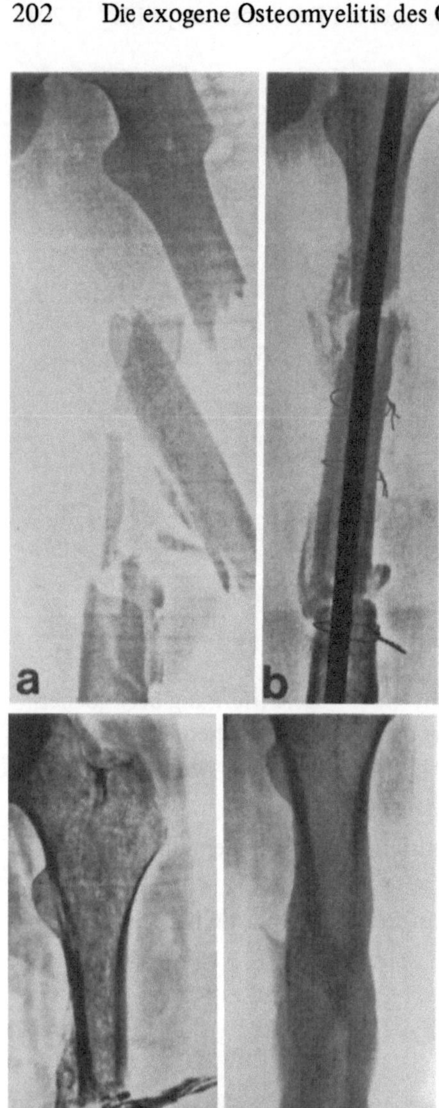

Abb. 70 a-e

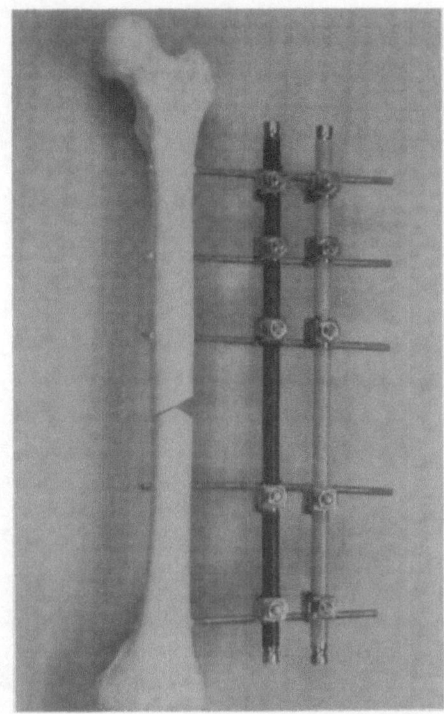

Abb. 71. Oberschenkelfixateur Typ I im Modell. Lateraler Klammerfixateur mit 5 Schanzschen Schrauben und 2 Rohren. Wesentliches Indikationsmerkmal ist eine erhaltene knöcherne Abstützung und die Möglichkeit, interfragmentäre Kompression auszuüben (*cave!* Valgusabweichung wegen unsymmetrischer Krafteinleitung beim Spannen). Das zweite Rohr stabilisiert unter gegensinniger Verspannung zusätzlich durch Verklemmung.

◁ **Abb. 70 a-e.** Massive frühmanifeste Osteomyelitis nach instabiler Markraumschienung einer Oberschenkeltrümmerfraktur, unter Drainage und bei fortschreitender periostaler, reparativer Reaktion Abwarten bis zur Fragmentabbindung. R.F., m., 20 J.

a Unfallröntgenbild

b 4 Monate nach Nagelung, Infektberuhigung nach Drainage

c Frühestmögliche Metallentfernung 9 Monate nach Unfall

d Ausgedehntes Fistelsystem, Fragmentverbund durch mediale periostale Brückenbildung

e 43 Monate nach Unfall, tragfähiger Oberschenkel, ausgedehnte Sklerosezone, chronisch rezidivierende Fistelung

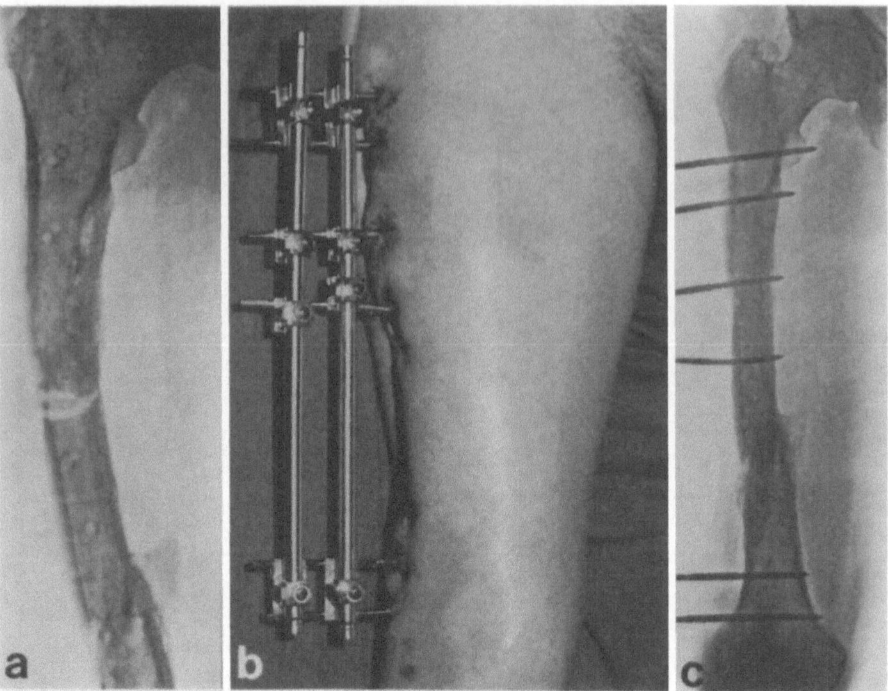

Abb. 72 a-c. Behandlungsbeispiel Oberschenkelfixateur Typ I nach Spontanfraktur bei noch aktiver Femurosteomyelitis. F.A., m., 58 J.

a Spontanfraktur durch ein früheres Schraubenloch 51 Monate nach Unfall

b Postop. Weichteilzustand

c 6 Monate postop. knöcherne Heilung und Entfernung der äußeren Fixation

Abb. 73 a-f. Behandlungsbeispiel Oberschenkelfixateur Typ I nach infizierter Marknagelung. ▷ J.F., m., 22 J.

a 8 Monate nach Marknagelung, infizierte Femurpseudarthrose

b Externe Fixation

c 5 Monate postop., zunehmende knöcherne Überbrückung

d Belastungsstabile Frakturheilung nach 12monatiger externer Stabilisierung

e, f Klinischer Zustand in der Seitansicht (**e**) und Aufsicht (**f**) 5 Monate nach der Montage

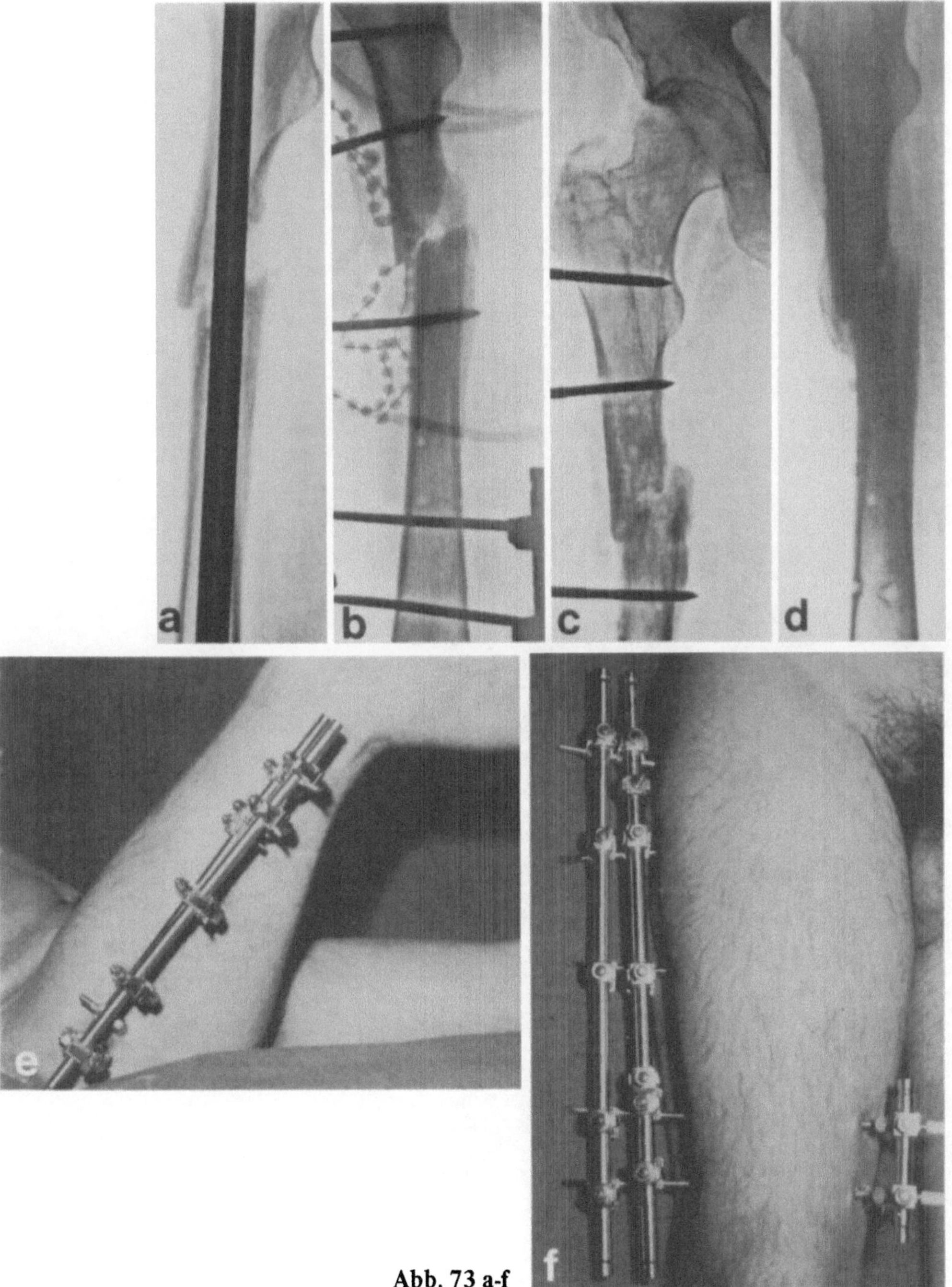

Abb. 73 a-f

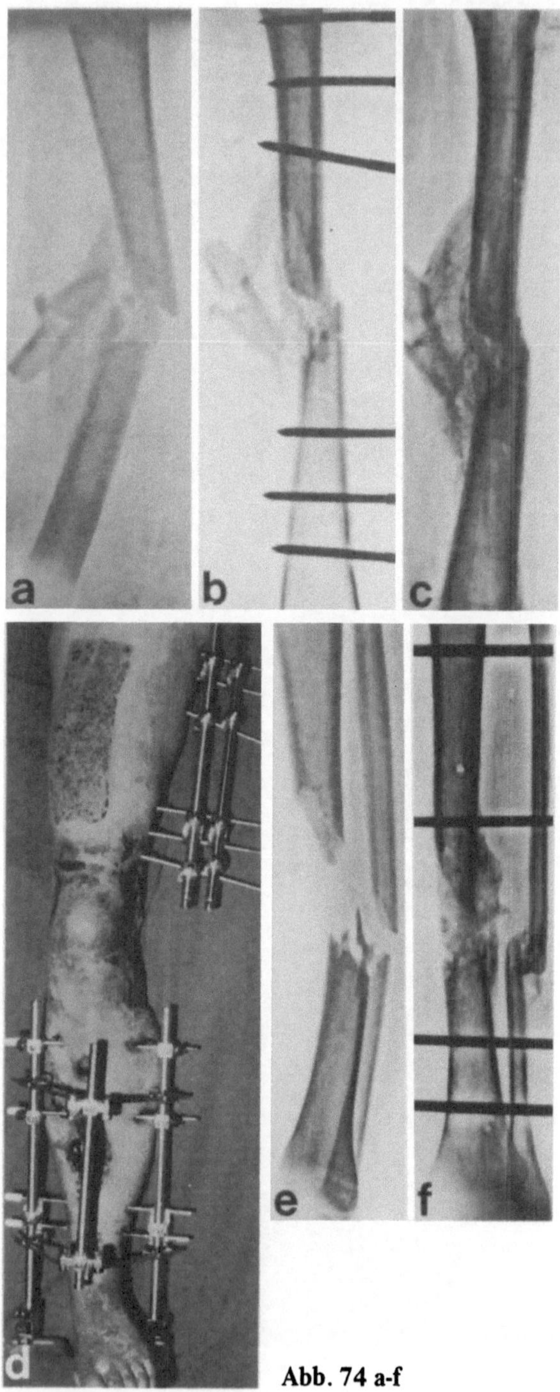

Abb. 74 a-f

◁ **Abb. 74 a-f.** Behandlungsbeispiel Oberschenkelfixateur Typ I nach infizierter, offener Oberschenkelfraktur (zusätzlich offene Knieverletzung und primäre Unterschenkeldefektfraktur mit nachfolgender Osteomyelitis). G.B., w., 17 J.

a Infizierte, instabile und fehlgestellte Oberschenkelfraktur 4 Monate nach Unfall

b Stabilisierung mit lateralem Klammerfixateur, ausgedehnte mediale periostale Kallusbildung

c 6 Monate postop., Knochenheilung

d Montagen am linken Bein mit lateralem Klammerfixateur am Oberschenkel und räumlichem Fixateur am Unterschenkel

e, f Verlauf der Unterschenkelbehandlung mit direkter Defektauffüllung; später volle Belastbarkeit, Knie: Strecken/Beugen 0/10/70

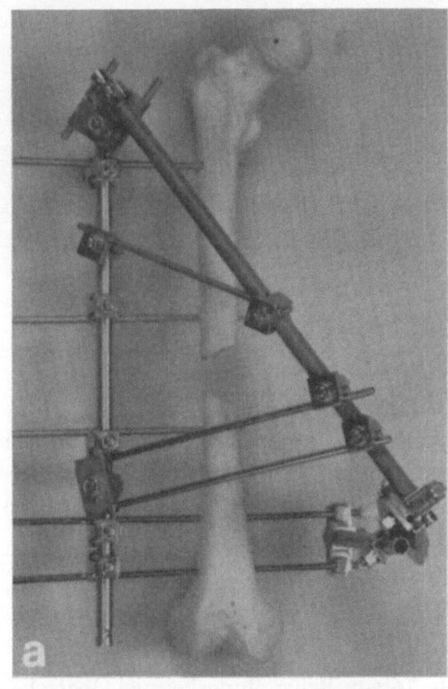

Abb. 75 a-c. Oberschenkelfixateur Typ II im Modell. Räumliche Erweiterung des lateralen Klammerfixateurs ohne Tangierung des Streckapparates durch ein über den Weichteilen verlaufendes Diagonalrohr. Als wesentliches Merkmal gewährleistet die Montage eine funktionelle Behandlung des Kniegelenkes und gleichzeitig sichere Fragmentfixation auch bei ossärem Defekt.

a Aufsicht

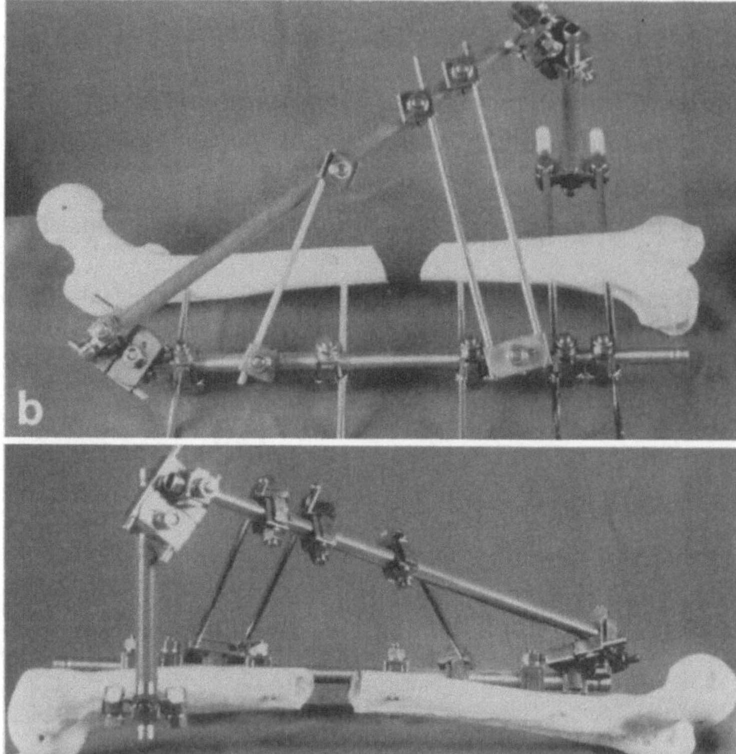

Abb. 75 b, c

b Schräge Seitansicht von lateral

c Seitansicht von medial. Das Diagonalrohr wird gegenüber dem lateralen Rohr durch Steinmann-Nägel abgestützt und verstrebt. Die beiden knienahen, das Femur durchquerenden Steinmann-Nägel nehmen medial ein aufsteigendes Rohr auf; Rohr-Rohr-Verbund des Diagonalrohrs sowohl mit dem aufsteigenden, als auch mit dem lateralen Rohr jeweils durch eine schwenkbare Doppelbacke

Abb. 76 a-h. Behandlungsbeispiel Oberschenkelfixateur Typ II. J.M., m., 28 J. ▷

a, b Räumliche Montage des Oberschenkelfixateurs Typ II in der Aufsicht und Seitansicht

c Sequestrierende Oberschenkelosteomyelitis mit Plattenausriß nach der 2. auswärtigen Osteosynthese

d Sequestrierende Femurpseudarthrose bei Behandlungsaufnahme 10 Monate nach Unfall

e Zunehmender knöcherner Umbau 3 Monate nach Debridement, externer Stabilisierung und Osteoplastik

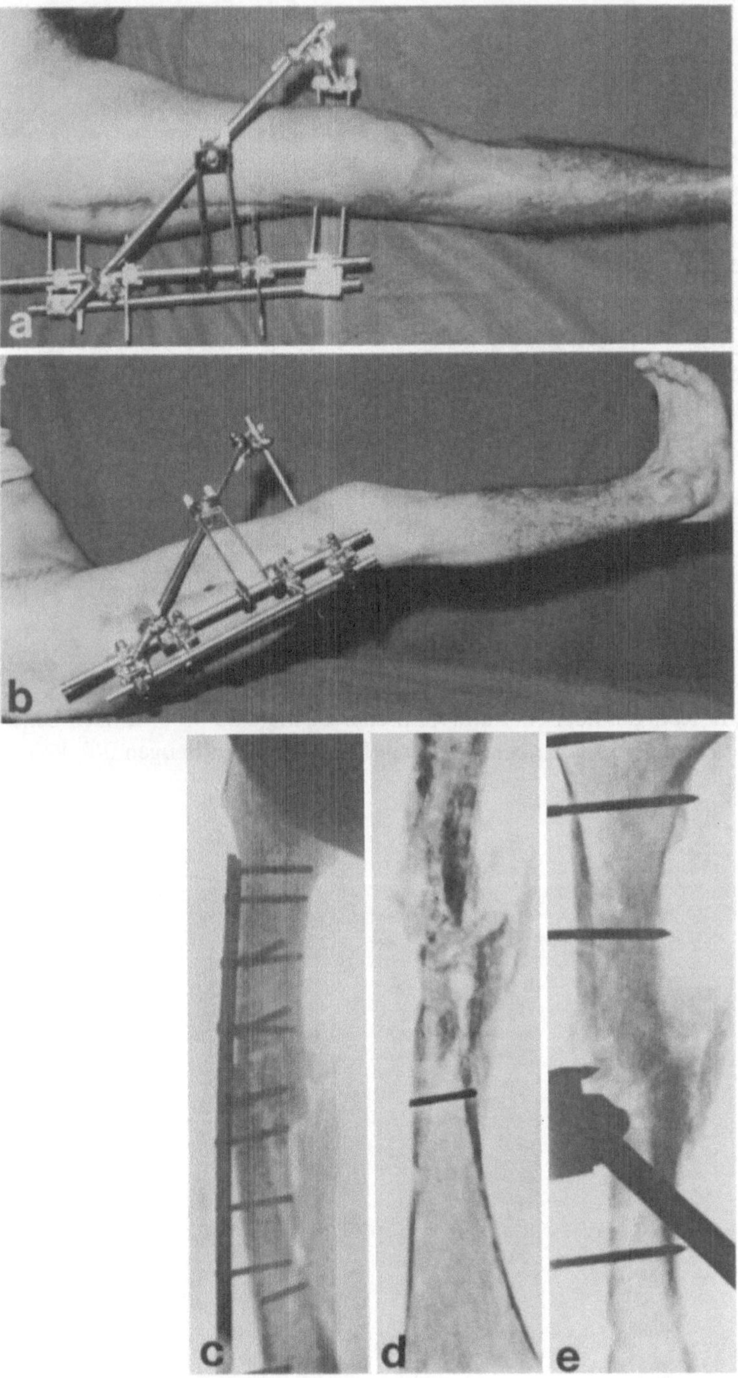

Abb. 76 a-e

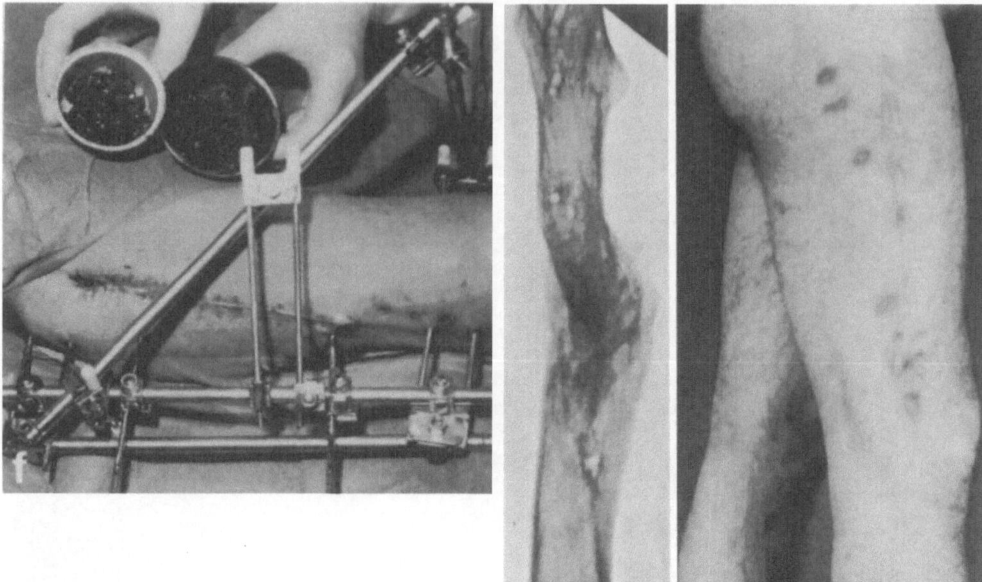

Abb. 76 f-h

f Spongiosaplastik 1 Monat nach Stabilisierung

g, h Röntgenologischer und klinischer Zustand 23 Monate nach Unfall, belastungsstabile, achsengerechte Knochenheilung, Knie: Strecken/Beugen 0/0/120

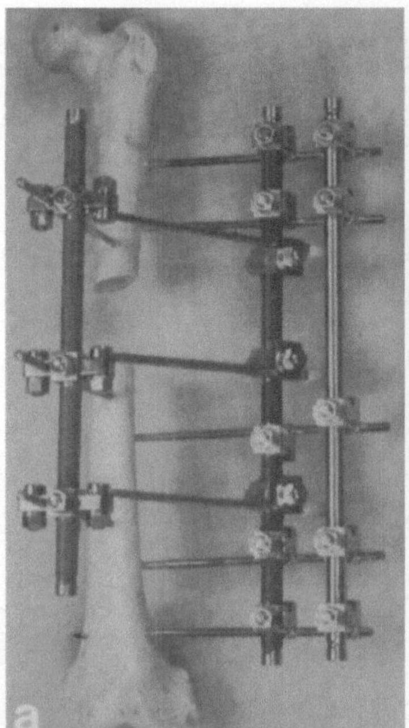

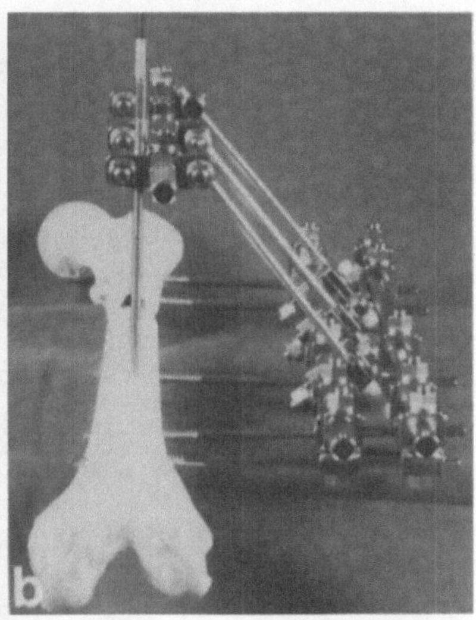

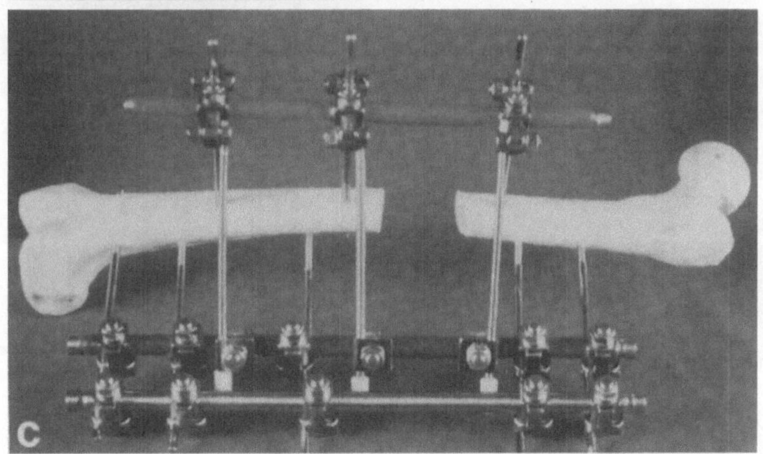

Abb. 77 a-c. Oberschenkelfixateur Typ III im Modell. Räumliche Erweiterung des lateralen Klammerfixateur durch Verstrebung mit einem streckwärtigen Klammerfixateur. Die Indikation ist bei irreversibel geschädigter Kniefunktion gegeben. Die Montage gewährleistet eine zuverlässige Stabilisierung selbst bei ausgedehnten knöchernen Defektstrecken. Statt distalen Gewindestiften sind knienah auch das Femur durchquerende Steinmann-Nägel möglich, was im distalen Bereich des Oberschenkelschaftes eine 3seitige Verstrebung erlaubt (vgl. Behandlungsbeispiel, Abb. 78)

a Aufsicht, **b** Querschnitt

c Schräge Seitansicht; die streckwärtigen Gewindeschrauben sollen defektnah eingebracht werden, im Kniebereich darf der obere Rezessus nicht eröffnet werden

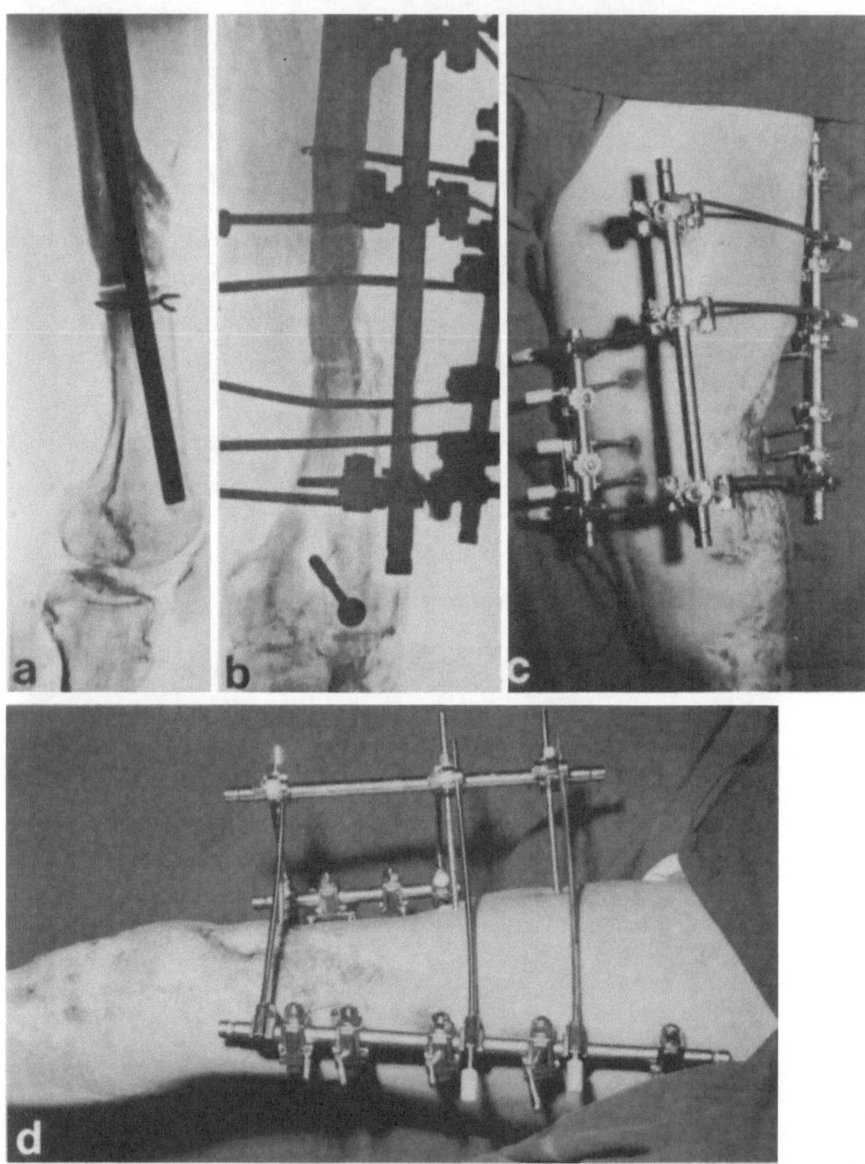

Abb. 78 a-d

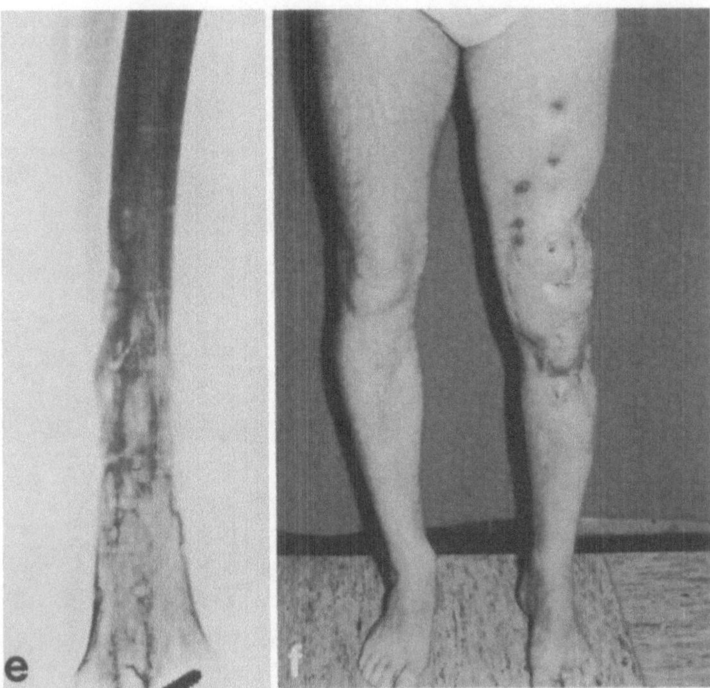

◁ **Abb. 78 a-f.** Behandlungsbeispiel Oberschenkelfixateur Typ III. Die Indikation leitet sich aus dem versteiften Kniegelenk und der sklerosierten, biologisch reaktionsarmen infizierten Pseudarthrose mit langer Fixationszeit durch Marknagel ab. O.D., m., 28 J.

a Infizierte Femurschaftpseudarthrose bei noch liegendem instabilem Marknagel 4 Jahre nach Oberschenkelbruch und mehrfachen auswärtigen Osteosynthesen sowie mißglückten Plastiken des Kniestreckapparates, bakterielle Knieinfektion

b Räumliche externe Stabilisierung und sekundäre Spongiosaplastik nach Implantatentfernung und Debridement der infizierten Pseudarthrose

c, d Klinische Darstellung des Oberschenkelfixateur Typ III in der Aufsicht (**c**) und in der Seitansicht (**d**)

e, f Röntgenologischer und klinischer Zustand 8 Monate postop., knöcherne Heilung und achsengerechtes, standfestes Bein, geschlossene Weichteile, 3 cm Beinverkürzung

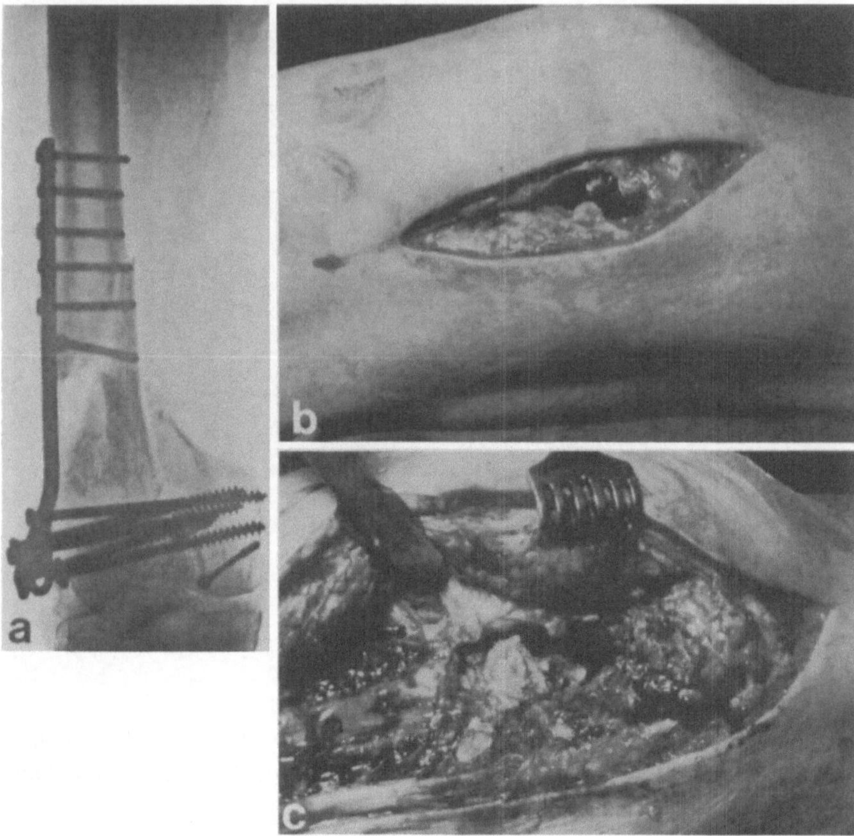

Abb. 79 a-j. Behandlungsbeispiel Oberschenkelfixateur Typ IV bei sequestrierender Osteomyelitis der Oberschenkelrolle. Eine Knochenheilung und Infektsanierung mit standfestem Bein ist nur durch externe Stabilisierung des Ober- und Unterschenkels unter Resektionsarthrodese des Kniegelenkes zu erwarten. Die Montage erlaubt es, interfragmentäre Kompression auf die Arthrodese auszuüben. A.K., m., 73 J.

a 3 Monate nach distaler, intraartikulärer Femurstückfraktur mit nachfolgender Osteomyelitis, Implantatausriß und partielle Sequestrierung der Oberschenkelrolle, Kniegelenkempyem

b Präop. Weichteilzustand

c Intraop. Situs nach Implantatentfernung und Debridement, kondyläre Defektzone, unzureichende knöcherne Abstützung der kurzen, knienahen infizierten Oberschenkelfragmente, Gelenkzerstörung

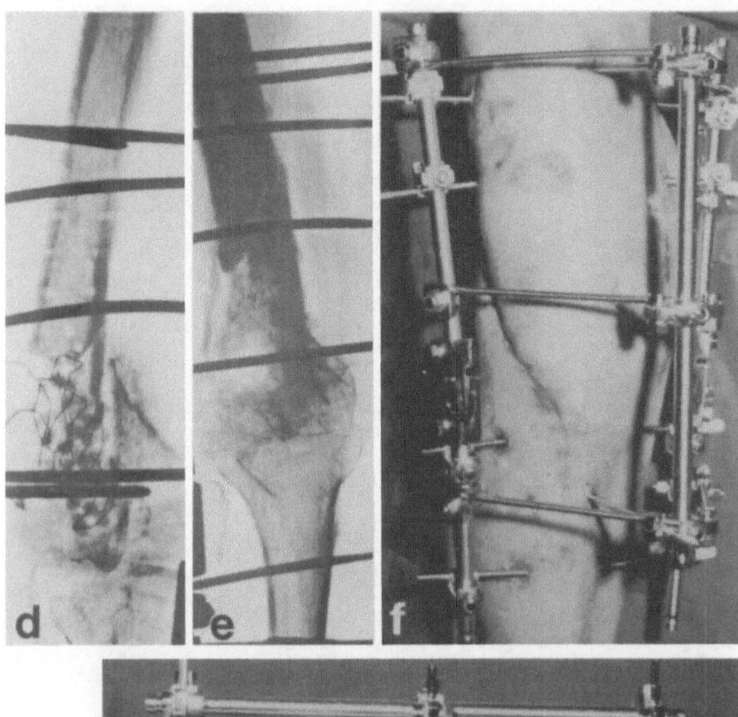

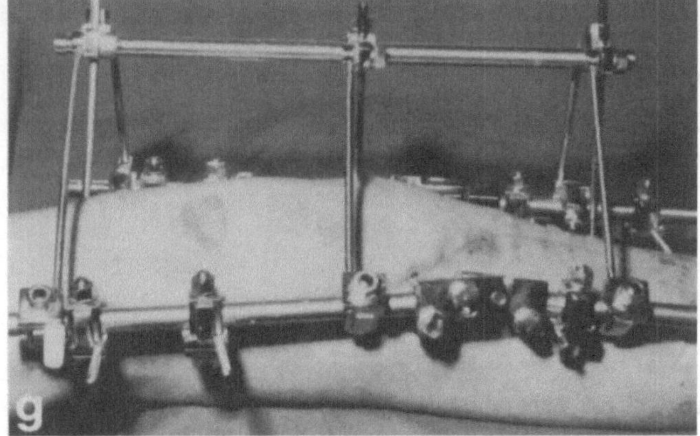

Abb. 79 d-g

d Postop. externe räumliche Stabilisierung der ausgedehnten kondylären Defektzone und sparsame Resektion der tibialen Gelenkfläche zur Kompressionsarthrodese

e Zunehmender knöcherner Umbau der Kniegelenkarthrodese und des distalen Femur nach Osteoplastik

f, g Klinische Darstellung des Oberschenkelfixateur Typ IV in der Aufsicht (**f**) und Seitansicht (**g**)

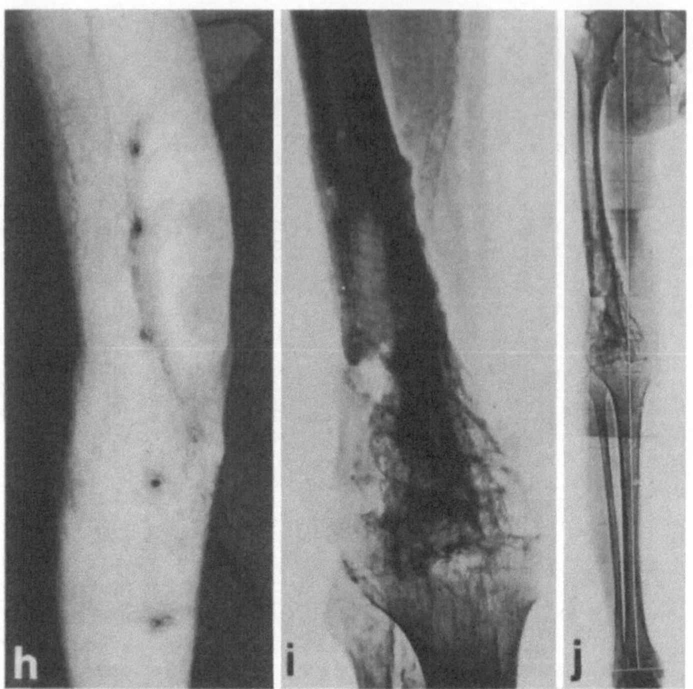

Abb. 79 h-j

h, i, j 12 Monate nach Unfall, klinischer und röntgenologischer Befund nach knöcherner Ausheilung, regelrechte Tragachse in der Beinganzaufnahme (**j**)

Abb. 80 a-i. Behandlungsbeispiel Oberschenkelfixateur Typ IV bei infizierter Oberschenkel- und Unterschenkelpseudarthrose mit 15 cm langem Femurdefekt. Beispiel für die unabdingbare Nagelentfernung bei ausgedehnter Sequestrierung und Indikation zur Fixateur-externe-Osteosynthese; drohender Beinverlust. W.Sch., m., 44 J. ▷

a Sequestrierende Femurosteomyelitis mit Marknagel und Cerclagen bei Behandlungsübernahme 10 Monate nach Oberschenkelstückbruch und gleichseitigem, infiziertem Schienbeinbruch

b, c Intraop. Befund mit Defektstrecke des Oberschenkels nach Sequestrektomie (**b** farbige Wiedergabe s.S. 430)

d Postop. externe Stabilisierung unter Verkürzung des Femurs ohne ossäre Abstützung

e Räumliche, verkürzende Montage unter temporärer Überbrückung des Kniegelenkes und Einschluß des Unterschenkels

f Osteoplastische Defektüberbrückung

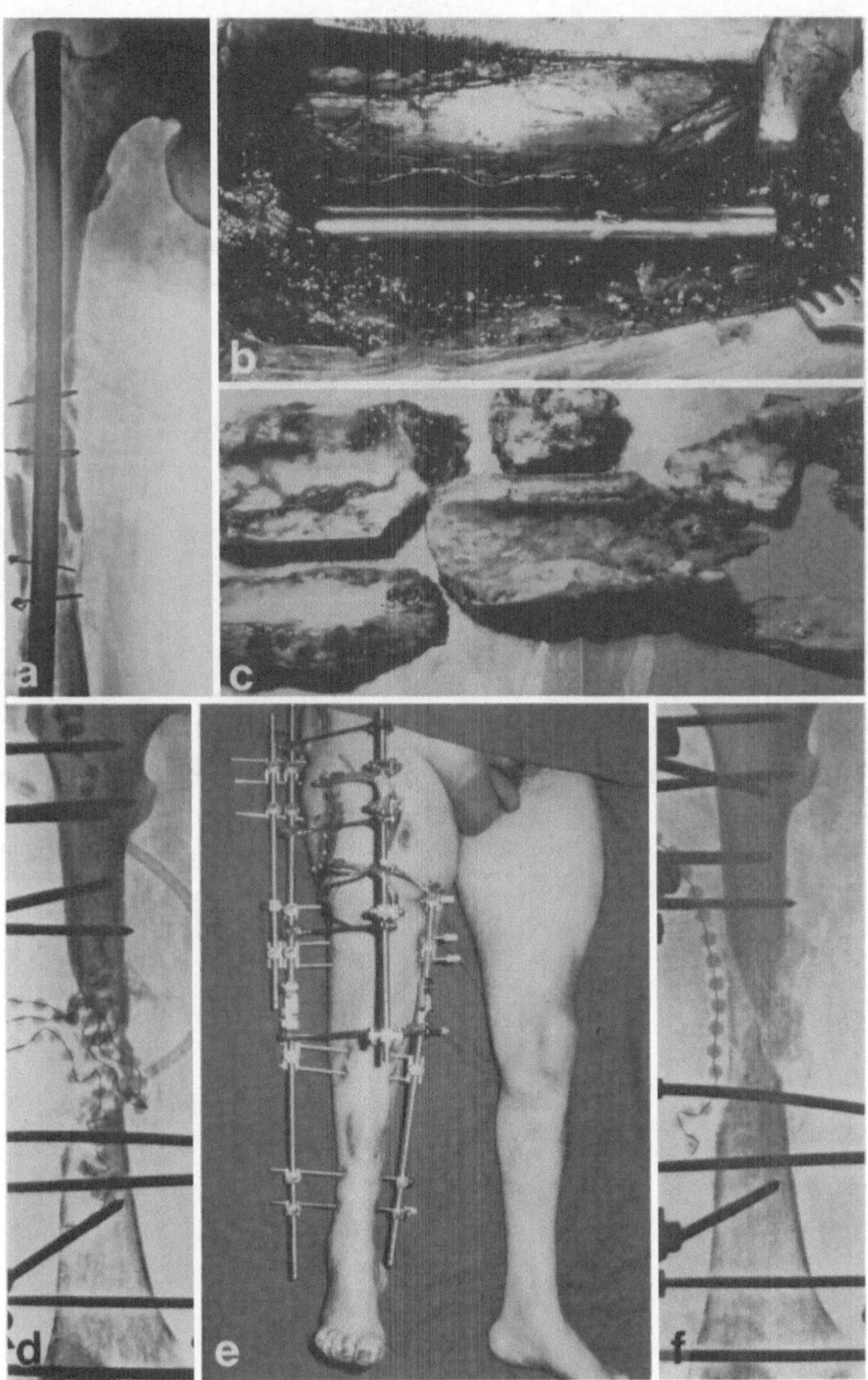

Abb. 80 a-f

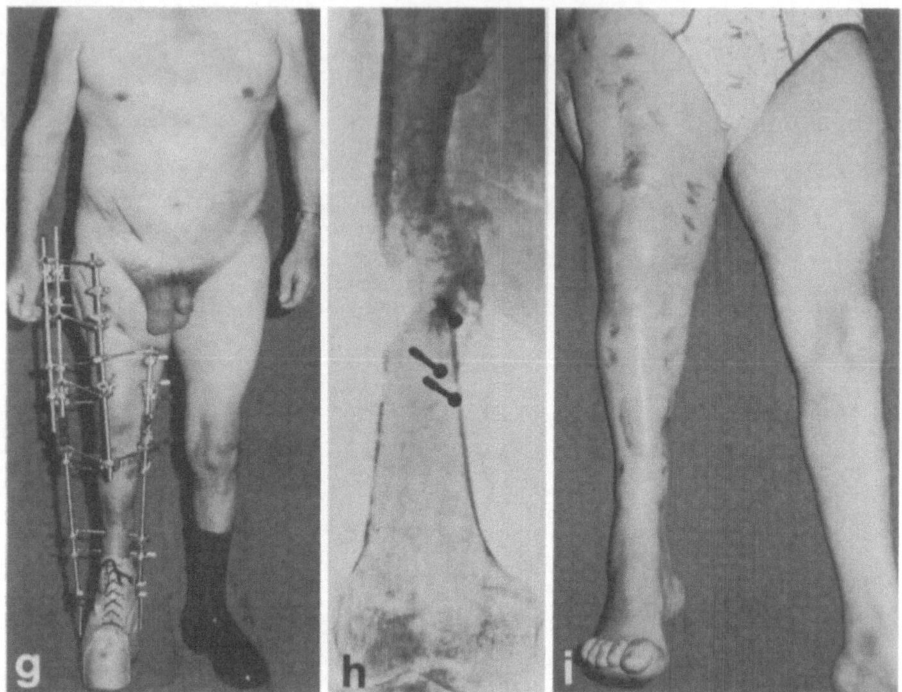

Abb. 80 g-i

g Mobilisierung 2 Monate postop. mit Übungsschuh unter Ausgleich der Beinverkürzung

h, i Röntgenologischer und klinischer Befund 14 Monate postop. teilbelastbare knöcherne Überbrückung des Femurs. Schienenhülsenapparat, geschlossene Weichteile, 8 cm Beinverkürzung, Knie: Strecken/Beugen 0/0/50

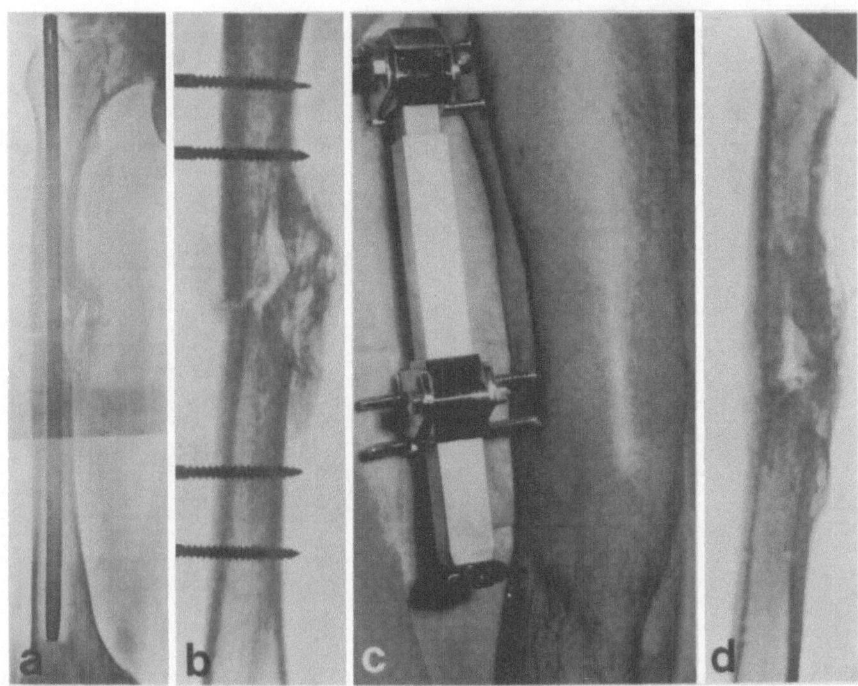

Abb. 81 a-d. Externe Fixation mit Wagner-Apparat bei infizierter Femurpseudarthrose und Markraumphlegmone. J.M., m., 34 J.

a 4 Monate nach auswärtiger instabiler Marknagelung; die nach proximal und nach distal sich verbreiternden Aufhellungssäume um den Nagel entsprechen der endostalen Osteolyse durch die Markraumphlegmone, septisches Krankheitsbild

b, c Röntgenologischer und klinischer Zustand 2 Monate nach Nagelentfernung, Aufbohrung und Stabilisierung mit dem Wagner-Apparat, Infektberuhigung und zunehmende periostale mediale Reparationsleistung

d 15 Monate postop. knöcherne Heilung und dauerhafte Infektberuhigung, Knie: Strecken/Beugen 0/10/100

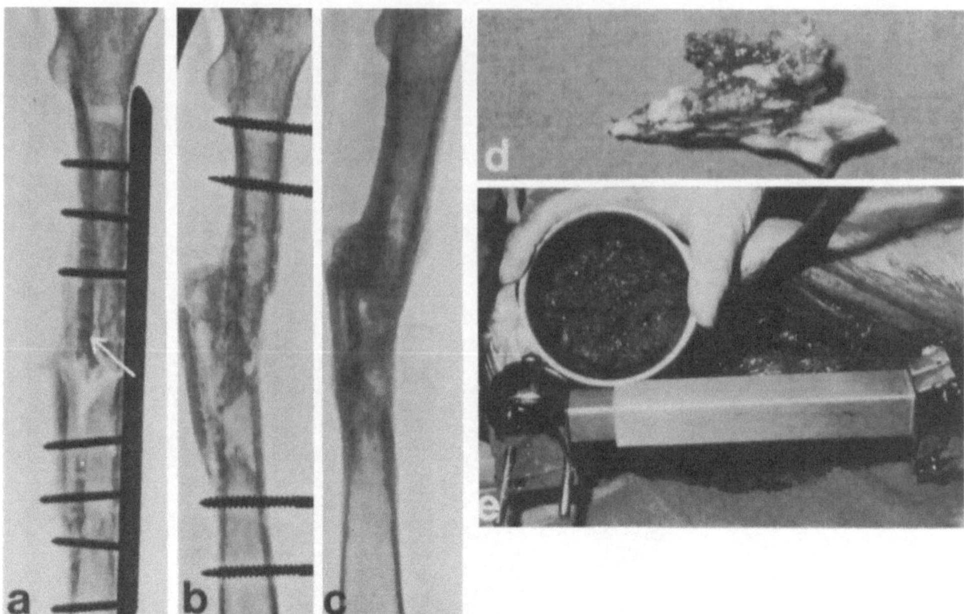

Abb. 82 a-e. Externe Fixation mit Wagner-Apparat bei sequestrierender Defektosteomyelitis des Femur nach Plattenosteosynthese. H.M., m., 23 J.

a, b 2 Monate nach auswärtiger Plattenosteosynthese, herdnahe, nicht dislozierte Sequestrierung an der metallanliegenden Kortikalis, intramurale Sequestrierung (*Pfeil*) mit Einscheidung durch mediale periostale Reparation

c Knöcherne Heilung 10 Monate postop., geringe Valgusdislokation durch ungenügende knöcherne Abstützung und Druckspannung auf der Seite der externen Fixation

d Medial gelegener, intramuraler Sequester mit anhängender, möglichst zu schonender vitaler Periostreaktion

e Klinisches Bild bei sekundärer autologer Spongiosaplastik

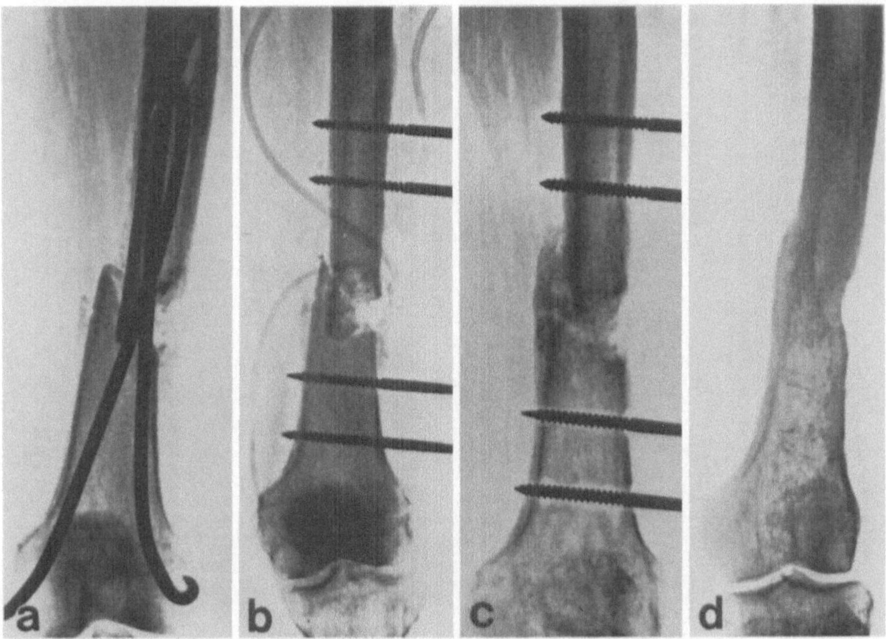

Abb. 83 a-d. Externe Fixation mit Wagner-Apparat bei kniegelenknaher infizierter Femurpseudarthrose nach instabiler Osteosynthese mit Rush-pins. B.O., m., 53 J.

a Aufnahmebefund 10 Monate nach auswärtiger instabiler Fixierung mit nachfolgender Osteomyelitis

b Gute Indikation für den Wagner-Apparat bei knienaher infizierter Pseudarthrose

c 6 Monate postop., zunehmender knöcherner Umbau nach Spongiosaplastik

d Spätkontrolle 28 Monate postop., rezidivfreie Infektberuhigung, volle Belastbarkeit, Knie: Strecken/Beugen 0/0/100

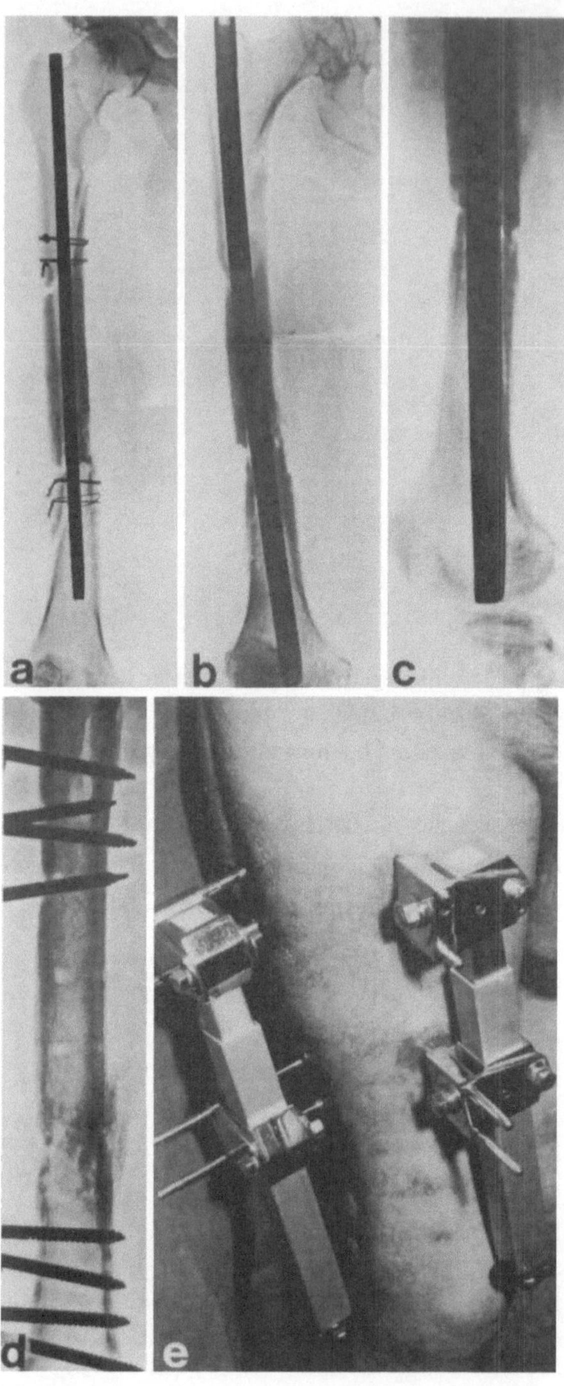

Abb. 84 a-e

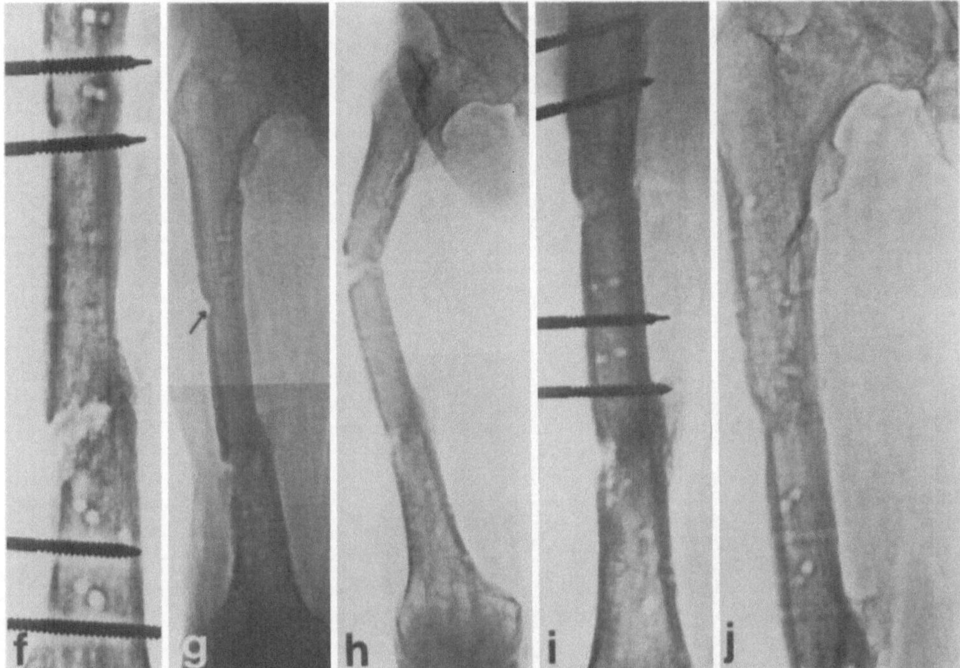

◁ **Abb. 84 a-j.** Fixateur-externe-Osteosynthese mit 2 Wagner-Apparaten nach infizierter Markraumosteosynthese eines Zweietagenbruches des Femurs. F.A., m., 56 J.

a Primäre instabile aseptische Osteosynthese

b Auswärtige Umnagelung führt zur knöchernen Konsolidierung des proximalen Bruches

c 13 Monate nach Unfall 3. Nagelung mit nachfolgender Infektion, Nagel droht das Knie zu perforieren

d, e Röntgenologischer und klinischer Zustand 17 Monate nach Unfall, Fixation mit lateral und streckseitig montierten Wagner-Apparaten, eine Plattenosteosynthese ist bei der nachhaltigen Schädigung der endostalen Gefäßversorgung nicht angezeigt

f Reduzierung der Montage auf den lateralen Fixateur bei teilweiser knöcherner Überbrückung

g Knöcherne Konsolidierung 32 Monate nach Unfall

h Spontanfraktur durch die Schwachstelle des Bohrlochs eines proximalen Gewindestiftes

i Refixation mit lateralem Wagner-Apparat

j Erneute knöcherne Überbrückung 39 Monate nach Unfall, Kniegelenk wackelsteif

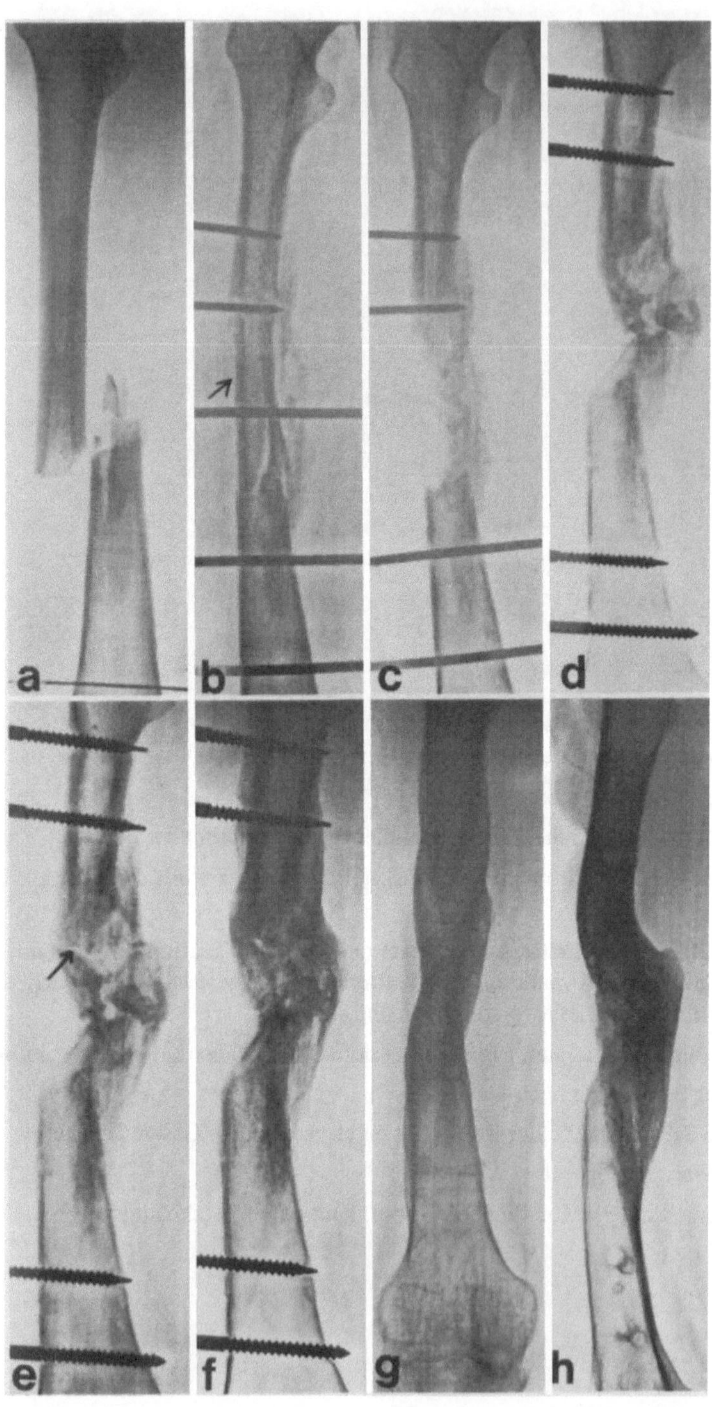

Abb. 85 a-h

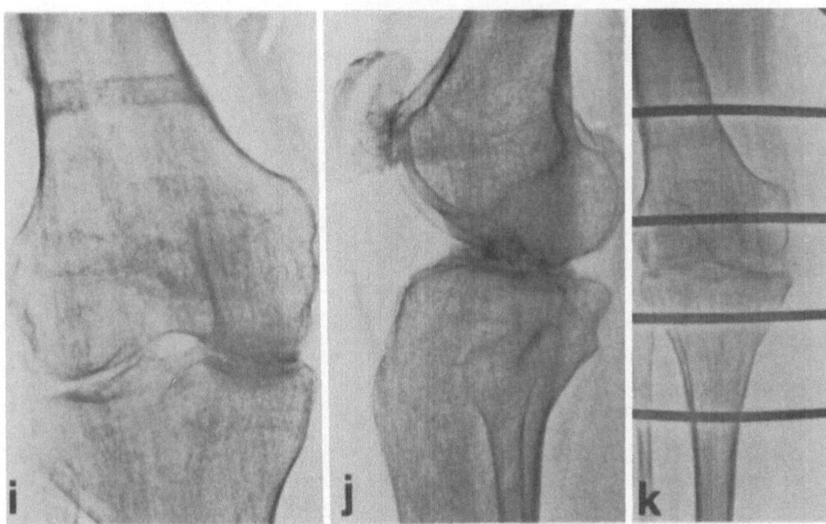

◁ **Abb. 85 a-k.** Verlaufsserie einer infizierten Defektpseudarthrose des Femurs mit langwieriger Überbrückung und Knieschädigung. M.Sch., w., 23 J.

a Unfallröntgenbild, erdverschmutzte, drittgradig offene Oberschenkelfraktur nach Sturz aus dem 3. Stockwerk

b 4 Monate nach Unfall, ausgedehnte diaphysäre Sequestrierung

c 7 Monate nach Unfall, Zustand nach Sequestrektomie mit 6 cm Schaftdefekt

d 14 Monate nach Unfall, Zustand nach der 3. Spongiosaverpflanzung

e 17 Monate nach Unfall, Spontanfraktur durch die Spongiosadefektbrücke (*Pfeil*) bei nicht optimal stabilisierendem lateralem Wagner-Apparat

f 23 Monate nach Unfall, Überbrückung der Defektstrecke

g,h 54 Monate nach Unfall, belastungsstabile Strukturierung der ehemaligen Defektpseudarthrose ohne wesentliche Fehlstellung, reizlose Weichteile

i, j Schwerste, schmerzhafte posttraumatische Gonarthrose 39 Monate nach Unfall, keine unmittelbare Infektschädigung des Kniegelenkes

k Sparsame Resektionsarthrodese mit späterer schmerzfreier Ausheilung, 4 cm Beinverkürzung, Hüfte frei beweglich

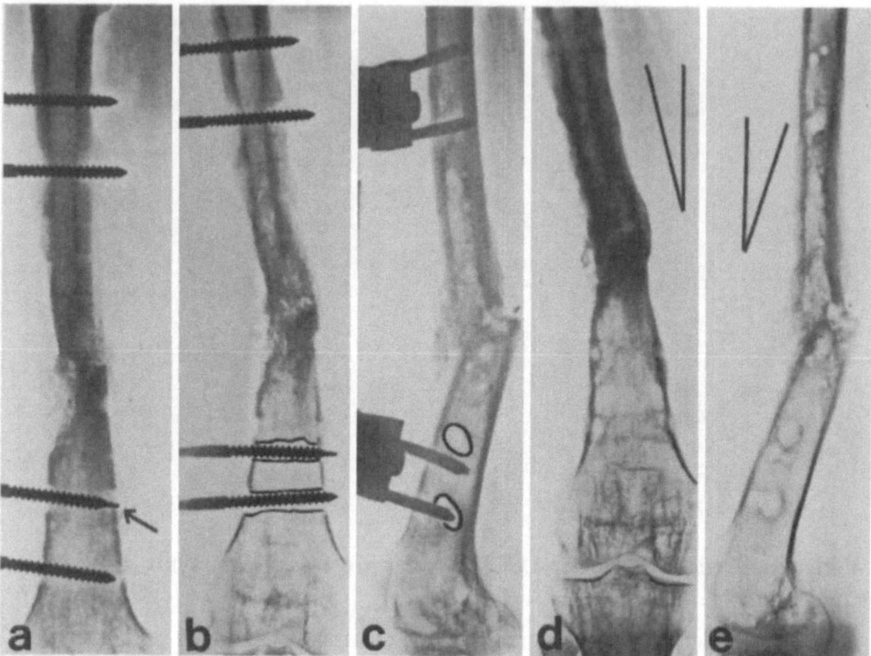

Abb. 86 a-e. Schraubenlockerung und Achsenfehler bei lateralem Klammerfixateur. G.P., m., 49 J.

a Kanalinfektion und Osteolyse mit Ausriß des distalen Schraubenpaars bereits 2 Monate nach der Montage, erhebliche Dystrophie des distalen Femurdrittels

b, c Zustand 3 Monate nach Versetzen der Schrauben, erneut osteolytisch erweiterte Schraubenkanäle mit Lockerung des Wagner-Apparates, zunehmende Valgus- und Rekurvationsfehlstellung als Ausdruck der Instabilität

d, e 12 Monate postop., Knochenheilung in Valgus- und Rekurvationsfehlstellung, Knie: Strecken/Beugen 0/5/60

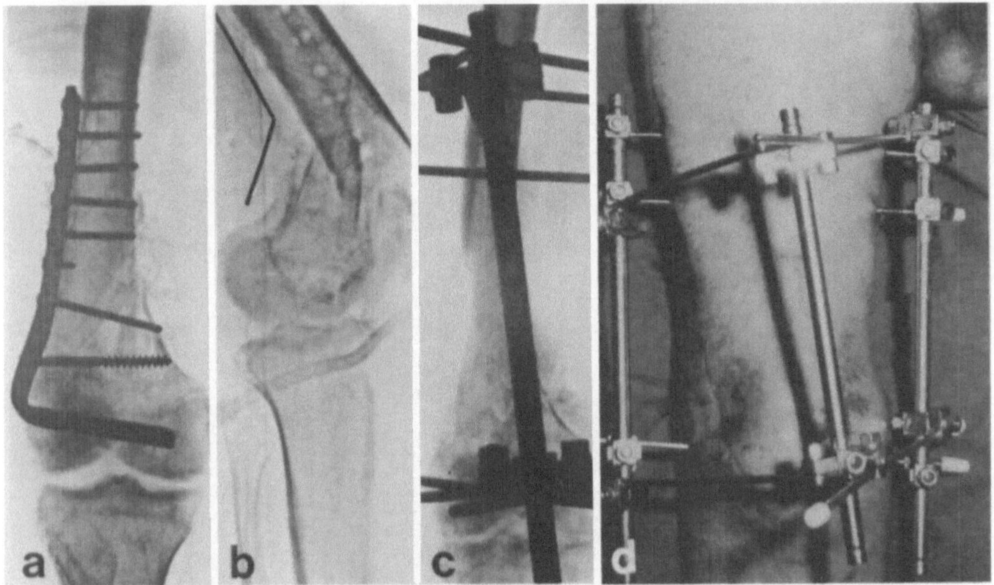

Abb. 87 a-d. Unsachgemäße, räumliche externe Oberschenkelfixation. G.W., m., 40 J.

a 2 Monate nach Unfall, Osteomyelitis nach Osteosynthese einer diakondylären distalen Oberschenkelfraktur

b Erhöhte Infektaktivität nach auswärtiger Implantatentfernung und Gipsruhigstellung

c, d Röntgenologischer und klinischer Zustand nach auswärtiger Fixateur-externe-Osteosynthese, die proximal den Oberschenkel querenden Steinmann-Nägel bedeuten ein erhebliches Risiko, die A. femoralis durch Perforation oder Arrosion zu schädigen, der distale streckwärtige Gewindestift perforiert die Kniescheibe und führte zum Gelenkempyem

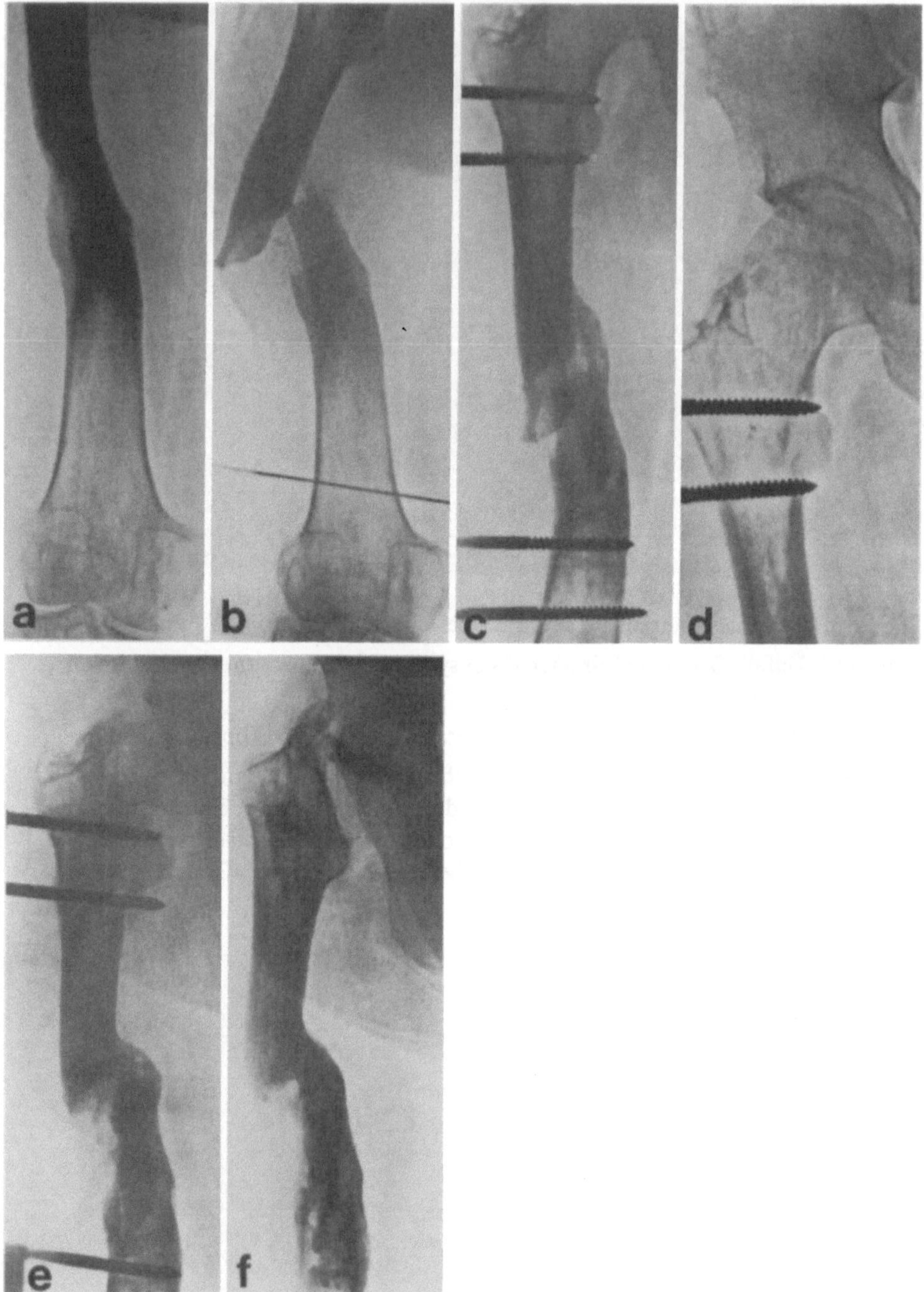

Abb. 88 a-f. Hüftgelenkempyem durch fortgeleitete Infektion eines Gewindestiftes. P.Pf., m., 36 J.

a Sklerotische, ehemalige osteomyelitische Herdzone im mittleren Schaftbereich

b Spontanfraktur 13 Monate nach Unfall

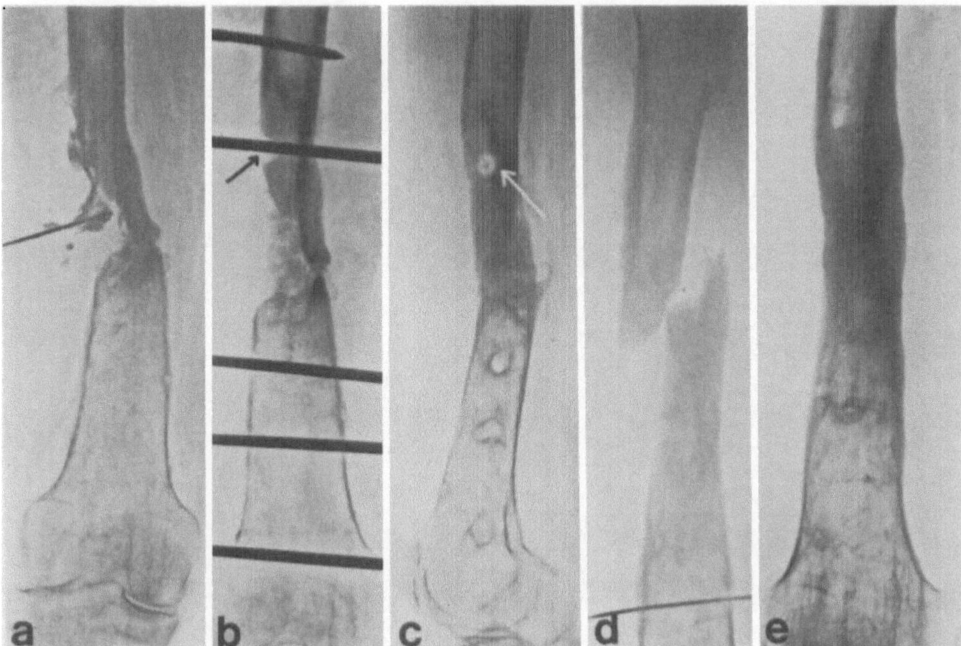

Abb. 89 a-e. Spontanfraktur des Femurs durch osteomyelitisch erweiterten Kanal eines Steinmann-Nagels. J.S., m., 23 J.

a 11 Monate nach Unfall, infizierte Defektpseudarthrose bei Behandlungsübernahme

b Osteoplastischer Defektaufbau, osteolytische Erweiterung des herdnahen Kanals der proximalen Steinmann-Nägel 3 Monate postop.

c 9 Monate postop., ausgeschlagenes Bohrloch in der Seitaufnahme

d 20 Monate postop., Spontanfraktur durch Schwachstelle des erweiterten Bohrlochs

e Spätresultat 72 Monate postop., ausgedehnte diaphysäre Sklerosezone, jahrelange rezidivfreie Infektberuhigung, Knie: Strecken/Beugen 0/10/100, 2 cm Beinverkürzung

◁ **Abb. 88 c-f**

c Externe Osteosynthese mit Wagner-Apparat, Sequestrierung im Bruchbereich

d Lysesäume um die Gewindestifte, die proximale Schraube tangiert die Hüftgelenkkapsel

e 13 Monate postop., Hüftgelenkempyem durch Fortleitung der Kanalinfektion und pathologische Schenkelhalsfraktur

f 37 Monate postop., Zustand nach Resektion des Hüftkopfes mit nachfolgender Girdlestone-Plastik, fragile knöcherne Überbrückung der osteomyelitischen Defektzone, Schienenhülsenapparat

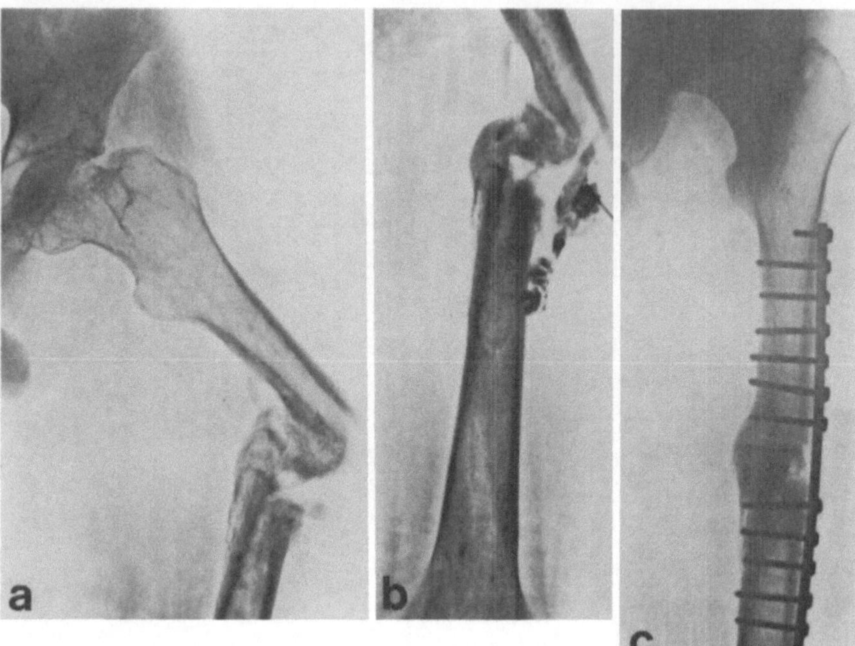

Abb. 90 a-c. Oberschenkelosteomyelitis und Fehlstellung, korrigierende Plattenosteosynthese bei extremer Varusdislokation und instabiler, infizierter Pseudarthrose. H.J.M., m., 21 J.

a 7 Monate nach Unfall, 40° Varusfehlstellung bei Behandlungsaufnahme

b Fisteldarstellung

c 12 Monate postop., achsengerechte knöcherne Heilung nach Plattenosteosynthese trotz Fistel, Verödung der Fistel nach Implantatentfernung

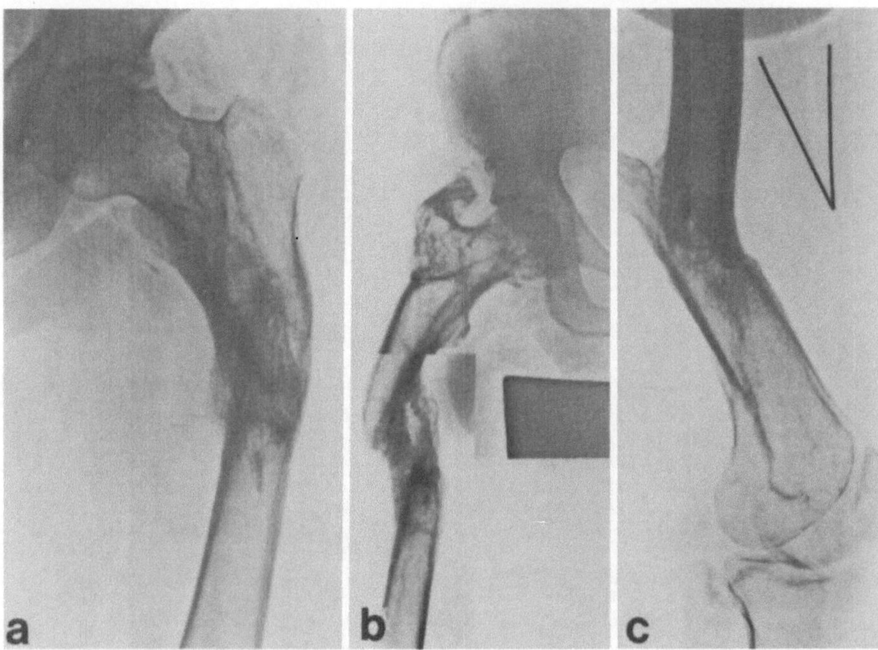

Abb. 91 a-c. Oberschenkelosteomyelitis und Fehlstellung, Sammeldarstellung verschiedener Zustandsbilder nach knöcherner Konsolidierung

a Varusfehlstellung nach subtrochantärer Femurosteomyelitis (W.B., m., 33 J.), Korrektur nach jahrelanger Infektanamnese abgelehnt

b Varusfehlstellung nach infizierter Defektpseudarthrose des Schaftes (G.V., m., 41 J.), Korrektur durch intertrochantäre Osteotomie wegen Infektvorgeschichte und Achsenverhältnissen problematisch

c Rekurvationsfehlstellung nach knienaher Femurosteomyelitis (H.St., m., 64 J.), Korrektur aus Altersgründen nicht indiziert

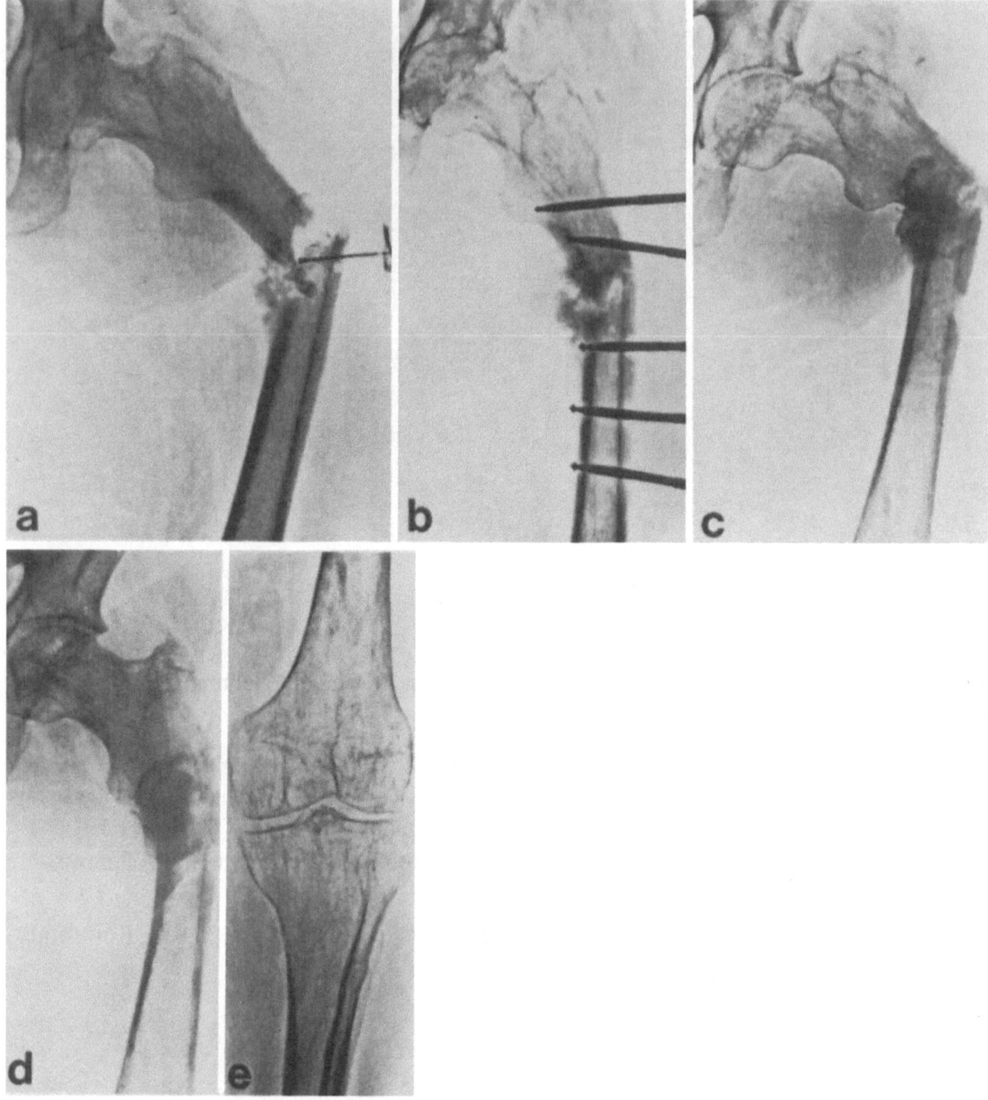

Abb. 92 a-e. Infizierte hüftnahe Femurpseudarthrose, gescheiterte knöcherne Überbrückung zu Beginn der Ära externer Osteosynthesen im Infekt. S.R., m., 44 J.

a Proximale, fehlgestellte infizierte Femurpseudarthrose 11 Monate nach Unfall

b Ungenügende Stabilisierung durch gelockerten Klammerfixateur

c 30 Monate postop., straffe Pseudarthrose in extremer Varusfehlstellung, Schienenhülsenapparat

d 65 Monate postop., knöcherne Überbrückung unter konservativer Behandlung

e Erhebliche Gonarthrose und Dystrophie des Kniegelenkes nach 6jährigem Tragen des Schienenhülsenapparates

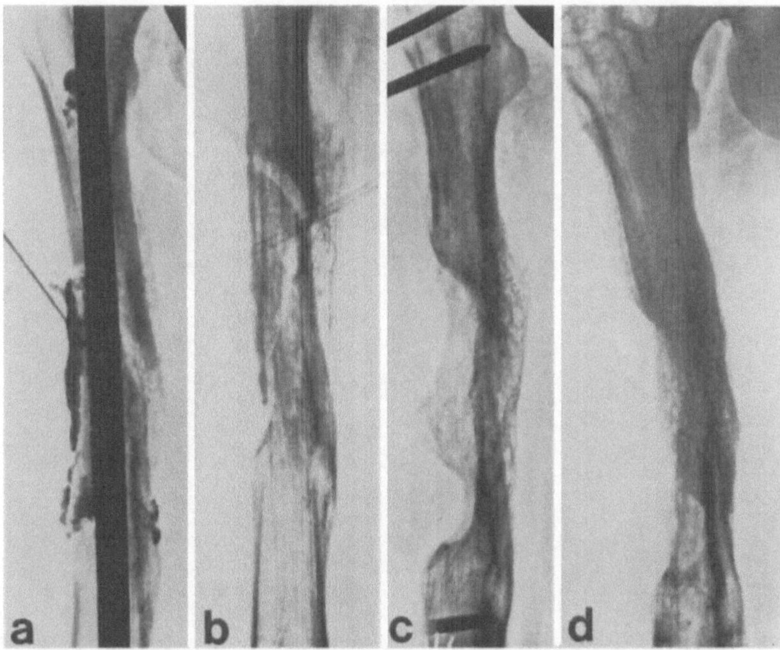

Abb. 93 a-d. Autologe Spongiosaplastik zur Infektberuhigung, Stimulation der osteogenetischen Aktivität und zur Erhöhung der Tragfähigkeit des Knochens. St.M., m., 22 J.

a 8 Monate nach Unfall, foudroyant ablaufende sequestrierende Femurosteomyelitis nach Marknagelung bei Behandlungsaufnahme

b Fortbestehende Infektaktivität und Sequestrierung nach Nagelentfernung bei knöcherner Überbrückung der Fraktur

c Infektberuhigung nach ausgedehntem Debridement, externe Fixation mit dem Wagner-Apparat zur Prophylaxe einer Spontanfraktur, die zarte laterale Knochenstrukturierung in der rinnenförmigen Knochenmulde entspricht der einheilenden Spongiosaplastik 2 Monate nach Verpflanzung

d 18 Monate nach Unfall, wiederhergestellte Tragfähigkeit nach zweimaliger Spongiosaplastik, geschlossene und infektfreie Weichteile

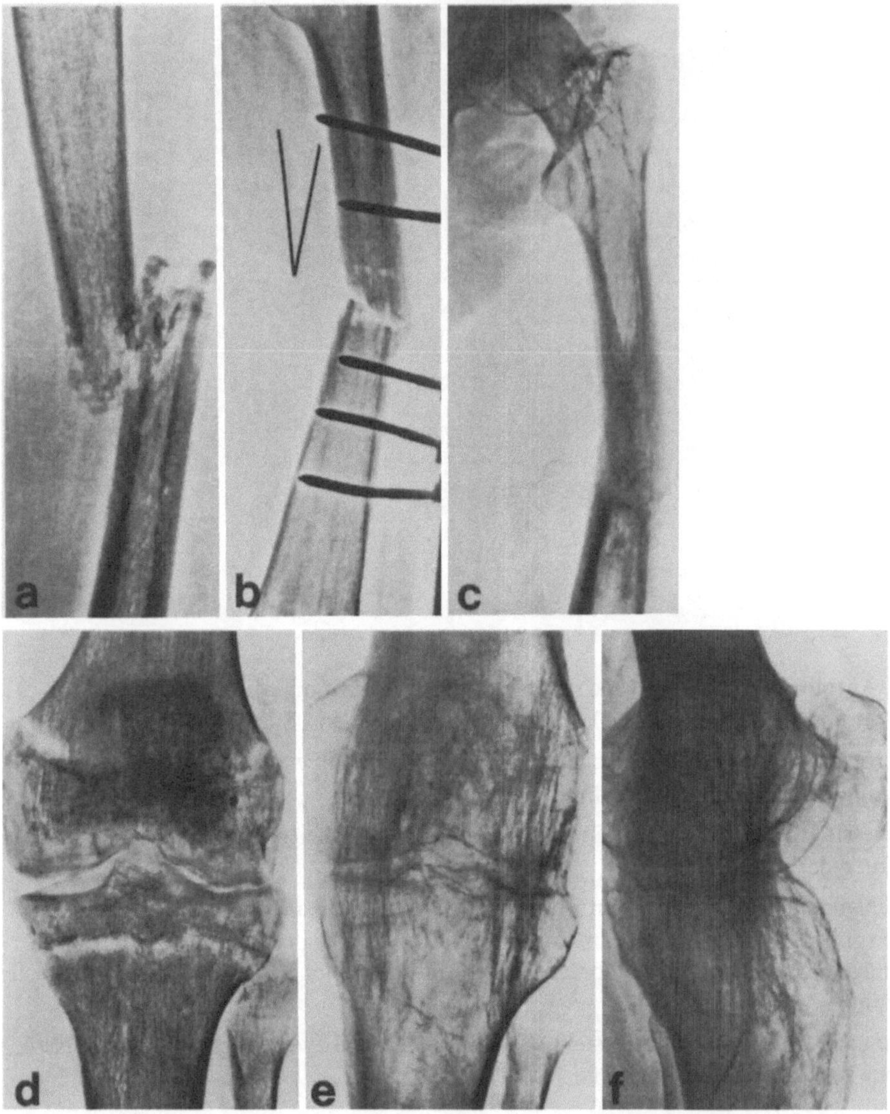

Abb. 94 a-f. Infizierte Femurpseudarthrose und metastatisches Kniegelenkempyem, J.B., m., 35 J.

a, d Infizierte, dislozierte Femurpseudarthrose und Vollbild eines destruierenden Gelenkempyems (ohne Begleitverletzung) 8 Monate nach Unfall bei Behandlungsübernahme

b Stabilisierung des Femur mit lateralem Klammerfixateur

c Spätkontrolle 78 Monate nach Unfall, rezidivfreie, belastungsstabile Knochenheilung des Femur in Varusfehlstellung von 15°

e, f Ausheilung des Kniegelenkempyems in einer Spontanankylose. Beschwerdefreiheit im Rahmen der Behinderung

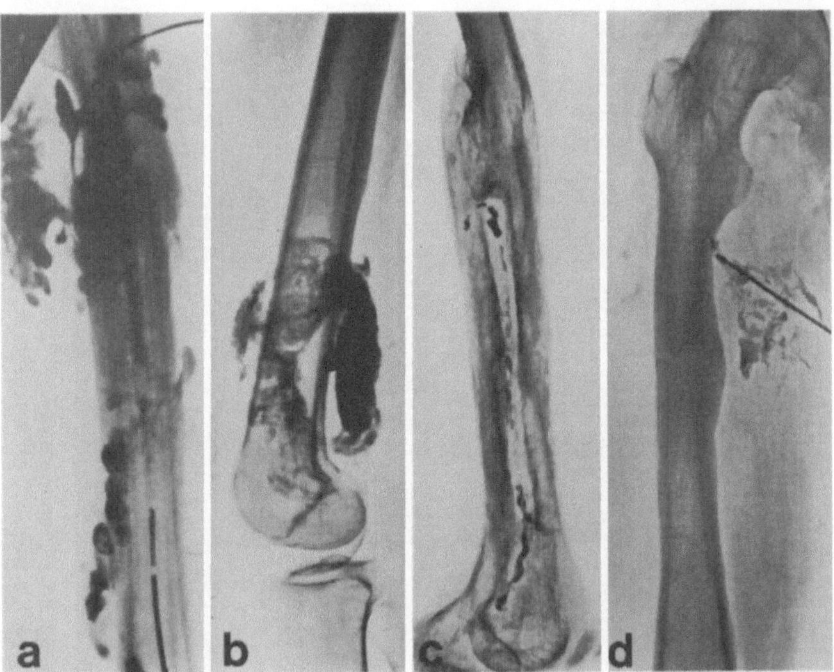

Abb. 95 a-d. Chronische Femurosteomyelitis, Fisteldarstellung im Röntgenbild

a Fuchsbauartiges Weichteilfistelsystem mit Verbindung zur Markhöhle nach Nagelung

b Ausgedehnte, beugeseitige Abszeßhöhle mit Beziehung zur Kniekehle

c Chronisch rezidivierende Fistel entlang einer Knochenmulde

d Chronifizierte Fistel der Oberschenkelweichteile unterhalb der Leistenbeuge ohne erkennbare ossäre Herdbeziehung

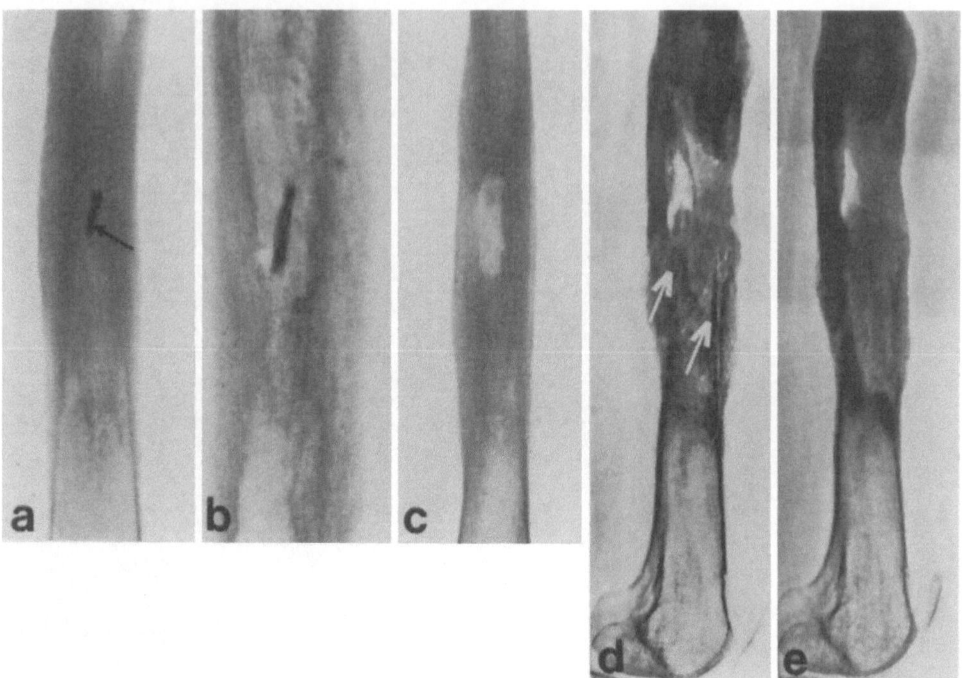

Abb. 96 a-e. Intramurale Sequester als Ursache einer chronischen Fisteleiterung

a, b Übersichtsbild und Tomogramm, Umscheidung eines Sequesters durch vitale, endostale und periostale Reaktion (Totenlade)

c Infektberuhigung nach Trepanation und Entfernung des Sequesters

d Intramurale, lamellenartige kortikale Sequester in einer chronischen osteomyelitischen Resthöhle (*Pfeil*) nach Nagelung

e Infektberuhigung nach Debridement mit Muldung

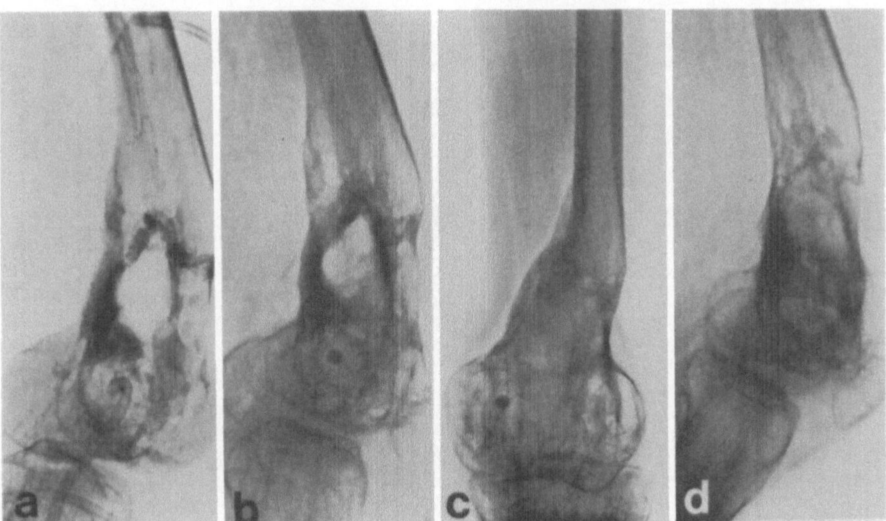

Abb. 97 a-d. Osteomyelitische Resthöhle, Verschluß durch autologe Spongiosaplastik. P.S., m., 20 J.

a 13 Monate nach Unfall Osteomyelitis der Oberschenkelrolle, faustgroße metaphysäre gekammerte Defekthöhle, Infektberuhigung nach chirurgischem Debridement und lokaler Behandlung mit Gentamycin-PMMA-Ketten

b Teilverschluß nach der zweiten Spongiosaplastik

c, d 12 Monate nach Behandlungsaufnahme und 4maliger autologer Spongiosatransplantation, vollkommener osteoplastischer Ersatz des Defektes, geschlossene Weichteile, posttraumatische Gonarthrose, Knie: Strecken/Beugen 0/10/80

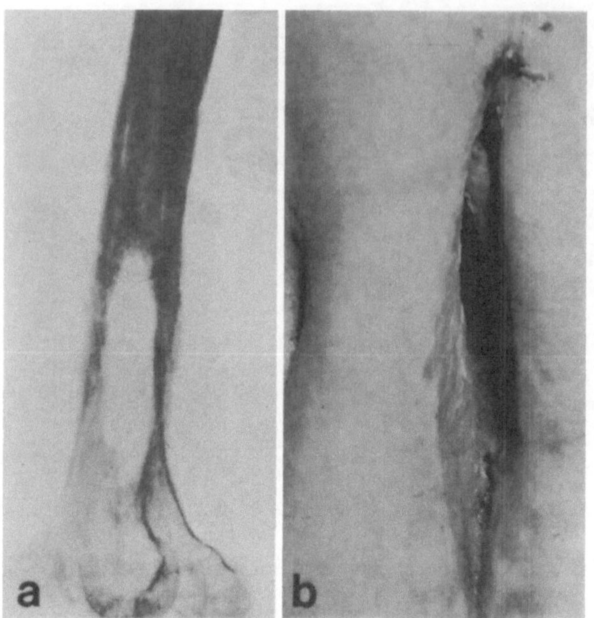

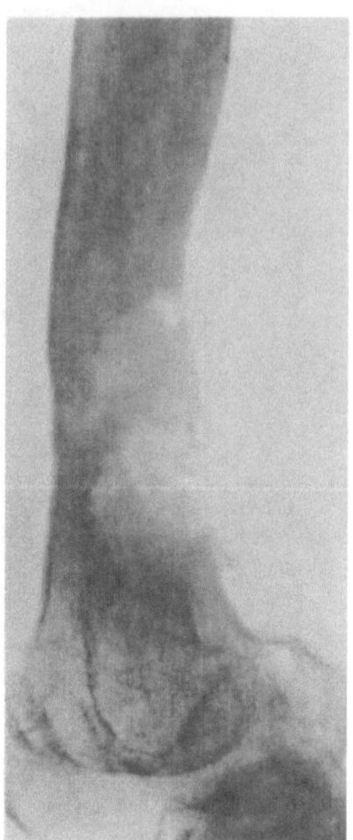

Abb. 98 a, b *(links)*. Hautplastische Auskleidung einer großen osteomyelitischen Höhle des Femurs nach 30jähriger Infektanamnese. E.W., w., 63 J.

a 15 cm lange, ovale, lateral offene Knochenmulde, erhebliche Herabsetzung der Tragfähigkeit des Femurs, fehlgeschlagene Myoplastik

b Weichteilzustand 4 Wochen nach Auskleidung der Höhle mit zu Meshgraft verarbeiteter Spalthaut, allgemeine Infektberuhigung, nur noch geringe Sekretion (farbige Wiedergabe s.S. 430)

Abb. 99 *(rechts)*. Ossäre Destruktion bei Fistelkarzinom, Exartikulation des Beines in der Hüfte nach Spontanfraktur. K.H.H., m., 53 J.

E. DIE EXOGENE OSTEOMYELITIS DER REGION DES KNIEGELENKES

1 Einleitung

Nicht nur unter dem Gesichtspunkt der anatomischen und funktionellen Einheit ist es sinnvoll, die Darstellung der eitrigen Infektionen des Kniegelenkes auf die gelenknahe Osteomyelitis des Femurs und der Tibia auszudehnen. Die pathomorphologische Klammer ist die pyogene Osteoarthritis [7]. Im Gegensatz zum Empyem als eitriger Kapselinfektion ist darunter die Osteomyelitis der epiphysären, gelenkbildenden Knochenanteile zu verstehen, die sich knorpelzerstörend auch im Gelenkraum ausweitet (Abb. 79, 109). Dabei kann das Gelenk über die Infektion der Gelenkfraktur sowohl unmittelbar und gleichzeitig betroffen sein als auch im Sinne der Fortleitung eines gelenknahen osteomyelitischen Herdes sekundär erfaßt werden (Abb. 101, 112).

Umgekehrt kann ein initiales Empyem, etwa nach einer offenen Knieverletzung, infizierend die gelenknahen Frakturen erfassen [7, 39, 42]. Schließlich ist eine Infektausbreitung auch durch operative Eingriffe bei Osteomyelitis mit oft unumgänglicher Gelenkeröffnung möglich.

Die operative Behandlung der gelenknahen Frakturosteomyelitis steht in einem vielfach nur auf Kosten des Kniegelenkes zu lösenden Konflikt: Frakturheilung und Infektsanierung erfordern Stabilität. Vielfach ist aber eine Stabilisierung – durch oft kleine infizierte Fragmente und Defektzonen zusätzlich erschwert – nur über eine Gelenkimmobilisierung zu erreichen, oder die Gelenkinfektion erfordert ohnehin die Gelenkruhigstellung. Prinzipiell sollte die Stabilisierung die Funktion des Kniegelenkes erhalten, ohne dabei die Fragmentfixation zu gefährden. Die Priorität muß der Stabilisierung infizierter gelenknaher Fragmente gelten. Andernfalls geht die Gelenkfunktion mit Sicherheit verloren, weil es weder gelingt, das Infektgeschehen vom Gelenk fernzuhalten, noch eine Frakturheilung zu erzielen. Wenn nicht anders zu erreichen, muß konsequenterweise die Stabilität durch eine gelenküberbrückende Fixateur-externe-Ruhigstellung gewährleistet sein. Schon die drohende Gelenkinfektion erfordert die Immobilisierung (Abb. 105, 106, 107).

Bereits die Femurschaftosteomyelitis führt über die im vorangehenden Hauptabschnitt (vgl. Kap. D, 6.1) ausführlich dargelegten pathophysiologischen Mechanismen vielfach zu einer schweren sekundären Schädigung des Kniegelenkes, in deren Zentrum die Weichteilinfektion und die Immobilisierung des Gelenkes stehen (Abb. 85). Ungleich gravierendere Sekundärschäden durch Dystrophie, Immobilisierung, entzündliche Weichteilschäden, Gelenkfehlstellung, Instabilität und posttraumatische Arthrose müssen folglich erwartet werden, wenn es bei Osteomyelitis der Gelenkanteile gelingt, die Gelenkkörper zu erhalten (Abb. 66, 100), [58]. Der Zustand des Kniegelenkes ist häufig auch dadurch verschlimmert, daß Begleitverletzungen an Kapsel, Bändern und Menisken durch die Infektion entweder nicht adäquat versorgt werden konnten oder Defektheilungen dieser Strukturen mit den infektbedingten Sekundärschäden in ihren Auswirkungen kumulieren. Endgültig besiegelt ist das Schicksal des Gelenkes, wenn die Infektion die Gelenkflächen zerstört hat oder die gelenknahe Osteomyelitis nur unter Versteifung

Tabelle 60. Eitrige Infektionen der Knieregion. (Bergmannsheil 1969-1978, n=147)

Osteomyelitis der Oberschenkelrolle	53
Osteomyelitis des Schienbeinkopfes	62
Osteomyelitis der Kniescheibe	5
Osteomyelitis nach aseptischer Arthrodese	6
Gelenkinfektion ohne initiale Osteomyelitis	21
Gesamt	147

zu sanieren ist (Abb. 79, 101, 109, 110, 112). Damit ist die therapeutische Klammer zwischen kniegelenknaher Osteomyelitis und der Kniebinneninfektion die Arthrodese. Auch wenn es die Arthrodese zu vermeiden gilt, darf sie nicht so lange verzögert werden, bis die Erhaltung des Beins auf dem Spiel steht (Abb. 110).

Im neueren Schrifttum ist eine zusammenfassende Darstellung der Osteomyelitis der Region des Kniegelenkes nicht zugänglich. Auch Einzeldarstellungen sind in der Literatur spärlich [15, 16, 42]. Unser Ziel ist es, sowohl traumatologische, infektbedingte und therapeutische Gemeinsamkeiten als auch Unterschiede der Osteomyelitis der Oberschenkelrolle und des Schienbeinkopfes darzustellen. Im „Bergmannsheil Bochum" wurden in den letzten 10 Jahren 147 eitrige Infektionen der Knieregion behandelt (Tabelle 60). Posttraumatische Infektionen betrafen 105 Fälle, wobei auf die Frakturosteomyelitis des Schienbeinkopfes und der Oberschenkelrolle 49 Patienten entfielen. Einen weiteren Hauptanteil posttraumatischer Infektionen stellen veraltete Fälle von Schußbruchosteomyelitiden und gelenknahe Bohrlochosteomyelitiden. Letztere sind in der Regel problemarm zu behandeln. Die pyogenen Infektionen in der Region des Kniegelenkes erforderten 49 operative Arthrodesen.

2 Osteomyelitis der Oberschenkelrolle

2.1 Formen

Die Knocheninfektion der Oberschenkelrolle erhält ihre Bedeutung aus ihrem unmittelbaren Bezug zum Kniegelenk. Die Femurkondylen sind nicht nur mit ihrem Knorpelüberzug Teil des Kniegelenkes, sondern die quere Walze der Oberschenkelrolle ist unter Ausbildung des oberen Rezessus und des Streckapparates in den Knieraum hineingestülpt [26]. Wegen der Ausdehnung der Gelenkkapsel können nicht nur alle infizierten Gelenkfrakturen, sondern auch suprakondyläre Frakturen direkt oder im weiteren Verlauf zur eitrigen *Osteoarthritis* des Kniegelenkes führen (Abb. 87, 101). Neben dem Übergreifen der Osteomyelitis auf das Gelenk kommt es zur unmittelbaren Infektion des Gelenkraumes in Form des *Kniegelenkempyems* [39]. Eintrittspforten sind offene Verletzungen und lokale Begleitverletzungen des Knieraumes, Gelenkpunktionen und die Eröffnung der Gelenkkapsel bei der operativen Versorgung nicht nur der intraartikulären, sondern auch der suprakondylären Frakturen (Abb. 87). Anders als bei den in ihrer Vaskularisierung extrem gefährdeten Knochenstrukturen des Hüftkopfes und der Talusrolle, ist das Bild der *septischen Nekrose* der Oberschenkelrolle oder einzelner Kondylen selten. Da aber auch aseptische Kondylennekrosen bekannt sind, ist davon auszugehen, daß die eitrige Destruktion großer Anteile der Oberschenkelrolle in der Kumulation von traumatisch, entzündlich, operativ und anlagebedingt gestörter Durchblutung einer avaskulären septischen Nekrose entspricht (Abb. 102).

Selbst wenn die Osteomyelitis der Oberschenkelrolle begrenzt bleibt und der Gelenkraum von der eitrigen Infektion verschont wird, verursachen Immobilisierung, häufige Operationen, infektbedingte Vernarbung der Weichteilverschiebeschichten mit fibröser Gelenksteife, Bandinstabilität, Fehlstellung und chronischer Reizzustand mit Ergußbildung oft eine so folgenschwere posttraumatische Arthrose, daß sekundär die Erhaltung des Gelenkes nicht mehr sinnvoll ist. Die chronische Osteomyelitis der Oberschenkelrolle ist bis auf Ausnahmen ohnehin nur über den Weg der Arthrodese dauerhaft zu sanieren (Abb. 97).

2.2 Ursachen und Häufigkeit

Während einerseits die rasche knöcherne Umbaurate der spongiösen Meta- und Epiphyse der Manifestation einer Osteomyelitis entgegenwirkt, kann sich andererseits die etablierte Infektion in der spongiösen Struktur ungestört ausbreiten (Abb. 79, 97, 98). Im chronischen Stadium der Osteomyelitis der Oberschenkelrolle ist dies der Grund, weshalb das Debridement vielfach unvollständig bleiben muß. Ein zu großer Substanzverlust würde sonst Gelenkfunktion und Belastbarkeit bedrohen (Abb. 98). Anders als der Femurschaft ist die Oberschenkelrolle nicht mehr von einer infektschützenden Muskelhülle, sondern von infektanfälligen Sehnen- und Bandstrukturen umgeben. In Verbindung mit der Verletzlichkeit der Region des Kniegelenkes ist dies ein Faktor bei der Infektentstehung.

In unserem Krankengut der letzten 10 Jahre waren 43 exogene Osteomyelitiden der Oberschenkelrolle zu behandeln (Tabelle 61). Davon entfielen 4/5 der Fälle auf posttraumatische Komplikationen, wobei es sich meist um uni-, dia- und suprakondyläre Frakturen handelte (Tabelle 62).

Mit zunehmendem Abstand vom Weltkrieg werden die Behandlungsfälle mit chronischer Schußbruchosteomyelitis seltener. Die Bohrlochosteomyelitis ist nur zu einem sehr geringen Teil Komplikation einer Extensionsbehandlung, sondern vielfach eine Kanalinfektion nach Fixateur-externe-Behandlung in der Nähe des Kniegelenkes. Die vergleichsweise voluminösen Weichteile des Oberschenkelanteils begünstigen die hier in Relation zur Zahl der eingebrachten Nägel häufiger als auf der tibialen Seite auftretenden Knocheninfektionen des Nagelkanals (Abb. 103). Nicht traumatische Ursachen einer Oberschenkelosteomyelitis sind selten und dann vielfach auf Komplikationen von Arthrodesen, Umstellungsosteotomien und Totalendoprothesen des Kniegelenkes sowie auf tumoröse Prozesse zurückzuführen. Die hämatogene

Tabelle 61. Exogene und endogene Osteomyelitis der Oberschenkelrolle. (Bergmannsheil 1969-1978, n=53)

Exogen	Traumatisch	35	43
	Nicht traumatisch	8	
Endogen			10

Tabelle 62. Ursachen der Osteomyelitis der Oberschenkelrolle. (Bergmannsheil 1969-1978, n= 53)

Fraktur	suprakondylär	6	
	uni-/diakondylär	12	18
Bohrlochosteomyelitis	Extension	1	
	Fixateur externe	9	10
Schußbruchosteomyelitis			6
Sonstige Verletzungen (Prellung, offene Weichteilverletzung)			2
Suprakondyläre	traumatisch	1	1
Umstellungsosteotomie	nicht traumatisch	0	
Durchnagelungs-Arthrodese			2
Totalendoprothese Kniegelenk			3
Aseptischer, nicht traumatischer Knocheneingriff (Biopsie, Knochentumor)			1
Endogene Osteomyelitis	Brodie-Abszeß	2	
	hämatogene Osteomyelitis	6	
	TBC-Osteomyelitis	2	10

Tabelle 63. Literaturzusammenstellung distale Femurfrakturen und Infektrate

Autor		Jahrgang	Anzahl der Frakturen	Osteomyelitisfälle
Olerud	[38]	1972	15	3
Wenzl	[56]	1975	112	1
Scholze	[45]	1975	49	2
Trentz et al.	[48]	1977	199	7
Gesamt		1972-1977	375	13 (3,5%)

Osteomyelitis und die Tuberkulose der Oberschenkelrolle sind heute nicht mehr von Bedeutung [7].

Die Zusammenfassung der Literaturmitteilungen (Tabelle 63) ergibt bei 375 distalen Femurfrakturen eine Infektrate von 3,5%. Diese Quote ist nur auf traumatologische Zentren zu beziehen. Die tatsächliche Infektrate nach Osteosynthesen des distalen Femurs an der Oberschenkelrolle wird höher vermutet. Das bisher umfangreichste Kollektiv mit 199 operativ versorgten distalen Femurfrakturen veröffentlichten Trentz et al. 1977 [48]. Es handelt sich um eine Sammelstatistik aus 6 AO-Kliniken. Die Analysen der einzelnen Veröffentlichungen belegen, daß die Frakturen der Oberschenkelrolle meist aus erheblicher traumatischer Einwirkung resultieren [25, 37, 48]. Folglich finden sich häufig schwierige Bruchformen mit Zertrümmerung der Gelenkflächen und ausgedehnten Begleitverletzungen (Abb. 102). Nach Trentz et al. [48] entfallen die 199 distalen Femurfrakturen jener Serie zu 15% auf Motorradfahrer und zu 63% auf Verkehrsteilnehmer im allgemeinen. Aus den traumatologischen Gegebenheiten lassen sich für die Frakturosteomyelitis des distalen Femurs folgende prädisponierende Faktoren ableiten:

- Bei Mehrfachverletzten und Polytraumatisierten kann die Versorgung nicht zu dem für die Frakturform (Gelenkfraktur) optimalen Zeitpunkt erfolgen [4]. Die Sofortversorgung ist von der Kompetenz des Operationsteams, den Weichteilverhältnissen und dem Allgemeinzustand des Patienten abhängig. Das allgemeine Resistenzverhalten Polytraumatisierter ist reduziert. Nach Trentz et al. [48] konnten von 199 distalen Femurfrakturen nur 46 sofort operativ versorgt werden.
- Die schwere Gewalteinwirkung bei der Frakturentstehung ist mit entsprechender Schädigung der Haut und der übrigen Weichteile verbunden. Bei Trentz et al. [48] entfällt auf offene Frakturen ein Anteil von 24%, während der geschlossene traumatische Weichteilschaden bei 20% des Kollektivs als Kontusion beurteilt wurde. Somit waren, von begleitenden Hämatomen und Schwellungen abgesehen, bei nahezu der Hälfte der Patienten widrige Weichteilverhältnisse vorgegeben.
- Schwierige Bruchformen mit Gelenkfragmenten, Trümmerzonen, Defekten und Impressionen (nach Trentz et al. [48]: 65% Trümmerfrakturen) erlauben nicht immer eine optimale Stabilisierung (Abb. 79). Vollständig denudierte Fragmente sind keine Ausnahme. Primäre oder sekundäre Instabilität begünstigen bei entsprechender Wundkontamination die manifeste Infektion.
- Die Kontaminationsdauer einer offenen Operationswunde ist proportional zur Infektrate [54]. Die schwierigen Osteosynthesen der Trümmerfrakturen am distalen Femur erforderten nach den Ermittlungen von Trentz et al. [48] eine durchschnittliche Operationszeit von 2 3/4 h.

Zusammenfassend sind die allgemeine Infektanfälligkeit der Kniegelenkstrukturen [1], eine erhebliche knöcherne Zerstörung der Oberschenkelrolle, traumatische Schäden der Weichteile, Schwierigkeiten einer (dauerhaften) Stabilisierung [35, 49] und die lange intraoperative Kontaminationszeit die Parameter des Infektrisikos der traumatisierten Oberschenkelrolle. Die Verhältnisse sind am ehesten mit der Infektgefährdung der distalen intraartikulären Tibiafraktur (Fraktur des Pilon tibial) vergleichbar. Allerdings bedeuten für letztere Frakturen die mangelhafte Weichteildeckung und die störanfällige Vaskularisierung zusätzliche folgenschwere Kriterien für die Manifestierung einer Infektion (Abb. 122), [32].

2.3 Klinik

Das klinische Bild der frühmanifesten Osteomyelitis der Oberschenkelrolle unterscheidet sich in seinen typischen lokalen Infektzeichen nicht von osteomyelitischen Zustandsbildern des übrigen Oberschenkels (vgl. Kap. D, 3.1). Der osteomyelitische Lokalbefund kann je nach Infektaktivität und Geschwindigkeit der Infektausbreitung zusätzlich von den Symptomen des Kniegelenkempyems [1, 7] begleitet sein. Bei drohender Infektion muß die tägliche Befundkontrolle besonders zuverlässig erfolgen, um rechtzeitig durch eine Revision eingreifen zu können. Das Vollbild mit foudroyanter Gelenkflächenzerstörung und eitrigem Gelenkerguß bildet sich nach postoperativer Infektion jedoch meist nicht aus, da die purulente Infektion bereits über die Operationswunde Entlastung findet (vgl. Empyem des Kniegelenkes; unten, 6), (Abb.

79). Verläuft die Infektion weniger dramatisch, kapseln Bindegewebsreaktionen den Gelenkraum so ab, daß auch infizierte Gelenkfrakturen – soweit der makroskopische Befund diese Aussage zuläßt – nicht obligat mit einem Gelenkempyem verbunden sind.
Mit dem Übergang der Frakturosteomyelitis in das chronische Stadium nimmt die unmittelbare Infektgefährdung des Kniegelenkes ab (Abb. 97, 98). Dafür manifestieren sich die reaktiven Gelenkveränderungen durch Dystrophie und Immobilisierung oder die sekundäre posttraumatische Arthrose. Das klinische Bild ist durch schmerzhafte Reizzustände des Gelenkes, erhebliche Bewegungseinschränkung bis zur Ankylose, Streckhemmung, Gelenkinstabilität sowie je nach Zustand der Frakturheilung durch Belastungsunfähigkeit oder verminderte Belastbarkeit gekennzeichnet (Abb. 66). Der lokale Herdbefund ist durch Fisteleiterung, Sequestrierung und Implantatlockerung charakterisiert. Infizierte Weichteildefekte sind häufiger als an den übrigen Abschnitten des Oberschenkels. Während die kondylären Hauptfragmente in der Regel knöchern zu einem Block abbinden, bildet sich oft eine infizierte suprakondyläre Pseudarthrose oder eine große osteomyelitische Resthöhle aus (Abb. 100, 104), [31].

2.4 Therapie

Wie bei jeder gelenknahen Infektion muß die Behandlung der frühmanifesten Osteomyelitis der Oberschenkelrolle durch Kontrolle und Sanierung des knöchernen Infektherdes der eitrigen Gelenkinfektion zuvorkommen. Im nachfolgenden wird nur die gelenkerhaltende Therapie bei Osteomyelitis der Oberschenkelrolle dargestellt. Wenn das Gelenk nicht infektfrei bleibt oder das Herdgeschehen einen Gelenkerhalt verbietet, sind Indikationen und Prinzipien des weiteren therapeutischen Vorgehens in den Abschnitten über das Knieempyem und die Arthrodese im Infekt beschrieben (vgl. unten, 6 und 7). Fast immer ist dem Infekt eine Osteosynthese vorausgegangen (Abb. 100, 102, 104), [35, 38, 48, 49]. Der möglichst frühzeitige Revisionseingriff umfaßt das Debridement und die Überprüfung der Fragmentfixation [32]. Angesichts der vielfältigen Fragmentdenudierung in Trümmerzonen und der raschen Infektausbreitung in der spongiösen Metaphyse widersprechen sich unvollkommenes Debridement und Stabilität. Avitales Gewebe unterhält die Infektion, ein Prozeß, der seinerseits die gelenknahe Osteosynthese lockert. Am günstigsten ist es, wenn nach dem Debridement die adäquat durchgeführte und stabilisierende Primärosteosynthese belassen werden kann. Unmittelbar den Herdbereich tangierende Schrauben werden entfernt, da sie ohnehin nicht mehr zur Stabilität beitragen und eine implantatarme Herdzone besser saniert werden kann (Abb. 104). Nach Infektberuhigung müssen entstandene ossäre Defekte möglichst frühzeitig und großzügig mit autologer Spongiosa aufgefüllt werden, damit die Fragmentabbindung vor einer möglichen Implantatlockerung eintritt. Bei Fragmentinstabilität im Infekt ist prinzipiell eine Reosteosynthese erforderlich. Dieses Postulat erfährt nur dann eine gewisse Einschränkung, wenn durch die Manipulation zur Reosteosynthese folgende Gefahren drohen:

- bereits abbindende Fragmente (Trümmerzonen) werden wieder gelockert oder denudiert;
- Infekteinschleppung in das Gelenk (Gelenkeröffnung);
- die Reposition der Gelenkfragmente geht verloren;
- die Reosteosynthese findet keine oder gegenüber dem Vorzustand schlechtere Verankerung.

In derartigen Fällen ist es oftmals ratsam, nach dem Debridement unter Belassen der lagerungsstabilen Primärosteosynthese den knöchernen Verbund der Hauptfragmente abzuwarten und

vorübergehend das Gelenk im Beckengipsverband oder durch einen gelenküberbrückenden Fixateur externe ruhigzustellen. Eine bisher unversorgte Knocheninfektion oder Fälle, deren Primärosteosynthese nicht zu erhalten ist, erfordern eine adäquat stabilisierende Osteosynthese. Für die Osteosynthese ist die Kondylenabstützplatte [35] am besten geeignet. Bei kompletten suprakondylären Defektzonen ist eine Verkürzung zugunsten der Stabilität anzustreben. Eine Kondylenwinkelplatte sollte nur dann Verwendung finden, wenn die Klinge im ursprünglichen Lager eingebracht werden kann (Abb. 100), [35]. Die Präparation eines neuen Klingenlagers ist mit einer Gelenkeröffnung verbunden. Bei gelenkerhaltender Osteosynthese des infizierten distalen Femurendes tritt der Fixateur externe in den Hintergrund. Limitierend sind die oft kleinen und untereinander meist zusätzlich frakturierten distalen Kondylenfragmente ebenso wie die allgemeinen Einschränkungen, die der Fixateur externe aus anatomischen Gründen am Oberschenkel erfährt (vgl. Kap. D, 4.2.2.4), [31]. Wenn die Infekt- und Fraktursituation die Grenzen der Möglichkeiten interner Osteosynthesen erreicht, ist meist das Gelenk kaum noch zu retten (Abb. 79, 101, 102). Ein Ausweg ist hier der gelenküberbrückende Fixateur externe, wobei bewußt bleibt, daß dadurch das Gelenk bereits allein durch die Immobilisierung geschädigt wird. Eine dreidimensionale Fixateur-externe-Montage am distalen Femurende unter Verwendung von streckwärtigen Schanzschen Schrauben ist, wenn das Gelenk erhalten bleiben soll, durch die zwangsläufige Schädigung des Streckapparates oder Tangierung des oberen Rezessus nicht empfehlenswert. Eine Lösung bietet sich an, wenn ein gelenküberbrückender, räumlicher Fixateur externe über ein Diagonalrohr gebildet wird (Abb. 108). Das Diagonalrohr tangiert den Streckapparat nicht, da es vom lateralen, distalen Oberschenkel zu einer senkrecht an der Schienbeinvorderkante eingebrachten Schanzschen Schraube geführt und mit der Rahmenhauptkonstruktion verbunden wird. Ist bei größeren suprakondylären Fragmenten eine externe Osteosynthese unumgänglich, empfiehlt sich eine mediale und laterale triangelförmige Verstrebung (vgl. triangelförmige externe Osteosynthese des Sprunggelenkes; Kap. F, 2.4.2). Im Achsenverlauf der Oberschenkelrolle werden 2 Steinmann-Nägel so übereinander eingebracht, daß der eine Nagel möglichst gelenknah und dorsal und der andere möglichst ventral liegt. Unter gegenseitiger Abstützung mit einem kurzen Rohr werden diese beiden Nägel mit dem Steinmann-Nagel triangelförmig verbunden (*cave!* A. femoralis), der proximal der suprakondylären Infektzone den Oberschenkel quert.
Chronische, knöchern instabile Osteomyelitiden der Oberschenkelrolle sind in der Regel nicht gelenkerhaltend zu operieren. Allein die Sanierung des Infektherdes erfordert dann die Arthrodese (Abb. 78).

2.5 Krankengut und Behandlungsergebnisse

Um die Aussagekraft der Resultate durch ein größeres Kollektiv zu erweitern, wurden die Osteomyelitiden nach Frakturen des distalen Femurs aus dem Patientengut der Unfallkliniken in Duisburg-Buchholz [Hierholzer u. Hiltmann [15] und des „Bergmannsheil Bochum" [Feldkamp u. K.H. Müller [15] gemeinsam ausgewertet. Die Serie umfaßt 34 infizierte supra- und diakondyläre Femurfrakturen. [Die Einzelergebnisse sind unten(s. 3.6) tabellarisch zusammengefaßt.] Das Durchschnittsalter der aus 6 Frauen und 28 Männern bestehenden Gruppe betrug 34 Jahre. Der Unfall ereignete sich 24mal im Straßenverkehr, 4mal am Arbeitsplatz, den Rest teilten sich häusliche Unfälle, Sport- und Spielunfälle sowie Kriegsverletzungen. In 15 Fällen handelte es sich um schwere knöcherne Verletzungen mit Trümmerfrakturen und erheblicher

Dislokation der Fragmente. Dabei standen 18 kombinierte dia- und suprakondyläre Brüche 3 unikondylären und 13 suprakondylären Frakturlokalisationen gegenüber. In 20 Fällen handelte es sich um offene Frakturen. 6 Patienten hatten zusätzlich Frakturen an der Patella und am Schienbeinkopf. Weitere Frakturen betrafen 20 Patienten, davon 9 am gleichen Bein, 6 am anderen Bein und 5 im Bereich des Beckens, der Wirbelsäule und der oberen Extremitäten (Tabelle 67). Die Erstbehandlung erfolgte in 29 Fällen an einem auswärtigen Krankenhaus, 5 Verletzte wurden primär bei uns behandelt. Im Mittel vergingen 9 Monate vom Unfalltag bis zur Zuweisung von der auswärtigen Klinik. Die Vorbehandlung war in 11 Fällen konservativ, in 22 Fällen operativ erfolgt. Bis zur Osteomyelitisbehandlung hatten alle Patienten im Mittel 1,2 Operationen durchgemacht, darunter neben den 22 Primärosteosynthesen 5 Reosteosynthesen und zahlreiche Revisionseingriffe. Die Behandlung in unseren Berufsgenossenschaftlichen Kliniken erforderte bei 34 Patienten insgesamt 40 Reosteosynthesen. Die Reosteosynthesen wurden 9mal mit geraden Platten, 8mal mit Kondylenplatten und 20mal mit dem Fixateur externe durchgeführt. In 21 Fällen wurden die Gelenkstrukturen erhalten. 10mal wurde eine Arthrodese durchgeführt und bei 3 Patienten mußte letztlich eine Oberschenkelamputation vorgenommen werden. Daraus ergibt sich unter Berücksichtigung aller Eingriffe eine durchschnittliche Operationsfrequenz von 3,9 Eingriffen je Patient (Tabelle 68). Zur Spätkontrolle 1-8 Jahre nach dem Unfall standen 27 Patienten zur Verfügung. (Auch diese Ergebnisse sind in Tabelle 69 zusammengefaßt.) Im Mittel lag ein Zeitraum von 5,1 Jahren zwischen Unfall und Nachuntersuchung. Die Nachuntersuchung hielt sich, soweit dies der Schwere der Verletzungsfolgen gerecht wurde, an das in der Literatur mehrmals erwähnte Untersuchungs- und Punkteschema von Neer [37]. Das Gangbild war bei 21 Patienten stark behindert, wobei 11 Patienten auf Gehstützen angewiesen waren. Nur ein Patient konnte störungsfrei gehen (Abb. 100). Ein sicheres Standbein bestand in 20 Fällen. 15 Gelenke waren entweder versteift oder nur noch wackelbeweglich. Nur 2 Kniegelenke waren frei beweglich, weitere 2 zeigten eine leichte Einschränkung des Bewegungsumfanges. Die übrigen 5 Gelenke waren erheblich in ihrer Beweglichkeit eingeschränkt. Die Weichteile waren bei 21 Patienten reizlos, 6 Patienten wiesen Fisteln und äußere Infektzeichen auf. Daneben war der klinische Befund entsprechend der Zahl der Gelenkversteifungen durch die Beinverkürzung sowie in Einzelfällen durch Fehlstellung und Instabilität des Kniegelenkes gekennzeichnet. Röntgenologisch zeigten sich im Sinne einer Arthrodese 9 Kniegelenke knöchern durchbaut, bei 11 Fällen bestand eine fortgeschrittene Arthrose vom Stadium III und IV (nach Jonasch [21] und Mohing [29]) und 4 Kniegelenke wiesen Arthrosezeichen vom Stadium I und II auf. 10 Patienten wurden in die Rubrik „arbeitsunfähig“ einbezogen. Hierzu gehörten sowohl diejenigen, die allein aufgrund der Unfallfolgen arbeitsunfähig waren, wie auch jene, die z.B. auch aus Altersgründen nicht mehr arbeitsfähig waren. Im Gesamtergebnis (Tabelle 70) konnte nach der Punktebewertung von Neer [37] nur ein Patient ein ideales Ergebnis erreichen. 4mal war das Ergebnis gut (Abb. 100), 3mal unbefriedigend (Abb. 66, 97) und 19mal schlecht (Abb. 79, 101, 102). Wenn als Behandlungsziel nach Gelenkfrakturen des distalen Femurs die freie Funktion des Gelenkes und schmerzfreie volle Belastbarkeit des Beins erstrebt wird, beeinflußt die Infektion das Endergebnis so, daß das Behandlungsziel nur in Ausnahmefällen erreicht wird. Die Nachuntersuchungen belegen, daß nach der schweren Verletzung des Femurs im Kniebereich bei hinzutretender Infektkomplikation das versteifte, aber schmerzfrei belastbare Bein als realistische Behandlungserwartung anzusehen ist. Nur in Einzelfällen gelingt es bei vertretbaren Arthrosezeichen, das Gelenk mit einem sinnvollen Bewegungsausmaß zu erhalten. Dem stehen aber auch Amputationsfälle gegenüber (Abb. 104).

3 Osteomyelitis des Schienbeinkopfes

3.1 Formen

Der Schienbeinkopf bildet den tibialen Anteil des Kniegelenkes. Dennoch ist sein intraartikulärer Gelenkanteil gegenüber dem suprakondylären Gelenkpartner wesentlich kleiner. Die Synovialmembran heftet sich (am lateralen Kondylus geringfügig distaler als medial [26]) dicht unterhalb der tibialen Knorpelgrenze an. Dies ist nicht nur im Hinblick auf die posttraumatische Osteomyelitis des Schienbeinkopfes, sondern auch für die Prognose der nicht seltenen Bohrlochosteomyelitis nach Fixateur-externe-Behandlung des Unterschenkels von Bedeutung. Unter Voraussetzung eines intakten knöchernen und kapsulären Gelenkabschlusses zeigen tiefe infektbedingte Ausmuldungen des Schienbeinkopfes wie gelenknah sich ein chronischer Infektprozeß ausbreiten kann, ohne eine eitrige Knieinfektion auszulösen (Abb. 113, 114). Andererseits finden sich besonders bei infizierten intraartikulären Schienbeinkopfbrüchen alle Formen der eitrigen Gelenkinfektion, wobei die über den osteomyelitischen Knochenprozeß sich entwickelnde *eitrige Osteoarthritis* des Kniegelenkes (Abb. 108, 109) und der unmittelbare Gelenkinfekt in Form des *Gelenkempyems* (Abb. 112) wesentlich häufiger sind als die *septische Schienbeinkopfnekrose* [39]. Dieser sehr seltene, eitrige Zerfall des Kopfes kommt als uni- oder bikondyläre Nekrose vor (Abb. 109, 110). Ursache sind traumatische oder operative Fragmentdenudierung in Verbindung mit einer foudroyant ablaufenden Infektion. Wie unsere Untersuchungen zeigen, bedeutet die Infektion des Schienbeinkopfes – auch wenn sie sich nicht durch eine bakterielle Gelenkentzündung kompliziert – eine folgenschwere Gelenkschädigung (Abb. 105, 106). Traumatische Gelenkknorpelzerstörung, intra- und extraartikuläre Begleitverletzungen, die Maßnahmen zur Infektsanierung sowie Immobilisierung, Fehlstellung und Bandinstabilität schädigen das Gelenk so, daß sich fast regelmäßig früher oder später die Arthrodese anschließt.

3.2 Ursachen und Häufigkeit

Den Schienbeinkopf umgibt nur eine relativ dünne Weichteildecke. Lediglich ein Teil des lateralen Kondylus ist durch die Loge der Dorsalflektoren besser geschützt. Mangelhaftes Weichteilpolster, erschwerte Weichteildeckung des Osteosynthesematerials und rasche Ausbreitung einer manifesten Infektion in der spongiösen Struktur sind wesentliche Parameter der Schienbeinkopfosteomyelitis und ihres Verlaufs.
Von 1969-1978 umfaßte unser Krankengut 58, meist zur Weiterbehandlung zugewiesene exogene Osteomyelitiden im Bereich des Schienbeinkopfes (Tabelle 64). Die Osteomyelitis ging in der Hauptsache auf traumatische Ursachen und auf Bohrkanalinfektionen zurück (Tabelle 65).

Tabelle 64. Exogene und endogene Osteomyelitis des Schienbeinkopfes. (Bergmannsheil 1969-1978, n=62)

Exogen	Traumatisch	51	58
	Nicht traumatisch	7	
Endogen			4

Tabelle 65. Ursachen der Osteomyelitis des Schienbeinkopfes. (Bergmannsheil 1969-1978, n=62)

Fraktur	intraartikulär	24	
	ohne Gelenkbeteiligung	7	31
Bohrlochosteomyelitis	Extension	2	
	Fixateur externe	15	17
Schußbruchosteomyelitis			7
Sonstige Verletzungen (Tuberositasabriß, Weichteile)			1
Infrakondyläre	traumatisch	1	
Umstellungsosteotomie	nicht traumatisch	1	2
Totalendoprothese Kniegelenk	(5 Patienten,		
Durchnagelungsarthrodese	vgl. Tabelle 62)		
Endogene Osteomyelitis	Brodie-Abszeß	3	
	hämatogene Osteomyelitis	1	4

Die Bohrkanalosteomyelitis beruht fast ausschließlich auf Fixateur-externe-Behandlung des Unterschenkels und des Kniebereiches. (Die Möglichkeiten der Krankenblattauswertung erlauben – aus einer sicher größeren Zahl von Betroffenen – naturgemäß nur diejenigen Patienten zu erfassen, deren Bohrkanalosteomyelitis sich zu einem selbständigen therapeutischen Problem entwickelte.) Die Ursachen der Kanalosteomyelitis sind vielfach auf unsachgemäßes Einbringen der Steinmann-Nägel (Hitzenekrose beim maschinellen Eindrehen), ungenügend breite Inzisionen am Hautdurchtritt der Nägel sowie auf Nagellockerungen bei Fragmentinstabilität oder längerer Liegezeit der Implantate zurückzuführen. Im spongiösen Bereich des Schienbeinkopfes kann sich die Bohrlochinfektion zu einer hartnäckigen, aber dennoch meist beherrschbaren Osteomyelitis entwickeln. Andererseits hatte sich in unserem Krankengut die Bohrkanalinfektion in einem Fall insofern zu einer schwerwiegenden Komplikation ausgeweitet, als sich ein Gelenkempyem nach externer Osteosynthese einer infrakondylären Korrekturosteotomie entwickelte (Abb. 112). Bohrkanalosteomyelitiden durch einen Extensionsdraht wurden in 2 Fällen beobachtet. Nicht traumatische Osteomyelitiden des Schienbeinkopfes entstanden durch eitrige Komplikationen nach Kniearthrodesen, Totalendoprothesen und Osteotomien. Die hämatogene Osteomyelitis des Schienbeinkopfes spielt zahlenmäßig nur eine untergeordnete Rolle. Sie äußert sich meist in einer abortiven Form der Osteomyelitis als Brodie-Abszeß.

Fast alle folgenreichen Osteomyelitiden im Bereich des Schienbeinkopfes entwickeln sich aus Frakturinfektionen (Abb. 105, 106, 108, 109, 110). Die Tibiakopffraktur ist wesentlich häufiger als intraartikuläre oder suprakondyläre distale Femurfrakturen. (Nach Eisenbach [10] beträgt das Verhältnis 9,3:1.) Auf Tibiakopffrakturen entfallen 1% aller Knochenbrüche sowie zwischen 2% und 5% der Unterschenkelfrakturen [22, 40]. Aus der umfangreichen Literatur sind in Tabelle 66 nur Autoren mit Publikationen größerer Fallzahlen oder Ergebnissen nach operativ behandelten Schienbeinkopfbrüchen ausgewählt.

Unberührt von der Diskussion um operatives oder konservatives Vorgehen bei intraartikulären Schienbeinkopfbrüchen bleibt es Behandlungsziel, achsengerechte Verhältnisse, schmerzfreie Funktion und sichere Standfestigkeit herzustellen sowie die posttraumatische Arthrose zu verhindern [33]. Das therapeutische Ziel ist gemäß den Forderungen der AO am ehesten nach

Tabelle 66. Literaturzusammenstellung Schienbeinkopffrakturen und Infektrate

Autor		Jahrgang	Anzahl der Frakturen	Behandlung konservativ/ Osteomyelitis	operativ/ Osteomyelitis	Osteomyelitis
Pfaehler	[40]	1962	179	125/0	54/1	1
Vick	[51]	1965	251	238/k.A.[a]	13/k.A.[a]	k.A.[a]
Eisenbach	[10]	1967	150	94/0	56/2	2
Hohl	[17]	1967	805	k.A.[a]	k.A.[a]	k.A.[a]
Thiele	[47]	1968	378	315/1	63/0	1
Zifko	[59]	1969	310	273/k.A.[a]	37/k.A.[a]	k.A.[a]
Courvoisier	[8]	1973	129	62/0	62/2	2
Dustmann et al.	[9]	1973	180	162/k.A.[a]	54/k.A.[a]	k.A.[a]
Holz	[18]	1975	98	k.A.[a]	k.A.[a]	k.A.[a]
Muggler, Burri et al. (AO-Sammelstudie)	[36]	1975	225	–[b]	225/17[b]	17
Müller, K.H. et al.[c]	[33]	1976	66	–[b]	66/3[b]	3

[a]Keine Angaben über Infektrate

[b]Ausschließlich operative Behandlungen

[c]Zahlen sind zusätzlich in der AO-Sammelstudie enthalten

offener, anatomischer Reposition der Gelenkflächen erreichbar, zumal begleitende Kniegelenkverletzungen versorgt werden können und bei stabiler Osteosynthese eine frühe funktionelle Behandlung einsetzen kann (Abb. 105), [4, 35, 36]. Während nach konservativem Vorgehen die Infektrate – soweit überhaupt Angaben veröffentlicht werden – verschwindend gering ist [17, 47, 51, 59], ergibt die deutsche AO-Sammelstudie [36] nach 255 operierten Tibiakopffrakturen eine Osteomyelitisrate von 7,5%. Die von Muggler et al. [36] ausgewertete AO-Sammelstudie ist durch die Zahl der operativen Behandlungen und durch ihre Bedeutung gegenüber anderen Kollektiven herausgehoben. Unser Krankengut von 66 operierten Tibiakopffrakturen mit 3 Osteomyelitiden ist in der AO-Sammelstudie enthalten [33]. Courvoisier [8] ermittelte bei 27 Operationen nach Schienbeinkopfbrüchen 2 Knocheninfektionen. Durch Vergleich der Literaturmitteilungen mit der AO-Sammelstudie und den Rückschlüssen aus dem eigenen Behandlungskollektiv infizierter Frakturen im Bereich des Schienbeinkopfes ergeben sich nachfolgende traumatologische Parameter des Infektrisikos:

- Schienbeinkopfbrüche entstehen zu einem kleineren Anteil aus indirekter (meist axialer und valgisierender Kraft [12]) und zu einem größeren Teil aus direkter Gewalteinwirkung. Der Anteil direkter Gewalteinwirkung mit entsprechender Weichteiltraumatisierung ist bei Verkehrs- und Arbeitsunfällen besonders hoch anzusetzen [18, 33, 40]. In der AO-Sammelstudie [36] (mit erhöhter Infektrate) dokumentiert sich die hohe Rate der Traumatisierung in einem Anteil der Verkehrs- und Arbeitsunfälle von 80,4%. Demgegenüber ermittelte Holz [18] aus einer Literaturzusammenstellung von 2039 Fällen nur 34% Verkehrsunfälle. Bei

22 von 31 später infizierten Schienbeinkopfbrüchen des eigenen Behandlungsgutes lagen Arbeits- und Verkehrsunfälle vor.

- Das Durchschnittsalter der Patienten mit Schienbeinkopfbrüchen liegt nach den meisten Literaturmitteilungen höher als 40 Jahre [40, 47, 51]. Dustmann [9] ermittelte einen Gipfel der Altersverteilung im 7. Lebensjahrzehnt, bei Vick [51] beträgt das Durchschnittsalter der Betroffenen 55 Jahre, bei Pfaehler [40] 42 Jahre und bei Hohl [17] (über 800 Patienten) sowie in der AO-Sammelstatistik [36] um 50 Jahre. Mit der altersbedingten Atrophie der spongiösen Bälkchenstruktur und der dünner werdenden Kortikalis des Schienbeinkopfes entstehen besonders bei Mehrfragment- und Trümmerfrakturen Stabilitätsprobleme der Osteosynthese.
- Der Anteil offener Frakturen bei Schienbeinkopfbrüchen ist erstaunlich gering. Aus einer Literaturzusammenstellung bei Holz [18] beträgt nach 1324 Fällen die Rate offener Frakturen 4,8% und in der AO-Sammelstudie [36] 7,5%. Bei den 31 infizierten Schienbeinkopfbrüchen unseres (Infekt-)Kollektivs standen 21 offenen Frakturen 10 geschlossene gegenüber, wobei letztere in 6 Fällen zusätzlich Kontusionsmarken zeigten.
- Bikondyläre und sonstige schwierige Bruchformen fanden sich bei 1629 Schienbeinkopfbrüchen [18] in 27% und in der AO-Sammelstatistik [36] in 25%. In unserem Kollektiv infizierter Tibiakopffrakturen übersteigt die Zahl der bikondylären Frakturen (14mal) die monokondylären Frakturen (10mal), (Abb. 105, 108, 109, 110).

Ohne Berücksichtigung des allgemeinen Infektrisikos durch Gelenkeröffnung und der Schwierigkeiten bei der Osteosynthese sind offene Schienbeinkopfbrüche, Frakturen nach direkter Traumatisierung sowie schwierige Bruchformen infektionsgefährdet. Auch wenn diese Feststellung im Rahmen der empirischen Erwartung liegt, scheint es wesentlich, sie durch diese Analyse zu erhärten.

3.3 Klinik

Die frühmanifeste, akute posttraumatische Osteomyelitis der intraartikulären Schienbeinkopfbrüche ist meist mit der bakteriellen Infektion des Kniegelenkes verbunden. Noch bevor sich das Gelenkplateau als Infektbarriere konsolidiert hat, dringt die Osteomyelitis des Kopfes über Nekrosezonen und Frakturspalten in das Gelenk ein (Abb. 109). Offene Verletzungen, operativer Wiederaufbau der zerstörten Gelenkfläche und die unumgängliche intraartikuläre Revision bilden darüber hinaus vielfältige Möglichkeiten der direkten Kontamination des Gelenkraumes (Abb. 105). Anders als bei suprakondylären Infektkomplikationen kann eine den Gelenkraum abriegelnde Bindegewebs- und Kapselreaktion aus anatomischen Gründen nicht einsetzen. Eine reale Möglichkeit, den Gelenkinfekt abzuwenden, ist somit nur durch rechtzeitige Intervention im Stadium des drohenden Infektes gegeben (Abb. 105), [32]. Das äußere Bild ist durch die entzündliche Nekrose traumatisierter Weichteile und der Wundränder, entzündliche Schwellung, gespannte Wundnaht, eitrige Absonderung und die Zeichen des pyogenen Gelenkinfektes geprägt. Je nach Ausdehnung und Virulenz des Infektes ist der Zustand mehr oder weniger dramatisch. Die Wundrevision offenbart Nekrosen von Sehnen- und Kapselanteilen, sequestrierende Knorpelknochenanteile sowie den entzündlichen Untergang der verpflanzten Spongiosaunterfütterung. Die Infektion im Bereich des lateralen Kopfanteils kann gelegentlich länger verdeckt bleiben. Besonders gefährlich ist es, wenn die Entzündung

der Weichteile mit einem ischämischen Tibialis-anterior-Syndrom verbunden ist. Innerhalb kürzester Zeit kann sich daraus eine vollkommene eitrige Zerstörung der anterolateralen Unterschenkelmuskulatur entwickeln.
Nach örtlicher Begrenzung und Ablauf der akuten Infektphase ist der Gelenkbefund durch entzündliche Dystrophie, schmerzhafte Einsteifung und Streckhemmung gekennzeichnet. Besonders bei medialem Herdgeschehen kommt es am Schienbeinkopf zu entzündlichen Weichteildefekten, die nekrotisierenden Knochen, Fragmente und Implantate freilegen. Die Größe der sich demarkierenden Knochenmulde entspricht nicht selten der ursprünglichen Trümmerzone (Abb. 106, 109). Bei lateraler Herdzone ist die Weichteildeckung meist besser, obwohl es auch hier durch Infektzerstörung, Schrumpfung und Vernarbung der bei der Operation abgelösten Muskulatur zu Weichteildefekten kommen kann. Erst im zeitlichen Abstand (nach ca. 14 Tagen) vermittelt das Röntgenbild die Zeichen der Gelenkinfektion sowie Lysezonen um Implantate und Verdichtungen im Bereich des Schienbeinkopfes als Ausdruck der Sequestrierung (Abb. 113), [30].
Der chronische Infektzustand stellt sich am Schienbeinkopf durch die Knochenmulde mit aufbruchgefährdeter oder chronisch ulzerierender, dünner Hautauskleidung, Deformität und verminderter Tragfähigkeit dar (Abb. 113). Die Knochenmulde unterhöhlt das Gelenk oft so, daß nur der Schienenhülsenapparat einen knöchernen Zusammenbruch vermeiden kann (Abb. 114). Je nach Entwicklung der Knieinfektion verbleibt neben der Ankylose auch vielfach eine Restbeweglichkeit, die wegen der dann meist auftretenden Instabilität des Gelenkes oder bei Streckhemmung nur wenig vorteilhaft ist. Achsenfehler und verminderte Belastbarkeit schränken die Gebrauchsfähigkeit des gesamten Beins ein. Bei eitrigen Infektionen nach Osteotomien des Schienbeinkopfes und gelenknahen Brüchen ohne Gelenkbeteiligung gehört die frühzeitige Gelenkinfektion nicht zum typischen Bild. Der Lokalbefund entspricht der frühmanifesten Schienbeinosteomyelitis mit entzündlichen Weichteildefekten vor der Schienbeinkante, Fisteleiterungen, Muldungen und freiliegenden Implantaten (Abb. 111).

3.4 Therapie

Nach infizierten intraartikulären Schienbeinkopfbrüchen mit ausgedehnter, osteomyelitischer Herdzone, pyogenem Gelenkinfekt und fortgeschrittenem, sekundärem Gelenkschaden ist mit großer Wahrscheinlichkeit die Arthrodese nicht zu umgehen (vgl. Tabelle 68). Die Indikation und Technik zur Arthrodese sind im Abschnitt 7 dieses Kapitels gesondert behandelt. Trotz schlechter Prognose soll in diesem Abschnitt die gelenkerhaltende Therapie aufgezeigt werden.

Jede frühmanifeste Infektion nach Schienbeinkopfbruch erfordert notfallmäßig einen Revisionseingriff mit radikalem Debridement [32]. Ist eine Osteosynthese vorausgegangen, so muß das adäquat und ausreichend stabilisierende Osteosynthesematerial belassen werden, selbst wenn keine Übungsstabilität gewährleistet ist. Die Entfernung der primären Implantate in der Frühphase der Infektion verschlechtert die Chancen der Gelenkerhaltung, da durch Defekte und die knöchernen Strukturveränderungen im Infekt die Reosteosynthese oft ungenügend Halt findet und in der Regel eine nicht zu vermeidende Gelenkeröffnung die Infektaktivierung im Gelenkraum bedeuten kann. Deshalb ist bei weitgehend geschlossenen Weichteilen zur Sicherung der Osteosynthese und bis zur Beruhigung des Infektzustandes eine Ruhigstellung im Beckengipsverband zu empfehlen. Nach Frakturkonsolidierung wird das Implantat frühzeitig entfernt. Bei infiziertem Weichteildefekt oder mangelhafter Infektberuhigung ist ein gelenküberbrückender Fixateur externe angezeigt (Abb. 105, 106, 107). Die damit zu erzielende Ruhigstellung des Kniegelenkes ist gegenüber dem Gipsverband wesentlich effektiver, zumal die Weichteile leicht zu beobachten und zu behandeln sind. Die geringe Haftreibung der erhaltenen Gelenkflächen erfordert es, daß zur Montage des gelenküberbrückenden Fixateur externe die beiden Steinmann-Nägel distal des Schienbeinkopfes unter möglichst großem gegenseitigen Abstand einzubringen sind, um die Hebelkräfte auf das Knie gering zu halten. Bei noch intakter Kniefunktion braucht der Oberschenkel des Streckapparates nicht durch eine Schanzsche Schraube verletzt werden, wenn zur räumlichen gelenküberbrückenden Montage ein Diagonalrohr verwendet wird (vgl. oben, 2.4; Abb. 108).

Bei infizierten Frakturen ohne vorausgegangene Osteosynthese ist es ebenso wie bei unumgänglich zu entfernenden Primärimplantaten vom Grad der Infektaktivität, der Fragmentgröße, der knöchernen Abbindung und Gelenkstellung abhängig, welche Osteosyntheseform Anwendung findet. Bei trümmerhafter Zerstörung und aktiv ablaufender Infektion ist allein der temporäre, gelenküberbrückende Fixateur externe bis zur Fragmentabbindung angezeigt, um dann rechtzeitig die Indikation zur Resektionsarthrodese oder zu einer funktionellen Therapie zu stellen (Abb. 108). Bei ausreichender Reposition und blandem Infekt können größere Fragmente durch eine stabile, interne Minimalosteosynthese (Spongiosazugschrauben) ohne (ausgedehnte) Gelenkeröffnung und denudierende Manipulation und unter zusätzlicher Ruhigstellung gelenkerhaltend behandelt werden. Die Ruhigstellung erfolgt je nach Weichteilschaden im Gipsverband oder durch den gelenküberbrückenden Fixateur externe. Bei gelenküberbrückender Rahmenkonstruktion ist es auch möglich, größere mediale und laterale Fragmente mit isolierten, kurzen Schanzschen Schrauben perkutan zu fassen und die Schrauben nach Fragmentreposition unter Verwendung schwenkbarer Backen in den Rahmenverbund aufzunehmen (Abb. 106).

Eine alleinige tibiale, nicht überbrückende Fixateur-externe-Montage bei intraartikulärem, infiziertem Bruch ist nur bedingt stabil. Dieser Rahmenkonstruktion mit einem dicht unter der tibialen Gelenkfläche verlaufenden und 2 distal des Herdes gelegenen Steinmann-Nägeln fehlt proximal die Fragmentabstützung über einen intakten Knochenabschnitt. Die Gelenkfraktur erlaubt bei dieser Montage auch keine zusätzlichen streckwärtigen Schrauben für eine räumliche Konstruktion. Anders liegen die Verhältnisse bei erhaltener tibialer Gelenkfläche, z.B. nach infizierten Tibiakopfosteotomien oder infizierten gelenknahen Schienbeinfrakturen ohne Gelenkbeteiligung. Von der Größe des Kopffragments ist es abhängig, ob eine Rahmenfixation aus insgesamt 3 Steinmann-Nägeln oder die besser stabilisierende, räumliche Verstrebung möglich ist (Abb. 111, 112), [14]. Eine Rahmenkonstruktion aus insgesamt 2 Steinmann-Nägeln – herdnah oberhalb und unterhalb der Osteotomie gelegen – ist zur Stabilisierung infizierter Tibiafragmente ungenügend. Der Revisionseingriff bei infizierter Tibiakopfosteotomie ist deshalb mit der Erweiterung der externen Osteosynthese verbunden (Abb. 111). Knochendefekte nach Schienbeinkopfosteomyelitis sind in der Frühphase nicht als Muldungen zu belassen. Abgesehen von der verminderten Tragfähigkeit des betroffenen Kondylenabschnitts, wird die schlecht pflegbare und nur dünn überhäutete Mulde in späterer Zeit Ausgang von Rezidiven (Abb. 113). Die offene Spongiosaplastik hat unmittelbar nach Infektberuhigung in einem gut vaskularisierten Lager des Schienbeinkopfes gute Einheilungschancen, wenn die Mulde schichtweise mit Spongiosa ausgekleidet wird (Abb. 105, 106, 110). Damit wird ein Mißverhältnis zwischen dem Volumen und der Oberfläche der verpflanzten Spongiosa gegenüber der vaskularisierten Fläche des Transplantatlagers vermieden. Nach knöcherner Defektauffüllung wird die granulierende Oberfläche mit zu Meshgraft verarbeiteter Spalthaut verschlossen (Abb. 105, 106). Bei jahrelang fortbestehender, chronischer Osteomyelitis ist die Spongiosaauffüllung von Mulden weniger erfolgreich, weil selbst nach ausreichendem Debridement ein mindervitales, chronisch infiziertes Transplantatlager verbleibt (Abb. 113). Nach Debridement ist hier nur die Auskleidung der Höhle mit Spalthaut (Meshgraft) sinnvoll.

3.5 Krankengut und Behandlungsergebnisse

Zwischen 1969 und 1978 waren an der Septischen Abteilung des „Bergmannsheil Bochum" 31 Frakturosteomyelitiden des Schienbeinkopfes zu behandeln (s. Tabellen 67, 68, 69). Die Gruppe umfaßte 22 Männer und 9 Frauen mit einem Durchschnittsalter von 51 Jahren. Die 24 intraartikulären Tibiakopffrakturen der Gruppe unterteilten sich dem Bruchtyp nach in 3 Spalt-, 9 Depressions- und 12 Impressionsbrüche und der Lokalisation nach in 10 mono- und 14 bikondyläre Frakturen. Somit überwogen Brüche mit erheblicher Gelenkzerstörung. Im Hinblick auf die bei Schienbeinkopfbrüchen im allgemeinen nicht sehr häufigen offenen Frakturen ist der hohe Anteil von 21 offenen Frakturen bei dieser Gruppe als eine wesentliche Ursache der Infektkomplikationen anzunehmen (Tabelle 67). In 17 Fällen handelte es sich um Verkehrsunfälle. Auch darin spiegelt sich der hohe Traumatisierungsgrad dieses Kollektivs wieder (Abb. 107, 108). 6 Patienten mit später infiziertem Schienbeinkopfbruch wurden primär bei uns versorgt (Abb. 105, 107). Die anderen 25 Osteomyelitiden des Schienbeinkopfes wurden mit einer bereits auswärts eingetretenen Infektion zur Weiterbehandlung übernommen. Die Zuweisung erfolgte im Mittel 21 Wochen nach dem Unfall. Insgesamt waren 11 Patienten konservativ und 20 Patienten durch Osteosynthese vorbehandelt.

Die Behandlung der Schienbeinkopfosteomyelitis erforderte bei 21 Patienten (Re-)Osteosynthesen, wobei nur 3 Plattenosteosynthesen gegenüber 21 externen Stabilisierungen vorgenommen wurden. Dabei handelte es sich um 19 Arthrodesen des Kniegelenkes (Abb. 109, Tabelle 68). Sie erfolgten in 13 Fällen unter Resektion der Gelenkflächen bei noch aktivem Infektgeschehen und 6mal nach Bruchheilung und Infektberuhigung. Für 3 Patienten waren Unterschenkel und Kniegelenk nicht zu retten, so daß im Oberschenkel amputiert wurde (Abb. 115). Bei Behandlungsabschluß hatten die Patienten im Mittel 4,4 Eingriffe durchgemacht. Als weitere Komplikationen traten 3 Peronaeuslähmungen und ein Tibialis-anterior-Syndrom auf. Bei Entlassung wurden 8 Patienten mit einem Schienenhülsenapparat ausgerüstet.

Zur Spätkontrolle, durchschnittlich 5,4 Jahre (frühestens ein Jahr und spätestens 9 Jahre) nach dem Unfall, erschienen 25 Betroffene (darunter 2 von den 3 Beinamputierten), (Tabelle 69). Subjektiv beurteilten 5 Patienten das Behandlungsergebnis als gut, 12 als mäßig und 8 als unbefriedigend. Trotz entsprechend gezielter Fragestellung blieb vielfach offen, ob die Beurteilung durch den Patienten dem Heilungsergebnis der unmittelbaren Unfallfolgen oder der Bewältigung der überstandenen Infektkomplikation galt. Bei 16 Patienten war das Kniegelenk versteift, in 2 weiteren Fällen waren nur Wackelbewegungen möglich. Bei 5 Patienten war eine Kniefunktion verblieben (Abb. 105), wobei nur ein Kniegelenk in vollem Umfang bewegt werden konnte. Der Knieversteifung entsprach das stark behinderte Gangbild bei 14 Patienten (11 Patienten benutzten eine Stockhilfe), 10 Patienten hinkten leicht, in einem Fall war das Gangbild ungestört. Die Mehrzahl der Kontrollierten mußte wegen der Unfallfolgen den ursprünglichen Beruf wechseln oder war arbeitsunfähig, 9 Patienten konnten, wenn auch unter Beschwerden, den alten Beruf weiter ausüben. Die Weichteile über dem Infektbereich waren bei 21 Patienten reizlos. Fisteln und Narbengeschwüre als Zeichen des fortdauernden Infektzustandes fanden sich bei 4 Patienten. Bei erhaltener Kniebeweglichkeit war die Bandführung in 4 Fällen instabil. Gemäß den Knieversteifungen war die Beinlänge bei 19 Patienten (durchschnittlich 3 cm) verkürzt. Achsenabweichungen von mehr als 10° waren bei 9 Patienten auszumessen. Röntgenologisch waren alle operativ herbeigeführten Arthrodesen knöchern konsolidiert. Die 7 nicht versteiften Kniegelenke wiesen in 6 Fällen fortgeschrittene oder schwere Arthrosezeichen vom Stadium III und IV (nach Jonasch [21] und Mohing [29]) auf (Abb. 105; Tabelle 69). Ordnet man die Spätresultate bei Osteomyelitis des Schienbeinkopfes nach dem Beurteilungsschema, welches wir zur Beurteilung aller operativ behandelten Schienbeinkopfbrüche entworfen haben [33], so ist das Resultat in 23 Fällen unbefriedigend, einmal mäßig, und nur ein Patient konnte ein gutes Gesamtergebnis erzielen (Tabelle 70). (Von den 66 an unserer Klinik operierten Schienbeinkopfbrüchen, die nach diesen Beurteilungskriterien im Jahre 1975 einer Spätkontrolle unterzogen wurden, entfielen 69% auf das Urteil „gut" [33].) Die Behandlungsresultate der Frakturosteomyelitis des Schienbeinkopfes sind wie folgt zusammenzufassen:

- Die Knieversteifung ist nicht als weitere (und nur durch gezielte Gegenmaßnahmen etwa abwendbare) Komplikation der bereits eingetretenen Knocheninfektion, sondern als realistische Behandlungserwartung zu verstehen. Dies gilt umso mehr, als die Arthrodese in der Regel operativ herbeigeführt werden muß, weil auf andere Weise der Infektzustand und das zerstörte Kniegelenk nicht zu behandeln sind [16]. Der betroffene Patient muß mit dieser Prognose konfrontiert werden.
- Weil aber in Ausnahmefällen eine – wenn auch zumeist gestörte – Gelenkfunktion erhalten werden kann, darf die Wahrscheinlichkeit der Arthrodese nicht den Versuch beeinflussen, das Gelenk zu erhalten.
- Die Infektkomplikationen ändern die Voraussetzungen des Behandlungsergebnisses nach Schienbeinkopfbrüchen so folgenschwer, daß ein Vergleich mit Resultaten nicht infizierter operierter Schienbeinkopffrakturen [4, 8, 33, 36, 47] nicht gerechtfertigt ist.

3.6 Tabellarischer Anhang zum Krankengut nach Frakturosteomyelitis der Oberschenkelrolle und des Schienbeinkopfes

Tabelle 67. Anamnese

	Oberschenkelrolle	Schienbeinkopf
Allgemeine Angaben		
Zeitraum	1970-1978	1969-1978
Anzahl	34	31
Männer/Frauen	28/6	22/9
Alter	Ø34 (10-76) Jahre	Ø51 (17-79) Jahre
Unfallhergang		
Verkehr	24	17
Arbeit	4	5
häuslich	2	7
Sport/Spiel	2	1
Krieg	2	1

Tabelle 67. Anamnese (Fortsetzung)

	Oberschenkelrolle		Schienbeinkopf	
Frakturform	Suprakondylär	13	Spaltbruch	3
	Diakondylär	18	Depressionsbruch	9
	Unikondylär	3	Impressionsbruch	12
	Mehrfragment	3	Ohne Gelenkbeteiligung	7
	Trümmerfraktur	8	Monokondylär	10
			Bikondylär	14
Weichteile				
offen	20		21	
geschlossen	14		10	
Kontusion	?		6	
Zusatzfrakturen				
Kniebereich	6		4	
gleiche Extrem.	9		4	
Polytrauma	3		2	
Erstversorgung				
primär auswärts	29		25	
primär BG Klinik	5		6	
Zeit Unfall bis zur Aufnahme Klinik	Ø 35 Wochen		Ø 21 Wochen	

Tabelle 68. Behandlung

	Oberschenkelrolle	Schienbeinkopf
Vorbehandlung		
konservativ	11	11
operativ (Osteosynthesen)	23	20
Zahl der Voroperationen	Ø 1,2	Ø 1,8
Osteomyelitisbehandlung (Re-)Osteosynthese		
Platte	9	3
Kondylenplatte	8	-
Fixateur externe	20	21
Arthrodese	10	19
Spongiosaplastik	21	12
Revisionseingriffe	98	54
Zahl der Eingriffe	Ø 3,9	Ø 4,4
Komplikationen		
Amputation	3	3
Peronaeusläsion	-	3
Tib.-ant.-Syndrom	-	1
Orthopädische Hilfsmittel		
Schienenhülsenapparat	4	8
Prothese	3	3
orthopädisches Schuhwerk	4	7

Tabelle 69. Nachkontrolle

		Oberschenkelrolle	Schienbeinkopf
Allgemeine Angaben			
Zeitraum		∅5,1 (1-8) Jahre	∅5,4 (1-9) Jahre
Anzahl		27	25
Subjektive Befragung			
gut		Keine Angaben	5
mäßig			12
unbefriedigend			8
Gangbild			
unauffällig		1	1
leicht hinkend		5	10
stark hinkend		21	14
Gehstützen		11	11
Klinischer Befund			
Weichteile reizlos		21	21
Weichteile Entzündung/Fistel		6	4
Achsenfehler (〉 10°)		Keine Zahlenangaben	9
Beinverkürzung			19 (∅3)
instabiles Knie			4
Bewegungsumfang Kniegelenk			
frei	〉130°	2	1
geringgradig eingeschränkt	100-130°	2	1
deutlich eingeschränkt	80-100°	1	1
erheblich eingeschränkt	40-80°	4	2
steif/wackelsteif		15	18
Röntgenbild			
Arthrosegrad (nach Jonasch [21], Mohing [29])			
I und II		4	1
III und IV		11	6
Arthrodese		9	16
aktive Osteomyelitis		3	1
Arbeitsfähigkeit			
wie vor dem Unfall		3	5
mit Beschwerden wie zuvor		3	6
Berufswechsel		2	6
leichte Arbeit		9	4
arbeitsunfähig		10	10

Tabelle 70. Zusammenfassung der Ergebnisse

Osteomyelitis der Oberschenkelrolle (Beurteilungsschema nach Neer [37])			Osteomyelitis des Schienbeinkopfes (Beurteilungsschema nach K.H. Müller et al. [34])	
	Punkte			
Ideal	85	1	Gut	1
Gut	70-84	4	Mäßig	1
Befriedigend	55-69	3	Unbefriedigend	23
Schlecht	55	19		

4 Osteomyelitis der Kniescheibe

Auf die Frakturen der Patella entfallen nach Baumgartl [1] zwischen 0,5% und 1,4% aller Knochenbrüche. Die Fraktur entsteht meist im Zusammenwirken einer direkten Gewalteinwirkung mit einer gleichzeitigen Biege- und Zugbeanspruchung durch die Streckmuskulatur [26, 27]. In zunehmendem Maße ist der Kniescheibenbruch Folge von Verkehrsunfällen oder Anpralltraumen beim Sport [11, 27]. Nach Baumgartl [1] beträgt der Anteil der Trümmerbrüche 21,6%; Freuler [11] fand bei 73 operativ versorgten Kniescheibenbrüchen 35 Mehrfragmentbrüche, 11 Sternbrüche und 7 Trümmerbrüche. Der oft erheblichen direkten Traumatisierung entspricht die Quote offener Frakturen, die im Material von Schönbauer [43, 44] 10,4%, bei Baumgartl 6,2% und bei Freuler 21,9% beträgt. Die operative Behandlung der patellaren Gelenkfraktur durch die Zuggurtungs- oder Schraubenosteosynthese ist allgemein unumstritten [33].

Literaturangaben über die Häufigkeit der Osteomyelitis nach Kniescheibenfrakturen sind selten. Freuler [11] berichtet über 2 Osteomyelitiden aus einer Serie von 73 operativ behandelten Patellafrakturen. In einem Fall konnte die Infektion zur Abheilung gebracht werden; der zweite Fall endete infolge der Gelenkknorpelzerstörung in einer Arthrodese. In unserer Klinik wurden in den letzten 10 Jahren über 250 Patellafrakturen fast ausschließlich operativ behandelt [23]. Für den gleichen Zeitraum ergab die Durchsicht unseres osteomyelitischen Krankengutes 5 Osteomyelitiden der Patella, wobei 3 Infektkomplikationen auf die eigene Primärbehandlung entfallen, während 2 Frakturosteomyelitiden zur Weiterbehandlung zugewiesen wurden (Abb. 116). Eitrige Infektionen der Kniescheibe als Komplikation einer infizierten Weichteilverletzung oder einer eitrigen Bursitis werden in der Literatur beschrieben, wurden aber in unserem Krankengut des letzten Jahrzehnts nicht beobachtet. Die Diagnose der posttraumatischen Osteomyelitis der Kniescheibe ist einfach. Kurzfristig nach der Osteosynthese treten Durck- und Bewegungsschmerz sowie lokale Entzündungszeichen auf. Die Infektion bricht meist in Form einer Fistel oder eines präpatellaren Abszesses nach außen durch [1]. Dringt die Infektion in das Gelenk ein, so sind die Zeichen des Gelenkempyems [39] bestimmend. Bei den 3 nach Erstbehandlung bei uns entstandenen Infektionen war der Verlauf in bezug auf die mögliche Gelenkinfektion nicht foudroyant (Abb. 116). Nach der operativen Revision des Frühinfektes kam es in allen 3 Fällen zu einer blanden Fistel, die bis zur Metallentfernung andauerte. Ein manifestes Gelenkempyem entwickelte sich aber nicht. Wegen infektbedingter Lockerung des Zuggurtungsdrahtes kam es in 2 Fällen zur sekundären Fragmentdislokation mit knöcherner Ausheilung unter Stufenbildung. Bei der Spätkontrolle der 3 Patienten bestand jeweils eine fortgeschrittene Arthrosis deformans der Kniescheibe mit periartikulären Verkalkungen (Abb. 116). Die Arthrose des tibiofemoralen Hauptgelenkes entsprach in 2 Fällen dem Stadium II und in einem Fall dem Stadium III (nach Mohing [29] und Jonasch [21]). Im Gegensatz zur ossären Deformierung der Kniescheibe stand die gute Beweglichkeit des Kniegelenkes in 2 Fällen (kein Streckdefizit und nur endgradige Beugeeinschränkung), während der dritte Patient verbunden mit einer Teilankylose der Kniescheibe eine Streckhemmung von 10° aufwies. Bei den beiden zugewiesenen Patienten bestanden infizierte, sequestrierende Patellapseudarthrosen. In beiden Fällen wurde eine Patellektomie vorgenommen [23]. Dabei werden die Kniescheibenreste im Bestreben, den Defekt der Streckapponeurose und die Infektausbreitung möglichst klein zu halten, vorsichtig ausgeschält. Nach zusätzlicher Sehnennaht wird das Bein im Gipsverband bis zur Wundheilung ruhiggestellt [23]. Während der eine Patient nach Patellektomie im Infekt bei der Spätkontrolle eine gute Funktion und nur eine endgradige Beugeeinschränkung aufwies, entwickelte sich bei dem zweiten nach der Patellektomie ein Gelenkempyem mit nachfolgender Kniearthrodese. Obschon die kleine Zahl der Beobachtungen keine allgemein gültigen Rückschlüsse erlaubt, ist dennoch die zufriedenstellende Verlaufsentwicklung bei 4 von 5 hier beschriebenen Osteomyelitiden der Kniescheibe festzuhalten. Als allgemeine Richtlinie sollte bei Frakturosteomyelitis die Kniescheibe erhalten bleiben, wenn das Hauptgelenk von der Infektion nicht erfaßt ist und es – eine adäquate Osteosynthese vorausgesetzt – über einen Revisionseingriff zur Infektberuhigung kommt. Die infizierte Pseudarthrose der Kniescheibe stellt meist die Indikation zur sekundären Patellektomie dar [23].

5 Osteomyelitis nach aseptischer Arthrodese des Kniegelenkes

Abgesehen von infektbedingten Gelenkschäden ist die Indikation zur Arthrodese für eine Vielzahl aseptischer anlagebedingter oder posttraumatischer, destruierender Gelenkveränderungen mit schmerzhafter Bewegungseinschränkung und irreparabler Instabilität gegeben. Der Vorteil der Arthrodese ist die schmerzfreie und voll belastbare, stabile Extremität. Die Nachteile durch Gangbehinderung, Beinverkürzung und mögliche Sekundärschäden der Nachbargelenke sind besonders dann zu akzeptieren, wenn es sich, wie bei den meisten posttraumatischen Arthrosen, um isolierte Gelenkveränderungen handelt und die Alternative des alloarthroplastischen Gelenkersatzes entweder keine Indikation hat oder dessen Komplikationsrisiken vergleichsweise höher eingeschätzt werden [3, 19]. Unter den zahlreichen operativen Versteifungsmethoden hat sich die Kompressionsarthrodese mit dem Fixateur externe in der von Charnley [6] angegebenen und M.E. Müller [35] modifizierten Technik bis auf Ausnahmeindikationen durchgesetzt (Abb. 117, 118). Hierholzer [15] empfiehlt die räumliche Stabilisierung bei jeder Kniearthrodese, um ventrale Biegemomente zu neutralisieren, die die Doppelrahmenmontage nicht genügend auffängt (Abb. 119). Wir haben diese Technik im Einzelfall für Arthrodesen bei manifester Osteomyelitis bereits 1975 angewendet, sie aber damals noch als „Zeltdach"-Konstruktion bezeichnet [3]. Nach Wegfall der Arthrodesen mit Infektanamnese fand Brunner [3] in einer Serie von 76 aseptischen Kniegelenkarthrodesen der Bochumer und Tübinger Unfallkliniken 2 Infektionen der Arthrodesen selbst und 7 Nageleiterungen. Nach entsprechenden sanierenden Maßnahmen kamen die Infektkomplikationen zur

Ruhe und die Arthrodesen zum knöchernen Durchbau. Andere Autoren berichten über kleinere Fallzahlen, wobei Arthrodesen ohne Infektanamnese nicht immer gesondert aufgeschlüsselt sind: Schreiber [46] sah bei 30 Arthrodesen (29mal Fixateur externe) eine Infektion und 2 Wundheilungsstörungen. Huke [20] beobachtete nach 37 externen Fixierungen eine Osteomyelitis. Pfister [41] hatte bei 31 Fällen (Fixateur externe) eine Fistelrevision zu verzeichnen.

Bei den 53 von uns in den letzten 10 Jahren ausgeführten aseptischen Kniearthrodesen kam es in 2 Fällen zur Knocheninfektion. Während es in dem einen Fall über eine Wundrandnekrose zur Sequestrierung des eingefalzten und verschraubten Patellaspans kam (Abb. 117), entwickelte sich bei dem zweiten Patienten die Infektion durch einen zu osteotomienah eingebrachten Steinmann-Nagel. Über die Infektion des Kanals brach der Nagel in den Arthrodesenspalt ein und verursachte eine infizierte Pseudarthrose. In beiden Fällen kam es nach der Rearthrodese zum endgültigen knöchernen Durchbau mit rezidivfreier Infektberuhigung. Die zuletzt beschriebene Komplikation ist bei sachgerechter, dreidimensionaler externer Fixierung sicher vermeidbar. Die eitrige Nekrose des patellaren Bolzens war für uns noch nicht Anlaß, diese Methode bei der aseptischen Arthrodese aufzugeben, da dadurch eine bessere Formgebung des Kniegelenkes und eine zusätzliche Stabilisierung der Arthrodese erzielt wird. Ursachen und Behandlung von Infektkomplikationen nach aseptischen Arthrodesen des uns zugewiesenen Krankengutes sind in Tabelle 71 aufgeschlüsselt. Für die von Küntscher [24] entwickelte Durchnagelungsarthrodese wird heute nur noch eine Indikation bei Tumorveränderungen des Kniegelenkes in Kombination mit knochenplastischen Maßnahmen gesehen [52]. Die beiden in Tabelle 71 aufgeführten Markphlegmonen des Tibia- und Femurschaftes nach Durchnagelungsarthrodese stellten eine schwere, septische Komplikation dar. Eine der Betroffenen, eine 79jährige Frau, lehnte nach Infektberuhigung bei straffer Pseudarthrose die Kompres-

Tabelle 71. Osteomyelitis nach aseptischer Arthrodese. (Bergmannsheil 1968-1977, n=6)

Krankengut	Ursache	Behandlung	Ergebnis
Eigene Fälle (aus 53 Arthrodesen): 2 Osteomyelitiden	*1. Fall:* Sequestrierung des Patellaspans (Abb. 117) *2. Fall:* Einbruch eines infizierten Nagelkanals in den Arthrodesespalt	Revision und Rearthrodese	Jeweils Durchbau der Arthrodese und Infektberuhigung
Zugewiesene Fälle: 4 Osteomyelitiden	*1. und 2. Fall:* Durchnagelungsarthrodese mit femorotibialer Markphlegmone (Abb. 121) *3. Fall:* Infizierte Doppelplattenarthrodese *4. Fall:* Infizierter Arthrodeseversuch mit gekreuzten Rushpins (Abb. 121)	*1. Fall:* Nagelentfernung, Revision, Gipsruhigstellung *2.-4. Fall:* Implantatentfernung, Debridement und Rearthrodese mit Fixateur externe	*1. Fall:* Straffe Pseudarthrose mit Fistel (79jährige Frau) *2.-4. Fall:* Durchbau der Arthrodese und Infektberuhigung

sionsarthrodese ab (Abb. 121). Die Doppelplattenarthrodese hat nach Blauth [2] ihre besondere Indikation bei den pseudarthrosegefährdeten Kniearthrodesen aufgrund einer neuropathischen Arthropathie. Dagegen propagiert Mittelmeier [28] die Doppelplattenarthrodese mit selbstspannenden Platten auch für allgemeinere Indikationen. Beide Autoren geben bei insgesamt 18 Fällen keine Infektion an. Die uns zugewiesene, infizierte Pseudarthrose nach Doppelplattenarthrodese kam nach Implantatentfernung unter Stabilisierung mit dem Fixateur externe ohne weitere Maßnahmen zum knöchernen Durchbau.
Bohrkanalinfektionen können gelegentlich über die Konsolidierung der Arthrodese hinaus im spongiösen Knochen zur Fisteleiterung führen. Nach Ausschluß eines ursächlichen Ringsequesters und sorgfältigem Debridement ist aber regelmäßig eine Ausheilung zu erzielen.
Obschon die Kollektive nicht unmittelbar vergleichbar sind, erscheint die Gefahr osteomyelitischer Komplikationen nach aseptischen Arthrodesen des Kniegelenkes gegenüber derjenigen bei aseptischen Sprunggelenkarthrodesen geringer. Als Ursache sind gut durchblutete, breite Kontaktflächen der Osteotomie, die günstigere Weichteilsituation und die zuverlässigere Stabilisierung anzuführen.

6 Kniegelenkinfektionen ohne initiale Osteomyelitis

6.1 Formen

Seit Payr [39] wird die unspezifische, eitrige Gelenkinfektion in das Gelenkempyem, die Kapselphlegmone und die purulente Panarthritis unterteilt (Abb. 94, 118). Während unter dem Empyem die bakterielle Infektion der Synovialmembran mit Eiteransammlung im Gelenkraum verstanden wird, durchbricht die Kapselphlegmone die Synovia und erfaßt das gesamte Kapselgewebe. Bei der purulenten Panarthritis werden fortschreitend alle periartikulären Weichteilschichten von der eitrigen Entzündung durchsetzt. Während diese Einteilung vornehmlich das eitrige Geschehen der Gelenkkapsel und der periartikulären Weichteile differenziert, gilt die Unterteilung in eitrige Osteoarthritis und septische Gelenkkörpernekrose sowie Gelenkempyem mehr der Knocheninfektion der Gelenkkörper und ihrer Beziehung zum Gelenkraum (Abb. 109). Letztere Begriffe wurden in der Einleitung (Kap. E) und im Abschnitt über die pyogene Koxitis (vgl. Kap. B, 2.1) definiert. Unter Berücksichtigung eines vornehmlich posttraumatischen osteomyelitischen Krankengutes entsprechen beide Einteilungsprinzipien eitriger Gelenkinfektionen nicht nur pathomorphologischen Gesichtspunkten, sondern geben auch klinische, therapeutische und prognostische Hinweise. Andererseits sind Mischformen und Übergänge die Regel, so daß eine Differenzierung im klinischen Alltag nicht immer zu treffen ist. So geht die foudroyant ablaufende Kapselphlegmone sehr bald über die Knorpelzerstörung auf den Gelenkknochen über, so daß das Bild einer eitrigen Osteoarthritis entsteht.

6.2 Ursachen und Häufigkeit

Die Osteomyelitis der Gelenkkörper (Schienbeinkopf, Oberschenkelrolle und Kniescheibe) als Ursache direkter oder indirekter Gelenkinfektionen wurde in den vorangehenden Abschnitten dargestellt. Hier sollen nicht ossär verursachte, sondern vornehmlich von den Weichteilen ausgehende oder über sie induzierte Gelenkinfektionen dargestellt werden [50]. Die Infektausbreitung wird durch den traumatischen Gewebeschaden mit der Minderdurchblutung im Verletzungsbereich begünstigt [42]. Bei einer Vielzahl möglicher Ursachen sind nur die wichtigsten aufzuzählen:

- offene Luxationen und offene Frakturen (Abb. 107),
- penetrierende Traumen wie Hieb-, Stich-, Schuß- und Bißwunden sowie Fremdkörperverletzungen (Abb. 118),
- verschleppte, infizierte Schürfungen oder Schleimbeutelerkrankungen,
- iatrogene Infektionen nach operativer Gelenkeröffnung oder nach Punktion und Injektion (Kortikoide),
- fortgeleitete Infektionen jeglicher Art (insbesondere durch gelenknahe Steinmann-Nägel oder Extensionsdrähte) (Abb. 112).

In vielen Fällen ist im chronischen Stadium oder bei verspäteter Behandlungsübernahme aus einer Vielzahl einwirkender Schädigungsmöglichkeiten eine sichere Infektursache nicht mehr anzugeben.
Ältere Quellen gehen vornehmlich auf spezifische hämatogene Entzündungen ein. Aus der neueren Literatur waren statistische Zahlenangaben über weichteilbedingte eitrige Kniegelenkinfektionen nicht zugänglich. Schmit-Neuerburg [42] berichtet über die Infektrate bei 41 offenen Gelenkverletzungen an allen Extremitätenabschnitten. Bei 10 offenen Knieverletzungen kam es zu 2 Infektionen, die in einem Fall zur Arthrodese führten. Das Krankengut unserer septischen Abteilung umfaßt zwischen 1968 und 1977 21 Kniegelenkempyeme aus nicht ossärer Ursache (Tabelle 72). Als wesentliche Einzelursache sind 6 Empyeme nach perforierender Weichteilverletzung, 3 Empyeme nach breit offener Knieverletzung oder offener Kniegelenkluxation und 4 Gelenkempyeme nach Punktion aufzuzählen. Letzteren waren in 2 Fällen jahrelange Kortisoneinspritzungen bei Gonarthrose vorausgegangen.

Tabelle 72. Exogene, eitrige Kniegelenkinfektion aus nicht ossärer (osteomyelitischer) Ursache. (Bergmannsheil 1968-1977, n=21)

Ursache	Anzahl	Operative Arthrodese	Spontane Ankylose/ fibröse Steife	Funktionelle Wiederherstellung
Perforierende und penetrierende Weichteilverletzung (Stichverletzung, Bursitis, Fremdkörper)	6	3	1	2
Breit offene Verletzung und offene Knieluxation	3	1	1	1
Operativer Knieeingriff (Synovektomie, Arthrotomie etc.)	2	1	1	-
Punktion/Injektion	4	2	1	1
Steinmann-Nagel/Extensionsdraht	2	1	-	1
Sonstige (unbekannte) Ursachen	4	1	3	-
Gesamt	21	9	7	5

6.3 Klinik

Das klinische Bild des Kniegelenkempyems ist nur kurz zu beschreiben, da sich die allgemeine Infektlehre mit dem Empyem meist am Beispiel des Kniegelenkes befaßt [7, 39, 50]. Der Lokalbefund beim Empyem ist durch einen (zumeist prallen) Gelenkerguß, periartikuläre Weichteilreaktion, starken Druckschmerz und schmerzhafte Bewegungseinschränkung aus der gebeugten Entlastungsstellung geprägt. Bei einer Kapselphlegmone verstärken sich die lokalen Entzündungszeichen. Die aufgehobene Eigenbeweglichkeit ist mit hochgradiger Schmerzhaftigkeit bei passivem Bewegungsversuch verbunden. Allgemeine körperliche Entzündungssymptome korrelieren nicht immer mit dem Lokalbefund. Besonders nach offener Verletzung kommt es auch zu einer schleichenden, serofibrinösen Infektion der Synovia mit enzymatischem Knorpelabbau [42]. Eine schwere bakterielle Knieinfektion ist aber in der Regel mit systemischen Infektzeichen und gestörtem Allgemeinbefinden verbunden. Röntgenzeichen finden sich frühestens nach 8-14 Tagen. Erste Röntgenveränderungen sind subchondrale Verdichtungen und Verbreiterung des Gelenkspaltes. Im weiteren Verlauf kommen schwindende und unscharfe Gelenkkonturen sowie fleckige Zeichnung der spongiösen Gelenkkörper und eine subchondrale Aufhellungslinie bei sich einengendem Gelenkspalt hinzu (Abb. 94, 118), [30]. Gelegentlich ergeben sich differentialdiagnostische Schwierigkeiten mit Röntgenbefunden nicht entzündlicher, rasch fortschreitender Gelenkdystrophien. Die Probepunktion sichert bei positivem Erregernachweis die Diagnose. Als Erreger kommt am häufigsten Staphylokokkus aureus vor. Eine „sterile" Punktion trotz klinischen Verdachts widerlegt die Diagnose nicht, sondern erfordert weitere bakteriologische Untersuchung in zeitlichen Abständen und verfeinerte Entnahme- und Kulturbedingungen.

6.4 Therapie

Die akute eitrige Infektion des Kniegelenkes ist ein Notfall und erfordert folgende Sofortmaßnahmen:

1. *Debridement.* Chirurgische Darstellung des Befundes durch Arthrotomie; Exzision von Wunden, Fisteln und Abszeßhöhlen; totale *Synovektomie* (nach Tscherne u. Trentz [50] ist die infizierte hyperplastische Synovia als Hauptquelle der fortschreitenden Infektion radikal und frühzeitig zu entfernen).
2. *Infekteindämmung.* Lokal durch Spülsaugdrainage [57] (großlumige Drains, Bilanzkontrolle der Flüssigkeit, Drainage von Kapseltaschen durch gesonderte Ableitungen auf kürzestem Weg; antibiotischer Zusatz zur Spülflüssigkeit wird teils abgelehnt [13, 55], teils empfohlen [42, 53]; vgl. Therapie des Sprunggelenkempyems, Kap. F, 5).
   Systemisch bakterizides Antibiotikum (sofort hochdosiert ungezielt bei Diagnosestellung – z.B. Cefamandol –, dann gezielt nach Antibiogramm).
3. *Immobilisierung.* Beckengips oder gelenküberbrückender Fixateur externe in Arthrodesestellung bei 10° Flexion.
   Die Art der Ruhigstellung des Kniegelenkes richtet sich nach der Infektaktivität und dem Weichteilzustand. Bei weniger akutem Infektgeschehen und (weitgehend) geschlossenen Weichteilen genügt nach Synovektomie [50] der Beckengips. Bei aggressiven Knieinfektionen mit Kapselphlegmonen, Panarthritis oder Osteoarthritis sowie bei großen Weichteil-

defekten ist die gelenküberbrückende Fixateur-externe-Ruhigstellung angezeigt. Ergibt sich die Indikation zur externen Ruhigstellung bei weitgehend intakten Weichteilen, empfiehlt sich eine räumliche Kniemontage mit dem Diagnonalrohr ohne Tangierung des Streckapparates (vgl. oben, 2.4). Bei Weichteilzerstörung ist die räumliche Standardmontage (vgl. unten, 7.3; Abb. 108) angezeigt.

Während in der initialen Akutphase der eitrigen Knieinfektion die Sofortmaßnahmen weitgehend routinemäßig ablaufen [42, 50], verlangt die zweite Phase im Stadium der Infektberuhigung ein individuelles und differenziertes Vorgehen mit dem Ziel, die Kniegelenkfunktion möglichst zu erhalten. Klingt die Infektion durch die Initialmaßnahmen ab, so ist abhängig vom Lokalbefund nach 1-2 Wochen der Gipsverband oder der Fixateur externe zu entfernen und mit einer vorsichtigen Übungsbehandlung zu beginnen [50]. Eine auftretende Reizung des Kniegelenkes hat erneute Ruhigstellung zur Folge. Die funktionelle Therapie erfordert Geduld. Besonders bei jungen Patienten zeigt sich bei späten Befundkontrollen (1-2 Jahre nach der Infektion) oft eine erstaunlich gute Gelenkfunktion und Beschwerdearmut, wobei der klinische Befund meist mit sekundär-arthrotischen Veränderungen disharmoniert. Im Einzelfall können nach einem ausreichenden Sicherheitsintervall (1 Jahr) funktionsverbessernde und arthrosehemmende operative Maßnahmen wie Arthrolyse, Gelenkflächenglättung, Osteotomie und Bandi-Operation erforderlich sein.
Verbleibt nach dem Abklingen des akuten Infektzustandes eine irreversible Gelenkschädigung, so ist im blanden Infektstadium die definitive Resektionsarthrodese vorzunehmen (Abb. 118). Bereits eingebrachte Steinmann-Nägel werden belassen und für die räumliche Standardmontage zur Kniearthrodese mit streckwärtigen Schanzschen Schrauben verwendet. Bewirken die initialen Sofortmaßnahmen keine Infektberuhigung oder schreitet die Infektion fort, so ist die operative Kniearthrodese auch bei purulentem Befund erforderlich. Ein weiteres Zuwarten ist nicht angezeigt, weil es die Dystrophie des ganzen Beins fördert sowie die lokalen Weichteilverhältnisse verschlechtert und zudem systemische Infektkomplikationen drohen (Abb. 112). Kommen die Patienten im Stadium einer chronischen, oft fistelnden eitrigen Knieinfektion zur Behandlung, ist die Spätarthrodese die einzige Therapie.

6.5 Krankengut und Behandlungsergebnisse

Behandlung und Verlauf der 21 nicht ossär ausgelösten Knieinfektionen unserer Serie sind in Tabelle 72 aufgeschlüsselt. In 9 Fällen erfolgte eine operative Resektionsarthrodese, dabei 6mal in der Frühphase der Infektion. Bei den verbleibenden 12 Patienten war es nach der Ruhigstellung (zur damaligen Zeit meist Beckengipsverband) und Infektberuhigung in 7 Fällen zur spontanen Ankylose und beschwerdearmen fibrösen Steife gekommen. Bei 5 Patienten konnte eine sinnvolle Gelenkfunktion erhalten bleiben. Nach Propagierung der Frühsynovektomie des infizierten Kniegelenkes durch Tscherne u. Trentz [50] haben wir dieses Verfahren erst in 5 Fällen anwenden können, dabei 3mal mit gutem Ergebnis, 2 Fälle endeten in der Arthrodese.

7 Arthrodese bei eitriger Infektion der Knieregion

Anatomisch-topographisch und funktionell befindet sich das Kniegelenk im Zentrum der Gliederkette der unteren Extremität. Nach irreversibler Gelenkzerstörung sind „ausweichende“ therapeutische Maßnahmen, wie sie aus ähnlicher Situation an den benachbarten großen Gelenken gegeben sind, am Kniegelenk nur sehr bedingt möglich. Für das bandgeführte Scharniergelenk des Knies ist eine der Girdlestone-Hüfte ähnliche Resektionsarthroplastik nicht oder nur mit einem ganz unbefriedigenden Aufwand an orthopädischen Hilfsmitteln möglich. Bei schwerer Verlaufsform einer eitrigen Sprunggelenkinfektion wird die Indikation zur Unterschenkelamputation zwar ebenso sorgsam abgewogen, aber ihre Auswirkung ist in jeder Hinsicht wesentlich leichter zu ertragen als im Falle einer bei Knieinfektion erforderlich werdenden Oberschenkelamputation (Abb. 104, 115). Da sich während oder nach einer Infektion alle Formen endoprothetischen Kniegelenkersatzes verbieten, bleibt für das infektzerstörte Kniegelenk die Arthrodese die einzige, dauerhafte therapeutische Konsequenz [3, 5, 16, 19, 42, 54]. Im Hinblick auf die Alternative einer Oberschenkelamputation akzeptieren die Patienten bei großen Gelenkdefekten auch stark verkürzte Beine und kosmetisch unbefriedigende Ergebnisse (Abb. 103, 110), [3].

In den Abschnitten über die Osteomyelitis der Gelenkanteile wurden die therapeutischen Prinzipien im Hinblick auf eine gelenkerhaltende Behandlung bereits dargestellt. Auch wenn die Prognose nach Gelenkinfektionen und gelenknahen Osteomyelitiden für eine Gelenkerhaltung ungünstig ist, muß vornehmlich durch eine sachgerechte Frühtherapie der Gelenkerhalt angestrebt werden. Im nachfolgenden sollen deshalb zunächst die Entscheidungskriterien für oder gegen den Gelenkerhalt abgewogen werden.

7.1 Gelenkerhalt oder Arthrodese – prinzipielle therapeutische Kriterien

Die Osteomyelitistherapie von Gelenkanteilen oder gelenknahen Knochenabschnitten steht zwei miteinander untrennbaren Problemkreisen gegenüber: dem Schicksal des Gelenkes und der Herdsanierung. Wenn zur Vermeidung von irreversiblen Gelenkschäden die Herdbehandlung insuffizient wird, ist das Gelenk selbst betroffen (Abb. 115). Da die Notwendigkeit zur Infektsanierung besteht, ergeben sich 2 grundsätzliche Behandlungswege:

- Infektsanierung unter Erhaltung des Gelenkes,
- Infektsanierung unter Versteifung des Gelenkes.

Unstrittig ist die Situation dann, wenn die Schwere der Infektion und des Knochenbefundes keine Zweifel daran lassen, daß die Sanierung der Knocheninfektion und vielfach auch die Erhaltung des Beins nur unter Einbeziehung des Kniegelenkes und Opferung der Kniefunktion möglich sind (Abb. 109, 110), [16]. Das gelenknahe Infektgeschehen stört die komplizierten pathophysiologischen und funktionellen Mechanismen des Kniegelenkes vielfältig (vgl. Kap. D, 6). In Anbetracht dessen muß – wenn der Herdbefund selbst nicht der limitierende Faktor der Entscheidung ist – gefragt werden, ob der Versuch, das Gelenk zu erhalten, auf realistischer Einschätzung beruht. Bestehen Zweifel, ob das Gelenk erhalten werden kann oder nicht, ist es zweckmäßig, sich zunächst der Situation des Gelenkes zu widmen. Dabei sind von Bedeutung:

– Gelenkbefall (Osteoarthritis, posttraumatische Arthrose),
– Gelenkfunktion,
– Gelenkprognose.

Während der aktuelle Gelenkbefund aus dem klinischen, röntgenologischen und vor allem operativen Aspekt weitgehend offenkundig ist, erweist sich die Beurteilung der Prognose als wesentlich schwieriger [58]. Zunächst muß die zukünftige Entwicklung der bereits vorliegenden Gelenkschäden abgeschätzt werden. Es ist bekannt, daß vor allem jüngere Patienten morphologische und funktionelle Schäden oft erstaunlich kompensieren, so daß – gelegentlich durch zusätzliche therapeutische Maßnahmen (Arthrolyse, Synovektomie, Osteotomie) unterstützt – eine beschwerdearme, ausreichende Gelenkfunktion und ein belastbares Bein über Jahre erhalten bleiben können (Abb. 97, 110). Am schwierigsten ist die Prognose des Gelenkes unter Berücksichtigung der noch ausstehenden therapeutischen Konsequenzen der Herdsanierung zu beurteilen, d.h. welche unvermeidbaren Schäden dem Kniegelenk durch die Infektbehandlung entstehen und welche Eigendynamik diese Schäden entwickeln. Die Beurteilung hängt von folgenden lokalen Faktoren ab:

– *osteomyelitischer Herd:*
  Infektaktivität – Infektausdehnung,
  Herd – Gelenk – Beziehung;
– *Knochen:*
  Zahl, Größe, Vitalität der Fragmente; Fehlstellung, Gelenkrekonstruktion, Defekt, Pseudarthrose und die jeweilige Gelenkbeziehung des Einzelaspektes;
– *Stabilität:*
  Grad der ossären Fragmentabbindung, Zustand der aktuellen Fragmentfixation, Qualität der (internen/externen) Reosteosynthese unter Gelenkerhalt;
– *Weichteile:*
  Infekt, Defekt, Deckung.

Die angegebenen Kriterien bei der Entscheidung für oder gegen den Gelenkerhalt müssen in ihren gegenseitigen Auswirkungen durchgespielt werden. Von besonderer Bedeutung ist die Einschätzung der Effektivität einer gelenkerhaltenden Osteosynthese. Die Entscheidung kann vielfach erst intraoperativ nach dem Debridement gefällt werden. Erfahrung und operatives Können sind notwendig, um die chirurgische Taktik den Gegebenheiten anzupassen. Es ist nach der präoperativen Planung auch erforderlich, mit dem Patienten die unterschiedlichen therapeutischen Möglichkeiten durchzusprechen, denn, abgesehen von rechtlichen Konsequenzen, können die persönlichen Argumente bei einer objektiv unsicheren Ausgangslage zu einer Entscheidung für oder gegen den Gelenkerhalt beitragen.
Blander Infekt, vitale Fragmente, eine sicher fixierende Osteosynthese und begrenzte Gelenkschäden sind die Kriterien für die Gelenkerhaltung (Abb. 105). Fortgeschrittene Gelenkzerstörung, eine Vielzahl von Fragmenten, größere Defekte und unsichere Möglichkeiten der Fragmentfixation sprechen für die überbrückende externe Ruhigstellung oder die definitive Arthrodese. Trotz einer nachteiligen Ausgangslage sollte bei jüngeren Patienten die Erhaltung der Gelenkfunktion den Vorrang haben. Bei älteren Patienten ist der Weg einzuschlagen, der die Infektbeherrschung am sichersten verspricht, damit in angemessen kurzer Zeit die Standfestigkeit des Beins wiederhergestellt ist (Abb. 102).
Die *gelenküberbrückende Fixateur-externe-Ruhigstellung* hat allgemein dann ihre Indikation,

wenn der Gelenkerhalt zum gegenwärtigen Zeitpunkt unsicher ist und die Infektion eine absolute Ruhigstellung erfordert. Im einzelnen ergeben sich folgende Konstellationen für die externe gelenküberbrückende Stabilisierung:

- zur adäquaten Stabilisierung und Weiterbehandlung eines gelenknahen osteomyelitischen Herdes, um erst nach Fragmentabbindung und Infektberuhigung das weitere Vorgehen zu entscheiden (Abb. 105);
- zur Vermeidung einer Infektausdehnung in ein bisher noch nicht infiziertes Gelenk (Abb. 106);
- bei aggressiver, hochakuter Gelenkinfektion, wenn die primäre Resektionsarthrodese nur in Ausnahmen indiziert ist;
- zur Neutralisation einer internen Minimalosteosynthese infizierter, gelenknaher Fragmente (Abb. 107);
- bei infizierten Trümmerfrakturen des Gelenkes, wenn erst nach Fragmentkonsolidierung eine Resektionsarthrodese ohne größeren knöchernen Substanzdefekt durchzuführen ist (Abb. 108);
- bei ausgedehntem infiziertem Weichteildefekt in Verbindung mit einem Gelenkinfekt.

7.2 Indikation und Häufigkeit

Behandlungsziel der Kniearthrodese ist eine schmerzfreie, stabile und voll belastbare Extremität. Dieser Anspruch gilt auch für Arthrodesen im Infekt. Die Indikation zur Versteifung eines infektzerstörten Kniegelenkes steht für alle Autoren als definitive Behandlungsmethode außer Zweifel [3, 5, 16, 19, 41, 42]. Anders als am Fuß oder durch die bewegliche Lendenwirbelsäule in der Region der Hüfte steht dem versteiften Knie keine Kompensation durch eng benachbarte Gelenke zur Verfügung. Zudem ist die Arthrodese neben der Behinderung beim Gehen immer mit einer Beinverkürzung verbunden, die bei kniegelenknahen osteomyelitischen Defekten 10 cm und mehr betragen kann (Abb. 103; Tabelle 76).
In den vorangegangenen Abschnitten ist die Indikation zur Kniearthrodese bei osteomyelitischer Infektion der einzelnen Gelenkpartner bereits abgewogen worden, so daß die Indikationsmerkmale nur zusammenzufassen sind:

1. irreversible, akute entzündliche Gelenkflächenzerstörung (Abb. 103):
   - Osteoarthritis (Osteomyelitis der Gelenkkörper);
   - Empyem (eitrige Kapsel- und Gelenkinfektion);
2. nur durch Arthrodese zu sanierende knienahe Osteomyelitis (Abb. 106):
   - infizierte Fraktur,
   - infizierte Pseudarthrose,
   - osteomyelitischer Herd;
3. postinfektiöser, irreparabler Sekundärschaden (Abb. 113);
4. infizierte (gelockerte) Totalendoprothese (Abb. 120);
5. infizierter (primär aseptischer) Arthrodeseversuch (Abb. 117).

In letzter Zeit haben Schreiber [46], Holz [19], Brunner [3] und Hörster et al. [16] über Kniearthrodesen unter Hinweis auf infektbedingte Indiktionen berichtet. In dem von Brunner [3] 1976 zusammengestellten Kollektiv von Kniearthrodesen der Bochumer und Tübinger Unfallkliniken kam es in 36 Fällen im Zusammenhang mit einer bakteriellen Infektion zur Arthrodese. Ursache der 25 traumatisch bedingten Infektionen mit nachfolgender Kniearthrodese waren 17 infizierte Gelenkfrakturen, 7 offene Gelenkverletzungen und Luxationen sowie 2 Infektionen benachbarter Schaftfrakturen. Hörster et al. [16] berichten über 43 Arthrodesen des Kniegelenkes im Infekt. Dabei wird besonders der Frage nach der Infektexazerbation bei Arthrodesen nach abgelaufenen Infektionen und bei bislang nicht infizierten Gelenken, deren Versteifung durch eine gelenknahe infizierte Pseudarthrose erforderlich ist, nachgegangen. Nach den Untersuchungen von Hörster [16] ist das Risiko einer Arthrodese im Infekt überschaubar, wobei die Gefahr einer Verschleppung der Infektion in weitere, bisher nicht betroffene Knochenanteile nach Eröffnung von Spongiosaflächen nicht zu bestehen scheint. Gemäß der oben angegebenen Indikationsliste wurden zwischen 1968 und 1978 im „Bergmannsheil Bochum" 49 Kniegelenkarthrodesen im Infekt durchgeführt. Aus den Tabellen 73, 74 und 75 sind Indikationen, Ursachen und Latenzzeiten zwischen Infektbeginn und Arthrodese abzulesen. Ist eine irreversible Gelenkschädigung eingetreten, so sollte die operative Versteifung ohne weitere zeitliche Verzögerung erfolgen. Nur bei aggressiven, foudroyant ablaufenden Knieinfektionen ist es ratsam, nach dem Debridement und der gelenküberbrückenden äußeren Fixierung die Infektberuhigung zur Resektionsarthrodese abzuwarten (vgl. oben, 6). Auch bei trümmerhafter Gelenkzerstörung und Infektion sollte unter externer gelenküberbrückender Ruhigstellung eine Resektionsarthrodese erst dann erfolgen, wenn sich Gelenkblöcke gebildet haben (Abb. 108).

7.3 Technik

Für die Kniearthrodese im Infekt gelten alle Prinzipien der Osteomyelitisbehandlung, d.h. Debridement, äußere Stabilisierung und – falls erforderlich – Defektauffüllung mit autologer Spongiosa (Abb. 110). Interne Fusionsmethoden im Sinne einer Durchnagelungsarthrodese [24, 52] oder Doppelplattenarthrodese [2, 28] sind nicht indiziert. Als Verfahren der Wahl ist die externe Kompressionsarthrodese nach Charnley [6] und M.E. Müller [35] anzusehen (Abb. 117).Wie auch von Hierholzer [15] angegeben, haben wir in den letzten Jahren die Standardmontage so abgewandelt, daß anstelle der dorsolateral gegeneinander versetzten Doppelrahmenkonstruktion eine räumliche Montage aus dem Verbund eines einfachen Rahmensystems und dem streckwärtigen Klammerfixateurs getreten ist (Abb. 119). Die Stabilität so versorgter Arthrodesen ist zuverlässiger, da ventrale, senkrecht zur Rahmenebene einwirkende Biegemomente des hebelnden Ober- und Unterschenkelanteils neutralisiert werden. Gegenüber der Versteifung unter aseptischen Bedingungen ist die räumliche Konstruktion bei Infektarthritis aus folgenden Gründen zusätzlich erforderlich:

- vielfach unzureichende knöcherne Abstützung der Arthrodese und angrenzender Schaftabschnitte;
- der stabilisierende Faktor des streckwärts eingebolzten Patellablockes entfällt;
- lange Verweildauer des Fixateur externe bis zum knöchernen Umbau (langwierige Infektsanierung, Defektauffüllung).

Die Operationstechnik der Kniearthrodese im Infekt differiert je nach Indikation sowie nach Ausdehnung und Ursache der Infektion. Bei entzündlicher Gelenkknorpelzerstörung, aber intakten Verhältnissen an Tibia und Femur sowie bei Sekundärarthrodesen wegen irreversibler

Gelenkschäden nach abgelaufener Gelenkinfektion oder Osteomyelitis wird die Versteifung mit der *Standardmontage* durchgeführt (Abb. 119): Zwei das Femur suprakondylär querende Steinmann-Nägel werden mit den beiden den Tibiakopf und den proximalen Drittelpunkt der Tibia querenden Steinmann-Nägeln über zwei Winkelstücke in Höhe des Kniegelenkes zu einem Rahmen verbunden. Wegen der spongiösen Struktur des Knochens verwenden wir Nägel mit mittlerem Gewindeanteil. Kommt es nicht zu einer stärkeren Verkürzung, ist die Arthrodese in Flexionsstellung von 10° und ganz geringer Valgisierung (5°) anzustreben. Die streckwärtigen Schanzschen Schrauben werden im Femurabschnitt proximal der beiden Steinmann-Nägel durch die Quadrizepsmuskulatur und am Unterschenkel zwischen die beiden Steinmann-Nägel eingebracht. Bei der operativen Montage wird so vorgegangen, daß bei noch geschlossenem Kniegelenk zunächst die beiden endständigen Steinmann-Nägel senkrecht zur Schaftachse (eine vorbestehende Fehlstellung des Kniegelenkes und des Beins muß einkalkuliert werden) eingebracht werden. Nach erfolgter Resektion der Gelenkflächen wird der Rahmen in der gewünschten Stellung bei gutem Kontakt der Osteotomieflächen geschlossen und erst dann durch Einbringen der beiden osteotomienahen Steinmann-Nägel vervollständigt.
Auf diese Weise ist einmal eine sachgerechte Position der Steinmann-Nägel in bezug auf die Osteotomiefläche garantiert und zum anderen sind sämtliche Nägel ohne Zwang eingebracht, was andernfalls zu einer Verformung des Rahmens führt. Die Phase der Rahmenmontage ist erleichtert, wenn die Arthrodese in regelrechter Stellung zwischenzeitlich durch zwei gekreuzte Bohrdrähte gehalten wird. Über beide Rohre wird durch abnehmbare Spanngeräte gleichmäßig Druck auf die Arthrodesenflächen ausgeübt. Beim Spannvorgang muß zur gleichmäßigen Kraftübertragung auf alle Nägel der Abstand zwischen den Backen zweier Nägel auf jeder Fragmentseite konstant gehalten werden [34]. Der Abstand wird mit stufenlos einstellbaren und abnehmbaren Distanzstücken (K.H. Müller [34]) gehalten. Die Distanzstücke sind auf derjenigen Fragmentseite unerläßlich, über die die Kraft eingeleitet wird. (Stehen Distanzstücke nicht zur Verfügung, so eignen sich ersatzweise auch unterschiedlich breite Metallstücke.)
Entgegen dem Originalverfahren von Charnley [6] und M.E. Müller [35] wird die entknorpelte Patella bei der Kniearthrodese unter infizierten Bedingungen in der Regel nicht in die Arthrodese einbezogen (Abb. 119). Das Fragment kann leicht zum Sequester werden. Beim Debridement wird neben der Resektion der Synovia und der seitlichen Kapselanteile auch der Streckapparat einschließlich der Kniescheibe entfernt.
Die Kniearthrodese bei infizierten und frakturierten Gelenkanteilen oder bei gelenknahen infizierten Pseudarthrosen erfordert bei der Montage der externen Fixationselemente und im Operationsablauf ein individuelles Vorgehen, das sich am Aktivitätsgrad der Infektion, dem Ausmaß der Sequestrierung, der Defektzone und den Weichteilverhältnissen orientiert (Abb. 79, 101, 110). Bei instabilen infizierten Gelenkpartnern ist es wegen der Gefahr der Denudierung von Fragmenten häufig sinnvoll, das Gelenk nicht breit aufzuklappen. Bei femoralem Osteomyelitisherd wird der laterale Schnitt nach distal zum Kniegelenk geführt (Abb. 101). Bei tibialer Frakturosteomyelitis richtet sich die nach proximal zu verlängernde Inzision nach dem ursprünglichen Zugang zur Fraktur, wobei wegen der besseren Übersicht der mediale Längsschnitt geeigneter ist. In derartigen Fällen wird – anders als bei der aseptischen Arthrodese – die Osteotomie der Gelenkfläche nicht bei rechtwinklig gebeugtem Knie von streckwärts durchgeführt, sondern aus der Arthrodesenstellung von seitlich (Abb. 101). Dies hat den Vorteil der geringeren Denudierung und erleichtert – da die Orientierung am Gelenkspalt erfolgt – eine sparsame Resektion. Bei instabilen Fragmenten und instabiler Resektionsfläche ist auch jede weitere Denudierung zur Kapselresektion zu vermeiden. Sie stört die Vaskulari-

sierung der gesamten Knieregion, und durch das vergrößerte Wundgebiet wird die Gefahr der Exazerbation der Infektion erhöht. Das Debridement betrifft nur die entzündlich avitalen Strukturen, so daß auch der Streckapparat und die Kniescheibe in situ belassen werden. Die Gleitfläche der Kniescheibe sollte entknorpelt werden. Vielfach sind Gelenkfragmente ohne weitere Weichteilentblößung mit dem Meißel zu entknorpeln (Abb. 112). Bei gelenknahen infizierten Pseudarthrosen werden nach dem Debridement zunächst die Schaftfragmente mit den Mitteln des Fixateur externe verbunden. So entsteht aus der Verbindung des lateralen Klammerfixateurs am Femur mit der räumlichen Montage der Arthrodese der Oberschenkelfixateur Typ IV (Abb. 79, 101), [31]. Auf der tibialen Seite wird die räumliche Montage der Arthrodese über die infizierte Pseudarthrose oder über den osteomyelitischen Herd bis zum gesunden Schaftabschnitt ausgedehnt. Erst nach dem Debridement und nach Stabilisierung der Schaftanteile erfolgt die sparsame Gelenkresektion und Einstellung zur Arthrodese. Bei größeren kondylären Fragmenten ist es sinnvoll, sie isoliert mit Schanzschen Schrauben zu fassen und nach Einpassen der Fragmente in den Arthrodeseverbund über den äußeren Rahmen zu fixieren (Abb. 101, 106, 108). Bei stabiler ossärer Abstützung und breitem Kontakt der Arthrodesenflächen ist die Arthrodese durch äußere Spannelemente seitengleich unter Kompression zu setzen, wobei die gelenknahe infizierte Pseudarthrose je nach knöcherner Situation gleichzeitig einzubeziehen ist (Abb. 112). Bei zwar ausreichender knöcherner Abstützung der Arthrodesenfläche, aber nicht unter Kompression zu setzenden Schaftfragmenten, muß die interfragmentäre Kompression des Gelenkes über die gelenknahen Steinmann-Nägel erfolgen, während die übrige Konstruktion zur Neutralisation der Schaftfragmente dient (Abb. 79, 120). Instabile Gelenkfragmente und Arthrodesenflächen mit ungenügender Abstützung kann der Fixateur externe nur in Stellung halten (Abb. 108). Allenfalls ist über ein geringes Spannen die interfragmentäre Reibung zu erhöhen. Unkontrollierte Druckausübung führt zur Verkürzung durch Einstauchung, anderweitige Fragmentdislokationen und Fehlstellungen der Beinachse.

Bei Osteomyelitiden der Gelenkpartner entstehen oft große Mulden und Defektzonen. Bei jüngeren Patienten sollten sie mit autologer Spongiosa in einem beruhigten Infektstadium ausgefüllt werden (Abb. 110). Wegen der Menge der benötigten Spongiosa empfiehlt sich die Entnahme aus den hinteren Beckenkämmen. Bei älteren Patienten ist bei Defektzonen die Verkürzung mit breitem Kontakt der Osteotomie und der Frakturflächen anzustreben (Abb. 103).

Der operative Zugang richtet sich allgemein nach vorbestehenden Narben, Fisteln oder infizierten Weichteildefekten. Bei Resektionsarthrodesen ohne Frakturosteomyelitis der Gelenkpartner empfiehlt sich, wenn keine anderen Zwänge bestehen, der quere, bogenförmige Textor-Schnitt [3, 19]. Bei Längsschnitten und gleichzeitiger stärkerer Verkürzung kann die Naht durch Wulstbildung unter Spannung geraten. Vor Wundschluß ist die Blutsperre zur Blutstillung zu öffnen. Die Größe des Eingriffs erfordert systemische antibiotische Behandlung. Je nach Fragmentabbindung und etwaig eingetretener entzündlicher Lockerung der Steinmann-Nägel kann die äußere Montage im Verlauf der Knochenheilung schrittweise abgebaut werden. Eine Teilbelastung bei liegendem Fixateur externe ist – eine ausreichende knöcherne Abstützung vorausgesetzt – wünschenswert. Nach knöcherner Konsolidierung wird die Arthrodese durch einen Kunstharztutor geschützt und das Bein zunehmend belastet.

Während die Rearthrodese gescheiterter oder durch Infektion zusätzlich komplizierter aseptischer Kniegelenkarthrodesen durch sachgerechte Stabilisierung nicht weniger Schwierigkeiten bereitet als andere Kniearthrodesen im Infekt, ist die Arthrodese nach Ausbau infizierter

Tabelle 73. Kniearthrodesen im Infekt – Ursachen. (Bergmannsheil 1968-1978, n=49)

Traumatisch	37
Nicht traumatisch	12

Tabelle 74. Kniearthrodesen im Infekt – Indikationen. (Bergmannsheil 1968-1978, n=49)

Ursache			Latenzzeit Ø	Anzahl
Aktive Gelenkinfektion	Femur	4		
Osteoarthritis	Tibia	9	5,6 Monate	20
(Infizierte Gelenkfraktur)	Patella	1		
Gelenkempyem		6	2,5 Monate	
Gelenknahe Osteomyelitis	Femur	3	6,3 Monate	8
	Tibia	5		
Postinfektiöser Sekundärschaden	Femur	5		
	Tibia	6	13,0 Jahre[a]	14
	Empyem	3		
Infizierte Totalendoprothese			25 Monate	2
Rearthrodese infiziert (Primär aseptische Arthrodesen)			12,3 Monate	5
Gesamt			14,4 Monate[b]	49

[a] 3 Patienten mit Schußbruchosteomyelitis aus dem letzten Weltkrieg

[b] Ohne die 30jährigen Anamnesen der 3 Kriegsverletzungen (s.[a])

Tabelle 75. Kniearthrodesen im Infekt – Aufschlüsselung nach Infektaktivität, Gelenkbeziehung und Zeitdauer des knöchernen Umbaus. (Bergmannsheil 1968-1978, n=49)

	Anzahl	Knochendurchbau (Ø in Wochen)
Aktive Gelenkinfektion	27	13 (n=23)
Gelenknahe Osteomyelitis ohne Gelenkinfektion	8	19 (n=7)
Abgelaufene Infektion	14	11 (n=14)
Gesamt	49	13 (n=44)

Knieprothesen problematisch. Beim operativen Ausbau der Totalendoprothese und bei der vollständigen Entfernung der Zementverankerung droht die Zerstörung und Sprengung besonders des femoralen Prothesenköchers (Abb. 120). Die zur Arthrodese eingestellten, von der Infektion „ausgebrannten" und mindervitalen Knochenrohre des Femurs und der Tibia zeigen bei den meist älteren Patienten häufig nur sehr zögernd knöcherne Überbrückung. Die Unterstützung des knöchernen Umbaus durch Spongiosaplastik ist im höheren Alter ebenfalls erschwert. Weiterhin resultiert eine erhebliche Beinverkürzung. Permanent droht die Gefahr der Spontanfraktur sowohl in der mühsam überbrückten Arthrodesezone als auch in den gelenknahen Schaftanteilen (Abb. 120). Bei 3 von uns ausgebauten infizierten Prothesen wurde in einem Fall die Amputation erforderlich. Bei den beiden anderen Patientinnen kam es zum knöchernen Durchbau der Arthrodese, wobei an einer Patientin insgesamt drei Spontanfrakturen zusätzlich zu behandeln waren.

7.4 Krankengut und Behandlungsergebnisse

Im Laufe der letzten 10 Jahre wurden von uns 49 Arthrodesen bei eitriger Infektion der Knieregion durchgeführt (Tabellen 73, 74, 75). Bei zwei Osteomyelitiden des distalen Femurs und in einem weiteren Fall bei infiziertem Schienbeinkopfbruch scheiterte die Arthrodese, so daß im Oberschenkel amputiert wurde. In 2 Fällen war bei Behandlungsabschluß noch keine knöcherne Konsolidierung eingetreten. Bei den übrigen 44 Patienten war im Mittel nach 13 Wochen der knöcherne Durchbau erreicht (Tabelle 75). Bei gelenknahen Osteomyelitiden dauerte die knöcherne Überbrückung des Beins in der Knieregion mit durchschnittlich 19 Wochen am längsten, bei Arthrodesen aufgrund von Sekundärschäden nach abgelaufenen Infekten mit 11 Wochen am kürzesten. Zur Nachkontrolle erschienen 31 Patienten durchschnittlich 4,3 Jahre nach der Arthrodesenoperation (Tabelle 76). Schmerzfrei waren 19 Patienten, je 6 Patienten klagten über Belastungs- oder Dauerschmerzen. Dabei bezogen sich die Schmerzen nicht immer auf die Knieregion, sondern auf Sprunggelenk, Hüftgelenk und Wirbelsäule. 4 Patienten konnten das Bein nicht voll belasten. 16 Patienten hinkten nur leicht und kamen mit der Behinderung gut zurecht. 13 Patienten hinkten so stark, daß sie teilweise erheblich behindert waren. Einseitige Gehstützen wurden von 15 Patienten, 2 Gehstützen von 3 Patienten benutzt. 2 Patienten waren in Verbindung mit anderen Verletzungsfolgen gehunfähig und brauchten einen Rollstuhl. Bei einer Streuung von 1,5-14 cm betrug die durchschnittliche Beinverkürzung 4,8 cm. Entsprechend der starken Beinverkürzung benutzten fast alle Patienten orthopädisches Schuhwerk. Die Weichteile waren bei 26 Patienten reizlos, während bei 5 Kniegelenken eine chronische osteomyelitische Infektion fortbestand. Die Bewegungseinschränkung der angrenzenden Gelenke war weniger unmittelbare Folge der Versteifung, sondern meist der Gesamtschädigung des Beins zuzuordnen. Bei nur selten beeinträchtigter Hüftbeweglichkeit war jedoch die Störung der Beweglichkeit im Sprunggelenk auffallend. Röntgenologisch waren 30 Versteifungen knöchern fest durchbaut, in einem Fall lag eine straffe Pseudarthrose vor.

Insgesamt bestätigen die Spätergebnisse, daß durch die Knieversteifung nach bakteriellen Infektionen im allgemeinen sowohl die Osteomyelitis beherrscht als auch das Bein belastbar wird. Beinverkürzung, individuell unterschiedliche Restbeschwerden und behindertes Gangbild beeinträchtigen die zufriedenstellende Gesamtbeurteilung im Vergleich zu aseptischen Kniegelenkversteifungen.

Tabelle 76. Spätkontrolle Kniearthrodesen im Infekt. (Bergmannsheil 1968-1978, n=31)

Allgemeine Angaben	
Anzahl	31
Zeitraum	Ø3,4 (1-9) Jahre .
Schmerzen	
keine	19
Belastungsschmerzen	6
Dauerschmerzen	6
Gangbild	
unauffällig	--
leicht hinkend	16
stark hinkend	13
gehunfähig	2
Hilfsmittel	
1 Gehstütze	15
2 Gehstützen	3
orthopädisches Schuhwerk	27
Weichteile	
reizlos	26
Entzündung/Fistel	5
Beinverkürzung	Ø4,8 cm

1,5-2 cm	2,5-3 cm	bis 5 cm	bis 7 cm	bis 10 cm	〉10 cm
4	8	11	3	3	2

Bewegungsumfang Hüftgelenk	
frei	18
geringgradig eingeschränkt	6
mäßig eingeschränkt	4
erheblich eingeschränkt	3
steif	-
Bewegungsumfang Sprunggelenk	
frei	7
geringgradig eingeschränkt	4
mäßig eingeschränkt	14
erheblich eingeschränkt	5
steif	1
Röntgenbild	
Arthrodese durchbaut	30
Pseudarthrose	1
Osteomyelitis	4

8 Literatur

1. Baumgartl, F.: Das Kniegelenk. Berlin, Göttungen, Heidelberg, New York: Springer 1964
2. Blauth, W., König, G.: Knee arthrodesis in neuropathic arthropathies. In: Chapchal, G. (ed.): The arthrodesis in the restoration of working ability. Stuttgart: Thieme 1975
3. Brunner, B.: Ergebnisse nach Kniearthrodesen. Hefte Unfallheilkd. *128*, 235 (1976)
4. Burri, C., Rüter, A., Spier, W.: Knochenverletzungen im Kniebereich. Hefte Unfallheilkd. 120, 000 (1975)
5. Chapchal, G. (ed.): The arthrodesis in the restoration of working ability. Stuttgart: Thieme 1975
6. Charnley, J.C.: Positive pressure in arthrodesis of the knee joint. J. Bone Joint Surg. [Br.] *30*, 478 (1948)
7. Chiari, H.: Die eitrigen Gelenkentzündungen. In: Handbuch der speziellen Anatomie und Histologie, Bd. IX/2: Gelenke und Knochen. Lubarsch, O., Henke, F., Rössle, R. (Hrsg.). Berlin: Springer 1934
8. Courvoisier, E.: Die Behandlung von Tibiakopffrakturen, vergleichende Ergebnisse (operativ - konservativ). Hefte Unfallheilkd. *120*, 137 (1975)
9. Dustmann, H.O., Schulitz, K.: Konservative oder operative Behandlung von Schienbeinkopfbrüchen. Z. Orthop. *111*, 160 (1973)
10. Eisenbach, J.: Spätergebnisse und Erfahrungen bei der konservativen und operativen Behandlung frischer Frakturen des Tibiakopfes. Bruns Beitr. Klin. Chir. *215*, 148 (1967)
11. Freuler, F.: Spätresultate bei operierten Patellafrakturen. Hefte Unfallheilkd. *120*, 68 (1975)
12. Greinemann, H.: Schienbeinkopfbrüche aus scheinbarer „Gelegenheitsursache". Arch. Orthop. Unfallchir. *68*, 79 (1970)
13. Hierholzer, G.: Grundlagen der lokalen chemotherapeutischen Infektbehandlung. In: Lokalbehandlung chirurgischer Infektionen. Burri, C., Rüter, A. (Hrsg.). Bern, Stuttgart, Wien: Huber 1979
14. Hierholzer, G., Kleining, R., Hörster, G., Zemides, P.: External fixation – classification and indications. Arch. Orthop. Trauma. Surg. *92*, 175 (1978)
15. Hierholzer, G., Hiltmann, K., Feldkamp, G., Müller, K.H.: Behandlungsergebnisse infizierter supra- und diakondylärer Femurfrakturen. Vortrag, 20. Tagung Österr. Ges. Chir., 14.-16.6.1979, Innsbruck. In Kongressbericht. Gschnitzer, F., Margreiter, R. (Hrsg.). Gräfelfing: Demeter 1979
16. Hörster, G., Ludoph, E., Schlosser, L.: Knie- und Sprunggelenkarthrodese in der Behandlung der gelenknahen Knocheninfektion. Hefte Unfallheilkd. *138*, 367 (1979)
17. Hohl, M.: Tibial condylar fractures. J. Bone Joint Surg. [Am.] *49*, 1455 (1967)
18. Holz, U.: Ursachen, Formen und Begleitverletzungen der Tibiakopffraktur. Hefte Unfallheilkd. *120*, 99 (1975)
19. Holz, U.: Indikation und Technik der Kniegelenkarthrodese. Hefte Unfallheilkd. *128*, 221 (1976)
20. Huke, B.: Comperative study of the results of arthrodesis of the knee according to Charnley's method and to a procedure with two AO-plates. In: The arthrodesis in the restoration of working ability. Chapchal, G. (ed.). Stuttgart: Thieme 1975
21. Jonasch, I.: Zur Klassifizierung der Arthrose im Kniegelenk. Z. Orthop. *92*, 579 (1958)
22. Junghanns, H.: Die Brüche des knienahen Unterschenkelabschnittes (Schienbeinkopfbrüche). Langenbecks Arch. Chir. *276*, 242 (1955)
23. Katthagen, B.-D., Müller-Färber, J.: Indikation und Spätergebnisse der Patellektomie. Unfallheilkunde *82*, 357 (1979)
24. Küntscher, G.: Fortschritte auf dem Gebiet der Osteotomie. Zentralbl. Chir. *36*, 1329 (1964)
25. Kuner, E.H.: Ursachen, Formen und Begleitverletzungen der distalen Oberschenkelfraktur. Hefte Unfallheilkd. *120*, 1 (1975)
26. Lanz, T. von, Wachsmuth, W.: Praktische Anatomie, Bd. I/4: Bein und Statik, 2. Aufl. Berlin, Heidelberg, New York: Springer 1972
27. Magerl, F.: Das patello-femorale Gelenk. Ursachen, Formen und Begleitverletzungen der Patellafraktur. Hefte Unfallheilkd. *120*, 45 (1975)
28. Mittelmeier, H.: Arthrodesis of the knee joint using autodynamic plates. In: Chapchal, G. (ed): The arthrodesis in the restoration of working ability. Stuttgart: Thieme 1975
29. Mohing, W.: Die Arthrosis deformans des Kniegelenkes. Berlin, Heidelberg, New York: Springer 1966
30. Müller, K.H.: Der Stellenwert des Röntgenbildes bei der posttraumatischen Osteomyelitis. Unfallheilkunde *81*, 129 (1978)

31. Müller, K.H.: Indikationen, Komplikationen und Ergebnisse in der Behandlung infizierter Femur-Pseudarthrosen. Arch. Orthop. Trauma. Surg. *94*, 299 (1979)
32. Müller, K.H., Rehn, J.: On prophylaxis, early recognition, early treatment of infected osteosyntheses. Arch. Orthop. Trauma. Surg. *92*, 127 (1978)
33. Müller, K.H., Thelen, E.: Ergebnisse und posttraumatische Arthrose nach operativ versorgten Tibiakopffrakturen. Aktuel. Traumatol. *6*, 55 (1976)
34. Müller, K.H., Stratmann, P., Rehn, J.: Grundlagen zur kontinuierlichen Spannungsmessung im Frakturspalt nach Fixateur-externe-Osteosynthese. Unfallheilkunde *82*, 183 (1979)
35. Müller, M.E., Allgöwer, M., Schneider, R., Willenegger, H.: Manual der Osteosynthese, 2. Aufl. Berlin, Heidelberg, New York: Springer 1977
36. Muggler, E., Huber, D., Burri, C.: Ergebnisse nach operativer Versorgung von 225 Tibiakopffrakturen. Chirurg *46*, 348 (1975)
37. Neer, C.S., Grantham, S.A., Shelton, M.L.: Supracondylar fracture of the adult femur. J. Bone Joint Surg. [Am.] *49*, 591 (1967)
38. Olerud S.: Operative treatment of supracondylar-condylar fractures of the femur. J. Bone Joint Surg. [Am.] *54*, 1015 (1972)
39. Payr, E.: Die akuten Entzündungen der Gelenke. In: Lehrbuch der Chirurgie, Bd. III. Wullstein, Wilms (Hrsg.). Jena: Fischer 1919
40. Pfaehler, E.: Zur Behandlung von Tibiakopfbrüchen auf Grund von 179 Fällen aus dem Krankengut der schweizerischen Unfallversicherungsanstalt der Jahre 1950 bis 1954. Z. Unfallmed. Berufskrankh. *55*, 325 (1962)
41. Pfister, U.: Fixateur externe bei Arthrodesen. Act. Traumatol. *6*, 91 (1976)
42. Schmit-Neuerburg, K.P., Weiß, H.: Gelenkinfektionen nach offenen Verletzungen (therapeutische Maßnahmen). Hefte Unfallheilkd. *138*, 159 (1979)
43. Schönbauer, H.R.: Trümmerbrüche der Kniescheibe. Arch. Orthop. Unfallchir. *47*, 266 (1955)
44. Schönbauer, H.R.: Behandlungsergebnisse der Kniescheibenbrüche. In: Die Technik der Knochenbruchbehandlung, 12.-13. Aufl. Bd. II/2, S. 1614. Böhler, J. (Hrsg.). Wien: Maudrich 1957
45. Scholze, H.: Ergebnisse der Behandlung distaler Femurfrakturen. Hefte Unfallheilkd. *120*, 35 (1975)
46. Schreiber, A.: The Arthrodesis of the knee. In: The arthrodesis in the restoration of working ability. Chapchal, G. (ed.) Stuttgart: Thieme 1975
47. Thiele, K.: Schienbeinkopfbrüche– Bruchformen, Behandlung, Spätergebnisse. Hefte Unfallheilkd. *95* (1968)
48. Trentz, O., Tscherne, H., Oestern, H.J.: Operationstechnik und Ergebnisse bei distalen Femurfrakturen. Unfallheilkunde *80*, 441 (1977)
49. Tscherne, H.: Die stabile Osteosynthese distaler Femurfrakturen. Act. Traumatol. *2*, 73 (1972)
50. Tscherne, H., Trentz, O.: Gelenkinfektionen nach perforierenden Wunden, Punktionen und Infektionen. Langenbecks Arch. Chir. *334*, 521 (1973)
51. Vick, J.: Ergebnisse nach konservativer Behandlung von Tibiakopffrakturen. Zentralbl. Chir. *90*, 1003 (1965)
52. Voorhoeve, A.: Anwendungsmöglichkeiten der Nagelarthrodese an der unteren Extremität. Fortschr. Med. *89*, 55 (1971)
53. Wannske, M., Mohadjer, M.: Wert des Antibiotikazusatzes zur Spülflüssigkeit bei der Spülsaugdrainage. In: Lokalbehandlung chirurgischer Infektionen. Burri, C., Rüter, A. (Hrsg.). Bern, Stuttgart, Wien: 1979
54. Weber, B.G., Čech, O.: Pseudarthrosen. Bern, Stuttgart, Wien: Huber 1973
55. Weller, S.: Möglichkeiten der Knorpelschädigung durch intraartikuläre pH-Milieu-Veränderungen. Hefte Unfallheilkd. *128*, 98 (1976)
56. Wenzl, H.: Ergebnisse bei 112 operativ behandelten distalen Femurfrakturen. Hefte Unfallheilkd. *120*, 15 (1975)
57. Willenegger, H.: Indikationen, Wirkungsweise und Technik der Spülsaug-Drainage. In: Lokalbehandlung chirurgischer Infektionen. Burri, C., Rüter, A. (Hrsg.). Bern, Stuttgart, Wien: Huber 1979
58. Witt, A.N.: Spätschäden bei Gelenkfrakturen des Knies, des oberen und unteren Sprunggelenkes. Langenbecks Arch. Chir. *313*, 509 (1965)
59. Zifko, B., Vlasich, E.: Behandlung der Schienbeinkopfbrüche und ihre Ergebnisse. Arch. Orthop. Unfallchir. *66*, 297 (1969)

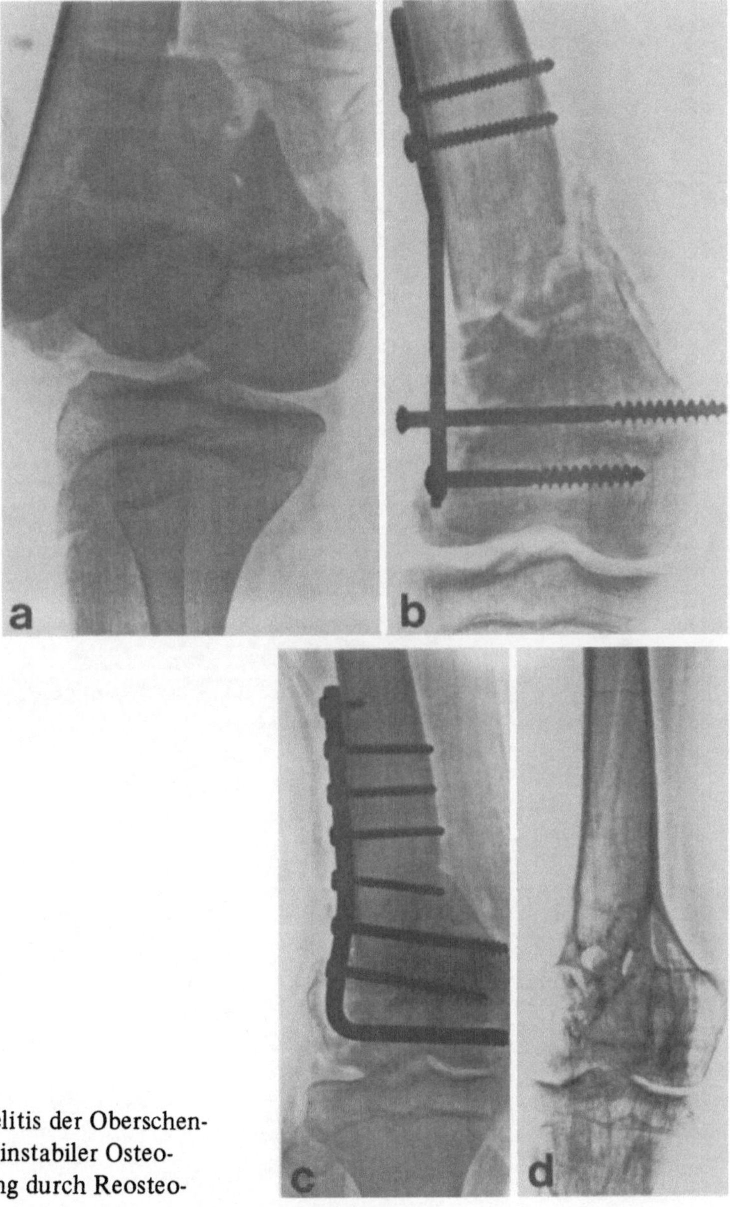

Abb. 100 a-d. Osteomyelitis der Oberschenkelrolle nach infizierter, instabiler Osteosynthese, Gelenkerhaltung durch Reosteosynthese, U.Ü., m., 17J.

a Unfallröntgenbild, diakondyläre Fraktur im Wachstumsalter

b 2 Monate nach Unfall und auswärtiger Primärosteosynthese, Ausbildung einer infizierten suprakondylären Pseudarthrose

c 3 Monate nach gelenkerhaltender Reosteosynthese mit Kondylenplatte im Infekt (heute besser Abstützplatte)

d Spätkontrolle 38 Monate nach Unfall, mäßige Gonarthrose, Knie: Strecken/Beugen 0/0/90, 2,5 cm Beinverkürzung

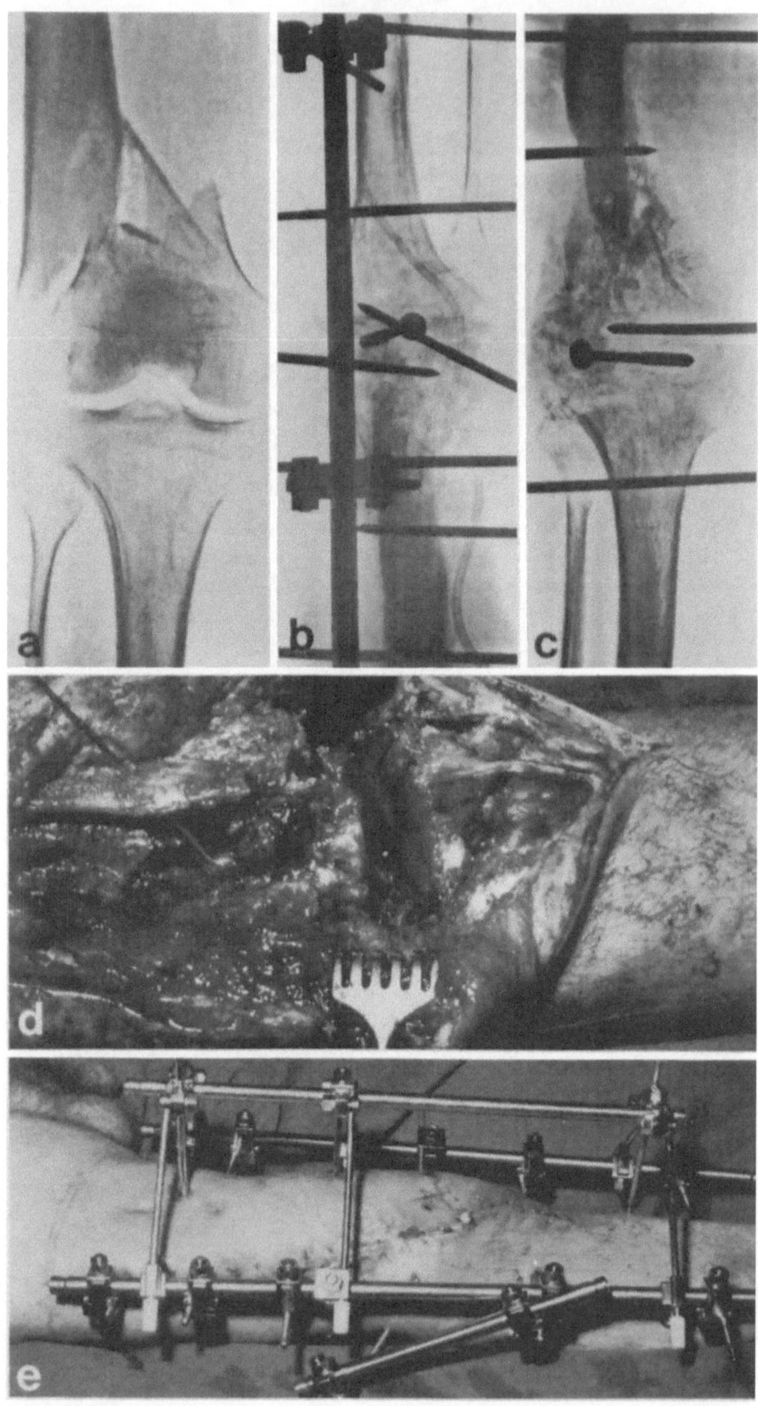

Abb. 101 a-e

◁ **Abb. 101 a-e.** Eitrige Osteoarthritis der Oberschenkelrolle und des Kniegelenkes mit nachfolgender Resektionsarthrodese (vgl. Abb. 87). G.W., m., 40 J.

a Unfallbild, suprakondyläre Stückfraktur, nach auswärtiger Osteosynthese frühmanifeste Osteomyelitis

b, c 3 Monate nach Kniearthrodese, weitgehende knöcherne Konsolidierung in achsengerechter Stellung, die größeren kondylären Fragmente wurden mit einer Spongiosaschraube und 2 Schanzschen Schrauben gefaßt, letztere sind mit dem äußeren Rahmen verbunden

d Intraop. Situs vor der Montage des äußeren Systems, laterale Inzision, Debridement der suprakondylären Fragmente und sparsame Osteotomie der Gelenkflächen (farbige Wiedergabe s.S. 431)

e Weichteilbefund des Beins und der äußeren Fixation 10 Tage postop.

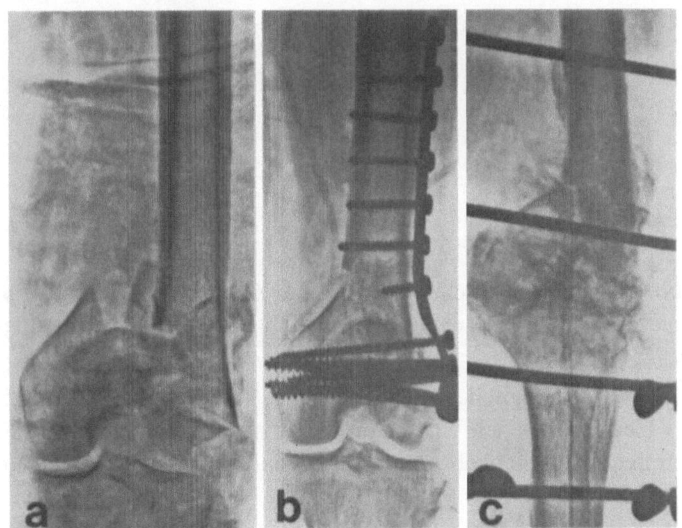

Abb. 102 a-e. Osteomyelitis der Oberschenkelrolle mit nachfolgender Kniearthrodese in Fehlstellung. E.W., w., 64 J.

a Diakondyläre Trümmerfraktur nach Verkehrsunfall

b Sachgerechte Osteosynthese, Frühinfekt mit eitriger Osteoarthritis und septischer Nekrose des lateralen Kondylus

c Regelrechte postop. Stellung der Arthrodese im Seitenbild, flächenhafter Fixateur externe in der Doppelrahmenkonstruktion

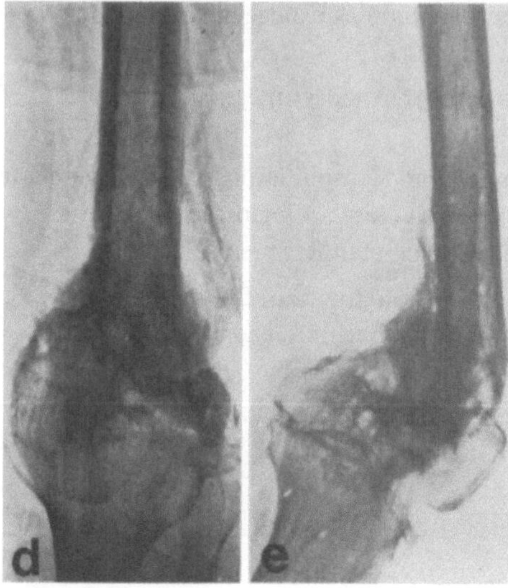

Abb. 102 d, e

d, e 6 Monate postop., knöcherne Überbrückung der Arthrodese in Beugefehlstellung von 30° wegen sekundärer Instabilität des flächenhaften Fixateur externe

Abb. 103 a-e. Chronisch-sequestrierende Osteomyelitis der Oberschenkelrolle nach infizierter Knietotalendoprothese und späterer Knieversteifung in belastungsunfähiger Fehlstellung. K.N., w., 73 J. ▷

a, b Röntgenologischer und klinischer Zustand 72 Monate nach in Fehlstellung verheilter Kniearthrodese, chronische mediale Fisteleiterung und Sequestrierung der Oberschenkelrolle, Unterschenkel gegen Oberschenkel im versteiften Knie um 60° gebeugt, 10 cm Beinverkürzung

c, d 5 Monate nach Korrekturarthrodese mit keilförmiger Resektion der osteomyelitischen Oberschenkelrolle, teilbelastbarer knöcherner Umbau, regelrechte Achsenstellung in beiden Ebenen, 11 cm Beinverkürzung

e Räumliche Montage der Korrekturarthrodese, achsengerechtes Bein, geschlossene (bis auf Oberschenkelkanalinfekte) reizlose Weichteile

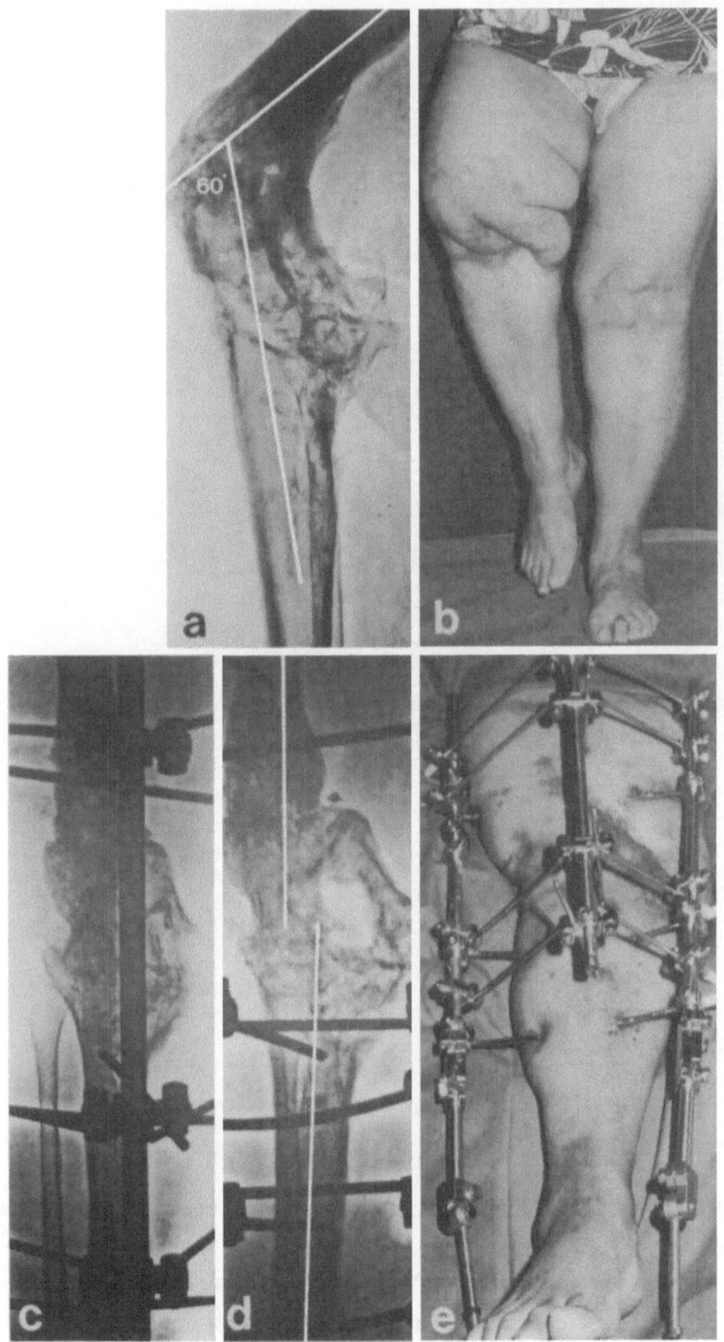

Abb. 103 a-e

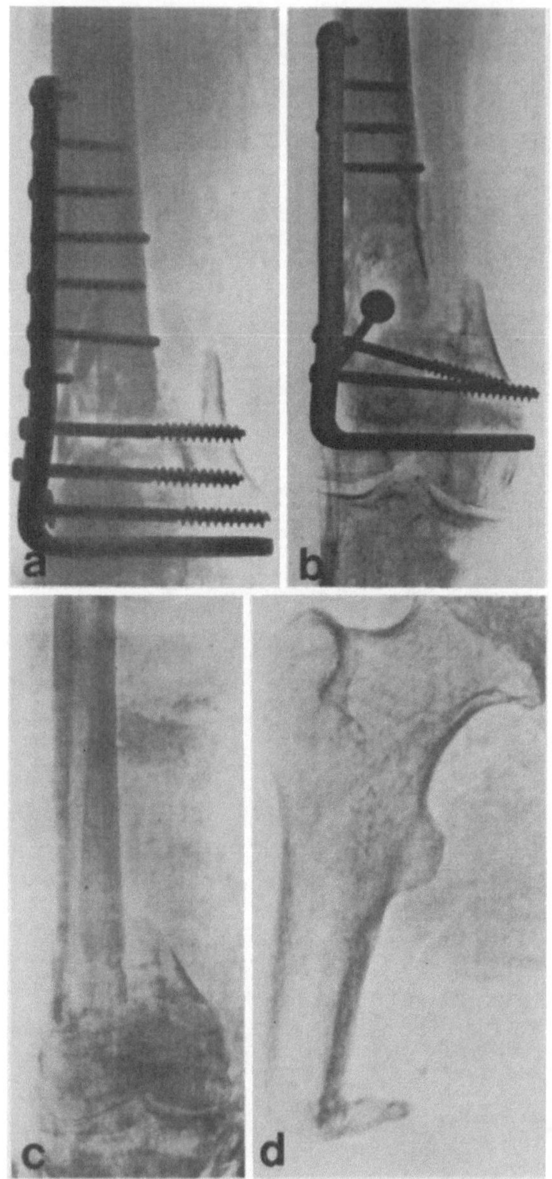

Abb. 104 a-d. Oberschenkelamputation bei nicht beherrschbarer Osteomyelitis der Oberschenkelrolle. H.H., m., 62 J.

a 2 Monate nach auswärtiger Primärosteosynthese, frühmanifeste Osteomyelitis

b 5 Monate später, Zustand nach Sequestrektomie und Schraubenentfernung aus dem Herdbereich, Lockerungssäume um die Implantate

c Fortgeschrittene osteomyelitische Destruktion der Oberschenkelrolle mit Gelenkbeteiligung, foudroyant ablaufender Weichteilinfekt, Amputation auch im Lebensalter begründet

d 44 Monate nach Oberschenkelamputation, reizloser Stumpf, prothetische Versorgung

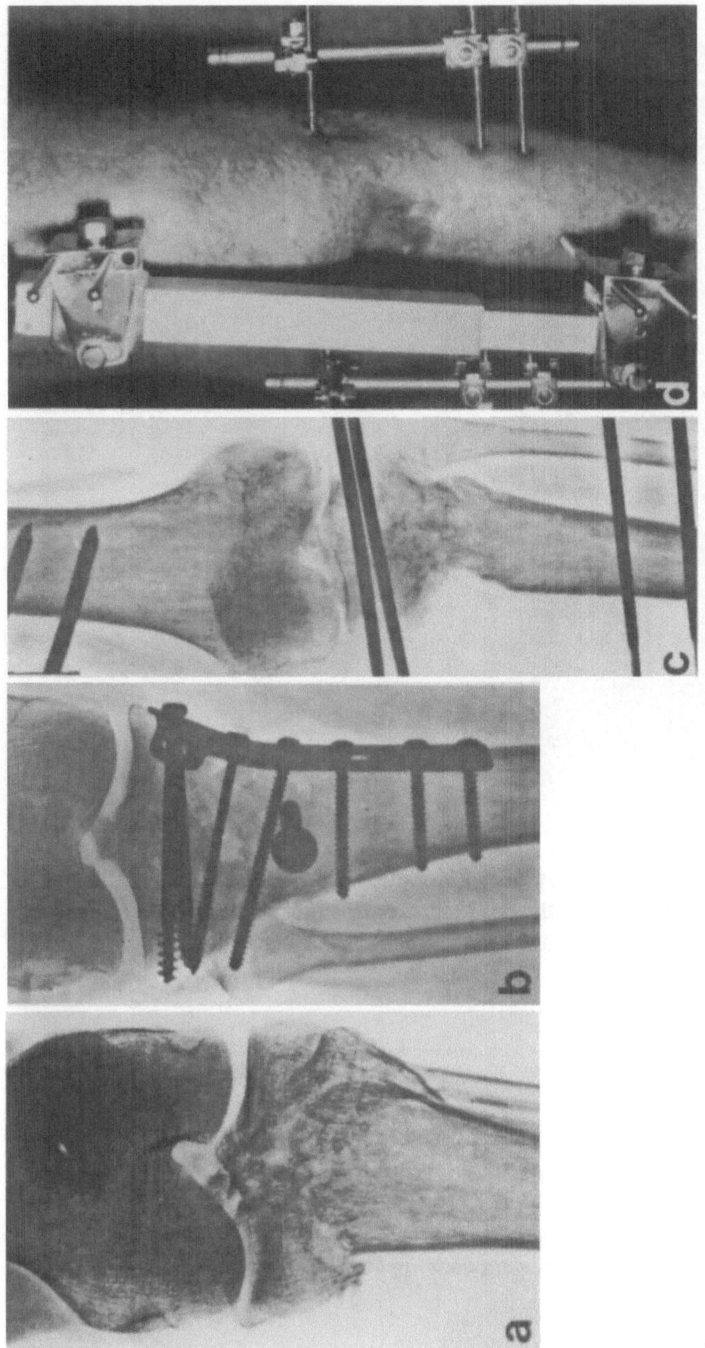

Abb. 105 a-g. Frühmanifeste postop. Schienbeinkopfosteomyelitis, Gelenkerhaltung mit temporär gelenküberbrückendem Fixateur externe. W.G., m., 55 J.

a Bikondylärer Schienbeinkopfbruch

b Sachgerechte Gelenkrekonstruktion durch Osteosynthese, Frühinfekt mit Sequestrierung

c, d Röntgenologischer und klinischer Zustand 3 Monate nach Revisionseingriff mit Muldung, externe Osteosynthese und gelenküberbrückende Ruhigstellung durch streckwärtigen Wagner-Apparat, zunehmender knöcherner Umbau des Schienbeinkopfbruches nach Spongiosaplastik

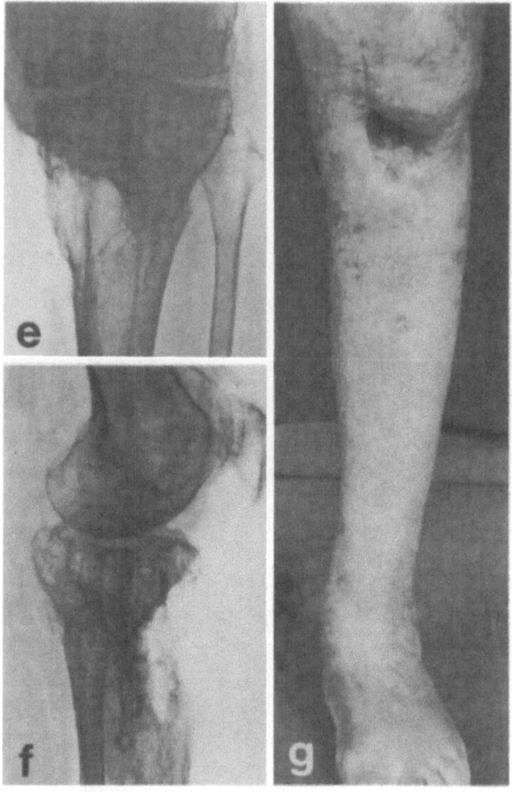

Abb. 105 e-g

e, f, g Röntgenologischer und klinischer Zustand 34 Monate nach Unfall, Dystrophie der Knochenstrukturen, posttraumatische Arthrose, beschwerdearm belastbares Kniegelenk, Mulde reizlos, rezidivfreie Infektberuhigung, Knie: Strecken/Beugen 0/0/60

Abb. 106 a-i. Schienbeinkopfosteomyelitis nach knienaher Tibiastückfraktur ohne Gelenkbeteiligung, Gelenkerhaltung mit räumlicher Fixateur-externe-Osteosynthese und temporärer Gelenküberbrückung. A.E., m., 66 J. ▷

a Auswärtige Primärosteosynthese mit Kondylenplatte

b, c Röntgenologischer und klinischer Zustand bei Behandlungsaufnahme 7 Monate nach Unfall, 3 Monate zurückliegende auswärtige Reosteosynthese mit nachfolgender Osteomyelitis des Schienbeinkopfes, infizierte gelenknahe Pseudarthrose und Weichteildefekt mit freiliegender Platte und Sequestern

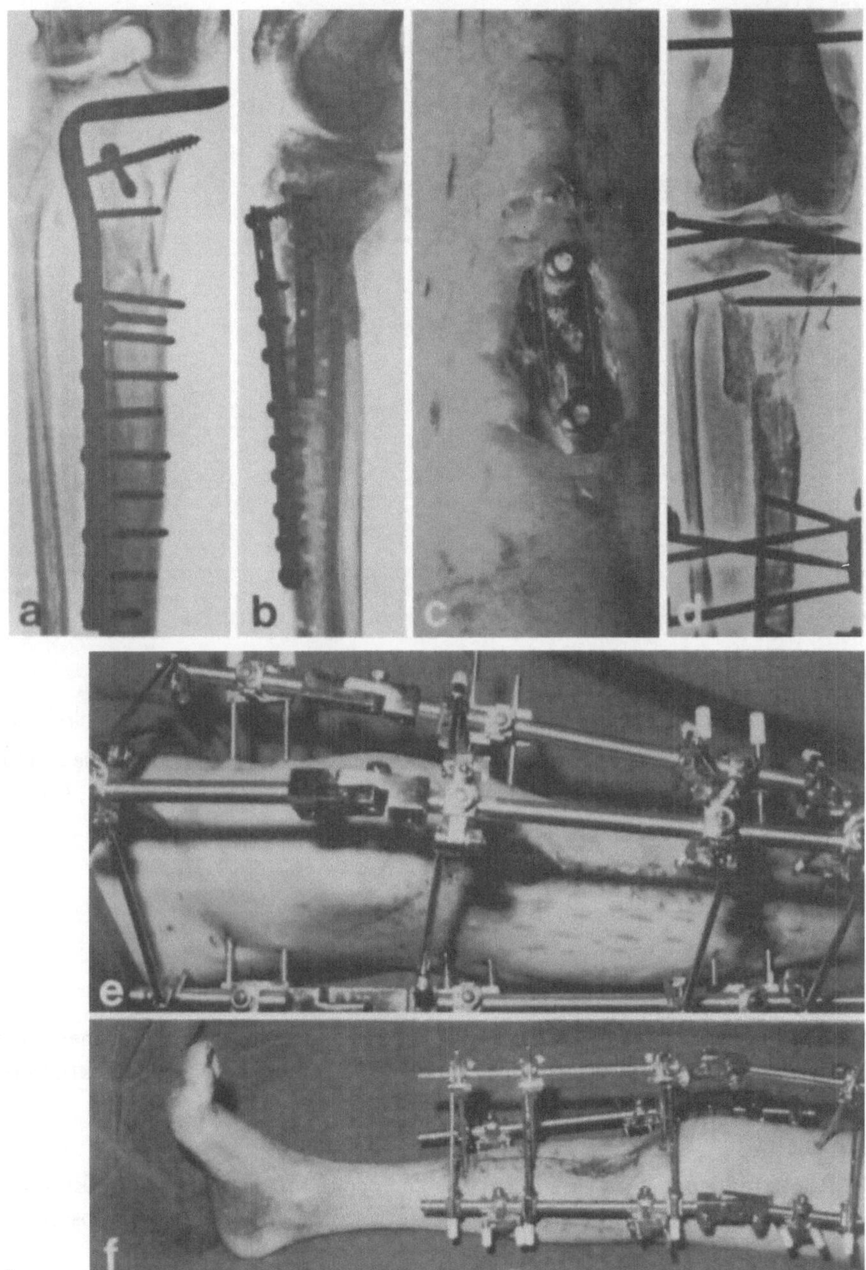

Abb. 106 d-f

d, e 1 Monat nach externer räumlicher Stabilisierung, sekundäre offene Spongiosaplastik in die faustgroße Defekthöhle des Schienbeinkopfes, Aufsicht auf die Montage, kein manifester Gelenkinfekt

f 2 Monate postop., Seitansicht der Montage, Spalthautdeckung (Meshgraft) der offenen Spongiosaplastik

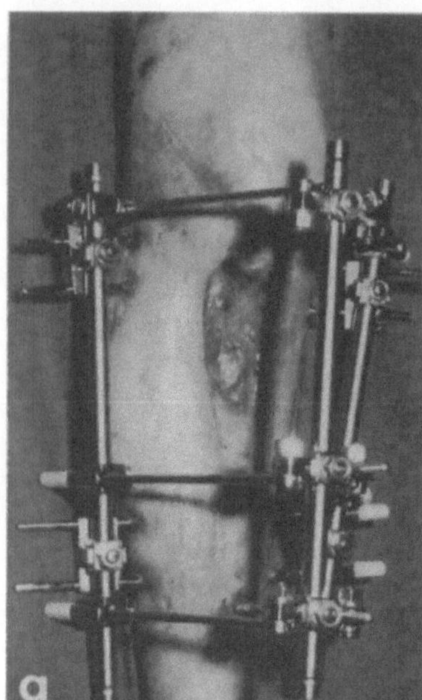

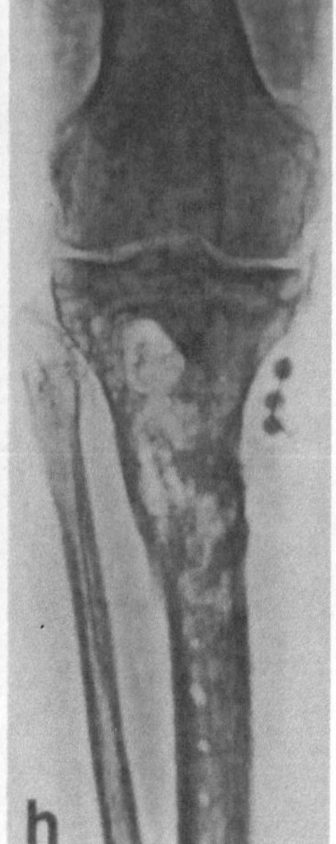

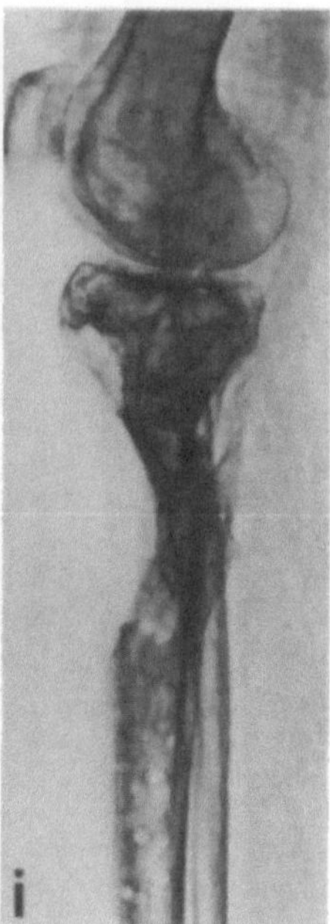

Abb. 106 g-i

g 5 Monate postop., Reduzierung der externen Montage auf die Unterschenkelosteosynthese

h, i 14 Monate nach externer Osteosynthese knöcherne Heilung, rezidivfreie Infektberuhigung, tragfähig überhäutete Mulde, 1 Gehstütze, posttraumatische Gonarthrose, Knie: Strecken/Beugen 0/0/90

Abb. 107 a-i. Frühmanifeste Osteomyelitis des Schienbeinkopfes nach offener Knieluxation, Abrißfrakturen der ventralen Konsole und der Kreuzbandhöcker, Tibiastückfraktur, primäre gelenküberbrückende Fixateur-externe-Osteosynthese, H.D., m., 39 J. ▷

a Unfallbild

b, e Röntgenologischer und klinischer Zustand nach Primärversorgung, Fraktur- und Gelenkstabilisierung mit räumlichem Fixateur externe bei interner Minimalosteosynthese, traumatisches Decollement der medialen knienahen Unterschenkelweichteile

c Aggressive Osteomyelitis des Schienbeinkopfes und der medialen Schienbeinkortikalis, Zustand nach Sequestrektomie 4 Monate postop., spätere offene Spongiosaplastik, eitrige Gelenkinfektion durch gelenküberbrückende Ruhigstellung vermieden

d 10 Monate postop. knöcherne Heilung

f-i Klinische Befunde im Behandlungsverlauf: purulente Weichteildemarkierung 10 Tage nach Unfall (**f**)

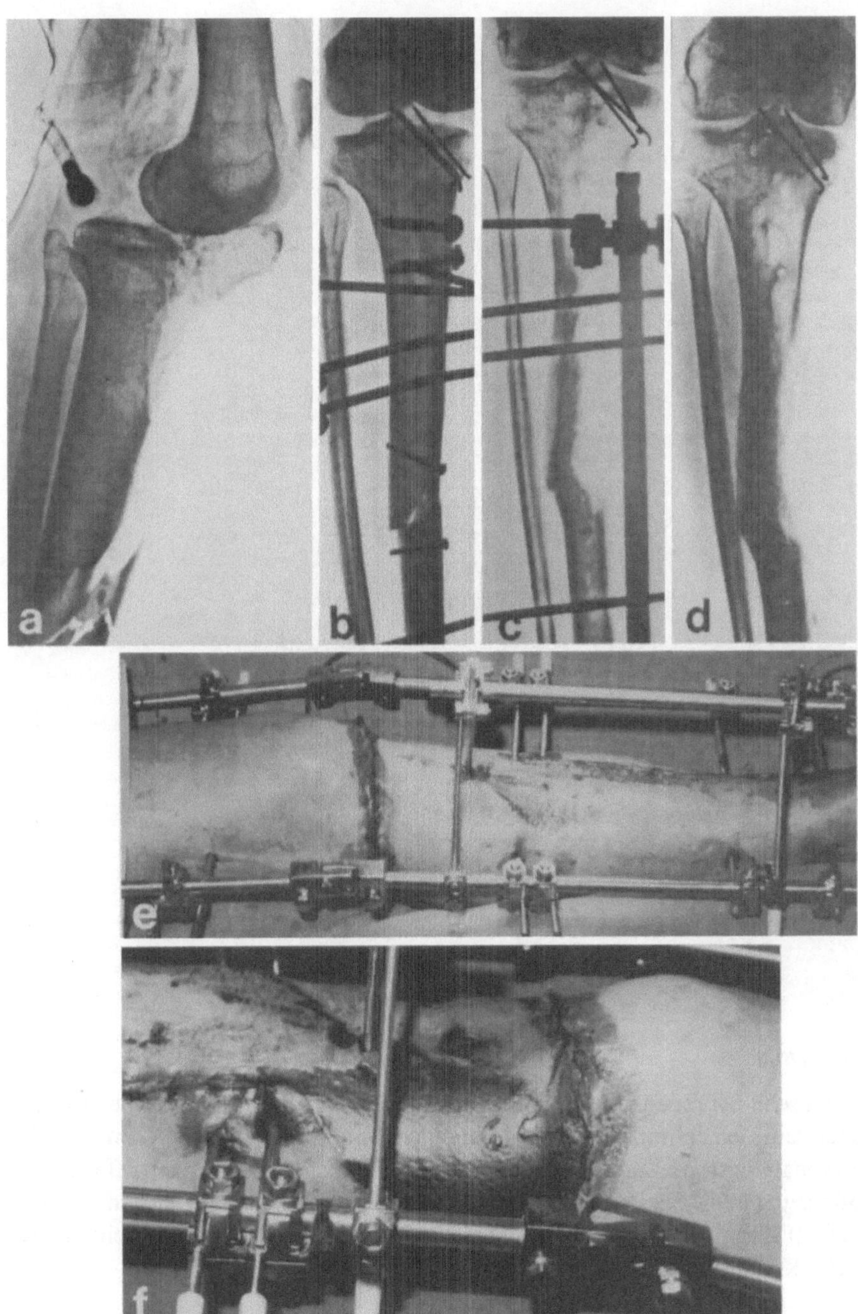

Abb. 107 a-f

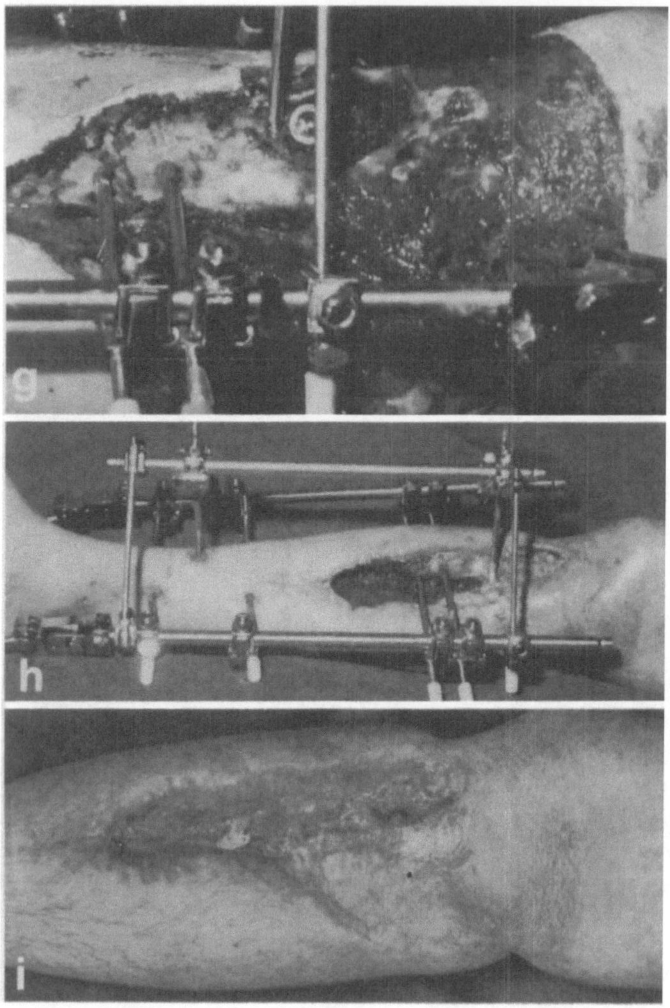

Abb. 107 g-i

g-i Klinische Befunde im Behandlungsverlauf: flächenhafter entzündlicher Weichteildefekt über dem Gelenk mit noch fortschreitender Sequestrierung der gelenknahen Tibia (**g**); 6 Monate postop., Entfernung der externen Kniestabilisierung nach offener Spongisaverpflanzung in die Schienbeinkopfmulde und Deckung des entzündlichen Weichteildefektes (**h**); 10 Monate nach Unfall Knochenheilung, weitgehend reizlose Weichteile, teilbelastbares Bein, Knie: Strecken/Beugen 0/10/80 (**i**)

Abb. 108 a-e. Frühmanifeste Osteomyelitis nach Trümmerfraktur des Schienbeinkopfes, Polytrauma; gelenküberbrückender Fixateur externe, räumliche Montage mit Diagonalrohr ohne Tangierung der streckwärtigen Weichteile. A.K., m., 52 J. ▷

a 1 Monat nach Unfall, regellose Frakturzerstörung des Schienbeinkopfes, Fehlstellung, Fisteldarstellung, eitrige Osteoarthritis

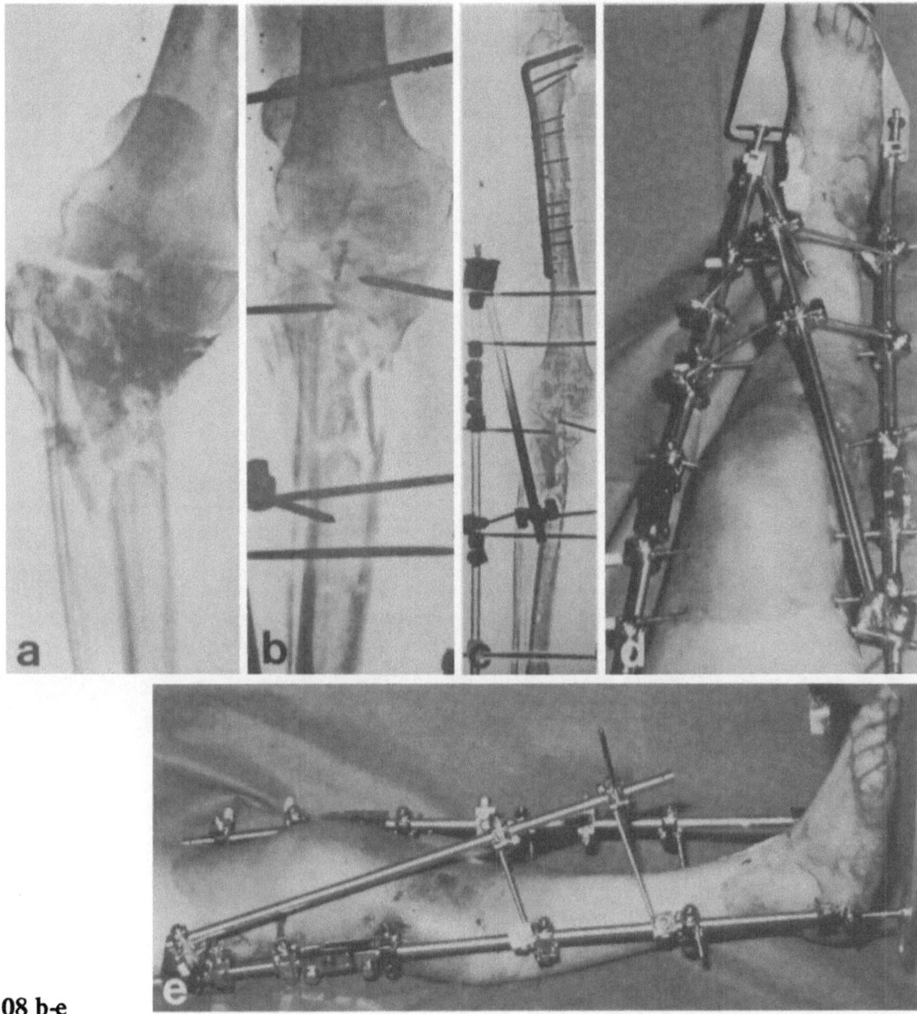

Abb. 108 b-e

b 1 Monat nach externer Stabilisierung der Frakturzone, die kondylären Hauptfragmente sind isoliert mit Schanzschen Schrauben gefaßt und nach Fragmentreposition dem räumlichen externen Verbund angeschlossen

c Beinganzaufnahme 6 Monate nach Unfall; ausreichende Achsenstellung, Infektberuhigung und Konsolidierung der Trümmerfragmente als Voraussetzung der Kniearthrodese; Konsolidierung der Zweietagenfraktur des Oberschenkels

d, e Räumlicher, gelenküberbrückender Fixateur externe ohne Tangierung des Kniestreckapparates durch Diagonalrohr in der Aufsicht (**d**) und in der Seitansicht (**e**) 2 Monate nach Unfall. Das Diagonalrohr wird über einen Rohr-Rohr-Verbund am lateralen Oberschenkel zu einer senkrecht in die Schienbeinvorderkante eingebrachten Schanzschen Schraube geführt und giebelartig mit der Rahmenkonstruktion verstrebt

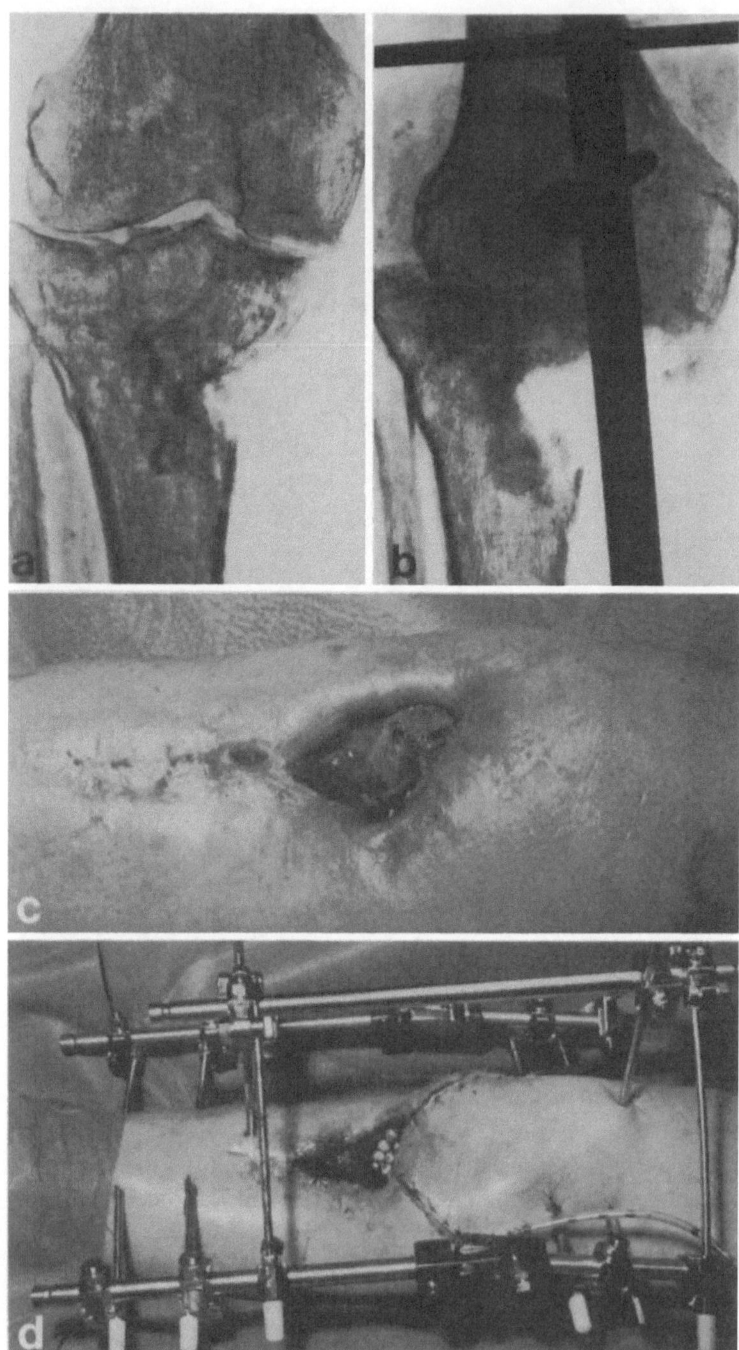

Abb. 109 a-d

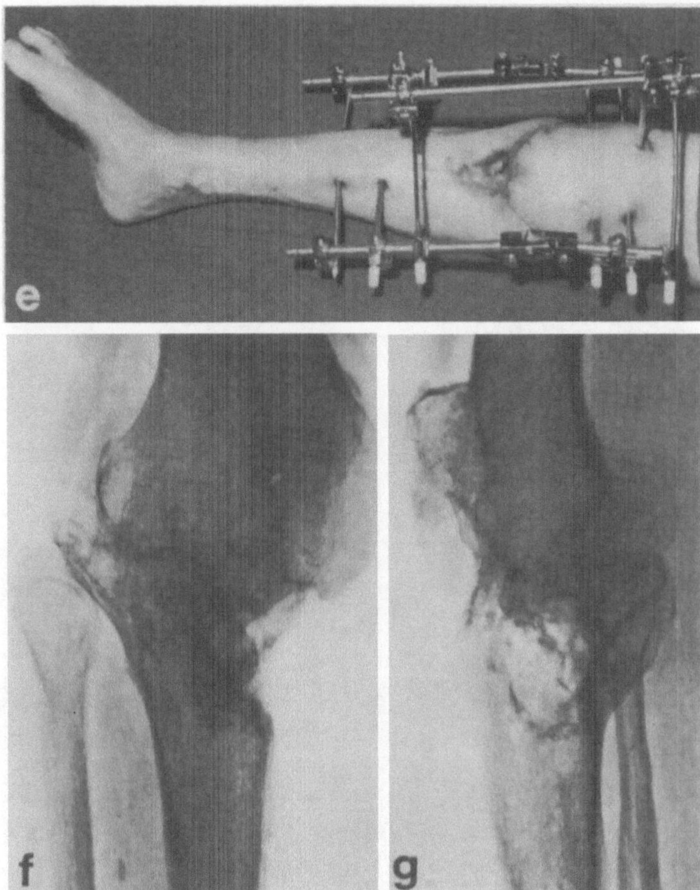

◁ **Abb. 109 a-g.** Fortgeschrittene, sequestrierende Osteoarthritis nach operativ versorgtem, bikondylärem Schienbeinkopfbruch, Kniearthrodese als Erhaltung des Beines. A. Th., w., 71 J.

a, c Röntgenologischer und klinischer Zustand 8 Monate nach Unfall bei Übernahme, primäre Implantate bereits auswärts entfernt, medial offener Weichteildefekt mit sequestriertem medialem Kondylus

b, d Röntgenologischer und klinischer Zustand nach Debridement, Resektionsarthrodese mit dem lateralen Rest des Schienbeinkopfes, Infektberuhigung der offenen Mulde nach räumlicher Stabilisierung und Lokalbehandlung mit Gentamycin-PMMA-Ketten

e 2 Monate nach räumlicher Fixateur-externe-Arthrodese, Spongiosaplastik und Deckung der Mulde mit Meshgraft

f, g 19 Monate nach Arthrodese, stabiler, belastbarer knöcherner Durchbau in regelrechter Stellung, 3 cm Beinverkürzung

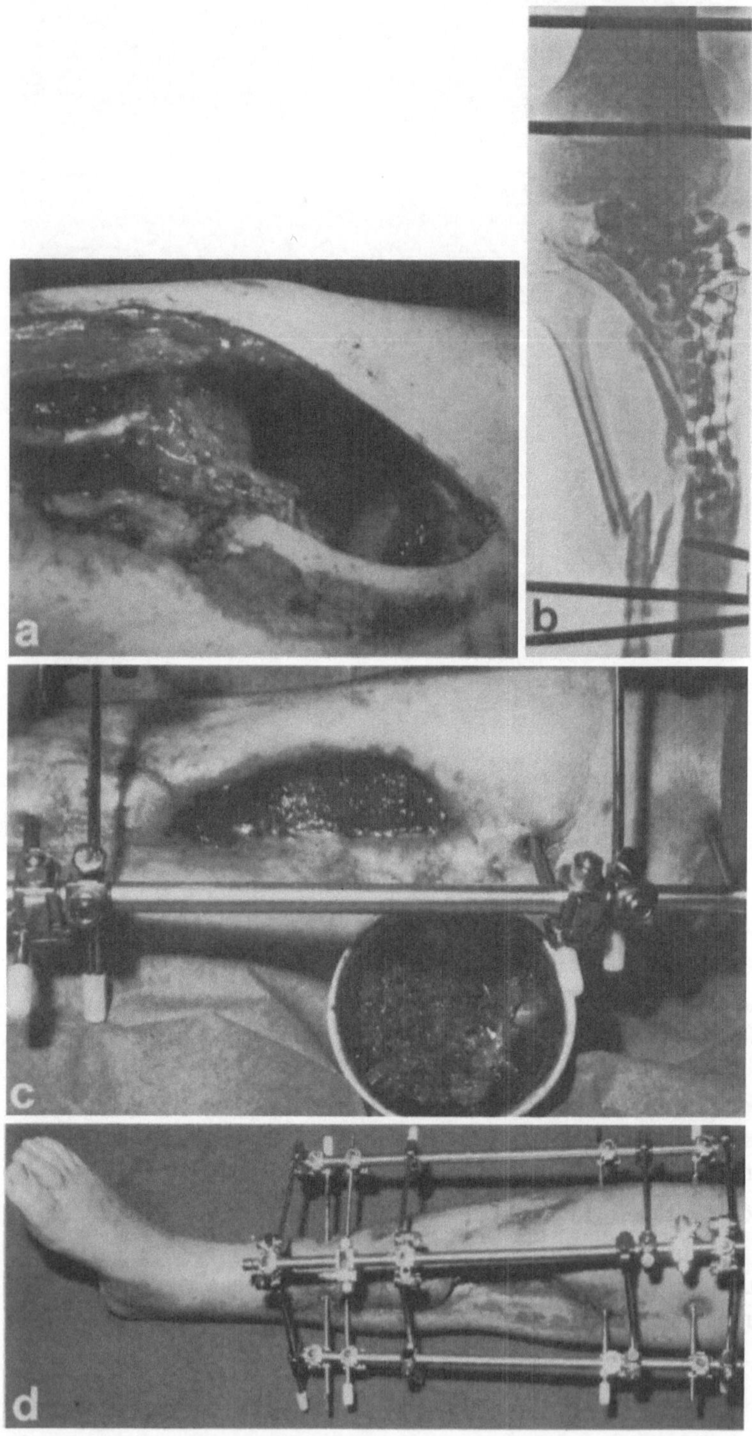

Abb. 110 a-d

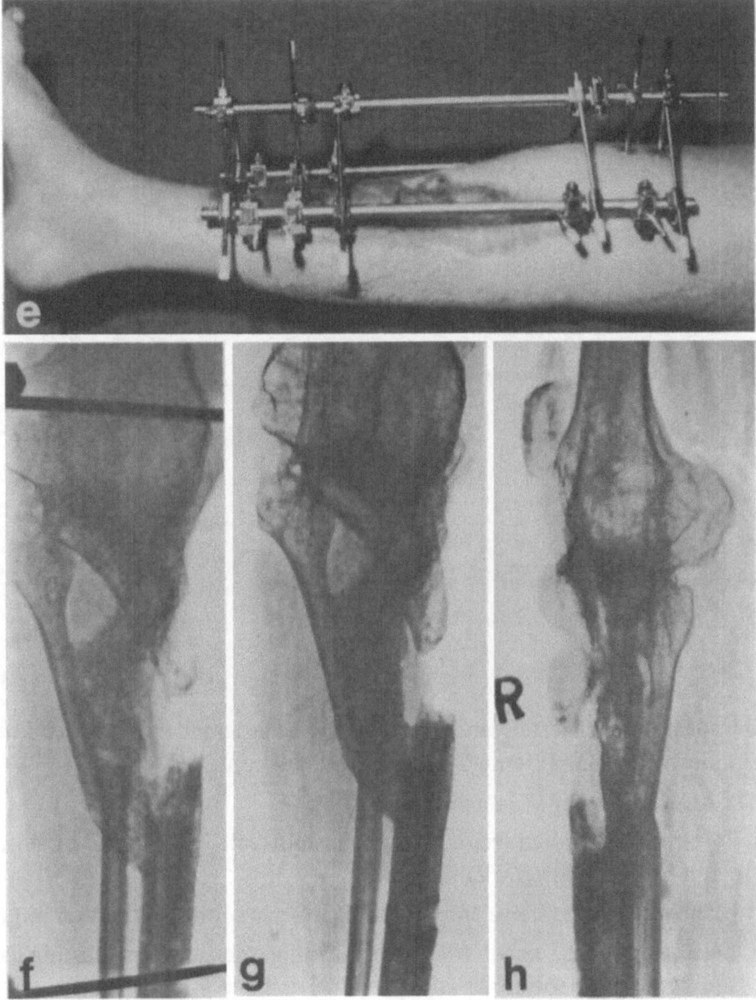

◁ **Abb. 110 a-h.** Septische Schienbeinkopfnekrose nach auswärtig versorgter offener Fraktur, Arthrodese als Erhaltungsversuch des Beines. F.J.R., m., 28 J.

a 6 Monate nach Unfall, intraop. Situs nach totaler Entfernung des sequestrierten Schienbeinkopfes und proximaler Schienbeinfragmente, noch nicht entknorpelte Femurrolle

b Postop. Röntgenbild, Ausfüllen der überfaustgroßen Defekthöhle mit Gentamycin-PMMA-Ketten

c 2 Monate postop., schrittweise osteoplastische Defektauffüllung mit autologer Spongiosa

d, e Räumliche Stabilisierung des Kniegelenkes und des Unterschenkels in der Aufsicht und Seitansicht, geschlossene Weichteile 7 Monate nach Behandlungsbeginn

f Defektüberbrückung unter Einbeziehung der Fibula, 15 Monate nach Behandlungsbeginn, Reduzierung der externen Montage

g, h 26 Monate nach Behandlungsaufnahme, belastungsstabile Arthrodese, 1,5 cm Beinverkürzung, geschlossene Weichteile

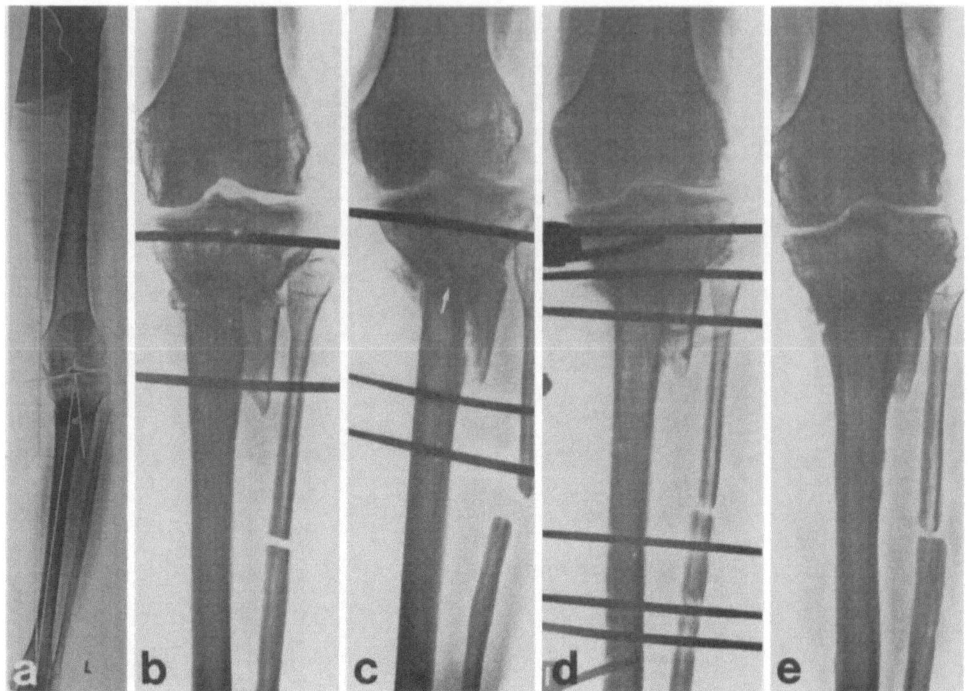

Abb. 111 a-e. Infizierte Pseudarthrose nach valgisierender Schienbeinkopfosteotomie, tibiale räumliche Fixateur-externe-Osteosynthese. H.G., m., 36 J.

a Posttraumatischer Varusfehler von 15°

b Regelrechte infrakondyläre Korrekturosteotomie, primärer Rahmenfixateur mit 2 Steinmann-Nägeln, postop. Frühinfekt

c 2 Monate postop., keine Infektberuhigung nach Rahmenfixation mit 3 Steinmann-Nägeln

d 4 Monate postop., knöcherne Überbrückung und Infektberuhigung nach räumlicher Fixateur-externe-Osteosynthese der proximalen Tibia

e 12 Monate postop., knöcherne Heilung, achsengerechtes Bein, Knie: Strecken/Beugen 0/0/120

Abb. 112 a-e. Infizierte Pseudarthrose mit Kniegelenkempyem nach valgisierender Schienbeinkopfosteotomie. E.S., w., 47 J. ▷

a Regelrechte infrakondyläre Korrekturosteotomie einer idiopathischen Varusfehlstellung

b 3 Monate postop. Fixateur-externe-Osteosynthese wegen Frühinfektion mit massiver Weichteileiterung, später Kniegelenkempyem durch Fortleitung

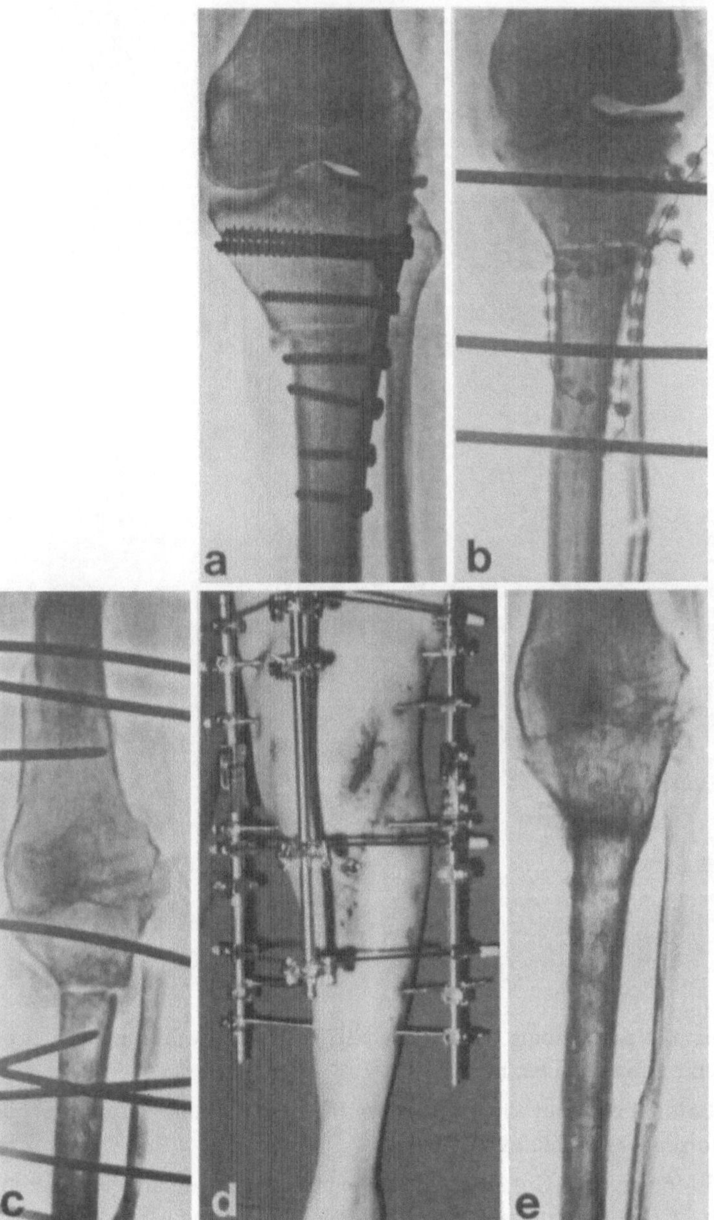

Abb. 112 c-e

c, d Röntgenologischer und klinischer Zustand 12 Monate postop., sparsame Resektionsarthrodese des Kniegelenkes, Kniescheibe und Streckapparat belassen

e 26 Monate postop., Knochenheilung und dauerhafte Infektberuhigung, 2,5 cm Beinverkürzung

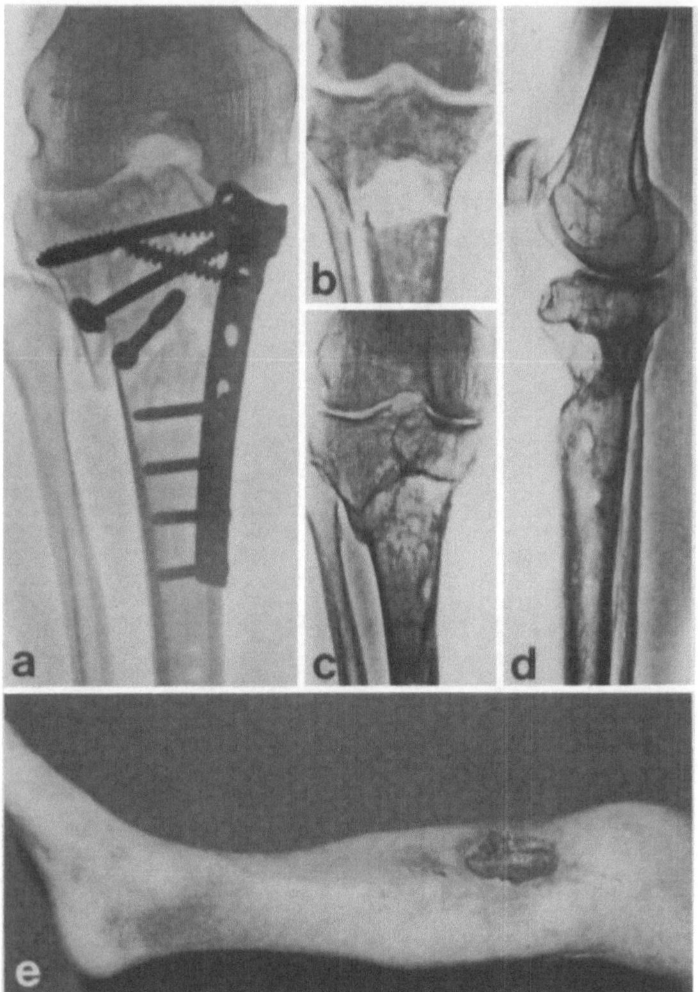

Abb. 113 a-e. Chronische Osteomyelitis und Geschwürbildung einer posttraumatischen Schienbeinkopfmulde. S.R., m., 40 J.

a 1 Monat nach auswärtiger Osteosynthese der bikondylären Schienbeinkopffraktur mit nachfolgendem Frühinfekt

b 5 Monate nach Unfall, ausgedehnte Muldung unterhalb des Gelenkplateaus, Frakturheilung nach Gipsruhigstellung, keine Spongiosaauffüllung

c, d 60 Monate nach Unfall, sklerosierte tiefe Mulde des Schienbeinkopfes, posttraumatische Gonarthrose

e Chronisch rezidivierende Geschwürbildung über dem medialen Schienbeinkopf

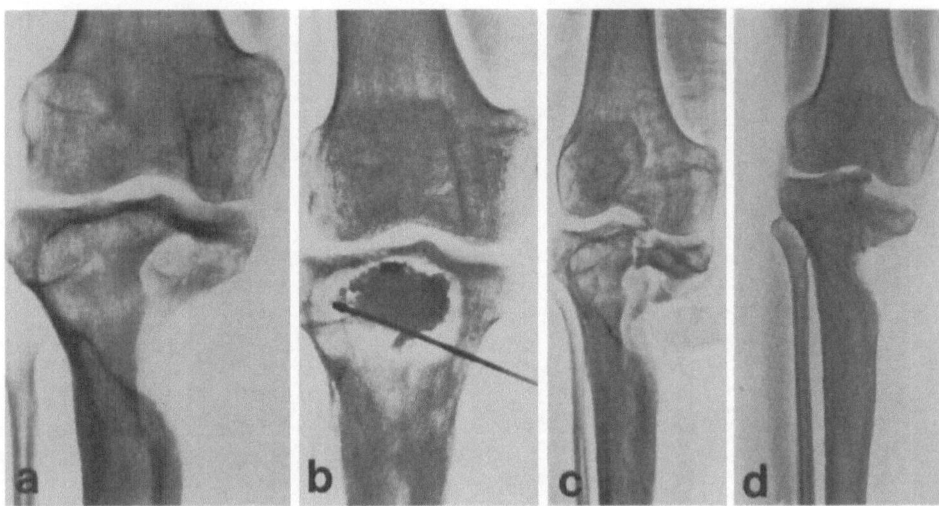

Abb. 114 a-d. Extreme Schienbeinkopfmulde bei posttraumatischer Osteomyelitis mit Spontanfraktur der medialen Gelenkkonsole. S.C., m., 29 J.

a, b Faustgroße, knöcherne Unterminierung des medialen Gelenkplateaus, kein Gelenkinfekt, gute Kniegelenkbeweglichkeit

c Spontanfraktur 30 Monate nach Unfall

d Frakturheilung unter Stufenbildung 6 Monate später, instabiles Kniegelenk, reizlose Weichteile, Knie: Strecken/Beugen 0/0/90, Schienenhülsenapparat

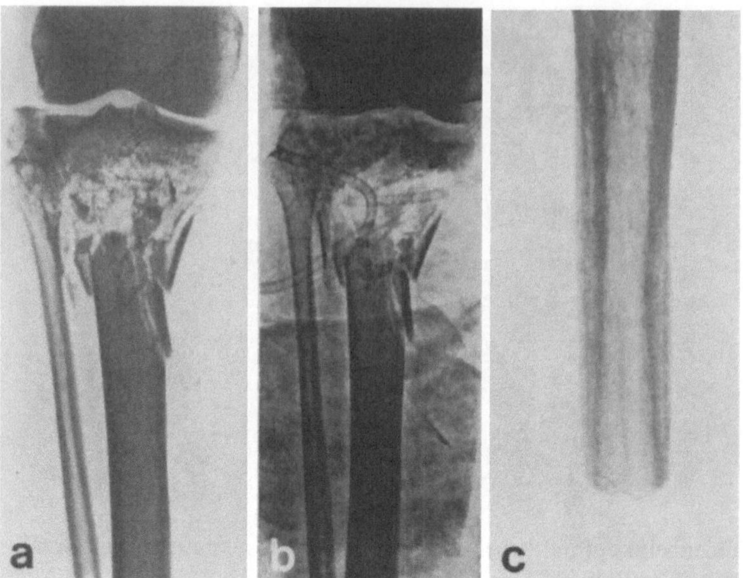

Abb. 115 a-c. Oberschenkelamputation bei nicht beherrschbarer eitriger Osteoarthritis des Schienbeinkopfes nach konservativer Behandlung im Gipsverband. A.F., m., 36 J.

a 1 Monat nach subkapitaler Trümmerfraktur mit primärem Knochendefekt

b 2 Monate nach Unfall, jauchige, faustgroße offene Defekthöhle unterhalb des Kniegelenkes, septisches Krankheitsbild

c Oberschenkelamputation 2 Monate nach Unfall

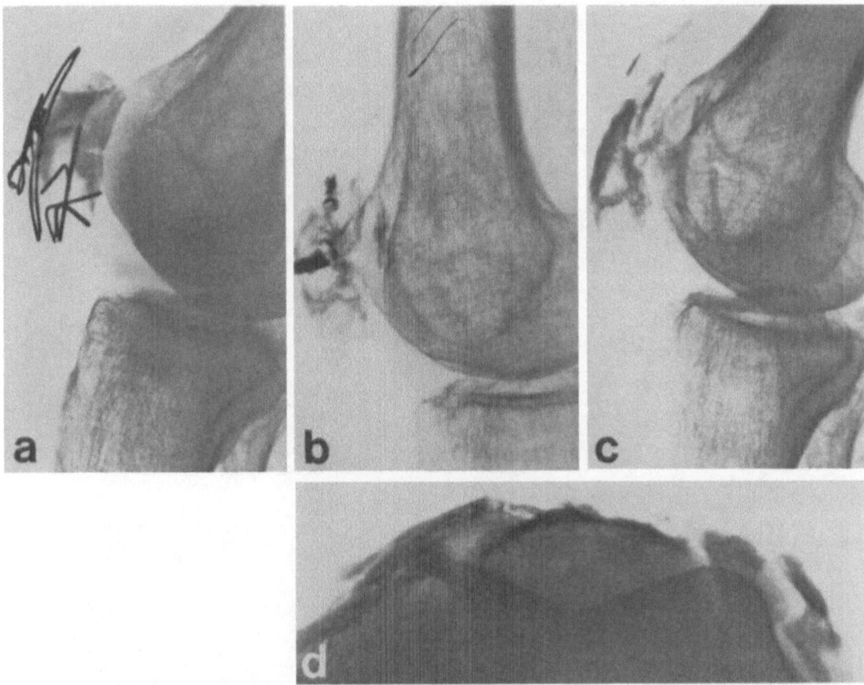

Abb. 116 a-d. Postoperative Osteomyelitis der Kniescheibe, protrahierter Verlauf ohne manifestes Knieempyem. A.B., m., 64 J.

a Osteosynthese mit nachfolgendem Frühinfekt, Fistelung nach außen, Metallentfernung 4 Monate postop.

b 7 Monate postop., 2 Fisteln enden in erbsengroßen Defekthöhlen, kein Kontrastmittelübertritt in den freien Gelenkraum

c 26 Monate postop., osteomyelitische und sekundärarthrotische Deformierung der Patella, Teilankylose der Kniescheibe, gute Kniefunktion: Strecken/Beugen 0/10/130

d Tangentialaufnahme mit Inkongruenz des femoro-patellaren Gelenkes und ausgedehnten periartikulären Ossifikationen

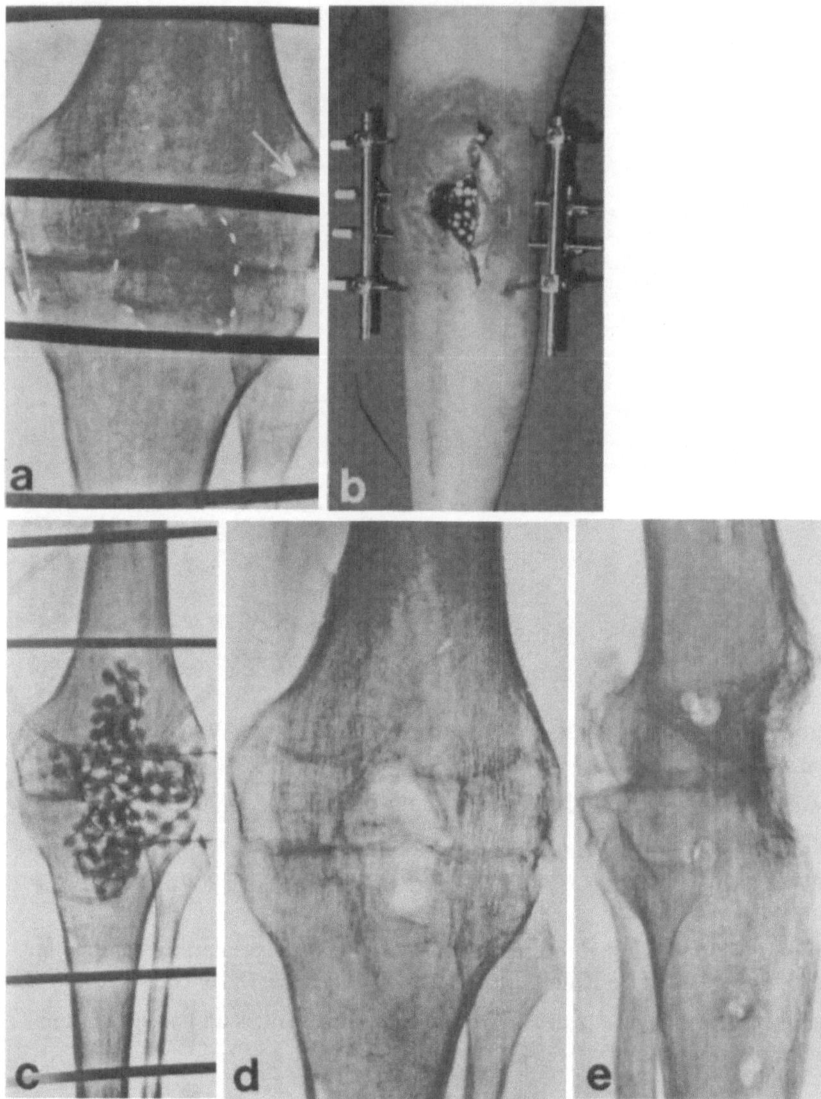

Abb. 117 a-e. Osteomyelitis nach aseptischer Kniearthrodese durch Sequestrierung des Patellablockes. H.Sch., m., 56 J.

a 1 Monat nach Arthrodese, Osteomyelitis der Kniescheibe (markiert), Infektlockerung der osteotomienahen Steinmann-Nägel mit Lysesäumen (*Pfeil*)

b Klinisches Bild nach Debridement und Entfernung des Patellablocks, Ausweitung der Osteomyelitis wegen infektbedingter Instabilität der Doppelrahmenmontage

c Infektberuhigung nach Montage eines räumlichen Fixateur-externe, sekundäre Spongiosaplastik

d, e 4 Monate postop., belastungsstabile Kniearthrodese, zerklüftete Mulde des ehemaligen Patellalagers

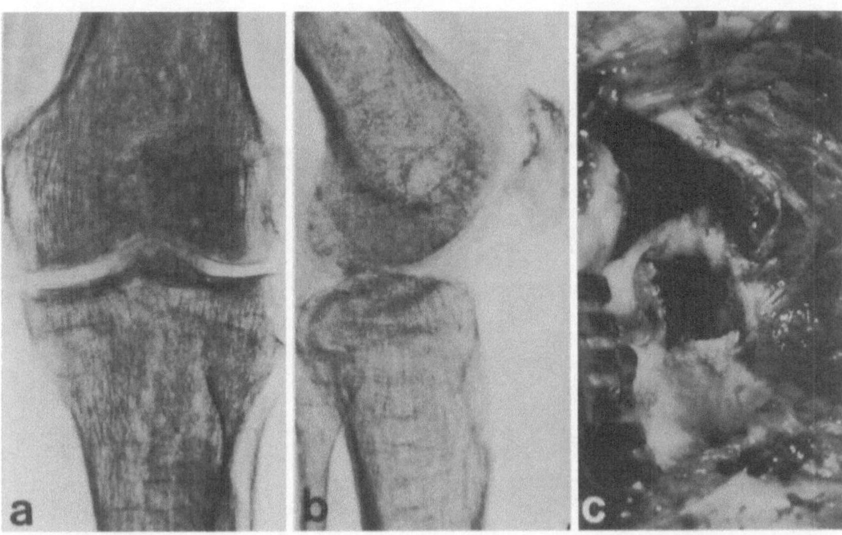

Abb. 118 a-g. Kniegelenkempyem und operative Arthrodese nach perforierender Weichteilverletzung durch einen Nagel. J.C., m., 26 J.

a, b 1 Monat nach Verletzung bei Behandlungsübernahme, zunächst larvierte Entzündung, nach 10 Tagen klinische Symptomatik eines Gelenkempyems; fleckige Auflockerung der Gelenkkörper, subchondrale Aufhellung an der Oberschenkelrolle („Trauerrand"), unscharfe Gelenkbegrenzung

c Intraoperativer Aspekt bei Arthrotomie, bereits zerstörte oder eitrig abgelöste Knorpelfläche der Oberschenkelrolle; Synovektomie und Gelenkerhaltung sinnlos

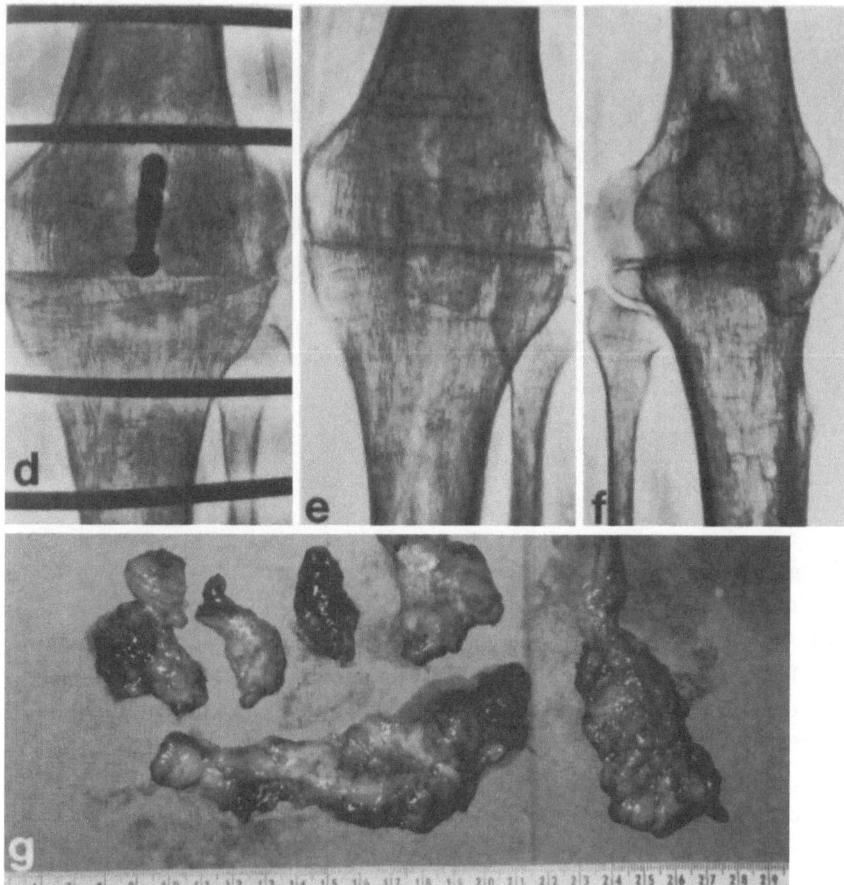

Abb. 118 d-g

d 1 Monat nach Fixateur-externe-Arthrodese, sparsame Resektion der Gelenkflächen

e, f 9 Monate postop., knöcherne Heilung mit standfestem, schmerzfrei belastbarem, 2,5 cm verkürztem Bein

g Präparat der eitrig entzündeten und verdickten Synovialmembran

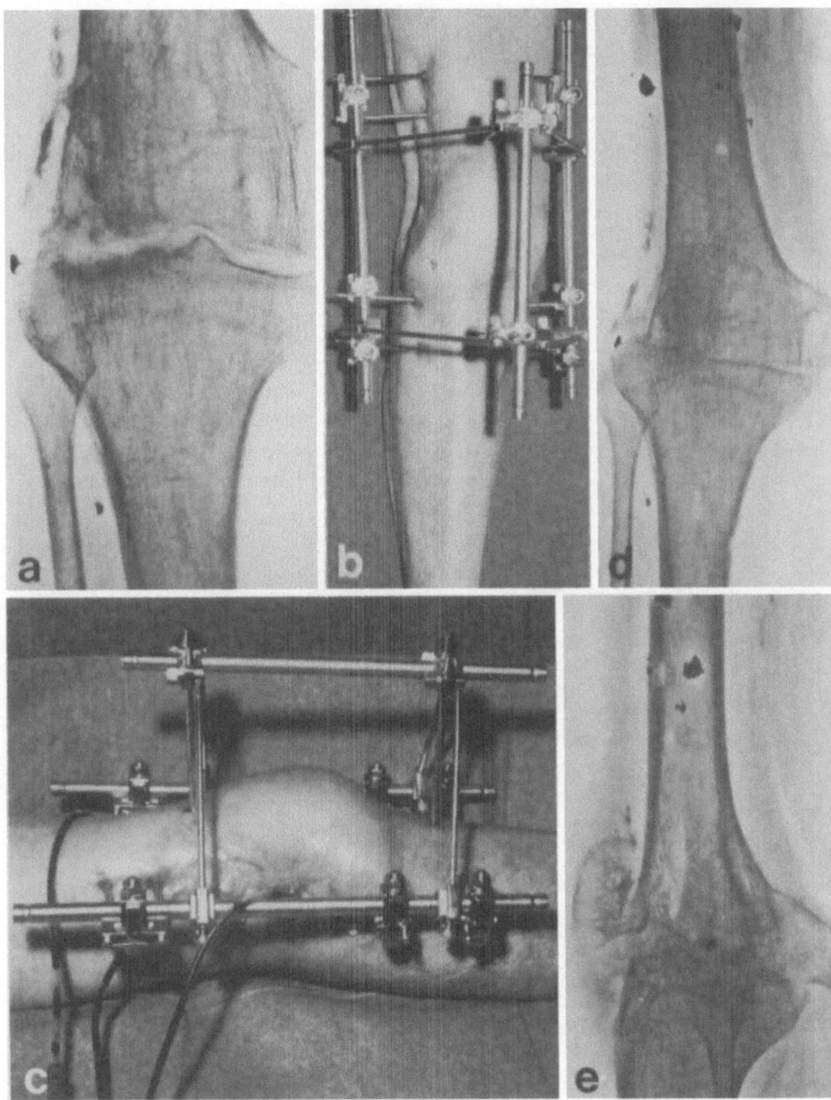

Abb. 119 a-e. Räumliche Fixateur-externe-Arthrodese des infizierten Kniegelenkes (Standardmontage). W.W., m., 57 J.

a Reaktivierte Granatsplitterverletzung mit eitriger Kniegelenkinfektion und Osteomyelitis der lateralen Oberschenkelrolle

b, c Räumliche Montage mit dem Fixateur externe in der Aufsicht und Seitansicht, keine Integration der entknorpelten Kniescheibe in die Arthrodese

d, e 6 Monate postop., ossärer Durchbau der Arthrodese, standfestes und voll belastbares Bein 3 cm Verkürzung

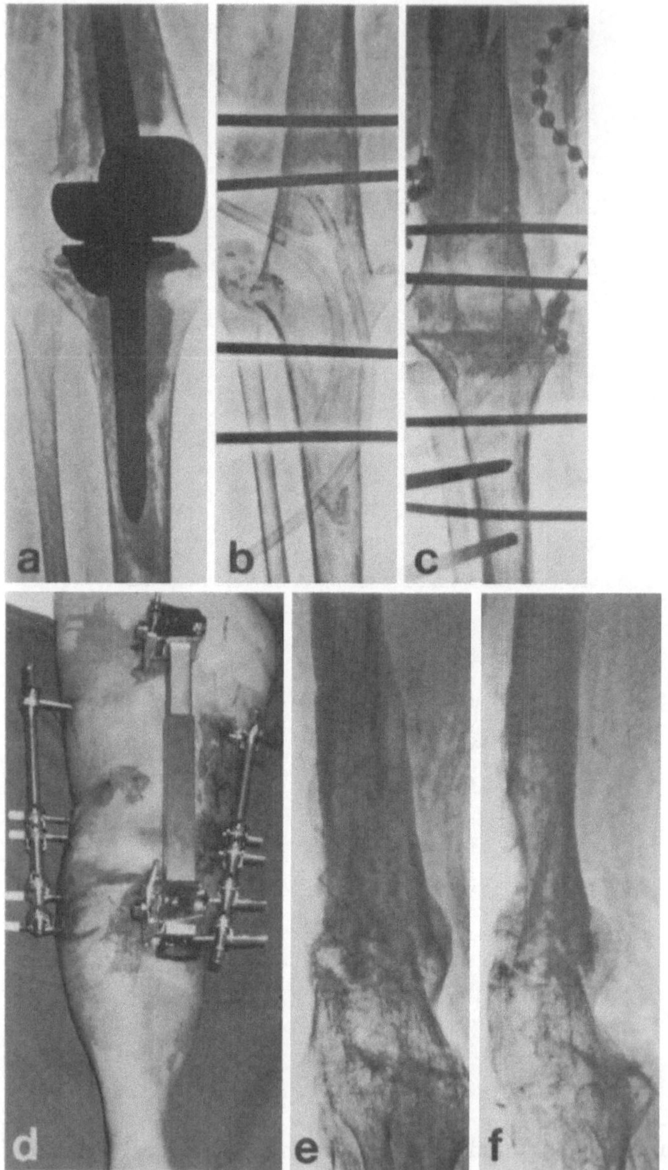

Abb. 120 a-f. Arthrodese nach infizierter, gelockerter Knietotalendoprothese. M.M., w., 67 J.

a Infektgelockerte Knieprothese 14 Monate nach Einbau

b Postop. Einstellung zur Arthrodese, große femoro-tibiale Defekthöhle

c Spontanfraktur des Femurs während der Mobilisierung 1 Monat postop.

d Klinischer Befund nach Erweiterung der Fixateur-externe-Osteosynthese wegen Spontanfraktur

e, f 15 Monate postop., knöcherner Durchbau der Arthrodese, dauerhafte Infektberuhigung, 1 Gehstütze, 6 cm Beinverkürzung

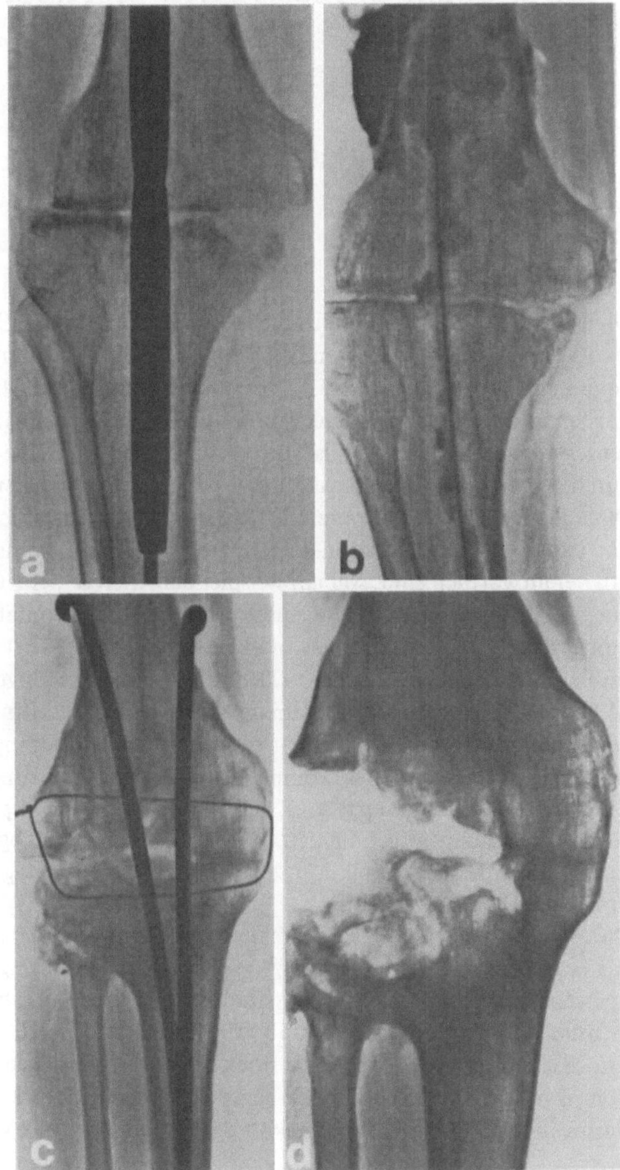

Abb. 121 a-d. Inadäquate Arthrodeseformen

a, b Durchnagelungsarthrodese bei Gonarthrose mit nachfolgender femoro-tibialer Markphlegmone, septisches Krankheitsbild (**a**); Nagelentfernung, infizierte Pseudarthrose (**b**) (L.D., w., 68 J.)

c, d Arthrodeseversuch mit gekreuzten Rush-pins bei Gelenkfraktur mit nachfolgender Osteomyelitis (**c**); 8 Jahre postop. ausgedehnte Defekthöhle nach Debridement, dauerhafte Infektberuhigung und knöcherner Durchbau (**d**), Schienenhülsenapparat (J.H., m., 53 J.)

F. DIE EXOGENE OSTEOMYELITIS DER REGION DES OBEREN SPRUNGGELENKES

1 Einleitung

Die Region des Sprunggelenkes gehört zu den bevorzugten Lokalisationen knöcherner Verletzungen. Fast alle Frakturen bedürfen als Gelenkfrakturen der operativen Behandlung, denn nur stabile und anatomisch verbundene Fragmente, stufenlos zusammengesetzte Gelenkflächen und frühzeitige Gelenkmobilisation reduzieren arthrotische Sekundärschäden [6]. Folgenschwerste Komplikation ist die eitrige posttraumatische und postoperative Infektion, weil durch den eitrigen Gelenkinfekt das Gelenk fast immer irreparabel zerstört wird.

Ohne die Problematik zu vereinfachen und in dem Bewußtsein, daß eine Vielzahl endogener und exogener Faktoren als ineinandergreifende Ursachen für die Entstehung einer Osteomyelitis verantwortlich sind, soll am Beispiel der Analyse der Frakturosteomyelitis der Region des oberen Sprunggelenkes die Bedeutung der Weichteiltraumatisierung in Verbindung mit der Störung der Vaskularisation als Infektursache demonstriert werden (Abb. 122).

Im Zeitraum zwischen Januar 1971 und Dezember 1976 wurden im „Bergmannsheil Bochum" 61 Osteomyelitiden nach Frakturen des Pilon tibial, der Knöchelgabel und des Talus behandelt. Weiterhin umfaßt das Krankengut exogen verursachte Empyeme des Sprunggelenkes ohne Bruchschädigung und Infektkomplikation aseptischer Arthrodesen im oberen Sprunggelenk. Ein Großteil des ausgewerteten Krankengutes wurde mit bereits eingetretener Infektion zur Weiterbehandlung aufgenommen. Wegen dieses unausgewogenen Krankengutes einer Berufsgenossenschaftlichen Klinik mit septischer Sonderabteilung sind vergleichende Schlußfolgerungen nur bedingt zu ziehen.

Die Möglichkeiten einer gelenkerhaltenden Therapie bei manifester Osteomyelitis sind eng begrenzt. 56 Infekte führten zur Arthrodese des Sprunggelenkes. Die Auswertung der Spätresultate nach Versteifungsoperationen im Infekt ergab – gemessen an den Ergebnissen aseptischer Arthrodesen – oft unbefriedigende Ergebnisse. Deshalb ist eine frühzeitige Arthrodese anzustreben, sobald die Infektzerstörung des Gelenkes eine sinnvolle Gelenkfunktion nicht mehr zuläßt und noch bevor durch Kontrakturen und Dystrophien die günstige Formgebung und die Trainierbarkeit des im Sprunggelenk versteiften Fußes verlorengeht.

2 Osteomyelitis nach distaler intraartikulärer Unterschenkelfraktur (Pilon tibial)

Nach den Prinzipien der AO erfordern die Frakturen des Pilon tibial die operative Wiederherstellung der Gelenkfläche durch Osteosynthese (Abb. 125, 126, 129). Auch bei schwierigen Bruchformen distaler intraartikulärer Unterschenkelbrüche empfehlen Heim [16, 17], Rüedi [43] und Weber [54] aufgrund der Resultate ihrer größeren Kollektive die Osteosynthese. Grundgedanke ist, daß das frakturzerstörte Sprunggelenk auf konservativem Wege nicht wie-

derhergestellt werden kann [12, 18]. Nach Rüedi [42, 43] stehen die Entwicklung einer Arthrose und unbefriedigende Spätergebnisse in direkter Beziehung zu mißglückten Rekonstruktionen des tibialen Gelenkplateaus. Dem wird von Anhängern konservativer Behandlung [24, 28, 48] anhand ihrer Untersuchungsserien entgegengehalten, daß die anatomischen und traumatologischen Besonderheiten am Pilon tibial mit vielgestaltigen Bruchstücken, interfragmentären Trümmerzonen, metaphysärer Impaktierung und spongiösen Substanzdefekten eine Rekonstruktion der tibialen Gelenkfläche vielfach nicht zulassen und eine übungsstabile Fragmentfixation in Frage stellen. Wenn bei derart „inoperablen" Fällen das Ziel des operativen Einsatzes verfehlt wird, bedeutet die Freilegung zahlreicher Fragmente nur eine zusätzliche Störung der Knochendurchblutung (Abb. 128, 133), [52]. Nach Jahna [24] beeinflußt eine vertretbare Fehlstellung und Gelenkstufe nach konservativer Behandlung das Spätresultat weniger negativ als gleiche Befunde nach operativem Vorgehen.
Von den verschiedenen Autoren wird zwar wiederholt auf Quellen und Gefahren posttraumatischer Infektionen hingewiesen, angesichts zufriedenstellender Gesamtergebnisse wurde eine beunruhigende Infektquote sowohl von den Anhängern operativer als auch konservativer Frakturbehandlung nicht veröffentlicht. Gemessen an der posttraumatischen Arthrose rückte die Auswertung unseres Krankengutes ein weit folgenschwereres Problem in den Vordergrund: die posttraumatische Osteomyelitis nach Pilonfrakturen [35]. Auch unter Berücksichtigung des unausgewogenen Krankengutes einer Berufsgenossenschaftlichen Klinik ist die Zahl von 31 Osteomyelitiden, die innerhalb von 6 Jahren im „Bergmannsheil Bochum" zur Behandlung kam, alarmierend. Dies gilt schon deshalb, weil es sich nicht um häufige Frakturen handelt [6, 44, 54]. Die Auswertung dieser Komplikationsfälle soll nicht nur eine deskriptive Darstellung der Osteomyelitiden nach Frakturen des Pilon tibial sein. Vielmehr stellt sich die Frage, ob nach Analyse der Frakturmechanismen und des posttraumatischen Weichteilschadens ein an sich erfolgreiches Behandlungsprinzip noch einer Abgrenzung des Indikationsbereiches bedarf. Im Abschnitt 2.4.2 (s. unten) wird deshalb die Fixateur-externe-Osteosynthese bei infektgefährdeten Frakturen des Pilon tibial dargestellt.

2.1 Bemerkungen zur Einteilung der Frakturen und Unfallmechanik

Die von Rüedi [43] ausgearbeitete Einteilung nach 3 Schweregraden geht vom Ausmaß der knöchernen Zerstörung im oberen Sprunggelenk aus (Abb. 127). Diese Einteilung erlaubt eine Aussage über die zu erwartenden operationstechnischen Probleme bei der Wiederherstellung des Gelenkes und eine Prognose des Spätresultats. Bei der vorliegenden Analyse wurde die Einteilung Rüedis übernommen. Trotzdem wurde als nachteilig empfunden, daß das Punktesystem eine rasche Verständigung über den Befund erschwert, zumal sich vielfach das endgültige Urteil über den Schweregrad erst nach der Operation fällen läßt (Abb. 127). Vereinfachend und unter Bezug auf die einzuschlagende Operationstechnik empfiehlt Rüter [44] eine Unterteilung in mediale und laterale Spaltfrakturen, Impressionsfrakturen und Trümmerfrakturen. Die Auswertung der Verletzungsmechanismen ergab 3 unfallmechanische Hauptformen, die zur Verletzung des oberen Sprunggelenkes mit Bruch des Pilon tibial führen (Tabellen 77 und 78).

Unfallgruppe 1. Stauchung des Beins in der Längsachse mit Zermörserung der Gelenkpfanne des oberen Sprunggelenkes als teilweise indirekte Frakturform (z.B. Suizidversuch durch Sprung aus dem Fenster, Sturz von der Leiter oder vom Gerüst; Abb. 123 b, c, d, 126, 127).

Unfallgruppe 2. (Zer-)Quetschung des Unterschenkels und des Fußes durch direkte, erhebliche äußere Gewalteinwirkung mit meist ungleichförmiger, scharfkantiger oder stumpfer Oberflächengestalt (z.B. Bergmann „unter Bruch“, zwischen Wand und Bagger eingequetscht, Verkehrsunfall), (Abb. 123 a, 129, 137, 138).

Unfallgruppe 3. Verrenkungsmechanismen im oberen Sprunggelenk mit forcierter axialer und torquierender Kraftkomponente (z.B. Sturz beim Skisport, Treppabspringen mit Umknicken, Fehltritt in eine Grube), (Abb. 125).

Alle kontrollierten Pilonfrakturen konnten zwanglos einer Unfallgruppe zugewiesen werden. Aus Tabelle 77 geht hervor, daß von 64 Patienten 52 Betroffene der Unfallgruppe 1 und 2 (mit jeweils mittelschwerer oder schwerer Weichteiltraumatisierung) zuzuordnen waren. Den typischen Unfallursachen entsprechen nahezu regelmäßig charakteristische Weichteilverletzungen (Tabellen 77 und 78):

Weichteile bei Unfallgruppe 1. Durchspießung und Rißverletzung durch scharfkantige Fragmente; der Anteil quetschender Weichteiltraumatisierung ist abhängig von Fußstellung, Verrenkungswucht und Oberflächengestalt im Moment des Aufpralls; nicht selten geschlossene Verletzung (Abb. 123 d, 126).

Weichteile bei Unfallgruppe 2. Ausgedehnte Traumatisierung der Weichteile durch Quetschung, Berstung, Scherung, Druck oder Perforation; zur Nekrotisierung neigende, zerfetzte und verschmutzte Wunden und Weichteildefekte; auch ohne Wunde diffuse Weichteilkontusion mit subkutanen Zerreißungen und Quetschungen; „innerer Dekubitus“ durch Druck dislozierter Fragmente (Abb. 122 c, 123 a, 132, 138).

Weichteile bei Unfallgruppe 3. Selten offene Frakturen; „normales“ Frakturhämatom und Schwellung; diffuse Weichteilschädigung bei länger unreponierten Luxationen (Abb. 125).

Die Analyse der Unfallmechanik ergab, daß die Frakturen des Pilon tibial in besonderem Maße in Beziehung zu den begleitenden traumatischen Weichteilschäden stehen [37]. Die 3 Unfallmechanismen hinterlassen typische Weichteilschäden. Unabhängig von der Unfallmechanik ist die sparsame und knochenkantenüberspannende Weichteildeckung des distalen Unterschenkels und des Fußes besonders unfallexponiert. Den komplexen offenen und noch geschlossenen Weichteilschäden werden die geläufigen Einteilungen in offene und geschlossene Frakturen nicht gerecht. Zusammenfassend bestimmen die Weichteilschäden als erstrangige Infektquelle und Ursache von Durchblutungsstörungen die Prognose der Verletzung entscheidend.

2.2 Bemerkungen zur Vaskularisierung des traumatisierten Pilon tibial

Unter dem Anspruch einer stabilen und anatomischen Gelenkrekonstruktion erfordern die schwierigen Osteosynthesen des frakturierten Pilon tibial selbst beim Geübten eine längere Operationsdauer, was in Verbindung mit der operativen Freilegung das Angehen einer Knocheninfektion begünstigt [4, 35]. Die Komplikation einer posttraumatischen Osteomyelitis ist aber nicht nur durch primäre oder sekundäre Kontamination einer Weichteilverletzung oder Operationswunde erklärbar. Ernährungsstörungen mit nachfolgendem Gewebsuntergang sind ebenso als Ausgang der Infektmanifestation anzusehen. Mit der Ausnahme der Talusfraktur ist die Gefäßversorgung bei keiner anderen Frakturform der „Stauchungskette" des Beins derart gefährdet wie bei der Pilonfraktur. Es stellen sich 4 miteinander verbundene Problemkreise:

- Traumatische Störung der Gefäßversorgung: die direkte Schädigung der großen Hauptarterien ist selten, eher kommt es zu Verletzungen von Gefäßen kleineren Kalibers von außen oder durch scharfkantige Fragmente von innen. Der Druck dislozierter Fragmente oder des Gipsverbandes verursacht Zirkulationsstörungen, ebenso wie Schwellungen und Schnürungen oder ein Wundverschluß unter Spannung. Örtliche, stoffwechselbedingte Gewebsveränderungen nach offenen Frakturen, spastisch reflektorische Gefäßmechanismen oder traumatische Intimaschäden mit Verlegung durch Abscheidungsthromben sind weitere Faktoren gestörter Durchblutung [61]. Schließlich sind einzelne Fragmente oder ganze Trümmerzonen aus ihrem vitalen Verband gerissen (Abb. 123, 126, 132, 135).
- Die vorgegebene Gefäßversorgung der distalen Tibia ist in Verbindung mit unfallfremden Durchblutungsstörungen anfällig und arm an Kollateralkreisläufen, was Nekrosen begünstigt (Abb. 122), [35].
- Die exogen traumatisierte und endogen belastete Gefäßversorgung wird auch bei schulmäßigem Vorgehen durch die Operation zusätzlich geschädigt (Abb. 125, 126, 129).
- Die so erschwerte normale Frakturheilung ist nur begrenzt imstande, ausgelöste Fragmente zu revitalisieren und eingebrachte Spongiosa zu vaskularisieren, besonders wenn sie dem internen Implantat direkt anliegen (Abb. 135). Der auffällige Anteil von Spätinfektionen spricht für anhaltend gestörte Zirkulationsverhältnisse mit ausbleibender Integration von Fragmenten und Spongiosa (Abb. 125).

2.3 Ursachen, Häufigkeit, Klinik

Zwischen Januar 1971 und September 1976 wurden im „Bergmannsheil Bochum" 31 Osteomyelitiden nach Frakturen des Pilon tibial behandelt (Tabelle 78).
19 Patienten wurden zur Weiterbehandlung der Osteomyelitis von auswärts übernommen. Es handelte sich um 29 Männer und 2 Frauen bei einem Durchschnittsalter von 43 Jahren. Nur 3 Verletzte entsprachen dem Unfallmechanismus der Gruppe 3 (Verrenkung). Alle übrigen Frakturen des Pilon tibial entsprachen etwa zur Hälfte der Unfallgruppe 1 (Stauchung) und

Tabelle 77. Unfallmechanische Hauptformen der Frakturen des Pilon tibial. (Bergmannsheil 1971-1976, n=64)

Unfallgruppe	Anzahl	Unfallmechanik	Weichteiltrauma	Berufsgruppe (Beispiel)
1	34	Axiale Stauchung (+ Verrenkung)	Mittelschwer	Bauarbeiter
2	18	Quetschung	Schwer	Bergmann
3	12	Verrenkung (+ axiale Stauchung)	Leicht	Skifahrer

Tabelle 78. Zusammenhang von Unfallmechanismus, offener Fraktur und schwerer knöcherner Verletzung (Schweregrad III nach Rüedi) bei Pilonfraktur mit nachfolgender Osteomyelitis. (Bergmannsheil 1971-1976, n=31)

Unfallmechanismus	Anzahl	Offene Fraktur	Schweregrad III	Arbeitsunfall
Gruppe 1 (Stauchung)	15	10	14	14
Gruppe 2 (Quetschung)	13	11	8	12
Gruppe 3 (Verrenkung)	3	-	1	1

der Unfallgruppe 2 (Quetschung) (Tabelle 78). In 21 Fällen lagen offene Frakturen (fast immer zweit- und drittgradig) vor. In 6 weiteren Fällen waren geschlossene Weichteile erheblich kontusioniert. Somit wiesen nur 4 Verunfallte traumatisch wenig belastete Hautverhältnisse auf. Dem Berufszweig und der Arbeitswelt entsprechend umfassen die 27 Arbeitsunfälle der Osteomyelitisgruppe jeweils nur wenige aber typische Verletzungsmuster. Allein 12 Unfälle betrafen das Baugewerbe und 6 den Bergbau. Die als charakteristisch geltenden Wintersportunfälle sind nur 2mal vertreten. Das Patientengut von Rüedi [43] bestand zu 3/4 aus Skifahrern, deren Verletzungen wir größtenteils der Unfallgruppe 3 zuordnen würden [2]. Die Auswertung der Unfall- und Repositionsbilder entsprechend dem Schema Rüedis [43] ergab 23 knöcherne Verletzungen des Schweregrades III. Dem Schweregrad I gehörte keine Frakturosteomyelitis an (Tabelle 78). Zur besseren Vergleichbarkeit wurden je nach Vorbehandlung 3 Serien unterteilt:

2.3.1 Osteomyelitis nach auswärtiger operativer Erstbehandlung

17 von 31 Fällen waren primär auswärts operativ versorgt worden. Die Operation erfolgte 13mal am Unfalltag. Die Osteosynthesen erwiesen sich vorwiegend als unzureichend – vielfach nicht einmal lagerungsstabil – und erbrachten eine mangelhafte Wiederherstellung der Gelenkfläche (Abb. 127, 128, 130). Die Instabilität erforderte eine durchschnittliche Gipsruhigstellung von 7 Monaten, ohne daß ein sekundäres Abweichen der Bruchstellung in 14 Fällen verhindert werden konnte. Bei 11 Patienten wurde angesichts der Infektion vor der knöchernen Überbrückung und ohne neuerliche Fixation das Metall entfernt. Die Zuweisung erfolgte im Mittel erst 11,3 Monate nach dem Unfall, wobei der günstige frühe Zeitpunkt einer konsequenten Osteomyelitisbehandlung bereits versäumt war. Bei Übernahme der Behandlung wurde das Bein im Regelfall entlastet, die Gelenkfunktion war bei Spitzfußstellung und Achsenabweichung aufgehoben.

2.3.2 Osteomyelitis nach operativer Erstbehandlung im „Bergmannsheil Bochum"

Die Serie der 8 Knocheninfektionen nach Pilonfrakturen entfällt auf das weniger ausgesuchte Krankengut von 42 im gleichen Zeitraum hier primär behandelten Verletzungen. Es ist zu unterstellen, daß die Osteosynthese der Pilonfrakturen von unfallchirurgisch Geübten nach den AO-Richtlinien beherrscht wurde (Abb. 125, 126, 129, 135), [16, 18]. Im Gegensatz zur auswärts operierten Gruppe erzielte die hier vorgenommene Osteosynthese immer die Wiederherstellung der tibialen Gelenkfläche, wenn auch in 3 Fällen eine Gelenkstufe verblieb und die Fixation 3mal nur als lagerungsstabil bezeichnet wurde. Die zusätzliche Ruhigstellung dauerte durchschnittlich 5 Wochen.

2.3.3 Osteomyelitis nach konservativer Erstbehandlung

Wegen eines zeitlich verschleppten lokalen Zustands oder wegen allgemeiner Kontraindikationen wurde in 6 Fällen eine konservative Behandlung der Pilonfrakturen durchgeführt. Alle Frakturen waren drittgradig offen. Eine auch nur annähernde Wiederherstellung der erheblich zerstörten Gelenkfläche gelang nicht. Nach eingetretener Osteomyelitis wurde die konservative Behandlung durchschnittlich 3,5 Monate nach dem Unfall abgebrochen. Immer war die Beweglichkeit des Sprunggelenkes aufgehoben, mehrfach von Achsenfehlern und Spitzfuß begleitet.

2.4 Therapie

2.4.1 Gelenkerhalt oder Arthrodese – prinzipielle therapeutische Kriterien

Bei Osteomyelitis nach distalen intraartikulären Tibiafrakturen ergeben sich zwei grundsätzliche Behandlungswege:

- Infektsanierung unter Gelenkerhaltung (Abb. 124, 125, 126),
- Infektsanierung durch Arthrodese (Abb. 129, 130, 131, 133, 134).

Abgesehen von den üblichen allgemeinen und lokalen Indikationskriterien sind folgende Parameter Ausgang der therapeutischen Entscheidung:

- Gelenkfunktion,
- Zustand der Weichteile,
- Infektausdehnung und Beziehung zum Gelenk,
- Fraktur- und Gelenkstellung,
- Zustand der Fragmentfixation und Fragmentabbindung.

Für die Mehrzahl der Osteomyelitiden nach Pilonfrakturen steht bei infektzerstörtem Gelenk die Indikation zur Arthrodese außer Zweifel (Abb. 130, 132, 134), (Tabelle 83), [23]. Die Infektsanierung durch Kompressionsarthrodese des oberen Sprunggelenkes mit externer Fixation ist der sicherste Weg, den Infekt zu beherrschen und in angemessen kurzer Zeit die Standfestigkeit des Beins wiederherzustellen. Indikation und Technik der Arthrodese bei Infektionen des Sprunggelenkes werden gesondert (s. Abschn. 7) abgehandelt. Schwierigkeiten bereitet es, unter den individuellen Gegebenheiten des Einzelfalles die Indikation eines sinnvollen Gelenkerhaltes zu erkennen. Prinzipiell ist die Ausgangssituation mit der posttraumatischen Osteomyelitis kniegelenknaher Frakturen vergleichbar (vgl. Kap. E, 7). Die Besonderheiten der Region des Sprunggelenkes ergeben sich aus dem Vorliegen von vielfach sehr kleinen Fragmenten (Abb. 128, 133), der ungenügenden Weichteil- (und Implantat-)-deckung (Abb. 132, 134), den vorbestehenden und infektbedingten peripheren Durchblutungsstörungen (Abb. 138) und der biomechanischen Bedeutung von metaphysären Defekten und den Möglichkeiten ihrer Auffüllung (Abb. 134, 135). Verallgemeinernd ist die Qualität sowohl der internen als auch der externen gelenkerhaltenden Osteosynthese bei Osteomyelitiden der distalen Tibia geringer als bei vergleichbarer Situation in Knienähe. Andererseits verläuft die funktionelle Anpassung an eine Versteifung im Sprunggelenk wesentlich einfacher als am Kniegelenk [1, 8]. Voraussetzungen für gelenkerhaltende Maßnahmen (Abb. 124, 126, 127) sind:

- erhaltene Gelenkfunktion,
- lokale Begrenzung des osteomyelitischen Herdes und des Infektes ohne Befall des Sprunggelenkbinnenraums,
- ausreichende Gelenk- und Fragmentrekonstruktion oder Möglichkeit zur einfachen Korrektur,
- stabile (Re-)Osteosynthese (je nach Zustand der Fragmentabbindung).

Am günstigsten ist es, wenn nach einem Revisionseingriff mit Debridement eine stabile interne Fixation belassen werden kann [60]. Bei instabilen Osteosynthesen und Indikation zum Gelenkerhalt ist die Zweckmäßigkeit einer internen Refixation gegenüber der externen Osteosynthese abzuwägen. Unter den Bedingungen des eitrigen Knocheninfektes und des drohenden Gelenkempyems sind eingreifende, rekonstruierende Maßnahmen, wie etwa die Beseitigung von Gelenkstufenbildungen, ausgeschlossen. Die interne Osteosynthese ist zu bevorzugen, wenn die Vorteile einer interfragmentären Kompression die infektbegünstigenden Nachteile eines im Bereich des Infektherdes liegenden Implantates überwiegen und die Implantate unter vitale Weichteile zu verlagern sind. Dabei ist eine stabile Osteosynthese mit dem geringstmöglichen Aufwand an Implantaten anzustreben. Kleinere Fragmente mit schrägem Bruchverlauf sind durch Zugschrauben unter interfragmentärer Kompression zu fixieren.

Der Fixateur externe eignet sich eher für die Osteosynthese größerer Fragmente (Abb. 124). Während Achsenkorrekturen ohne Weichteilfreilegung bis zu einem gewissen Grad möglich sind (Abb. 126), ist die Korrektur eines Einzelfragments kaum gegeben (Abb. 128). Nach den Stabilitätsprüfungen von Kleining u. Hierholzer [26] mit verschiedenen Montageformen ist für eine stabile externe Osteosynthese Voraussetzung, daß im distalen, gelenktragenden Hauptfragment mindestens ein Steinmann-Nagel und eine Schanzsche Schraube verankert werden können (Abb. 126). Dabei ist es vorteilhaft, wenn vorausgehend der distale Gelenkblock bereits knöchern abgebunden hat. Die lokale Beziehung zwischen dem Steinmann-Nagel und der Schanzschen Schraube untereinander sowie in bezug auf den Herd der infizierten Pseudarthrose und auf den Sprunggelenksspalt darf keinesfalls zu eng werden. Ist der Abstand zu gering (weniger als 2 cm), besteht die Gefahr, daß die „normale“ Kanalinfektion zu konfluierenden Infekten mit eitriger Nekrose von Knochen und Weichteilen und konsekutiver Instabilität mit Ausbildung großer ossärer Defekte führt (Abb. 135), [5]. Die Konzentration von Implantaten auf zu engem Raum ist auch der Grund, weshalb eine Kombination interner und externer Osteosynthese nicht empfehlenswert ist. Sind kurze, distale Fragmente nicht sicher zu fixieren, so ist eine gelenküberbrückende, externe Osteosynthese ohne Kompression und ohne Eröffnung des Gelenkraums anzustreben (Abb. 128), [35]. Je nach Situation ist der distale Steinmann-Nagel durch den Talus oder den Kalkaneus einzubringen. Dennoch ist die gelenküberbrückende Fixation zwiespältig zu beurteilen. Einerseits stellt diese Form der externen Osteosynthese die letzte Alternative einer den Ansprüchen an die Infektsanierung genügenden stabilen Fixierung dar, andererseits ist die Gefahr des irreversiblen Gelenkschadens auch ohne Kompression des Gelenkspalts erheblich. Wenn als Behandlungsresultat nur eine schmerzhafte, gereizte Wackelsteife des Gelenkes verbleibt, hätte, von möglichen Sekundärkomplikationen abgesehen, eine sofortige Resektionsarthrodese zumindest einen Zeitgewinn für den Patienten erbracht (Abb. 127, 128). Demgegenüber erfordert in vielen Fällen die Instabilität der infizierten Fragmente eine sofortige Fixierung, während die Infektaktivität die Ausdehnung des Eingriffs mit Resektion und Entknorpelung der Gelenkflächen verbietet (Abb. 132). Allgemein ist es wichtig, frühzeitig zu prüfen, ob die Voraussetzungen für eine sekundäre Arthrodese gegeben sind.

2.4.2 Fixateur-externe-Osteosynthese bei infektgefährdeten Frakturen des Pilon tibial

Die Mehrzahl der Pilonfrakturen ist eine Indikation zur internen Osteosynthese der distalen Tibia und der Fibula unter Wiederaufbau der Gelenkfläche (Abb. 136), [16, 17, 18, 38]. Unsere Untersuchungen zeigten bei Pilonfrakturen jedoch eine Infektrate, die die allgemein tolerierte Schwelle nach operativer Knochenbruchbehandlung übersteigt. Wesentliche Parameter der Infektanfälligkeit sind die trümmerhafte Zerstörung der distalen Tibiagelenkfläche, offene und geschlossene Weichteilverletzungen und die gestörte Vaskularisierung des distalen Unterschenkels. In der Versorgung offener und weichteilgeschädigter Schaftfrakturen ist der Fixateur externe das anerkannte Osteosynthesemittel [20, 40]. Analog bedeutet diese Methode eine operative Alternative zur Behandlung weichteil- und ernährungsgestörter, also infektanfälliger Pilonfrakturen [35]. Die Operation beginnt mit einer anatomiegerechten internen Osteosynthese der Fibulafraktur durch eine Drittelrohrplatte (Abb. 136, 138). Mit der so wiederhergestellten ursprünglichen Länge ist eine Reposition des von den Syndesmosenbändern gehaltenen fibularen Tibiafragments und vielfach der gesamten Tragfläche verbunden. Unter Zug eines in das Fersenbein eingebrachten Steinmann-Nagels und durch die Formgebung der Talusrolle bei Bewegungsmanövern wird die geschlossene Reposition der Pilonfraktur vervollständigt. In Einzelfällen ist die perkutane Reposition eines größeren dislozierten Fragments mit einem Einzinker erfolgreich. Gelingt auf diese Weise eine befriedigende Gelenkrekonstruktion nicht, so ist eine schonende, offene Reposition in Verbindung mit der dann meist erforderlichen Spongiosaplastik angezeigt. Ein weiterer Steinmann-Nagel durch den Talushals und Steinmann-Nägel durch das distale Tibiadrittel ermöglichen die triangelförmige Verstrebung des externen Fixationssystems (Abb. 136, 137, 138). Modifikationen ergeben sich aus der jeweiligen operativen Situation, die nicht schematisiert werden kann. Die Weichteil- und Knochendurchblutung wird durch die operative Freilegung nicht wesentlich belastet. Der Fixateur externe wirkt im oberen Sprunggelenk als Platzhalter und komprimiert die Gelenkanteile nicht. Die postoperative Wundpflege ist erleichtert und übersichtlich, Lagerungsschäden entfallen. Das weitere Vorgehen ist durch 4 Möglichkeiten gekennzeichnet:

- Bei regelrechter Gelenk- und Bruchstellung wird der Fixateur externe bis zur knöchernen Konsolidierung belassen. Zusatzeingriffe zur Hautdeckung oder Spongiosaplastik sind möglich (Abb. 137).
- Bei unbefriedigender Gelenk- und Bruchstellung wird die vollkommene Weichteilheilung abgewartet. Sind die Hauptfragmente nicht abgebunden, erlauben intakte Weichteile eine interne Osteosynthese. Der Preis einer dann nicht mehr voll auszugleichenden Gelenkstufe erscheint vor dem Hintergrund einer möglichen Knocheninfektion vertretbar.
- Verbleibt eine regellose, nicht reparable Gelenkstellung, so ist nach Weichteilheilung und im Stadium der Revaskularisierung der Fragmente die frühe, sekundäre Arthrodese zu empfehlen [6, 8, 14].

- Kommt es bei prekärer Ausgangssituation zur Infektion, so ist der Fixateur externe ohnehin das therapeutische Mittel der Wahl (Abb. 138).

2.5 Krankengut und Behandlungsergebnisse

Das Krankengut umfaßte 31 Osteomyelitiden nach Frakturen des Pilon tibial. Die Behandlung der Patientengruppe nach auswärtiger Erstversorgung wurde durch die gravierenden Sekundärveränderungen des Sprunggelenkes und des gesamten Fußskeletts mit vielfach langdauernder Infektion bestimmt (Tabelle 79). In 10 Fällen erfolgte die Einstellung zur Arthrodese mit Fixateur externe nach Sequestrektomie und Korrektur von Spitzfuß und Achsenfehler (Abb. 139). Nahezu immer waren Spongiosaverpflanzungen zur knöchernen Konsolidierung der infizierten Pseudarthrose und Arthrose erforderlich (Abb. 131, 134, 135). Nur bei 2 Patienten dieser Teilgruppe waren die Voraussetzungen für eine gelenkerhaltende externe Osteosynthese gegeben (Abb. 127). In einem Fall exazerbierte die Infektion unter der Behandlung bis zur Sepsis, die nur mit der Unterschenkelamputation beherrschbar war. Bei bereits eingetretener knöcherner Konsolidierung der Fraktur konnte in 5 Fällen die Osteomyelitis durch Fistelrevision und Sequesterentfernung saniert werden. Das Heilverfahren der zugewiesenen Teilserie endete nach einer durchschnittlichen Dauer von 24,5 Monaten.
Bei den im „Bergmannsheil Bochum“ vorbehandelten infizierten Pilonfrakturen konnte das Gelenk in 7 Fällen erhalten werden (Abb. 125, 125, Tabelle 79). Dabei genügte es in 3 Fällen, die knöcherne Konsolidierung abzuwarten, um nach Metallentfernung und Sequestrektomie die Osteomyelitis zu sanieren (Abb. 125). In 4 weiteren Fällen wurde eine externe, gelenkerhaltende Osteosynthese durchgeführt (Abb. 126). Bei einer Patientin erforderte die chronische Gelenkinfektion die Arthrodese des Sprunggelenkes (Abb. 129). Das Heilverfahren dieser

Tabelle 79. Behandlung der Osteomyelitis nach Frakturen des Pilon tibial (Bergmannsheil 1971-1976, n=31)

	Osteomyelitis		
	Serie 1 (auswärts, n=17)	Serie 2 (Bergmannsheil, n=8)	Serie 3 (konservativ, n=6)
Arbeitsunfall	17	5	5
Schweregrad III (Rüedi)	15	3	5
Weichteiltrauma (offen)	15 (12)	6 (3)	6 (6)
Postoperativ keine genügende Reposition	12	-	6
Postoperativ keine Stabilität	17	-	6
Gipsbehandlung (Dauer im Durchschnitt)	16 (∅ 7 Monate)	8 (∅ 1,25 Monate)	6 (∅ 3,5 Monate)
Postinfekt. Arthrodese (Fixateur externe)	10	1	5
Postinfekt. gelenkerhaltende Osteosynthese	2	4	-
Heilverfahren	∅ 24,5 Monate	∅ 17 Monate	∅ 22,5 Monate

Gruppe dauerte 17 Monate und war damit gegenüber der auswärtigen Serie wesentlich kürzer (Tabelle 79).
Entsprechend dem schlechten Lokalzustand der 6 Fälle nach konservativer Vorbehandlung war in 5 Fällen zur Therapie des infizierten Gelenkbruches die Arthrodese angezeigt. Mit mehrfachen Zusatzeingriffen nahm bei dieser Gruppe das Heilverfahren 22,5 Monate in Anspruch (Tabelle 79).

Vom Kollektiv der 31 Osteomyelitiden nach Pilonfrakturen konnten 30 Patienten im Mittel ein Jahr nach Abschluß der ambulanten Behandlung kontrolliert werden. Die Einzelergebnisse sind in den Tabellen 80 und 81 zusammengefaßt. Subjektiv schätzten 27 Patienten das Behandlungsergebnis als schlecht ein. Bis auf einen Patienten klagten alle über meist unter Beanspruchung auftretende Schwellungen und Schmerzen der Knöchelgabel. Aufgrund der Unfallfolgen bezeichneten sich 22 Patienten als stark behindert. Nur 2 Patienten liefen ohne Hilfsmittel. Alle übrigen benötigten orthopädisches Schuhwerk, mehr als die Hälfte einen Handstock. Die Wegstrecke war bei sehr vielen Patienten reduziert. Von den 26 versicherten Arbeitsunfällen betrug die geringste Minderung der Erwerbsfähigkeit (MdE) in 8 Fällen 30%, meist 40%. 22 Patienten mußten wegen der Folgen des Unfalls ihren Arbeitsplatz wechseln.

Die Nachuntersuchung ergab bei sämtlichen Patienten als Ausdruck der Schonung eine Muskelatrophie des verletzten Beins. In 25 Fällen war die Osteomyelitis zum Stillstand gekommen. Dem standen 5 Patienten mit noch blander Fistel gegenüber. Vielfach war das Bein verkürzt, allerdings nur in 2 Fällen mehr als 3 cm. Bei über der Hälfte des Kollektivs war das Sprunggelenk klinisch versteift; in 7 weiteren Fällen war das obere Sprunggelenk noch wackelbeweglich. Ein Rest von 5 Patienten konnte im oberen Sprunggelenk einen Bewegungsumfang zwischen 20° und 40° demonstrieren, und nur ein Verletzter bewegte das Sprunggelenk normal (Tabelle 80). Röntgenologisch war im Bereich des Sprunggelenkes und des Fußskeletts eine fast immer nachzuweisende Dystrophie der Knochenstruktur charakteristisch. Porotische Zonen wechselten mit sequesterähnlich verdichteten Kortikaliselementen und sklerotisch-impaktierten Spongiosaabschnitten ab (Abb. 127, 128, 133, 138; Tabelle 81), [32]. Diese röntgenologischen Veränderungen spiegelten nicht nur die abgelaufenen Entzündungsvorgänge, sondern auch die Ernährungsstörungen im Bereich des distalen Tibiaabschnittes wieder: avitale und mindervitale Fragmente mußten in durchblutungsgestörter Umgebung einheilen. Röntgeno-

Tabelle 80. Subjektive und klinische Behandlungsergebnisse nach Frakturosteomyelitis des Pilon tibial. (Bergmannsheil 1971-1976, n=30)

	Gesamtkollektiv Osteomyelitis n=30	Serie 2 Bergmannsheil n=8
Subjektive Einschätzung „schlecht“	27	4
Berufswechsel	22	2
Erhebliche Gebrauchsminderung	22	2
Funktionelle Versteifung OSG	23	1
Freie Funktion OSG	1	1
Akute Osteomyelitis	-	-
Blande Fistel	5	1

Tabelle 81. Röntgenologische Behandlungsergebnisse nach Frakturosteomyelitis des Pilon tibial. (Bergmannsheil 1971-1976, n=30)

Arthrodese	12	
Osteomyelitis (akutes Stadium)	-	
Arthrose[a]	18	
Stadium I		-
Stadium II		3
Stadium III		3
Stadium IV		12

[a]Einteilung modifiziert nach Jonasch und Mohing (vgl. Kap. C, S. 110 ff.)

logisch war in 12 Fällen die Arthrodese knöchern fest durchbaut. Bei einzelnen, nicht entknorpelten, aber mit dem Fixateur externe ruhiggestellten Gelenken war kein knöcherner Umbau eingetreten. Bei erhaltenem Gelenkspalt erfolgte eine Zuordnung nach Arthrosegraden [25], die der Tabelle 81 zu entnehmen ist. Der Großteil von 12 Patienten entsprach der Arthrosegruppe IV [25]. In Konkurrenz zu den Osteomyelitiden nach auswärtiger Vorbehandlung ist das Ergebnis der 8 Osteomyelitiden nach operativer Behandlung im „Bergmannsheil Bochum" positiv. Im Vergleich mit der aseptischen Kontrollgruppe ist das Ergebnis natürlich nicht zufriedenstellend [3, 8, 41, 46].

3 Osteomyelitis der Knöchelgabel

Brüche des Außen- und Innenknöchels gehören zu den häufigsten menschlichen Knochenbrüchen [54]. Sie entstehen fast immer als Folge eines Verrenkungsmechanismus der Talusrolle gegenüber der Knöchelgabel. Der physiologische Gabelschluß mit kongruenter Führung der Talusrolle ist nur bei normaler Länge der Fibula, exakter Einrichtung der Fibula in ihrer tibialen Inzisur und regelrechter Funktion der tibiofibularen Bandverbindungen gewährleistet [47, 54]. Durch die Untersuchungen von Weber [54] wurde die exakte operative Wiederherstellung der lateralen Leitstrukturen der Knöchelgabel zum allgemein anerkannten Prinzip. Seine Klassifizierung der Knöchelfrakturen in die Gruppen A bis C erlaubt mit der Angabe über die Höhe der Fibulafraktur auch eine Aussage über die begleitende Bandverletzung. Die Überlegenheit der sofortigen operativen Behandlung der frischen Luxationsfraktur durch stabile Osteosynthese und Naht der Bandverbindungen wurde in der Zwischenzeit von vielen Autoren bestätigt [10, 11, 13, 30, 31, 38, 51, 54, 57, 59].

3.1 Ursachen und Häufigkeit

Die kleine Zahl der Osteomyelitiden nach operativer Vesorgung von Malleolarfrakturen bestätigt die Erfahrung, daß eine standardisierte und häufig geübte Methode sich positiv auf die Senkung der Infektrate auswirkt. Aus dem Schrifttum seien die Zahlenangaben der letzten Jahre zitiert [11, 31]: J. Müller [31] fand bei 572 operativ behandelten Malleolarfrakturen

4 Infektionen mit Knochenbeteiligung (0,7%). Dabei entfielen auf 555 geschlossene Frakturen 3 Osteomyelitisfälle und auf 17 offene Frakturen eine Osteomyelitis. Von den 4 Knocheninfektionen wurde ein Fall geheilt, 2 weitere endeten in der Ankylose und in einem Fall wurde die Amputation erforderlich [31]. Aus dem „Bergmannsheil Bochum" veröffentlichten Decker et al. [11] eine kontrollierte Studie von 164 operativ behandelten Knöchelfrakturen der Jahre 1972 bis 1975. 5 Osteomyelitiden (3,1%) entfielen auf 3.offene Frakturen (Abb. 141, 148) und 2 Sekundärversorgungen. Neben diesen 5 Infektionen des eigenen erstversorgten Krankengutes waren im Kontrollzeitraum weitere 13 Osteomyelitiden nach fremder Erstversorgung zu behandeln (Abb. 139, 140). Soweit die Auswertung der Vorgeschichte und das fortgeschrittene Infektstadium noch Schlüsse erlaubten, waren offene Frakturen (Abb. 141), traumatisierte und dystrophe Weichteile, arterielle Durchblutungsstörungen, unsachgemäße, instabile Osteosynthesen (Abb. 139) und Mehrfacheingriffe als ursächliche Faktoren der Infektkomplikation zu deuten.

3.2 Klinik

Bei der dünnen Weichteildecke der Knöchelregion zeigt sich die frühmanifeste Infektion einige Tage nach der Operation unter den typischen lokalen Zeichen (überwärmte Schwellung, eitrige Nahtinsuffizienz, infiziertes Hämatom; Abb. 139). Das akute Gelenkempyem ist nicht die Regel. In manchen Fällen kommt es zu einer verzögerten Manifestation, wobei sich die bestehende, schmerzhafte und überwärmte Gelenkschwellung vielfach erst im nachhinein als drohende Infektion erklärt. Ehe die Fistel aufbricht, hat die schleichende Infektion bereits zu irreversiblen Gelenkschäden geführt (Abb. 140). Das Bild der chronisch etablierten Osteomyelitis an der Knöchelgabel ist vielfältig und reicht von blanden Fisteln, perforierenden Drähten und Schrauben über freiliegende Drittelrohrplatten bis zu knochenentblößenden, ausgedehnten Ulzerationen. Durch die chronische venöse Weichteilstauung ist das klinische Bild zumeist zusätzlich verschlimmert. Die Beschwerden richten sich nach der Zeitdauer seit dem Unfall, der Fehlstellung und dem Lokalbefund. In Spätfällen ist mit eingetretener knöcherner Durchbauung und fibröser Ankylose bereits eine schmerzhafte Belastbarkeit möglich. 12 von 13 uns zugewiesenen Osteomyelitisfällen nach Malleolarfrakturen kamen zwischen 6 und 27 Monaten nach dem Unfall in unsere Behandlung . Nur ein Patient wurde im Stadium der frühmanifesten Osteomyelitis zugewiesen (Abb. 139). Neben den oben aufgezählten klinischen Zeichen der chronischen Infektion wiesen die Gelenke röntgenologisch ausschließlich schwerste Infektzerstörungen auf.

3.3 Therapie

Vergleichbar mit den infizierten Pilonfrakturen sind bei infizierten Knöchelfrakturen grundsätzlich die Behandlungswege unter Erhaltung des Gelenkes oder Arthrodese zu unterscheiden (vgl. oben, 2.4.1). Neben den bei den Pilonfrakturen aufgezählten Parametern der therapeutischen Entscheidung steht bei infizierten Pseudarthrosen der Knöchelgabel im Falle gelenkerhaltender Maßnahmen die Frage nach der mechanisch-technischen Operabilität im Vordergrund. Es können nur interne Osteosyntheseverfahren zur Anwendung kommen.
Nach den allgemeinen Richtlinien der Osteomyelitisbehandlung wird bei stabiler Osteosyn-

these das Implantat belassen und der Infektherd revidiert. Mit einer prinzipientreuen Therapie ist es im Initialstadium möglich, den Infekt vom Gelenkraum abzuschirmen und die Osteomyelitis der Knöchelgabel gelenkerhaltend zur Ruhe zu bringen. Nach Infektberuhigung ist eine verzögerte Heilung oder infizierte Pseudarthrose durch autologe Spongiosaplastik zum knöchernen Umbau anzuregen. Bei infizierter Pseudarthrose mit Fehlstellung und Defektzone bestimmen Aktivitätsgrad der Infektion und Gelenkzustand, ob eine sekundäre, gelenkerhaltende Rekonstruktion noch sinnvoll ist. Dabei ist zu bedenken, daß die Spätkorrektur auch bei nicht infizierten Knöchelpseudarthrosen zu ungünstigen Behandlungsergebnissen führt, wenn die anatomiegerechte Wiederherstellung des fibularen Tragpfeilers nicht gelingt [15, 54]. Unter den Bedingungen einer Infektion sind außerdem die mindervitalen und dystrophischen Fragmente vielfach nicht mehr sachgerecht zu stabilisieren, selbst wenn der Gabelschluß rekonstruierbar erscheint. Eine Innenknöchelosteomyelitis kann je nach Ausdehnung von Fraktur und Infektion im Einzelfall durch die Resektion des Fragments noch gelenkerhaltend behandelt werden. Wenn die Infektzerstörung des Gelenkes eine sinnvolle Gelenkfunktion nicht mehr zuläßt, ist die frühzeitige Arthrodese anzustreben (vgl. unten 7), [14].

3.4 Krankengut und Behandlungsergebnisse

Bei den 5 Osteomyelitiden der Knöchelgabel der hier erstbehandelten Serie kam es bei stabiler Osteosynthese in allen Fällen zum knöchernen Durchbau der Fraktur und in 3 Fällen zu einem befriedigenden, funktionellen Ergebnis. Bei den beiden übrigen Patienten führte die Infektion zu einer weitgehenden Zerstörung der Gelenkfläche, die einmal eine operative und einmal eine spontane Arthrodese zur Folge hatte (Abb. 141, 148). Bei den 13 zugewiesenen Osteomyelitisfällen der Knöchelgabel wurde ausnahmslos eine Kompressionsarthrodese durchgeführt (Abb. 139, 140). Die Behandlungsergebnisse sind im Abschn. 7 (s. unten) über die Arthrodesen bei Infektionen der Sprunggelenke enthalten. Hervorzuheben ist, daß bei den Spätkontrollen die Arthrodesen nach Infektionen der Knöchelgabel gegenüber denjenigen nach Frakturosteomyelitis des Pilon tibial und des Sprungbeins die besten subjektiven und objektiven Ergebnisse aufwiesen.

4 Osteomyelitis des Sprungbeins
(s.Kap. G, Fuß)

Die anatomischen und funktionellen Besonderheiten des Sprungbeins bedingen, daß eine Knocheninfektion des Talus in der Regel mit einer Infektion des oberen Sprunggelenkes verknüpft ist. Als Bestandteil der Fußwurzel wird die Osteomyelitis des Talus bei den Knocheninfektionen des Fußskeletts abgehandelt (vgl. Kap. G, 2). Die aus den Sprungbeininfektionen resultierenden Versteifungen des Sprunggelenkes sind in der zusammenfassenden Darstellung über die Arthrodesen (s. unten, 7) jedoch berücksichtigt.

5 Sprunggelenkinfektion ohne initiale Osteomyelitis

5.1 Ursachen und Häufigkeit

Ohne vorausgehende frakturbedingte Knocheninfektion ist das Sprunggelenkempyem am häufigsten Folge einer offenen Gelenkverletzung, meist einer offenen Verrenkung (Abb. 142). Seltenere Ursachen sind operative Kapseleröffnung, direkter Einbruch einer paraartikulären Weichteilinfektion, Infektionen nach Punktionen und Injektionen sowie hämatogene und lymphogene Streuung (Abb. 143), [49]. Weitere Ursachen sind fortgeleitete Eiterungen durch gelenknahe Steinmann-Nägel- oder Bohrdrahtinfektionen [6, 39]. Aus der klinischen Erfahrung ist eine Dunkelziffer eitriger Sprunggelenkinfektionen durch Steinmann-Nägel, die zur Behandlung gelenknaher, infizierter Unterschenkelbrüche eingebracht werden, zu erwarten. Diese Komplikationen werden oft in der Krankenblattdokumentation nicht gesondert aufgeführt, so daß sie zuletzt der Hauptverletzung angelastet werden. Die klinischen Zeichen eines Sprunggelenkempyems sind meist offenbar und entsprechen den in der allgemeinen Infektlehre beschriebenen Symptomen [5, 21, 39].

5.2 Therapie

Die frühe akute Phase des Sprunggelenkempyems ist durch die Ruhigstellung, Spülsaugdrainage und ein systemisch zu verabreichendes, empfindliches Antibiotikum zu behandeln [19, 58, 60]. Als Form der Ruhigstellung galt bisher in der Regel der gepolsterte und gefensterte Rundgipsverband. Durch den Gipsverband ergeben sich in der klinischen Kontrolle der Gelenkinfektion und bei der Handhabung der Spülsaugdrainage erhebliche Nachteile:

- Der Gipsverband wird durch die Spülung unsauber, so daß Eiterreste und Durchweichungen zu einer Quelle der Infektaktivierung werden können.
- Eine Kontrolle zum Ausschluß des häufigen „Senkungsabszesses“ in die lockeren Weichteile zwischen Achillessehne und Fersenbein ist nicht einwandfrei möglich.
- Flüssigkeitsretentionen während der Spülung können nicht sofort erkannt werden.
- Durch die Gesamtruhigstellung im Gipsverband kommt es zur Weichteil- und Knochenatrophie.
- Mit der Notwendigkeit einer der Infektion angemessenen Polsterung und Fensterung ist auch die Gelenkruhigstellung im Gips nicht optimal sichergestellt.

Dieser Nachteile wegen empfiehlt sich nach der Revision des sicher objektivierten Gelenkempyems, das Sprunggelenk mit dem Fixateur externe ruhigzustellen (Abb. 142). Dazu werden die Steinmann-Nägel durch den distalen Unterschenkel, das Sprungbein und das Fersenbein perkutan eingebracht und triangelförmig verbunden. Die zuverlässige externe Ruhigstellung in der Triangelform erfolgt ohne jegliche Kompression der Gelenkkörper. Einzuwenden ist, daß mit dem Einbringen der Steinmann-Nägel eine Ausbreitung der Infektion befürchtet werden kann [23]. Durch den Vorteil einer optimalen Ruhigstellung und der ununterbrochenen klinischen Beobachtung der gesamten Region des Sprunggelenkes wird diese Gefahr relativiert. Die Spülsaugdrainage in der Frühphase eines akuten Gelenkempyems ist heute unumstritten [58]. Durch den mechanischen Effekt der Spülung werden Eiter und Detritus schonend entfernt und die bakterielle Konzentration vermindert. Voraussetzung ist, daß die Spülsaugdrainage technisch einwandfrei funktioniert und dauernd überwacht wird. Ein Antibiotikumzusatz zur Spülung wird allgemein abgelehnt, da er pharmakologisch vielfach nutzlos und wegen möglicher Resistenzentwicklung gefährlich ist [19, 20]. Außerdem können Antibiotikazusätze durch pH-Verschiebungen Knorpelschädigungen bewirken [56]. Wannske [53] beobachtete jedoch, daß mit dem Zusatz von Polybaktrin unter Voraussetzung der strikten Anwendung der üblichen chirurgischen und therapeutischen Maßnahmen ein geringer zusätzlicher Vorteil entsteht. Andererseits wurde bei Gelenkempyemen nach systemischer Verabreichung von Antibiotika auch im Gelenkraum nach wenigen Stunden ein wirksamer Spiegel festgestellt.

5.3 Krankengut und Behandlungsergebnisse

Ohne primäre Osteomyelitis wurden im durchgesehenen Krankengut 4 Gelenkempyeme gezählt, die zur Arthrodese führten. In 3 Fällen lagen offene Verrenkungen des oberen und unteren Sprunggelenkes vor (Abb. 142). Einmal war ein metastatischer Gelenkbefall bei klinisch aseptisch ablaufender Osteosynthese der proximalen Tibia zu vermuten (Abb. 143). In allen Fällen erfolgte operative Arthrodese mit Fixateur externe. (Spätergebnisse s. unten, Abschn. 7.)

6 Osteomyelitis nach aseptischer Arthrodese des oberen Sprunggelenkes

Osteomyelitische Komplikationen nach Sprunggelenkarthrodesen aus aseptischer Indikation sind keine Seltenheit. Neben den üblichen Infektquellen sind vielfach dystrophisch narbige Weichteile, unsachgemäße äußere Fixation (Abb. 145) sowie Bohrkanalinfektionen der Steinmann-Nägel Ausgang einer Osteomyelitis (Abb. 146).

Aus dem eigenen Krankengut waren nach primär aseptischer Arthrodese des oberen Sprunggelenkes 7 Knocheninfektionen zu behandeln. Sie entwickelten sich in 4 Fällen aus einer Bohrkanalosteomyelitis [5, 21]. Die Behandlungsergebnisse waren nach Revision und Reosteosynthese oder Ergänzung der äußeren Fixation im Sinne einer triangelförmigen Montage zufriedenstellend (vgl. unten, 7; Abb. 145). Im Vergleichszeitraum wurden im „Bergmannsheil Bochum“ 62 aseptische Arthrodesen des oberen Sprunggelenkes vorgenommen, wobei fast zur Hälfte gleichzeitig die talokalkaneare Gelenkkammer versteift wurde. 32 isolierte subtalare Arthrodesen verliefen ohne septische Komplikationen. In der Regel wird zur Fixierung des unteren Sprunggelenkes mit der Spongiosaschraube ein internes Fixationsmaterial verwendet.

7 Arthrodese bei eitriger Infektion der Sprunggelenke

Die Arthrodese der Sprunggelenke ist die am häufigsten geübte operative Gelenkversteifung [7, 8]. Am oberen Sprunggelenk werden die Gelenkflächen plan reseziert, um den Fuß im rechten Winkel bei schlüssigem Knochenkontakt unter Rückversetzung sowie geringer Valgisierung und geringer Außenroation einzustellen [8, 27, 29, 38]. In dieser Stellung wird während des Gehens die Belastung gleichmäßig von der Ferse auf den Vorfuß übertragen und ein Abrollen erleichtert [3]. Die Kompressionsarthrodese mit dem Fixateur externe nach Charnley [9] gewährleistet knöcherne Heilung und durchschnittlich volle Belastbarkeit nach 3 Monaten. Als Behandlungsergebnis wird ein schmerzfreies und weitgehend unbehindertes Gangbild erwartet [29, 41, 45, 62]. Die Arthrodese bei eitriger Infektion des Sprunggelenkes muß im Anspruch bescheidener sein. Dem Ziel der schmerzarmen Belastbarkeit und der Notwendigkeit, den Infektzustand zu beherrschen, steht eben auch die Möglichkeit gegenüber, der septischen Situation bei ausgedehnter knöcherner Zerstörung, fortgeschrittener Dystrophie der Weichteile und Nervenschäden nur noch mit der Amputation sinnvoll zu begegnen (Abb. 135). Fast immer ist die Durchblutung durch Trauma, zahlreiche Voroperationen, Alter sowie Dauer und Aktivität der Knocheninfektion gestört. Die Möglichkeiten, Weichteilschäden dauerhaft belastbar zu decken, sind begrenzt (Abb. 132, 139, 142, 150). Versteifungen in Fehlstellungen, Vorfuß- und Zehenkontrakturen (Abb. 154) sowie Behinderungen mit Verkürzungen sind nicht immer vermeidbar (Abb. 150), [45]. Dennoch stellt die stabile Arthrodese mit dem Fixateur externe die einzige Alternative dar, den Gelenkinfekt und die Osteomyelitis dauerhaft zu beherrschen, wenn im Frühstadium der Infektion die gelenkerhaltende Therapie gescheitert ist. Die richtige Beurteilung zur Indikation vorausgesetzt, führt frühzeitiges operatives Handeln gegenüber vergeblichem Zuwarten zu besseren Ergebnissen (Abb. 129, 139). Nach unseren Beobachtungen ist es nicht sinnvoll, die Versteifung des oberen und unteren Sprunggelenkes bei eitrigen Infektionen getrennt zu sehen. Bei Infektionen des oberen Sprunggelenkes wird der untere Gelenkpartner durch die Infektausbreitung entweder direkt erfaßt, oder er versteift im Laufe der Behandlung spontan (Abb. 140, 142, 143). Abgesehen davon gewährleistet oft erst die Stabilisierung aller gelenkbildenden Anteile unter Einbeziehung des Fersenbeins und der Fußwurzel die Infektsanierung und Knochenheilung. Primäre Infekte des unteren Sprunggelenkes sind lokal besser zu begrenzen, so daß die Arthrodese des oberen Sprunggelenkes in diesen Fällen vermieden werden kann (vgl. Osteomyelitis des Fersenbeins, Kap. G, 3).

7.1 Ursachen und Häufigkeit

Ursachen eitriger Infektionen des Sprunggelenkes sind:

1. Osteomyelitis nach para- und intraartikulären Frakturen,
2. Gelenkempyem ohne Knochentrauma,
3. Osteomyelitis nach aseptischer Arthrodese.

Die pyogene Infektion des Sprunggelenkes stellt die häufigste Gelenkinfektion dar. Im Zeitraum zwischen Januar 1971 und Dezember 1976 wurden am „Bergmannsheil Bochum" 56 Arthrodesen nach einer Sprunggelenkinfektion vorgenommen (Tabelle 83). Die überwiegende Zahl wurde zur Behandlung der bereits eingetretenen Infektion zu uns verlegt.
Zur infektbedingten Arthrodese des Sprunggelenkes führt in der Hauptsache die posttraumatische Osteomyelitis para- oder intraartikulärer Frakturen (Tabellen 82 und 83), [35]. Von den 45 Osteomyelitiden nach Frakturen der Sprunggelenkregion, die zur operativen Arthrodese kamen, fanden sich 17 Frakturen des Pilon tibial (Abb. 132), 14 Malleolarfrakturen (Abb. 139) und 12 Talusfrakturen (Abb. 150, 152). Von den 45 Frakturen waren 28 offen, in 9 Fällen war konservativ vorbehandelt worden [33, 34, 35].
Die Anzahl der Infekte nach Osteosynthesen der Knöchelgabel bewegte sich angesichts der Häufigkeit dieser Frakturen im Niveau einer vorläufig als „schicksalhaft" vertretbaren Infektrate bei der operativen Knochenbruchbehandlung [11, 31, 54]. Demgegenüber ist die Infekt-

Tabelle 82. Posttraumatische Osteomyelitis bei Frakturen der Region des Sprunggelenkes

Kontrollzeitraum	1972-1975		1971-1976			
Frakturlokalisation	Malleolen		Pilon tibial		Talus	
	Gesamt	Osteo-myelitis	Gesamt	Osteo-myelitis	Gesamt	Osteo-myelitis
Primärbehandlung Bergmannsheil	164	5	42	12	25	4
Primärbehandlung auswärts	?	13	22	19	19	8
Gesamt	164	18	64	31	44	12

Tabelle 83. Ursachen der Arthrodesen nach Infektion des Sprunggelenkes. (Bergmannsheil 1971-1976, n=56)

1. Osteomyelitis nach para-/intraartikulären Frakturen	45	Distale Tibia	2
		Pilon tibial	17
		Malleolen	14
		Talus	12
2. Gelenkempyem	4		
3. Osteomyelitis nach aseptischer Arthrodese	7		

anfälligkeit der zahlenmäßig eher selteneren Frakturen des Pilon tibial (Abb. 125-135), [35], und des Talus (Abb. 150-154), [33, 34] zu betonen (vgl. oben, 2 und Kap. G, 2). Das durchgesehene Krankengut umfaßte weiterhin 4 Gelenkempyeme ohne primäre Frakturosteomyelitis (vgl. oben, 5; Abb. 142, 143). Nach vorausgegangener Arthrodese aseptischer Zustandsbilder des oberen Sprunggelenkes entwickelten sich 7 Knocheninfektionen (vgl. oben, 6; Abb. 145).

7.2 Indikation

Eine eitrige Infektion, die die Belastungszone des Gelenkes knorpelzerstörend erfaßt, stellt die Indikation zur operativen Versteifung dar. Nur die Arthrodese mit dem Fixateur externe garantiert die zur Infektberuhigung und knöchernen Konsolidierung erforderliche Stabilität und erlaubt erfolgreiche lokale Behandlung des osteomyelitischen Herdes [23, 35, 49]. Bei irreversibler Gelenkschädigung ist die frühe operative Arthrodese der unsicheren Spontanversteifung (Abb. 141) vorzuziehen, die vielfach von Fehlstellungen und chronischen Fisteln begleitet ist [45]. Selbst wenn das Sprunggelenk noch nicht betroffen ist, bedürfen unmittelbar gelenknahe, infizierte Tibiafragmente ebenfalls der Arthrodese oder externen Gelenküberbrückung, falls mit anderen Mitteln keine Stabilität zu erreichen ist (vgl. gelenkerhaltende Therapie, oben, 2.4; Abb. 128, 133, 134).

Bei spätmanifesten Infektionen einer Frakturosteomyelitis ist der Infektherd gelegentlich lokal abgegrenzt, so daß bei erhaltener Gelenkfunktion die Arthrodese gelegentlich umgangen werden kann. Ähnliches gilt, wenn im Frühstadium eines Gelenkempyems die rechtzeitige Behandlung zum Erfolgt führt.

7.3 Technik

Die Grundprinzipien der Osteomyelitisbehandlung – äußere Stabilisierung, Debridement und autologe Spongiosaplastik – gelten uneingeschränkt auch für die operative Versteifung des eitrig infizierten Sprunggelenkes [5, 21, 39]. Die Arthrodese bei Infektionen verlangt, je nach Aktivitätsgrad der Infektion, Ausmaß der Sequestrierung, Grad der vitalen knöchernen Reaktion und Weichteilverhältnissen ein individuell abgestimmtes Vorgehen. Eine Fixateur-externe-Osteosynthese mit flächenhafter Rahmenmontage aus 2 Steinmann-Nägeln genügt nur bei den vitalen, spongiösen und planen Kontaktflächen einer aseptischen Arthrodese (Abb. 145), [9, 39]. Die Arthrodese bei destruierender Infektarthritis erfordert eine äußere Stabilisierung mit einer *triangelförmigen* (Abb. 139, 140, 145, 146) oder *räumlichen* Montage (Abb. 130). Die durch diese Montageformen erhöhte Stabilität begegnet der meist unzureichenden Abstützung der zu versteifenden Gelenkflächen und weiteren Schaftfragmente sowie der Gefahr von Lockerungen bei allgemeiner Dystrophie und längerer Zeitdauer bis zum knöchernen Umbau. Die triangelförmige Anordnung des Fixateur externe ist zu empfehlen, wenn die hintere Kammer des unteren Sprunggelenkes bereits ankylosiert ist. Die hierfür erforderlichen Steinmann-Nägel werden durch die distale Tibia, den Hals des Sprungbeins und den dorsoplantaren Anteil des Fersenbeins eingebracht (Abb. 146). In den seltenen Fällen eines noch ungeschädigten unteren Sprunggelenkes ist durch streckwärts einzubringende Schanzsche Schrauben in das distale Schienbein und in den Taluskörper eine räumliche Montage möglich, ohne die Ferse zu tangieren (Abb. 129, 130). Bei mangelhaftem Fragmentkontakt bietet eine Kombination aus triangelförmiger und räumlicher Montage als Fixateur-externe- Arthrodese die sicherste Gewähr einer zuverlässigen Stabilisierung (Abb. 132, 142, 144). Von der jeweiligen intraoperativen Situation hängt es auch ab, ob eine ausreichende knöcherne Abstützung die günstigere Kompressionsarthrodese (Abb. 129, 139, 140) erlaubt oder die Montage als Platzhalter nur Distanz und Stellung hält (Abb. 132, 133, 134). Bei ungenügender Abstützung oder mobilen Fragmenten kann eine unkontrolliert ausgeübte Kompression durch „Spannen" zu einer unbedingt zu vermeidenden Fehlstellung führen. Spätere Korrekturen sind bei der Infektanamnese immer problematisch. Für porotische, spongiöse Knochen ist die Verwendung von Nägeln mit mittlerem Gewindeanteil vorteilhaft. Die in das System der Montage einbezogene Bodenplatte begegnet der Neigung zu Vorfuß- und Zehenkontrakturen (Abb. 140, 142, 144). Diese Gefahr besteht ausdrücklich bei Nervenschäden und Arthrodesen, die eine stärkere Beinverkürzung auslösen. Entgegen dem operativen Vorgehen nach Charnley [9] und M.E. Müller [38] bei aseptischen Kompressionsarthrodesen wird bei floriden Infekten der osteotomierte Außenknöchel nicht in die Versteifung integriert (Abb. 129, 138, 139, 140). Das kortikale Fragment kann leicht zum Sequester werden (Abb. 147). Demgegenüber ist in geeigneten Fällen zu prüfen, ob ein intakter, vitaler und entknorpelter Innenknöchel nicht belassen werden kann, um eine seitliche Abstützung für die Arthrodese zu gewinnen (Abb. 132, 133). Bei Gelenkinfekten und Osteomyelitis der distalen Tibia sind mobile tibiale Fragmente durch weitere Steinmann-Nägel

oder Schanzsche Schrauben in die stabilisierende Gesamtmontage einzubeziehen (Abb. 133, 138, 141), [55].
Interne Implantate müssen als infektunterhaltende Fremdkörper entfernt werden, zumal plattenanliegende Kortikalisanteile nicht selten sequestriert sind (vgl. nicht dislozierte Sequestrierung, Kap. D, 2.4.1.2). Bei Osteomyelitis im floriden Stadium ist das Anfrischen der Gelenkfläche im oberen Sprunggelenk nicht empfehlenswert, da die unvermeidliche Ausdehnung des Eingriffs die Gefahr einer weiteren Devitalisierung noch lebensfähiger Fragmente bedeutet (Abb. 132). Das Anfrischen der Gelenkfläche im unteren Sprunggelenk unterbleibt in der Regel, um den Infekt nicht auszudehnen. Bei Arthrodesen nach infizierten Knöchelosteosynthesen ergeben sich kaum Schwierigkeiten, weil die Resektion der tibiotalaren Gelenkflächen fast immer eine breite Kontaktfläche bedeutet (Abb. 139). Bei Infektkomplikationen ursprünglich aseptischer Arthrodesen ist nach Debridement die triangelförmige Stabilisierung angeraten (Abb. 145). Im Hinblick auf funktionstüchtige Arthrodesen verursachen septische Talusnekrosen die größten Probleme (Abb. 150, 154), [34]. Bei totalem Verlust des Sprungbeins ist eine knöcherne Überbrückung zwischen Schien- und Fersenbein sowie der vorderen Fußwurzelreihe erforderlich (Abb. 151, 152), [34, 46]. Die äußere Verstrebung geht von den individuellen lokalen Gegebenheiten aus und umfaßt mit einem Steinmann-Nagel die Fußwurzelreihe oder Mittelfußanteile. Größere knöcherne Defekte und Mulden werden sekundär im Stadium der Infektberuhigung durch autologe Spongiosatransplantation ausgefüllt. Nach erreichter knöcherner Kontinuität der Arthrodese muß der Fixateur externe entfernt werden, damit die Arthrodese durch Teilbelastung remineralisiert und endgültige Festigkeit gewinnt. Ein leichter Kunstharzverband und orthopädische Hilfen bedeuten in dieser Phase zusätzliche Sicherheit.

7.4 Weichteile

Die posttraumatisch, postoperativ und anlagebedingt dystrophischen Weichteilschäden stehen in direktem Widerspruch zur Beanspruchung der Region des Sprunggelenkes (Abb. 132, 134, 142, 150, 154). Bei der Operation zur Arthrodese ist darauf zu achten, alte Narben, bestehende Weichteildefekte und Fisteln in die Inzision einzubeziehen. Je nach knöcherner Operationssituation ist es vorteilhaft, sich entweder auf den lateralen oder medialen Zugang zu beschränken. Sind 2 Inzisionen unvermeidlich, so muß die Hautbrücke noch breiter sein als bei aseptischen Operationen. Bei stärkerer Verkürzung durch die Arthrodesenoperation kommt es zur Wulstung der streckwärtigen Weichteile und zu einem Klaffen der Hautinzisionen. Eine mögliche Kompression der Weichteile während des externen Spannvorgangs kann zu akuten Durchblutungsstörungen führen. Eine Öffnung der Blutsperre vor Beendigung der Operation ist deshalb sinnvoll. Bei der prekären Weichteildeckung ist die Naht unter Spannung besonders folgenschwer, so daß im Zweifel die Wunde offen bleiben sollte. Die Ausmuldungen und Defekte werden nach Reinigung und Granulation mit zu Meshgraft verarbeiteter Spalthaut gedeckt [36, 50].

7.5 Krankengut und Behandlungsergebnisse

Bei den 56 betroffenen Patienten war das zu versteifende Sprunggelenk im Durchschnitt nach 7,6 Monaten soweit knöchern überbrückt, daß der Fixateur externe entfernt und das Bein mit orthopädischem Schuhwerk zur Teilbelastung freigegeben werden konnte. Während der Behandlungszeit waren ein- oder mehrmalige Spongiosaplastiken (bei 23 Patienten) sowie zusätzliche Fistel- und andere Weichteiloperationen (17 Hautverpflanzungen) erforderlich; neben der eigentlichen Operation zur Arthrodese im Mittel noch 2,6 Eingriffe je Patient. In 2 Fällen erforderten reaktionslose, infizierte Defektpseudarthrosen der Sprunggelenkregion bei fortgeschrittener, vaskulärer und neuraler Dystrophie die Unterschenkelamputation (Abb. 135). Das Heilverfahren nahm im Mittel 17 Monate in Anspruch, am längsten dauerte es mit 22 Monaten bei den Folgezuständen nach Pilonfrakturen.
Aus der Behandlungsgruppe von 56 Sprunggelenkarthrodesen nach Infekten konnten 39 im Durchschnitt 19 Monate nach Abschluß der Behandlung kontrolliert werden. Subjektiv bezeichneten unter Bezug auf die primäre Unfallschädigung mehr als 3/4 der Betroffenen das Endergebnis als schlecht, im Hinblick auf die Befürchtungen durch die Komplikation des Gelenkinfektes nur noch die Hälfte. 4 Patienten waren grundsätzlich beschwerdefrei, alle übrigen klagten über Schwellungen, unterschiedlich starke Belastungsschmerzen sowie Gefühls- und Durchblutungsstörungen. Sie waren zumeist auf orthopädisches Schuhwerk angewiesen (27 Fälle; Abb. 142), 1/3 konnte barfuß das Bein nur kurzzeitig belastend beanspruchen, und die Hälfte benutzte einen Handstock. Nur 9 Patienten trauten sich eine Wegstrecke von mehr als 5 km zu, die meisten zwischen 500 m und 1000 m. Bei den Arbeitsunfällen betrug die MdE meist 40% und 8mal 50%. Die Kontrolluntersuchung ergab, daß bei 32 Patienten die Gelenk- und Knocheninfektion dauerhaft zum Stillstand gekommen war. Dem standen 7 Patienten mit Fisteln oder offenen und behandlungsbedürftigen Ausmuldungen gegenüber. Trophische Störungen, dünnhäutige und aufbruchgefährdete Transplantatzonen sowie durch Fehlbelastung bedingte Schwielen charakterisierten vielfach den Zustand der äußeren Haut. Klinisch waren alle Sprunggelenke steif. Nur bei 11 Arthrodesen lag die anzustrebende Rechtwinkelstellung vor, die Mehrzahl wies Fehlstellungen im Varus- und Valgussinn (Abb. 150), Spitzfußbildungen (Abb. 142) sowie Zehen- und Vorfußkontrakturen (Abb. 154) unterschiedlicher Schwere auf. Vielfach war das betroffene Bein verkürzt, jedoch nur 4mal mehr als 3 cm. Die Kniefunktion war nur in 6 Fällen gestört. Röntgenologisch zeigten die 39 Kontrollierten in 36 Fällen einen knöchernen Durchbau der Arthrodese. Bei 3 Gelenken, die wegen florider Osteomyelitis nicht entknorpelt wurden, war der knöcherne Umbau ausgeblieben (Abb. 128). Wenn dauerhafte Infektberuhigung, Versteifung in günstiger Stellung und schmerzarme Belastbarkeit bei ausreichender Gehstrecke ein Maß für ein günstiges Behandlungsergebnis sind, so ist nach Auswertung der Einzelbefunde das Ergebnis von 11 Patienten als sehr gut, von 18 Patienten als gut und von 10 Patienten als unbefriedigend zu werten. Der Idealzustand eines schmerzfreien und weitgehend unbehinderten Gangbildes – wie er bei aseptischen Sprunggelenkarthrodesen erwartet werden kann – wurde nur von 5 Patienten erreicht. Weitere 15 Ergebnisse sind aber auch hinsichtlich der Ansprüche an aseptische Sprunggelenkarthrodesen befriedigend.

8 Literatur

1. Ansari, D., Schillings, A.M.: Erfahrungen und Ergebnisse aus 136 Arthrodesen des oberen und unteren Sprunggelenkes. Zentralbl. Chir. *93*, 367 (1968)
2. Bandi, W.: Die distalen intraartikulären Schienbeinbrüche des Skifahrers. Act. Traumatol. *4*, 1 (1974)
3. Barteck, U.: Welche Stellung soll dem Fuß bei Arthrodesen der Fußgelenke gegeben werden? Z. Orthop. *111*, 443 (1973)
4. Brug, I., Warnecke, K., Sanatger, R.: Schwere Gelenkbrüche des distalen Unterschenkels (sog. Pilon-tibial-Fraktur). Chir. Praxis *22*, 99 (1977)
5. Burri, C.: Posttraumatische Osteitis. Bern, Stuttgart, Wien: Huber 1974
6. Burri, C., Rüter, A.: Verletzungen des oberen Sprunggelenkes. Hefte Unfallheilkd. *131* (1978)
7. Burri, C., Jäger, M., Rüter, A.: Arthrodese und Instabilität am oberen Sprunggelenk. Hefte Unfallheilkd. *133*, 1 (1978)
8. Chapchal, G. (ed.): The arthrosis in the restoration of working ability. Stuttgart: Thieme 1975
9. Charnley, J.: Compression arthrodesis of the ankle and shoulder. J. Bone Joint Surg. [Br.] *33*, 180 (1951)
10. Decker, S.: Technik und Ergebnisse der operativen Behandlung der Luxationsfrakturen des oberen Sprunggelenkes. Unfallheilkunde *80*, 249 (1977)
11. Decker, S., Müller-Färber, J., Wessely, J.: Ergebnisse der Plattenosteosynthese am äußeren Knöchel. Hefte Unfallheilkd. *131*, 65 (1978)
12. Dürig, M., Zeugin, M., Rüedi, Th.: Vergleichbare Ergebnisse nach operativer Versorgung von Pilon-tibial-Frakturen aus zwei verschiedenen Kliniken. Hefte Unfallheilkd. *131*, 158 (1978)
13. Forudastan, H.: Zur AO-Osteosynthese von Knöchelbrüchen, Ergebnisse nach 5 Jahren. Arch. Orthop. Unfallchir. *68*, 42 (1970)
14. Friedebold, G.: Die Indikation zur primären Arthrodese des oberen Sprunggelenkes nach Verletzung. Hefte Unfallheilkd. *92*, 43 (1967)
15. Friedebold, G.: Ergebnisse der Spätversorgung von Luxationsfrakturen des OSG. Hefte Unfallheilkd. *131*, 76 (1978)
16. Heim, U.: Le traitement chirurgical des fractures du pilon tibial. J. Chir. (Paris) *104*, 307 (1972)
17. Heim, U., Näser, M.: Die operative Behandlung der Pilon-tibial-Fraktur, Technik der Osteosynthese und Resultate bei 128 Patienten. Arch. Orthop. Unfallchir. *86*, 341 (1976)
18. Heim, U., Pfeiffer, K.M.: Periphere Osteosynthesen. Berlin, Heidelberg, New York: Springer 1972
19. Hierholzer, G.: Grundlagen der lokalen chemotherapeutischen Infektbehandlung. In: Lokalbehandlung chirurgischer Infektionen. Burri, C., Rüter, A. (Hrsg.). Bern, Stuttgart, Wien: Huber 1979
20. Hierholzer, G., Lob, G.: Antibiotikatherapie in der Unfallchirurgie. Unfallheilkunde *81*, 64 (1978)
21. Hierholzer, G., Rehn, J. (Hrsg.): Die posttraumatische Osteomyelitis. Stuttgart, New York: Schattauer 1970
22. Hierholzer, G., Kleining, R., Hörster, G., Zemides, P.: External fixation – classification and indication. Arch. Orthop. Trauma. Surg. *92*, 175 (1978)
23. Hörster, G., Ludolph, E., Schlosser, L.: Knie- und Sprunggelenkarthrodese in der Behandlung der gelenknahen Knocheninfektion. Hefte Unfallheilkd. *138*, 367 (1979)
24. Jahna, H.: Konservative Behandlung der Frakturen am distalen Unterschenkelende. Act. Chir. *6*, 155 (1971)
25. Jonasch, E.: Zur Klassifizierung der Arthrose im Kniegelenk. Z. Orthop. *92*, 579 (1958)
26. Kleining, R., Hierholzer, G.: Biomechanische Untersuchungen zur Osteosynthese mit dem Fixateur externe. Act. Traumatol. *6*, 71 (1976)
27. Marti, R.: Zur Technik der Arthrodese des OSG. Hefte Unfallheilkd. *133*, 71 (1978)
28. Maurer, G., Lechner, F.: Konservative und operative Behandlungsmöglichkeiten bei Stauchungsbrüchen des distalen Unterschenkels. Monatsschr. Unfallheilkd. *5*, 207 (1965)
29. Meinhardt, U.: Indikation, Technik und Ergebnisse der posttraumatischen Arthrodese des oberen Sprunggelenkes. Act. Traumatol. *3*, 177 (1973)
30. Müller, J., Plaass, U., Willenegger, H.: Spätergebnisse nach operativ behandelten Malleolarfrakturen. Helv. Chir. Acta *38*, 329 (1971)
31. Müller, J., Bachmann, B., Willenegger, H.: Malleolarfrakturen – Therapie und Ergebnisse. Hefte Unfallheilkd. *131*, 47 (1978)

32. Müller, K.H.: Der Stellenwert des Röntgenbildes bei der posttraumatischen Osteomyelitis. Unfallheilkunde *81*, 129 (1978)
33. Müller, K.H.: Talusfrakturen – Ergebnisse Bochum. Hefte Unfallheilkd. *131*, 218 (1978)
34. Müller, K.H.: Die septische Talusnekrose. Unfallheilkunde *81*, 532 (1978)
35. Müller, K.H., Prescher, W.: Posttraumatische Osteomyelitis nach distalen intraartikulären Unterschenkelfrakturen (Frakturen des Pilon tibial). Hefte Unfallheilkd. *131*, 163 (1978)
36. Müller, K.H., Prescher, W.: Deckung infizierter Weichteildefekte mit zu Meshgraft verarbeiteter Spalthaut. Unfallheilkunde *81*, 513 (1978)
37. Müller, K.H., Rehn, J.: On prophylaxis, early recognition and early treatment of infected osteosyntheses. Arch. Orthop. Trauma. Surg. *92*, 127 (1978)
38. Müller, M.E., Allgöwer, M., Schneider, R., Willenegger, H.: Manual der Osteosynthese, 2. Aufl. Berlin, Heidelberg, New York: Springer 1977
39. Popkirov, S.: Die Behandlung der hämatogenen und der traumatischen Osteomyelitis. Berlin: Volk und Gesundheit 1971
40. Rehn, J., Müller, K.H.: The treatment of noninfected pseudarthrosis with the fixateur externe. In: Pseudarthroses and their treatment. Chapchal, G. (ed.). Stuttgart: Thieme 1979
41. Rimoldi, M.: Spätergebnisse der oberen Sprunggelenksarthrodesen nach Charnley. Act. Traumatol. *7*, 315 (1977)
42. Rüedi, Th.: Frakturen des Pilon tibial: Ergebnisse nach 9 Jahren. Arch. Orthop. Unfallchir. *76*, 248 (1973)
43. Rüedi, Th., Matter, W., Allgöwer, M.A.: Die intraartikulären Frakturen des distalen Unterschenkels. Helv. Chir. Acta *5*, 556 (1968)
44. Rüter, A.: Einteilung und Behandlung der Frakturen des Pilon tibial. Hefte Unfallheilkd. *131*, 143 (1978)
45. Rüter, A.: Arthrodesen des oberen Sprunggelenkes nach direktem Gelenkschaden. Hefte Unfallheilkd. *133*, 1 (1978)
46. Rüter, A.: Tibio-calcaneare Arthrodese. Hefte Unfallheilkd. *133*, 102 (1978)
47. Schenk, R.: Anatomie des oberen Sprunggelenkes. Hefte Unfallheilkd. *131*, 1 (1978)
48. Schmid, H.: Konservative und operative Behandlung distaler intraartikulärer Tibiafrakturen und ihrer Ergebnisse. Bruns Beitr. Klin. Chir. *218*, 633 (1971)
49. Schmit-Neuerburg, K.P., Weiß, H.: Gelenkinfektionen nach offenen Verletzungen (therapeutische Maßnahmen). Hefte Unfallheilkd. *138*, 159 (1979)
50. Tanner, J.C., Vandeput, J., Oiley, J.F.: The mesh skin graft. Plast. Reconstr. Surg. *34*, 287 (1974)
51. Tauber, J., Landolt, M., Willenegger, H.: Spätergebnisse nach konservativ behandelten Knochenbrüchen. Helv. Chir. Acta *38*, 323 (1971)
52. Trojan, E., Jahna, H.: Konservative Behandlung der Brüche am distalen Ende des Unterschenkels. Langenbecks Arch. Chir. *313*, 526 (1965)
53. Wannske, M., Mohadjer, M.: Wert des Antibiotikazusatzes zur Spülflüssigkeit bei der Spülsaugdrainage. In: Lokalbehandlung chirurgischer Infektionen. Burri, C., Rüter, A. (Hrsg.). Bern, Stuttgart, Wien: Huber 1979
54. Weber, B.G.: Die Verletzungen des oberen Sprunggelenkes, 2. Aufl. Bern Stuttgart, Wien: Huber 1972
55. Weber, B.G., Čech, O.: Pseudarthrosen. Bern, Stuttgart, Wien: Huber 1973
56. Weller, S.: Möglichkeiten der Knorpelschädigung durch intraartikuläre pH-Milieu-Veränderungen. Hefte Unfallheilkd. *128*, 98 (1976)
57. Willenegger, H.: Malleolarfrakturen. In: Technik der operativen Frakturbehandlung. Müller, M.E., Allgöwer, M., Willenegger, H. (Hrsg.). Berlin, Göttingen, Heidelberg: Springer 1963
58. Willenegger, H.: Indikation, Wirkungsweise und Technik der Spülsaugdrainage. In: Lokalbehandlung chirurgischer Infektionen. Burri, C., Rüter, A. (Hrsg.). Bern, Stuttgart, Wien: Huber 1979
59. Willenegger, H., Weber, B.G.: Malleolarfrakturen. Langenbecks Arch. Chir. *313*, 489 (1965)
60. Willenegger, H., Müller, J., Lusser, G.: Ergebnisse bei frischen Infektionen unter Anwendung der Spül-Saugdrainage. In: Lokalbehandlung chirurgischer Infektionen. Burri, C., Rüter, A. (Hrsg.). Bern, Stuttgart, Wien: Huber 1979
61. Witt, A.N.: Supramalleoläre Frakturen, kombiniert mit Luxationsfrakturen des oberen Sprunggelenkes, ihre Gefahren für die Zirkulation und ihre Behandlung. Wiederherstellungschir. Traumatol. *5*, 15 (1960)
62. Zollinger, H., Schreiber, A.: Ergebnisse nach OSG-Arthrodesen. Hefte Unfallheilkd. *133*, 90 (1978)

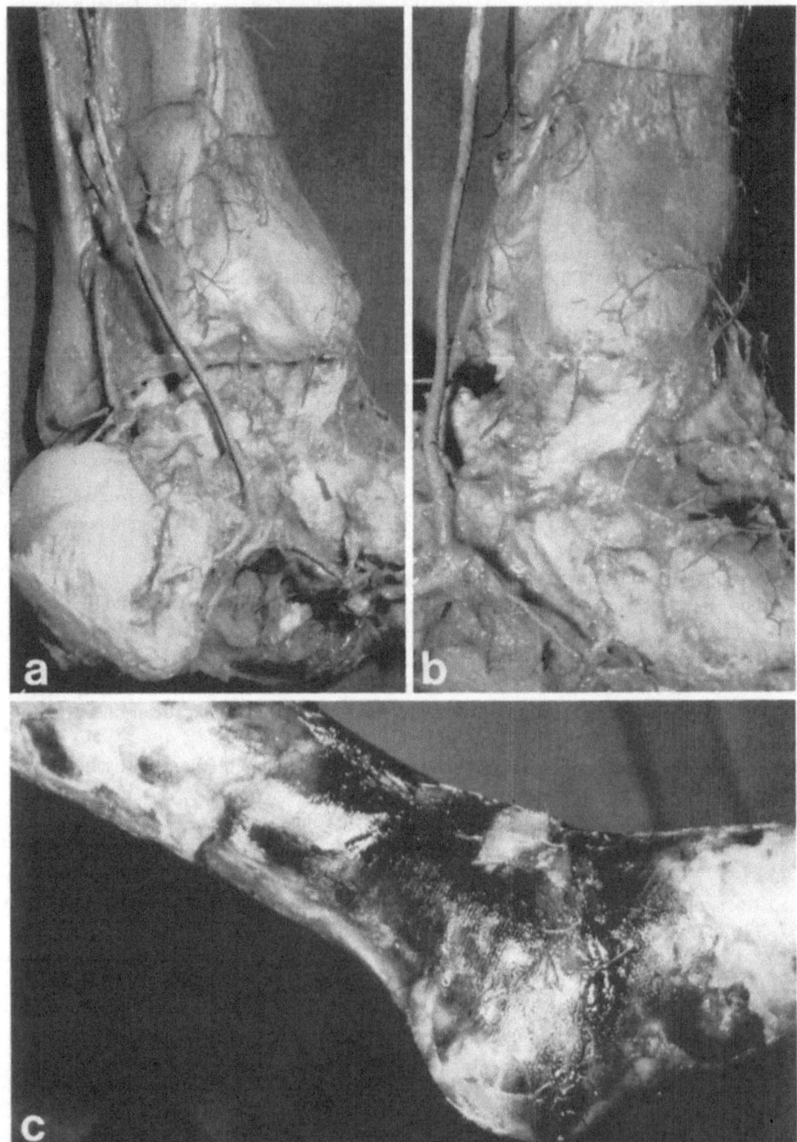

Abb. 122 a-c. Dokumentation zur arteriellen Vaskularisation der Region der distalen Tibia. [Korrosionspräparat, Gefäßausguß nach Injektion von selbsthärtendem Kunststoff (Technovit) in die A. femoralis, Oberschenkelamputation eines 23jährigen Tumorkranken]

a, b Spärliche arterielle Gefäßversorgung des distalen Schienbeins oberhalb der Knöchelgabel, dorsomedialer Ausschnitt. Die A. tibialis posterior und die A. peronea bilden ein Gefäßnetz, das vornehmlich die Knöchelgabel und die Region der Ferse versorgt. Die A. nutricia tibiae teilt sich bereits am proximalen Unterschenkel ab

c Ausgedehnte Weichteilnekrosen 14 Tage nach offener, distaler, intraartikulärer Unterschenkelfraktur durch Gabelstapler (Röntgenbild s. Abb. 123a)

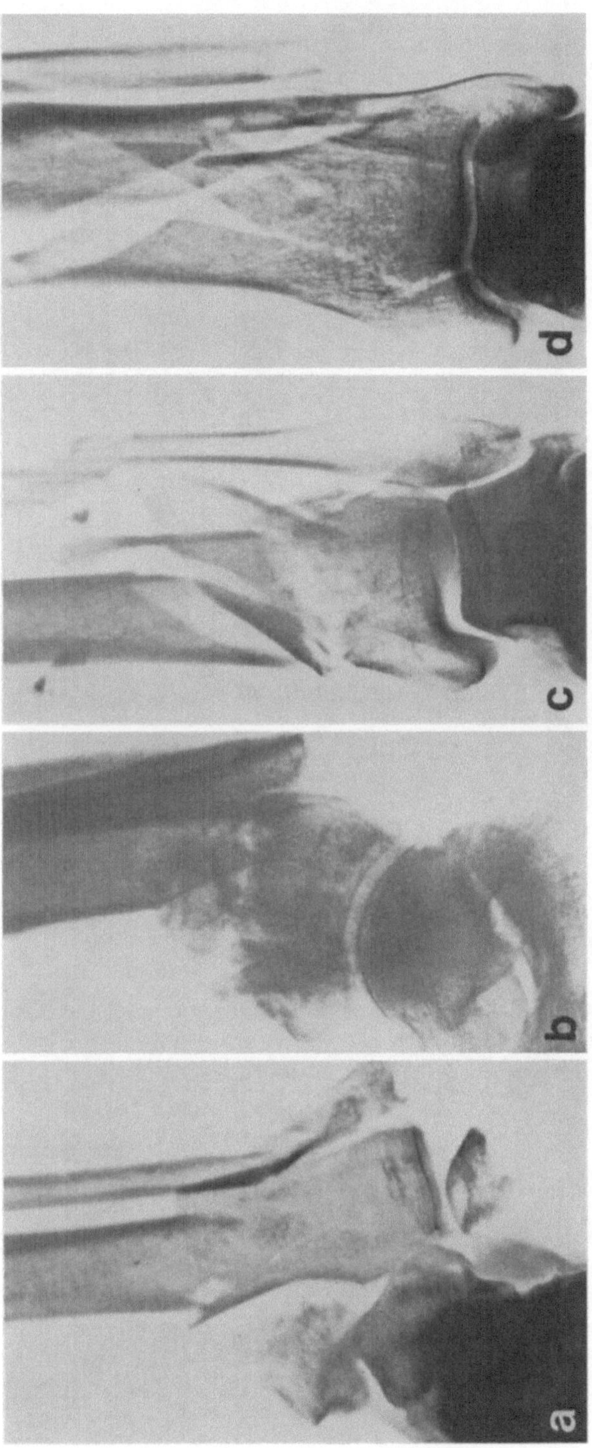

Abb. 123 a-d. Fragmentdislokation bei Pilonfrakturen zur Charakterisierung der Schwere der Gewalteinwirkung und als Ursache von Weichteilschäden und Infektkomplikationen

a Arbeiter durch Gabelstapler gequetscht (Unfallgruppe 2), ausgedehnte offene Weichteilverletzung, Drucknekrose durch länger unbeseitigte Luxationsstellung (Weichteilbild s.Abb. 122c). R.C., m., 23 J.

b Bauarbeiter aus dem 1. Stockwerk gestürzt (Unfallgruppe 1), „geschlossene" Verletzung, die notfallmäßige Osteosynthese deckte die tiefgreifende subkutane Weichteilschädigung auf. M.H., m., 43 J.

c Maler aus dem Fenster gestürzt (Unfallgruppe 1), drittgradig offene Fraktur (s. Verlaufsserie Abb. 132). K.D.A., m., 36 J.

d Bauarbeiter, 3 m in eine Grube gestürzt (Unfallgruppe 1), Hautdurchspießung durch scharfkantige Fragmentenden. J.K., m., 32 J.

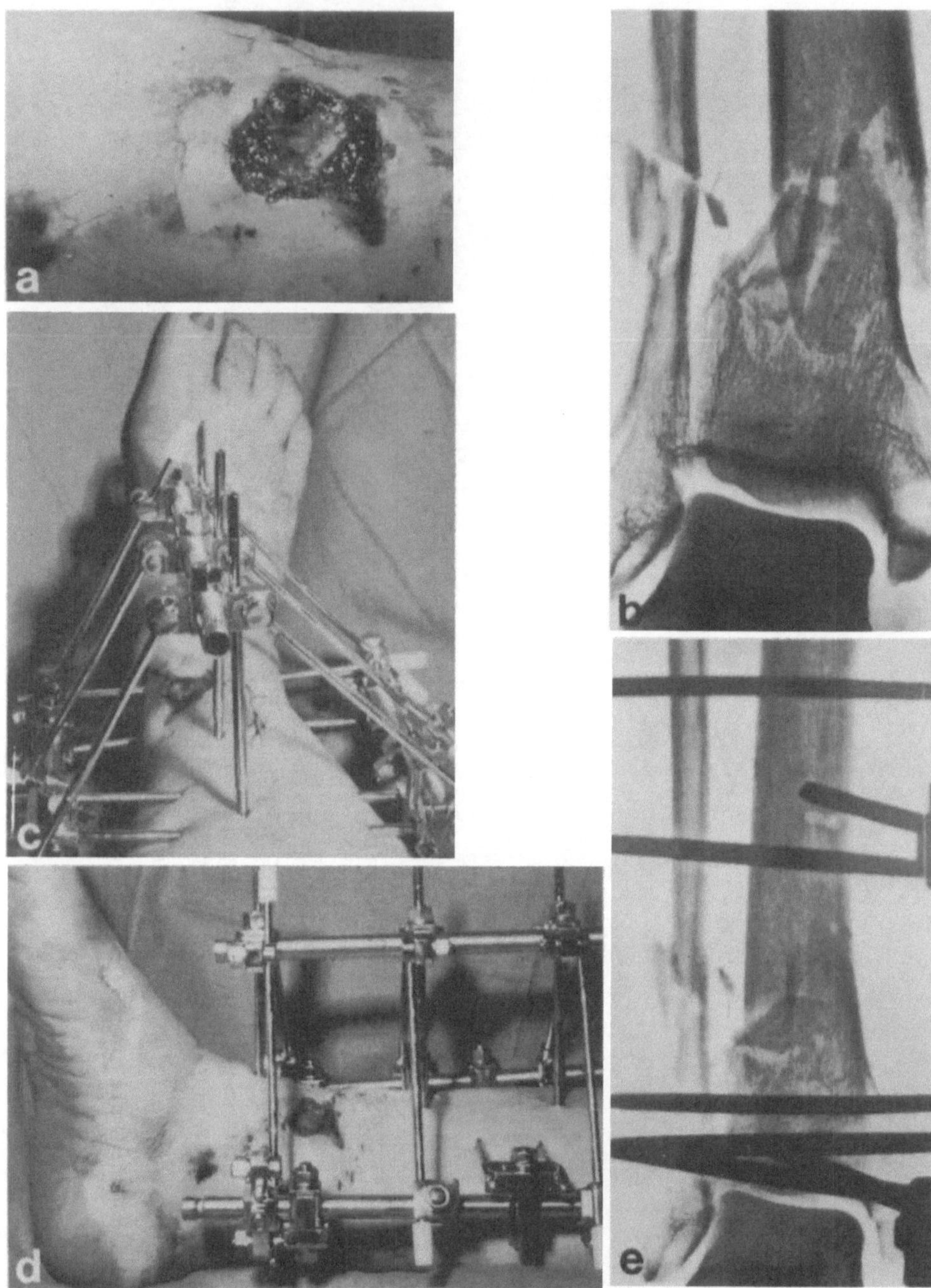

Abb. 124 a-e

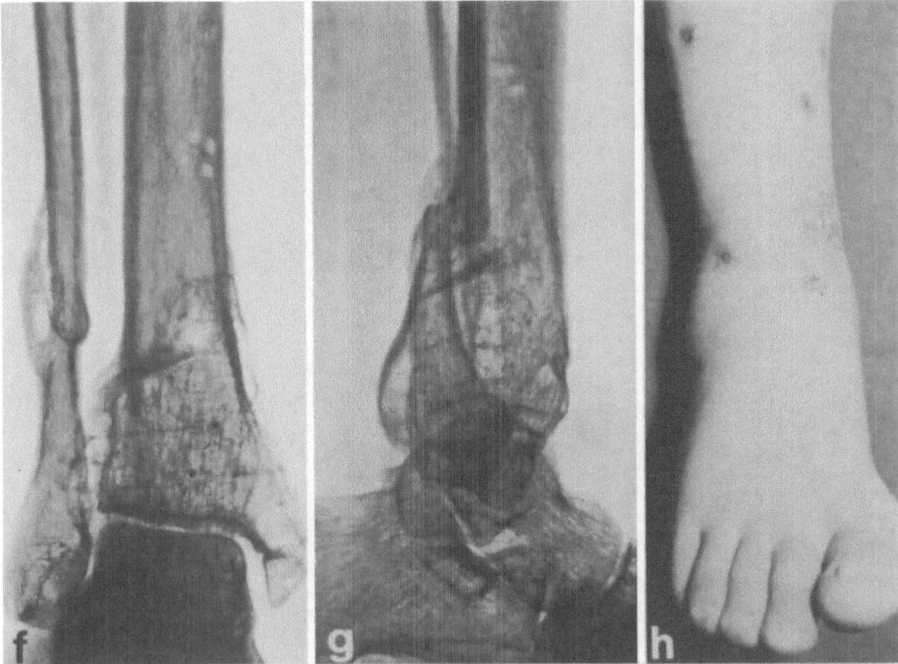

◁ **Abb. 124 a-h.** Gelenkerhaltende, räumliche Fixateur-externe-Osteosynthese bei frühmanifester Osteomyelitis des distalen Unterschenkels nach offener Stückfraktur. F.Sch., m., 46 J.

a, b Klinischer und röntgenologischer Aufnahmebefund 3 Wochen nach Unfall und auswärtiger konservativer Behandlung

c, d, e Räumliche externe Osteosynthese ohne Tangierung des Gelenkes

f, g, h Röntgenologischer und klinischer Zustand 15 Monate postop., knöcherne Heilung, Infektberuhigung, mäßige Sekundärarthrose (Stadium II), OSG: Heben/Senken 10/0/30

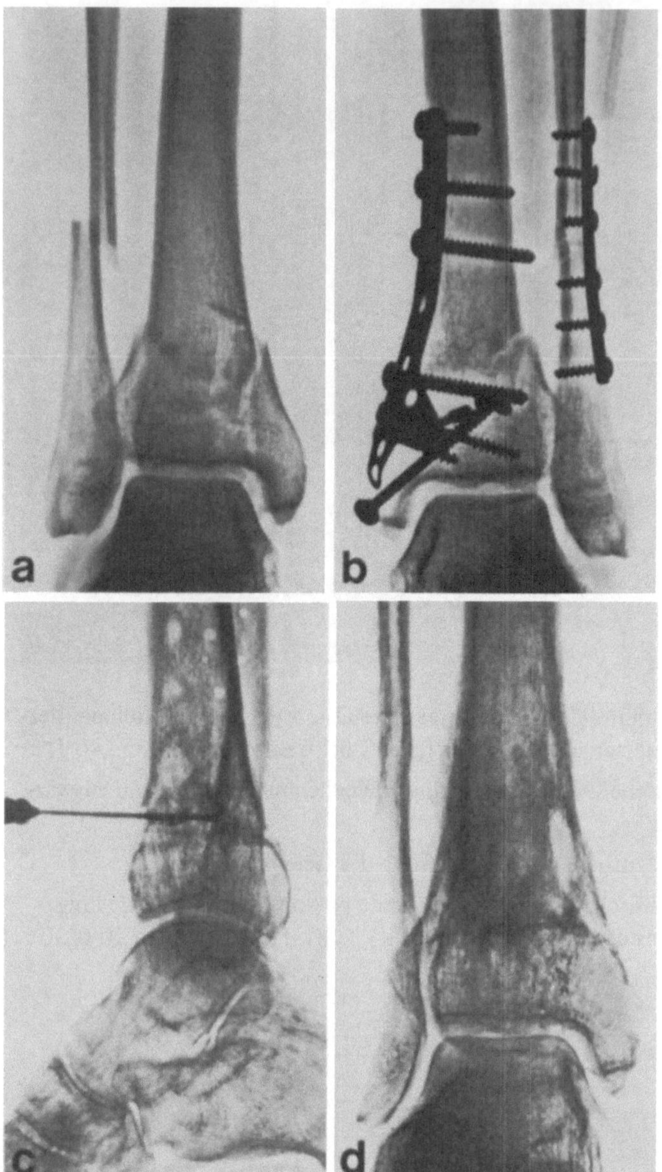

Abb. 125 a-d. Osteomyelitischer Spätinfekt bei adäquat durch Osteosynthese versorgter geschlossener Pilonfraktur (Skiverletzung, Unfallgruppe 3). R.H., m., 38 J.

a Unfallbild, Schweregrad II (Rüedi)

b Wiederherstellende Osteosynthese des Gelenkes mit Spongiosaunterfütterung

c 6 Monate postop., nach unauffälligem Verlauf Fisteleiterung, Metallentfernung; Sequestrierung im Bereich des mit Spongiosa aufgefüllten methaphysären Defektes

d 12 Monate postop., beschwerdefreie Gelenkfunktion, andauernde Infektberuhigung, geringe Sekundärarthrose (Stadium I)

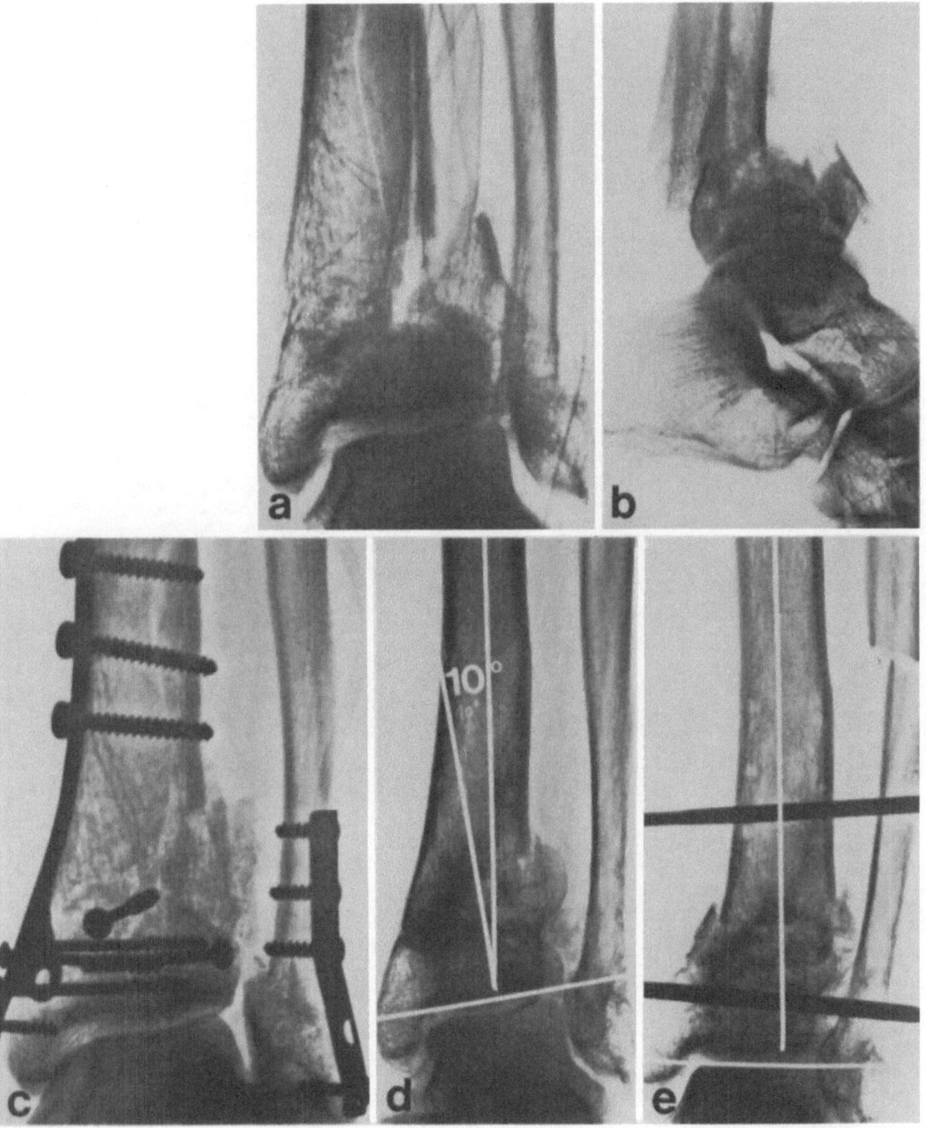

Abb. 126 a-k. Infizierte Pseudarthrose nach Korrekturosteotomie einer in Fehlstellung verheilten Pilonfraktur, Gelenkerhaltung mit räumlicher Fixateur-externe-Osteosynthese. K.H.D., m., 33 J.

a, b Unfallbilder, geschlossene Pilonfraktur, Schweregrad III (Rüedi) nach Abstürz vom Gerüst (Unfallgruppe 1)

c Osteosynthese, unvollständig aufgerichtete tibiale Gelenkfläche

d 12 Monate postop., 10° Valgusfehlstellung

e 15 Monate nach Unfall, Korrekturosteotomie unter varisierender Keilinterposition, Rahmenfixateur mit 2 Steinmann-Nägeln

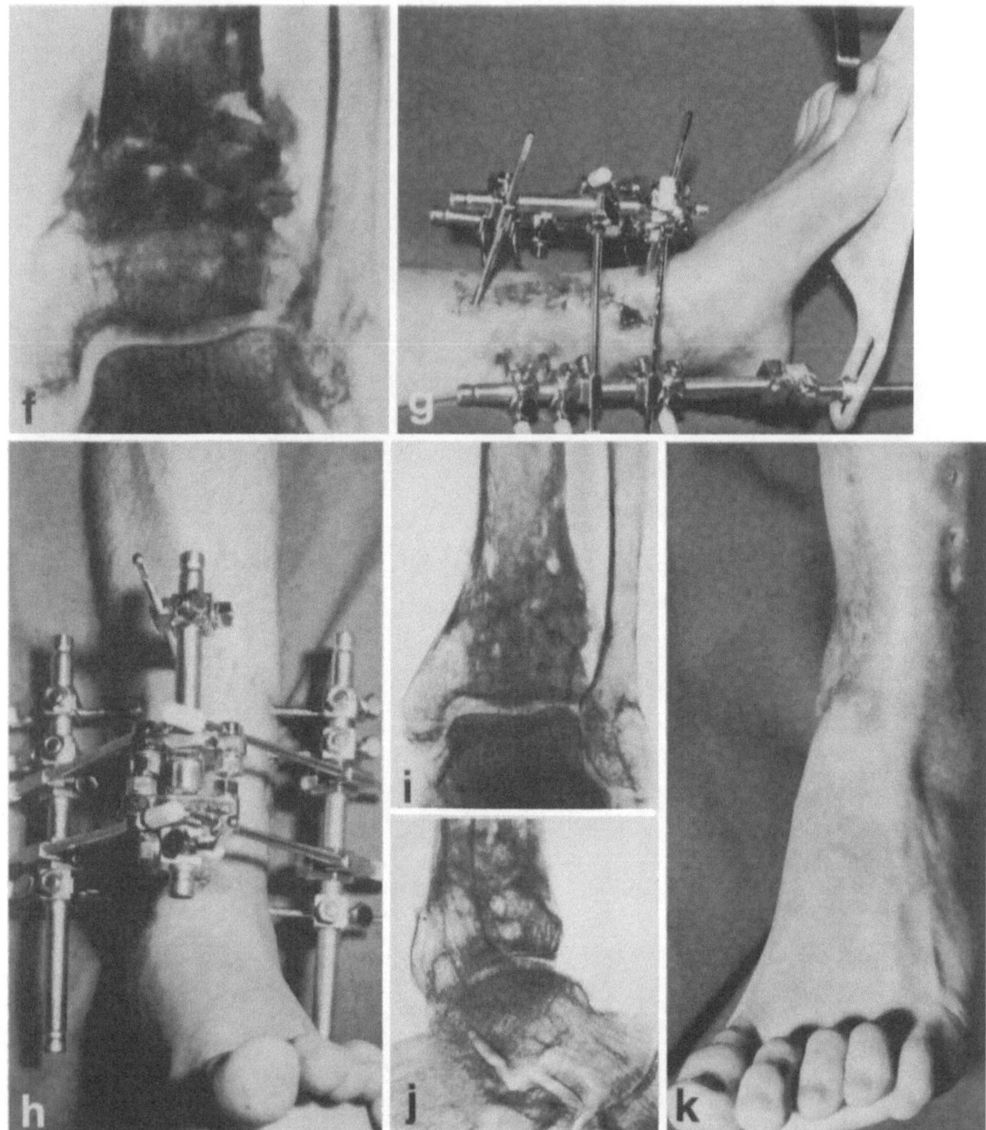

Abb. 126 f-k

f 4 Monate nach Korrekturosteosynthese, infizierte Pseudarthrose mit Fisteleiterung

g, h Räumliche Montage ohne Tangierung des Gelenkes in der Seitansicht und Aufsicht

i, j, k Röntgenologischer und klinischer Zustand 15 Monate nach Korrektureingriff, achsengerecht verheilte Pseudarthrose, deutliche Sekundärarthrose (Stadium III), OSG: Heben/Senken 10/0/30, reizlose Weichteile

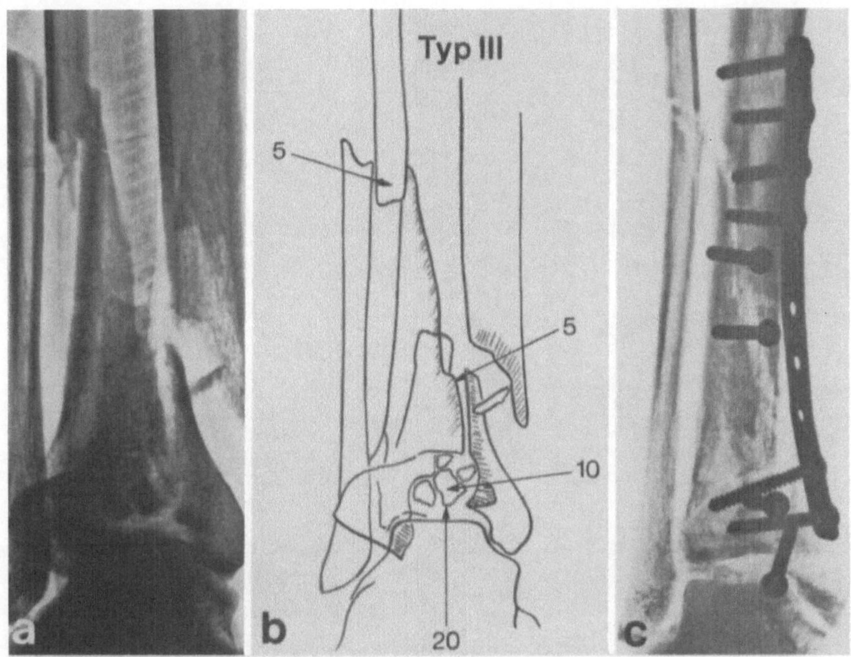

Abb. 127 a-f. Pilonfraktur, Schweregrad III (Rüedi), schematische Darstellung der Beurteilungskriterien, auswärtige Osteosynthese mit nachfolgender Osteomyelitis. K.C., m., 31 J.

a Unfallbild, Absturz vom Baugerüst (Unfallgruppe 1)

b Schematische Darstellung Schweregrad III (40-50 Pkt), Beurteilung durch Punktesystem: Klaffen der Tibiafragmente (5 Pkt), knöcherner Defekt (10 Pkt), mehrfache Gelenkstufen (20 Pkt), Fibulafraktur (5 Pkt)

c 3 Monate nach ungenügender, auswärtiger Osteosynthese, Osteomyelitis mit teilweise frei liegender Platte und Knochen

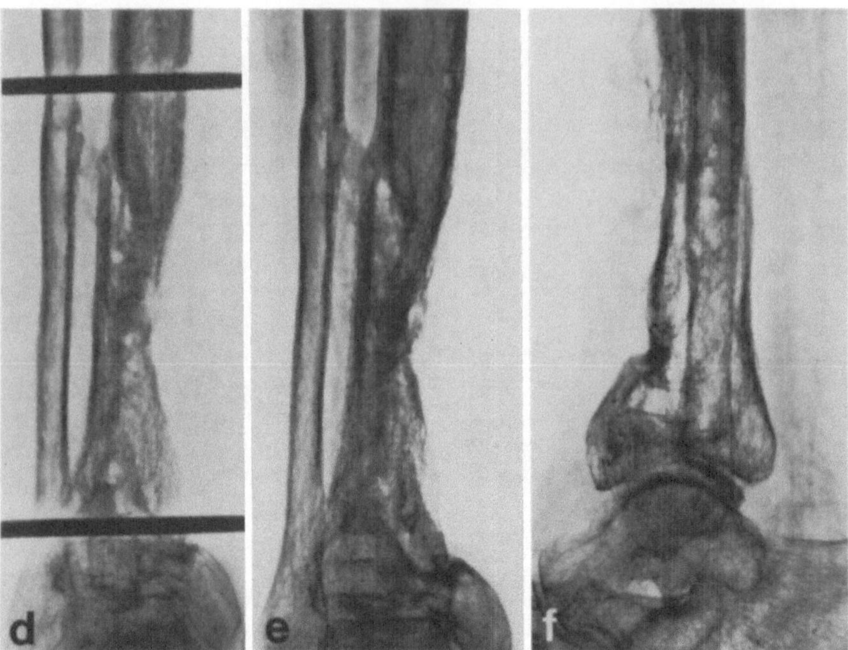

Abb. 127 d-f

d Ausgedehnte Sequestrektomie und gelenkerhaltende Stabilisierung mit Fixateur externe, mehrfache sekundäre Spongiosaplastiken

e, f 14 Monate nach Unfall, belastungsfähige knöcherne Ausheilung, schwere Sekundärarthrose (Stadium IV) bei klinisch versteiftem Sprunggelenk in 10° Spitzfußstellung

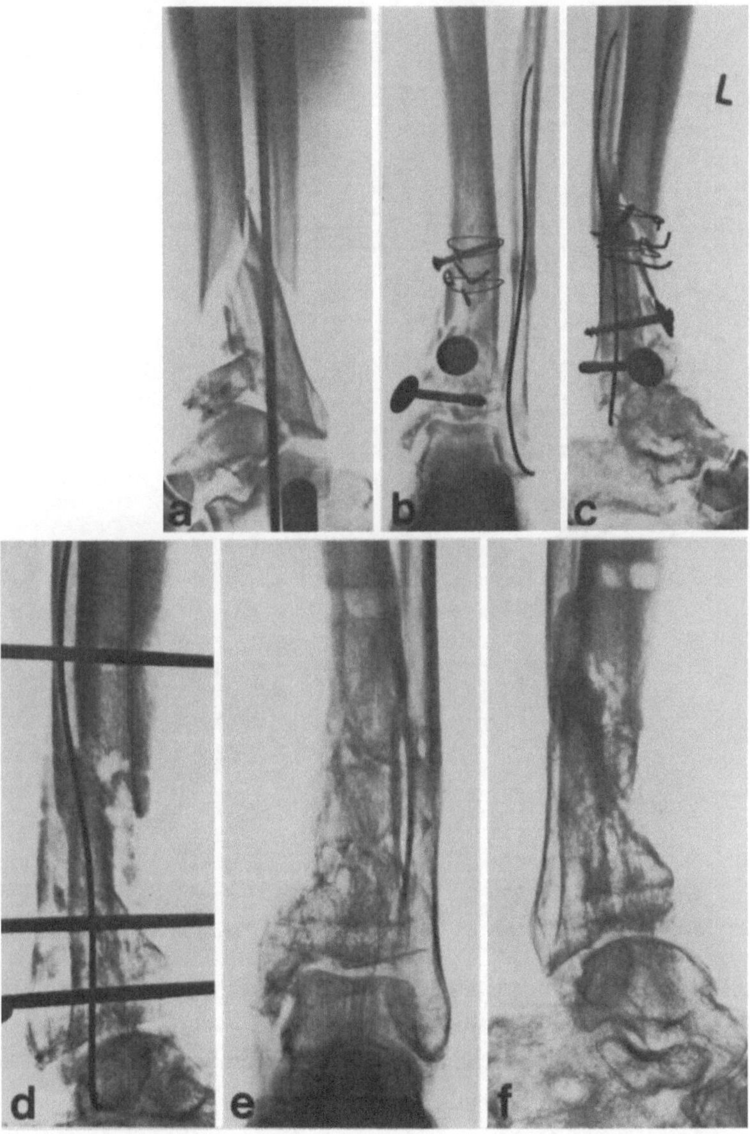

Abb. 128 a-f. Inadäquate Osteosynthese bei offener Pilonfraktur mit nachfolgender Osteomyelitis, Gelenkerhaltung durch gelenküberbrückende Fixateur-externe-Stabilisierung, schwere Arthrose des OSG. K.M., m., 43 J.

a Unfallbild, Schweregrad III (Rüedi)

b, c 5 Monate nach instabiler auswärtiger Versorgung, Sequestrierung und Fisteleiterung

d 7 Monate nach Unfall, gelenküberbrückende Stabilisierung mit Fixateur externe nach Sequestrektomie, sekundäre Spongiosaplastik

e, f 15 Monate nach Unfall, knöcherne Ausheilung, schwere Sekundärarthrose (Stadium IV), schmerzhaft wackelbewegliches Sprunggelenk in Funktionsstellung

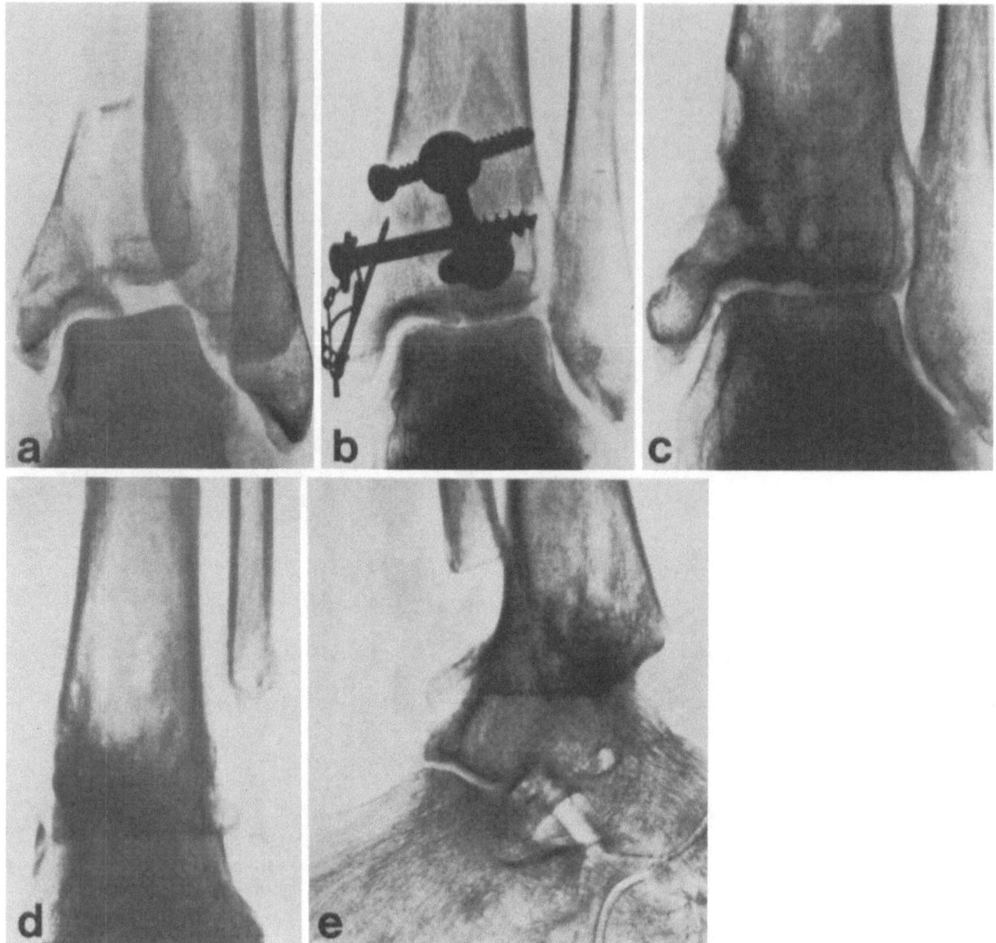

Abb. 129 a-g. Arthrodese des OSG nach sachgerecht versorgter Pilonfraktur mit nachfolgender eitriger Osteoarthritis. S.P., w., 33 J.

a Weichteilgeschädigte, geschlossene Pilonfraktur, Schweregrad III (Rüedi)

b Osteosynthese mit Schrauben und Zuggurtung

c 13 Monate nach Unfall, sequestrierende Osteomyelitis des Innenknöchels mit Übergreifen auf das OSG

d, e 12 Monate nach Arthrodese

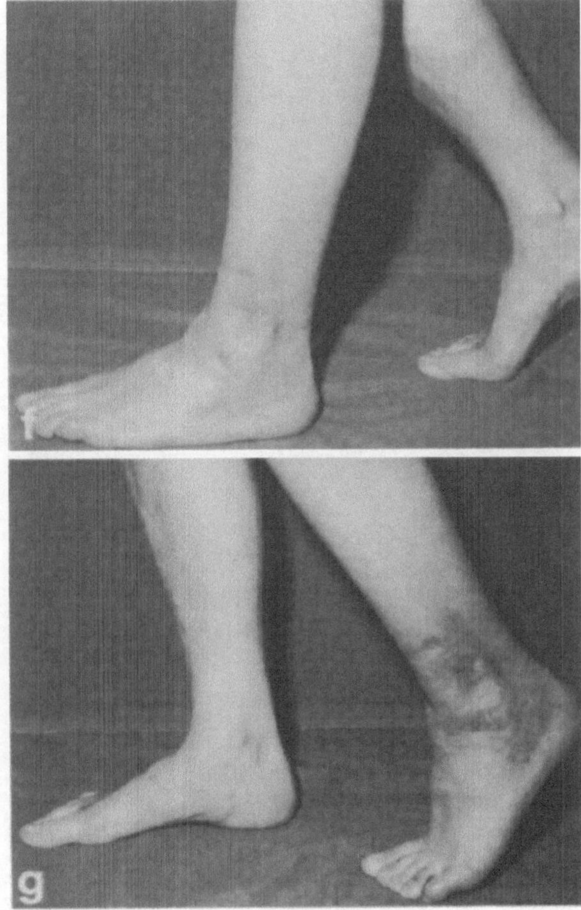

Abb. 129 f, g

f, g Funktionsbilder bei versteiftem Sprunggelenk

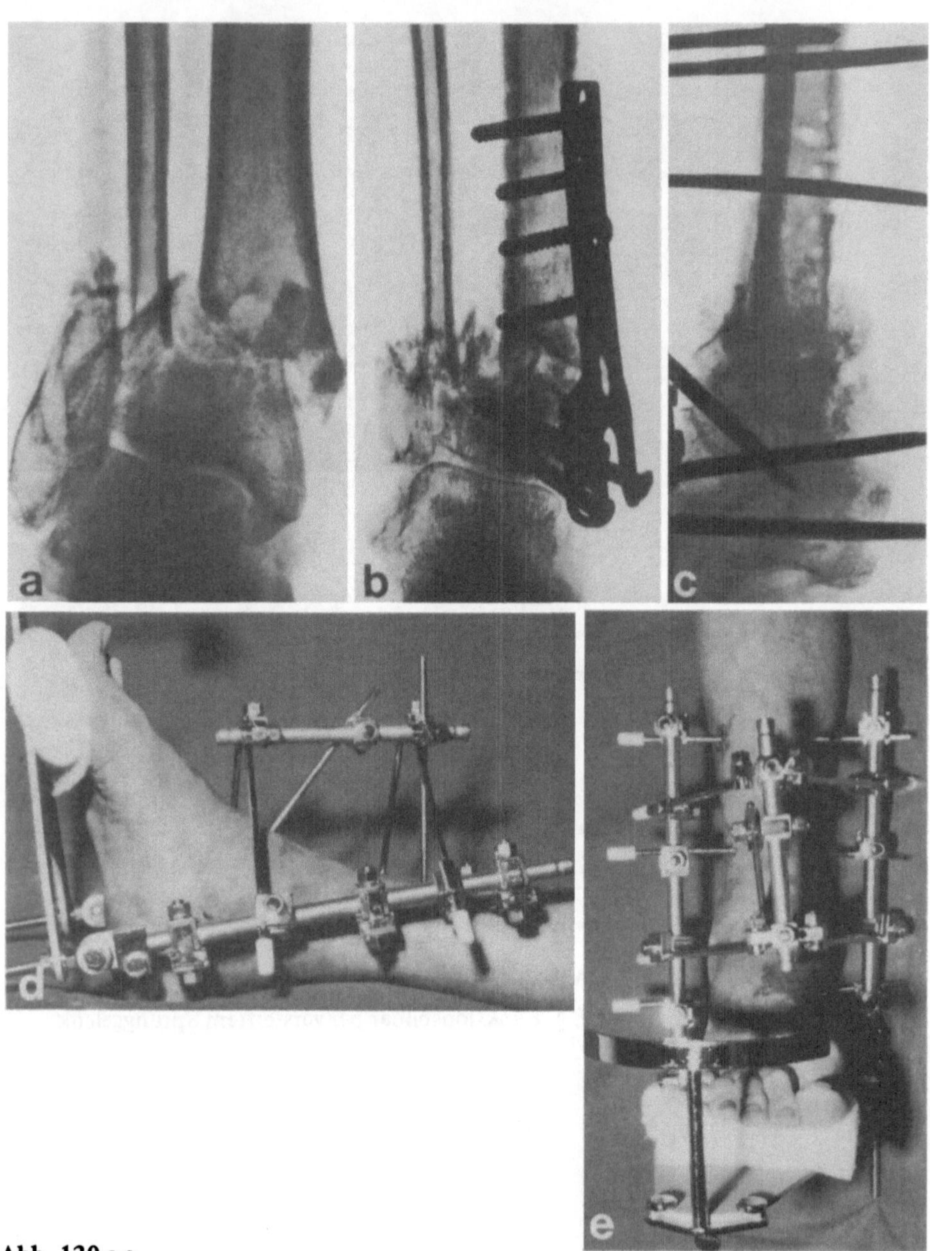

Abb. 130 a-e

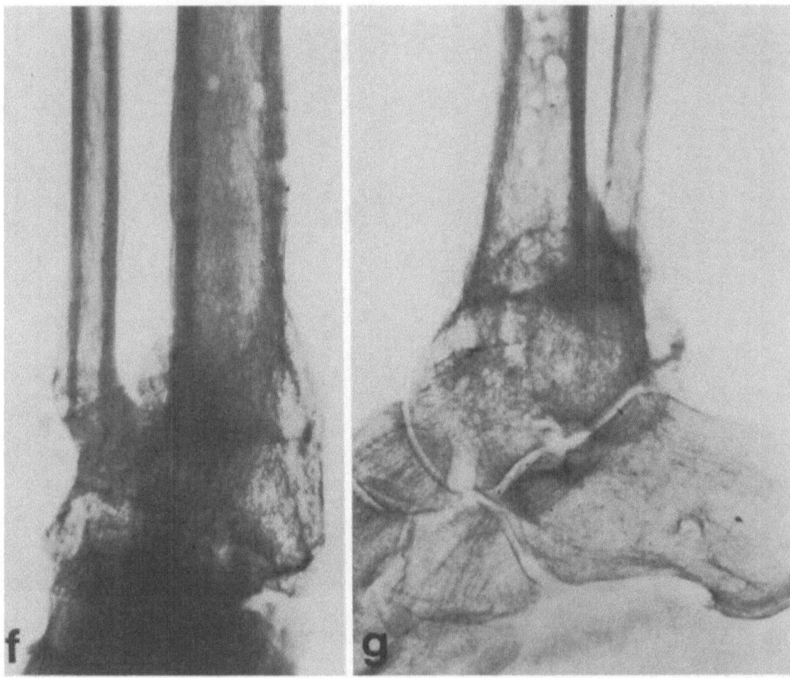

◁ **Abb. 130 a-g.** Resektionsarthrodese im OSG mit räumlicher externer Stabilisierung nach infizierter Pseudarthrose des distalen Unterschenkels. I. F., w., 52 J.

a Unfallbild, distale Unterschenkelfraktur

b 7 Monate nach auswärtiger Osteosynthese, infizierte Pseudarthrose, Fehlstellung des gelenknahen Fragments, Plattenausriß, Sequestrierung

c, d, e Röntgenologischer und klinischer Zustand 1 Monat nach Resektionsarthrodese mit räumlicher Fixateur-externe-Osteosynthese durch streckwärtige schräge Schanzsche Schrauben im Talus, Montage in der Seitansicht (**d**) und Aufsicht (**e**)

f, g 11 Monate nach Arthrodese, knöcherne Heilung, schmerzfrei belastbarer Fuß, dauerhafte Infektberuhigung

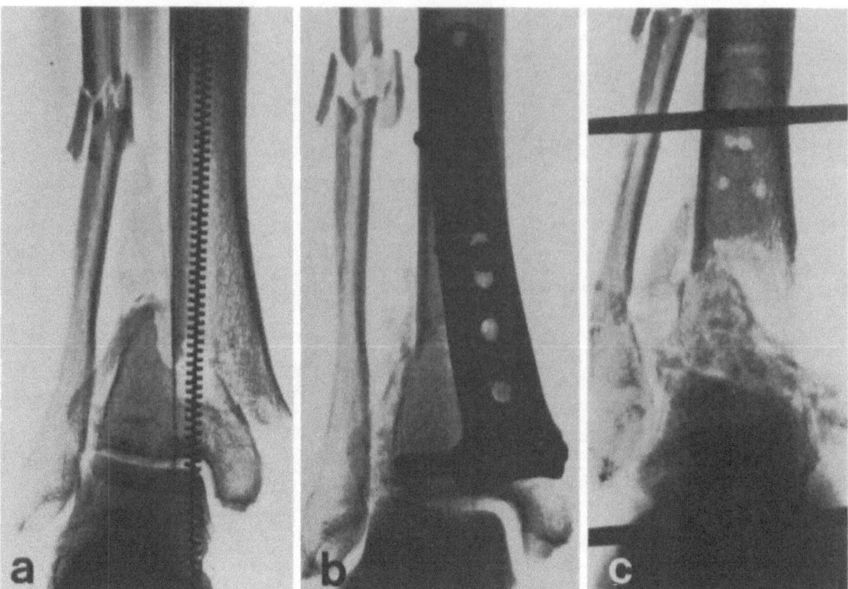

Abb. 131 a-f. Arthrodese des Sprunggelenkes bei Defektosteomyelitis der distalen Tibia. R.S., m., 39 J.

a Unfallröntgenbild, geschlossene, distale Unterschenkelfraktur

b 1 Monat nach Osteosynthese mit Löffelplatte, Frühinfekt und Weichteilnekrosen

c 2 Monate postop., Metallentfernung, Sequestrektomie, Arthrodese mit Fixateur externe, mangelhafte Abstützung, 4malige offene Spongiosaplastik

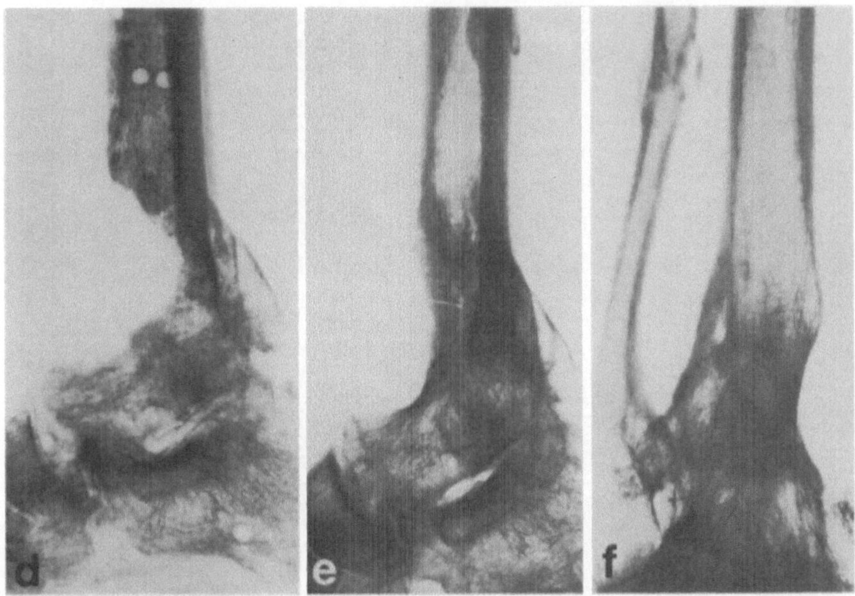

Abb. 131 d-f

d 6 Monate nach Unfall, fragiler knöcherner Umbau der Arthrodese

e, f 48 Monate nach Unfall, beschwerdearme Arthrodese, dauerhafte Infektberuhigung, 1,5 cm Beinverkürzung

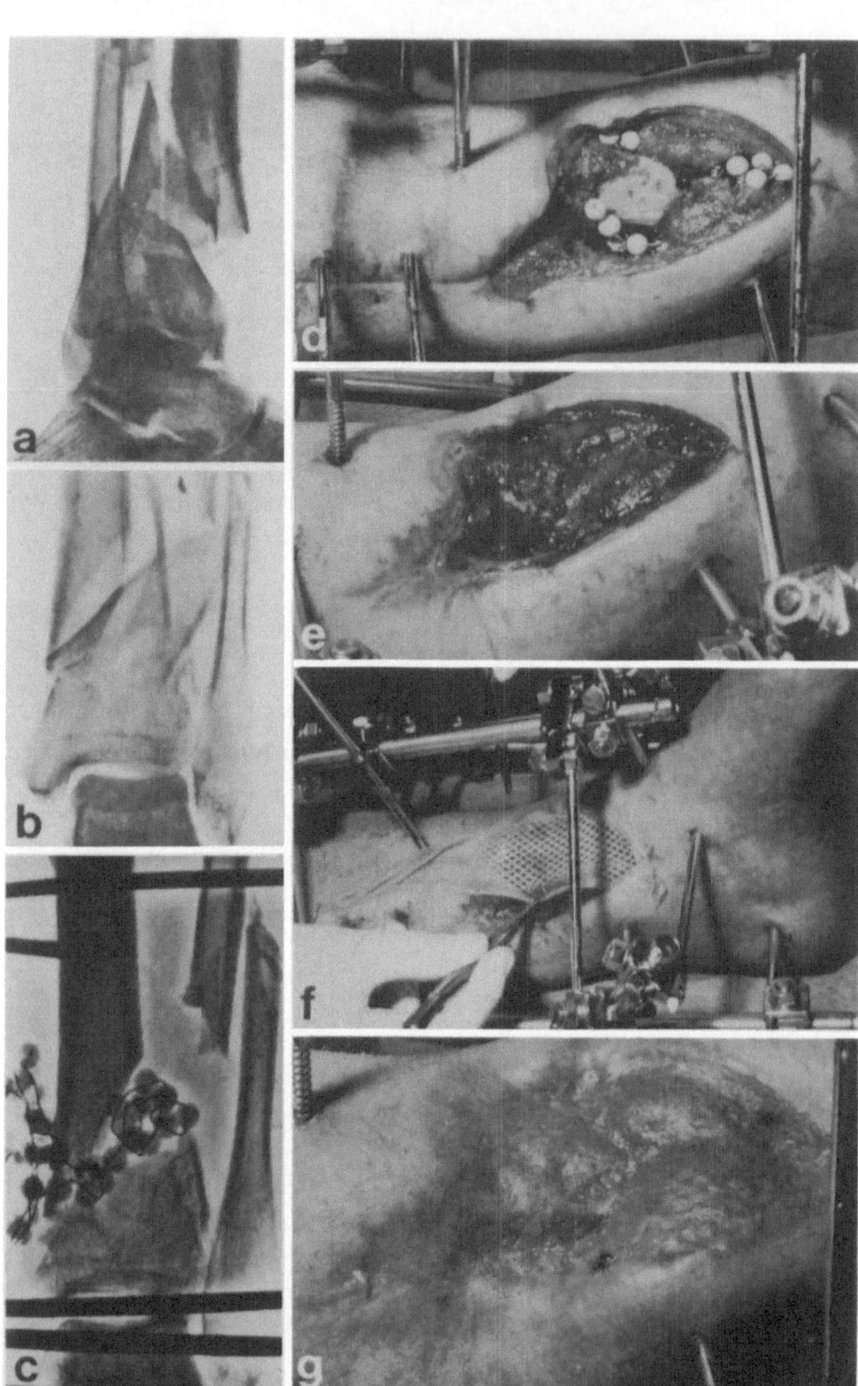

Abb. 132 a-g

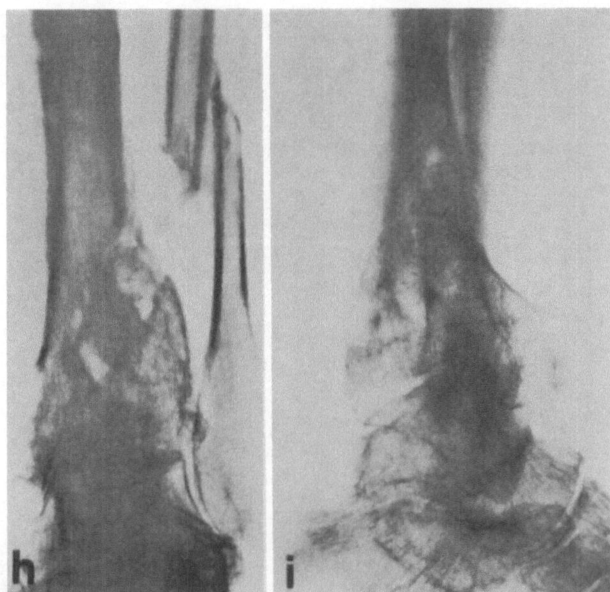

◁ **Abb. 132 a-i.** Arthrodese des Sprunggelenkes bei florider Osteomyelitis und ausgedehntem Weichteildefekt nach offener Pilonfraktur, Stabilisierung durch Kombination der triangelförmigen und räumlichen Montage, sekundäre Weichteildeckung mit Netzspalthaut (Meshgraft). K.D.A., m., 36 J.

a, b Unfallbilder, auswärtige konservative Behandlung, freiliegende Sequester und handtellergroßer, infizierter Weichteildefekt bei Aufnahme

c 6 Wochen nach Unfall, Debridement und Osteosynthese mit Fixateur externe, fehlende Fragmentabstützung, lokale Chemotherapie, erst im blanden Stadium Resektion der Gelenkflächen und sekundäre Spongiosaplastik

d, e Weichteile 9 und 12 Wochen postop., rasche Granulation bei zuverlässiger Stabilisierung

f Hautdeckung mit Netzspalthaut (Meshgraft)

g Reizlose Weichteilheilung 4 Wochen später

h, i 12 Monate nach Durchbau der Arthrodese unter Belassung von Außen- und Innenknöchel, schmerzarme, aber volle Belastbarkeit, reizlose Weichteile

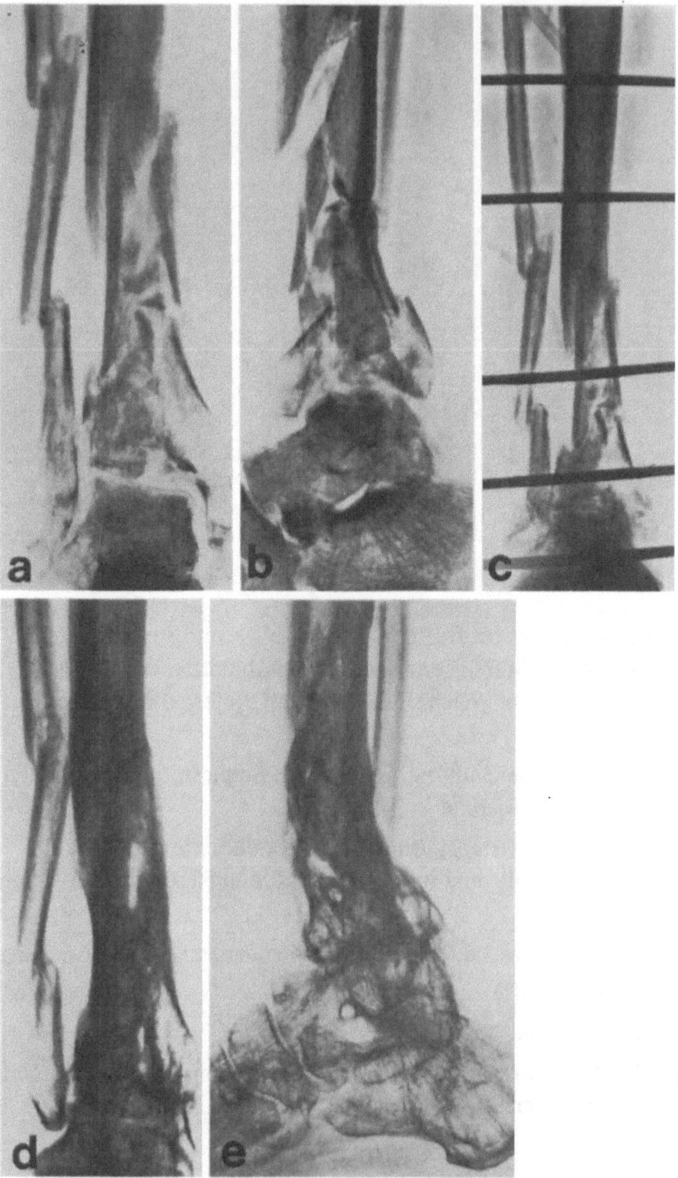

Abb. 133 a-e. Sequestrierende Tibiatrümmerfraktur mit Gelenkbeteiligung, Stabilisierung unter Arthrodese des Sprunggelenkes. J. St., m., 38 J.

a, b 3 Monate nach auswärtiger Gipsruhigstellung, sequestrierende Osteomyelitis, Gelenkinfekt und infizierter Weichteildefekt

c 2 Monate nach Fixateur-externe-Osteosynthese unter Einbeziehung instabiler tibialer Fragmente, Spongiosaplastik, Anfrischungsarthrodese unter Belassen der Knöchelgabel

d, e 26 Monate nach Unfall, knöcherne Ausheilung und Arthrodese, belastungsfähiges Bein, regelrechte Fuß- und Achsenstellung, 2 cm Beinverkürzung

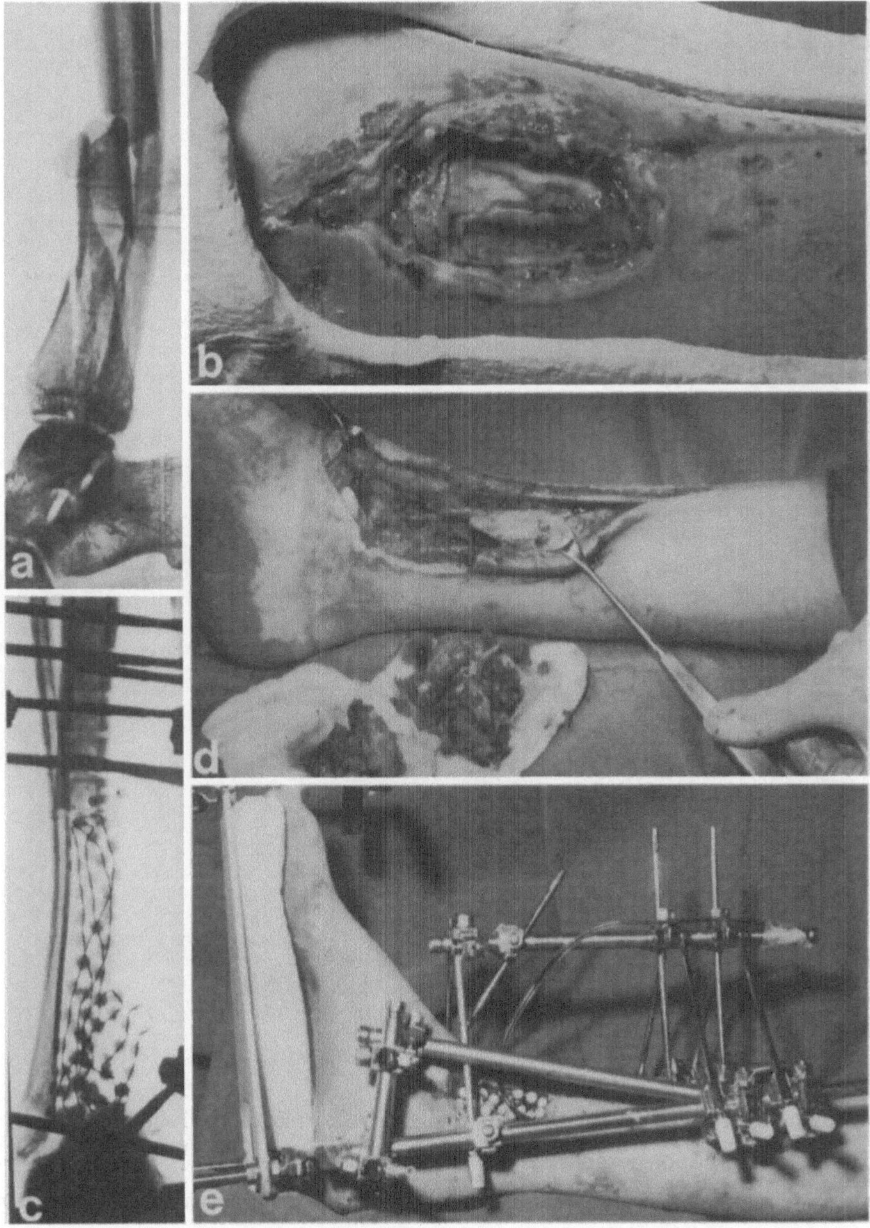

Abb. 134 a-l. Infizierte, distale Tibiadefektpseudarthrose unter Verlust des Sprunggelenkes, osteoplastischer Aufbau mit Arthrodese über die Schiene der Fibula. P.B., m., 17 J.

a, b Unfallbild und purulente sequestrierende Osteomyelitis 6 Wochen nach Plattenosteosynthese

c, d 14 cm langer Tibiadefekt bis zur Talusrolle nach Sequestrektomie

e Fixateur-externe-Osteosynthese durch Kombination triangelförmiger und räumlicher Montage, lokale Chemotherapie mit Gentamycin-PMMA-Ketten

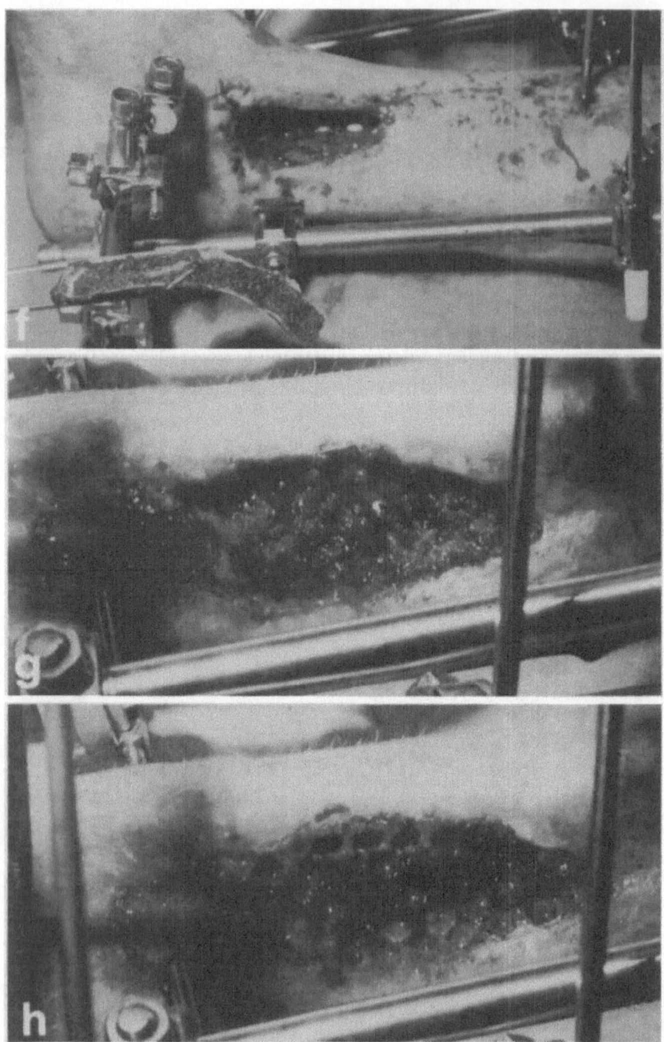

Abb. 134 f-h

f Gereinigte Defekthöhle vor Verschraubung eines kortikospongiösen Spans an der Fibula

g Spätere offene Spongiosaplastik (farbige Wiedergabe s.S. 431)

h Reizlose Granulation über der eingeheilten Spongiosa (Impressionen der aufgelegten Gentamycin-PMMA-Ketten)

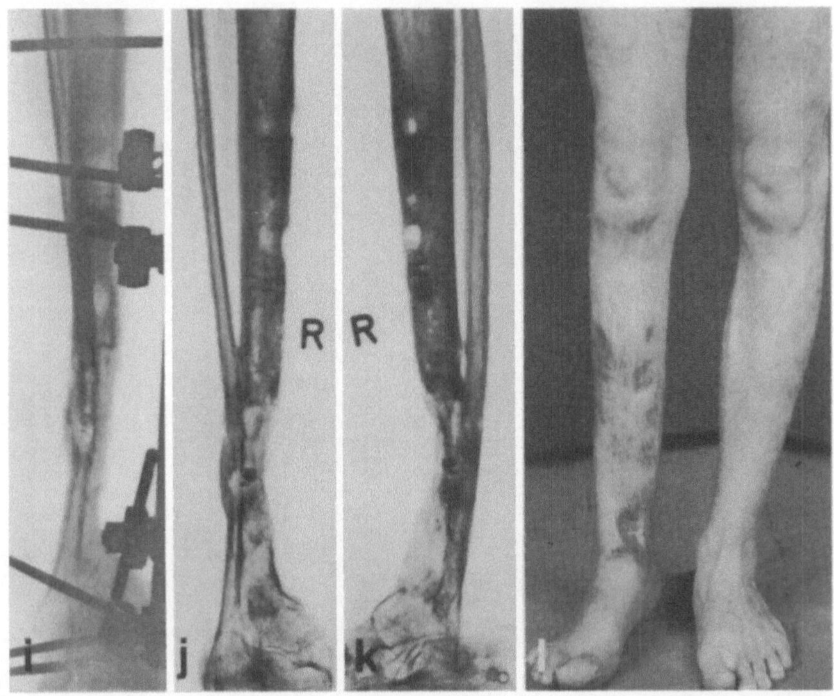

Abb. 134 i-l

i 6 Monate postop., ossärer Defektaufbau

j, k, l 12 Monate postop., knöcherne Überbrückung, Teilbelastung, freie Kniebeweglichkeit, Sprunggelenk versteift, dauerhafte Infektberuhigung

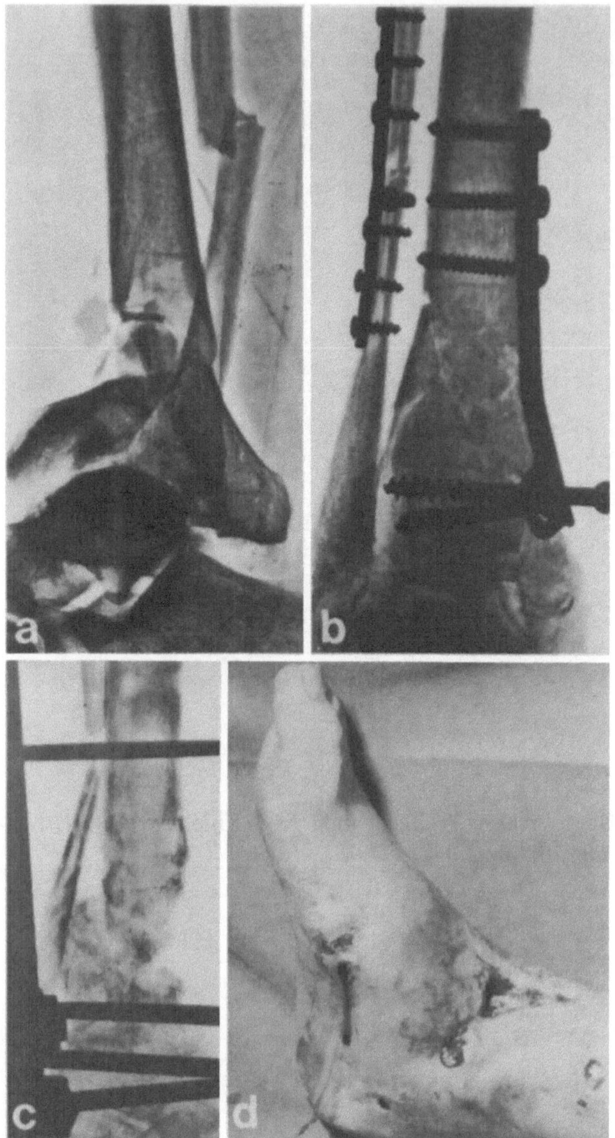

Abb. 135 a-d. Unterschenkelamputation bei nicht beherrschbarer Osteomyelitis der distalen Tibia und des Sprunggelenkes nach infizierter Pilonfraktur und gescheiterter Arthrodese. M.F., m., 33 J.

a Unfallbild

b 2 Monate postop., Lockerung der gelenkwiederherstellenden Osteosynthese durch Frühinfekt

c, d Röntgenologischer und klinischer Zustand 18 Monate nach Unfall, fortschreitende Dystrophie des Knochens und der Weichteile, infizierter Weichteildefekt, gescheiterte knöcherne Überbrückung nach mehrfachen Spongiosaplastiken, Infektlockerung des Fixateur externe

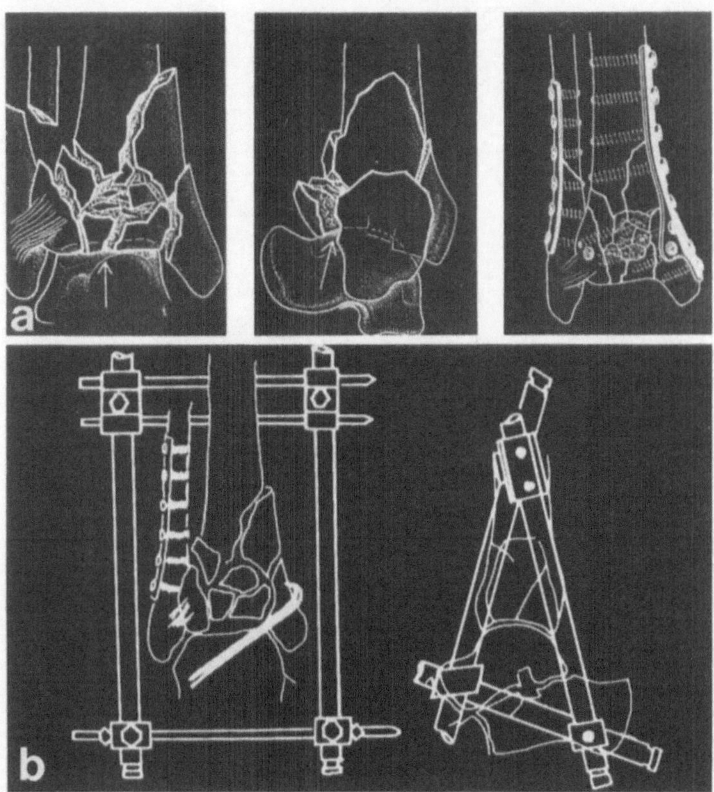

Abb. 136 a, b. Schematische Darstellung der operativen Behandlung der distalen intraartikulären Unterschenkelfrakturen

a Im Regelfall: Interne Osteosynthese der Fibula mit Drittelrohrplatte, osteoplastische Auffüllung von Tibiadefekten, interne Osteosynthese der distalen Tibia mit Kleeblattplatte. Aus: U.Heim u. K.M. Pfeiffer [18]

b Bei Infektgefährdung: Interne Osteosynthese der Fibula mit Drittelrohrplatte, Reposition des oberen Sprunggelenkes, Ruhigstellung des Sprunggelenkes durch Fixateur externe in triangelförmiger Montage

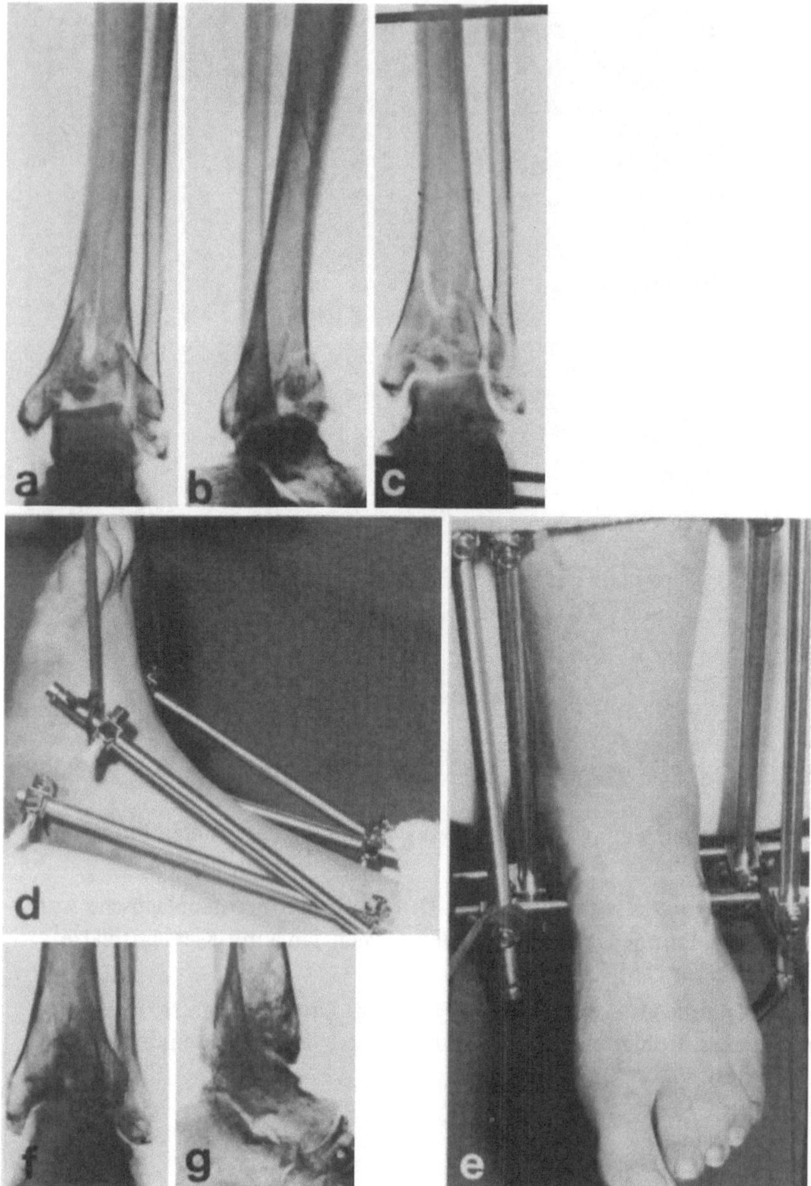

Abb. 137 a-g. Fixateur-externe-Osteosynthese einer Pilonfraktur wegen extremer posttraumatischer Schwellung. H.Sch., m., 43 J.

a, b Pilonfraktur nach Verkehrsunfall, Schweregrad III (Rüedi)

c Gelenkreposition und externe Stabilisierung

d, e Klinischer Befund 10 Tage postop., rückläufige Schwellung, keine Infektion

f, g 12 Monate postop., nahezu freie Funktion, deutliche Sekundärarthrose (Stadium III), OSG: Heben/Senken 10/0/30, volle Belastbarkeit

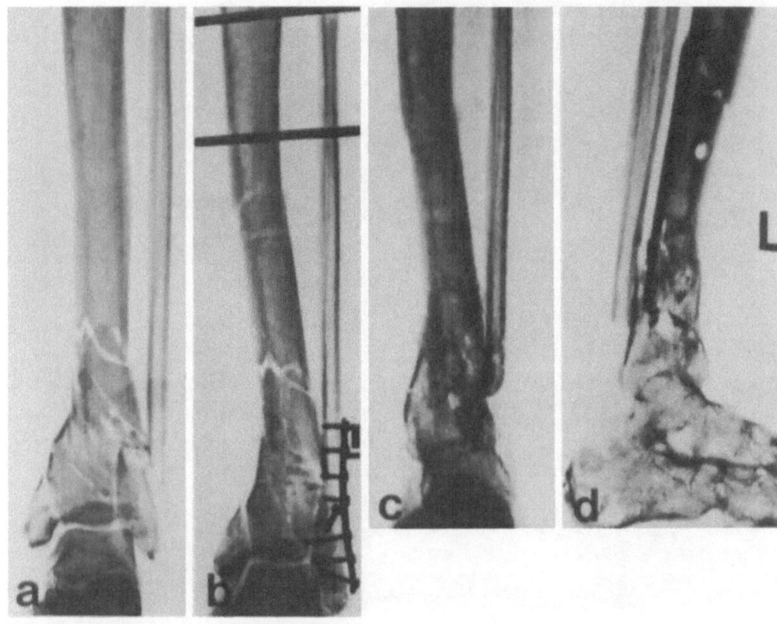

Abb. 138 a-f. Fixateur-externe-Osteosynthese einer offenen Pilonfraktur nach Unterschenkelquetschung links durch tonnenschwere Eisenplatte. H.M., m., 55 J.

a Pilonfraktur Schweregrad III (Rüedi)

b Interne Fibulaosteosynthese und Stabilisierung des Zweietagenbruches der Tibia mit Gelenkbeteiligung durch Fixateur-externe-Osteosynthese unter Einschluß des Sprunggelenkes

c, d Knöcherne Heilung der Frakturen unter Resektionsarthrodese des Sprunggelenkes wegen eitriger Gelenkinfektion

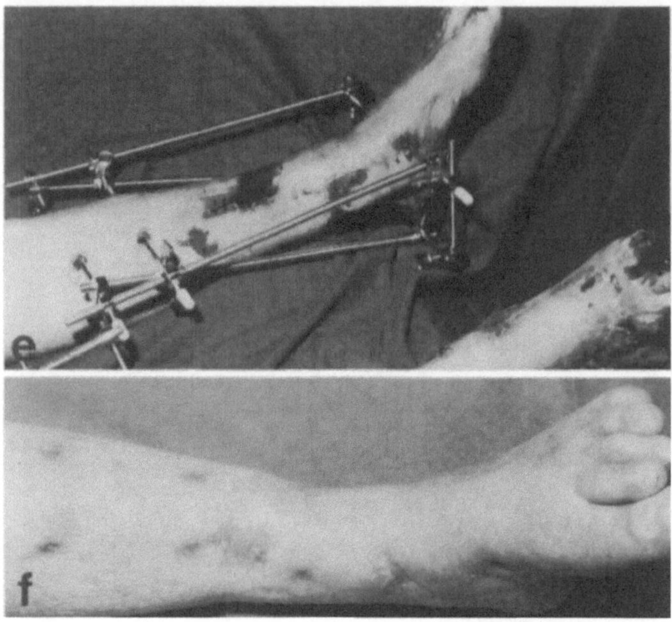

Abb. 138 e, f

e Klinischer Befund 3 Wochen nach Unfall, später kam es über infizierte Weichteilnekrosen zur Gelenkeröffnung und zum Empyem

f 18 Monate nach Unfall, Arthrodese des Sprunggelenkes in guter Stellung, reizlose Weichteile

Abb. 139 a-j. Arthrodese des Sprunggelenkes nach frühmanifester, posttraumatischer Osteomyelitis der Knöchelgabel beim alten Menschen. H.L., w., 73 J. ▷

a Instabile auwärtige Primärosteosynthese der Verrenkungsfraktur des Sprunggelenkes (Typ C), fortbestehende Verrenkungsstellung, eitrige Osteolyse des Außen- und Innenknöchels

b, c Klinischer Aufnahmebefund, Weichteile über dem Außenknöchel (**b** farbige Wiedergabe s.S. 431) und Innenknöchel (**c**)

d, e Intraop. Situs, eiterumspülte instabile Platte des Wadenbeins, nekrotische Fragmente des distalen Wadenbeins nach Debridement, Empyem des OSG

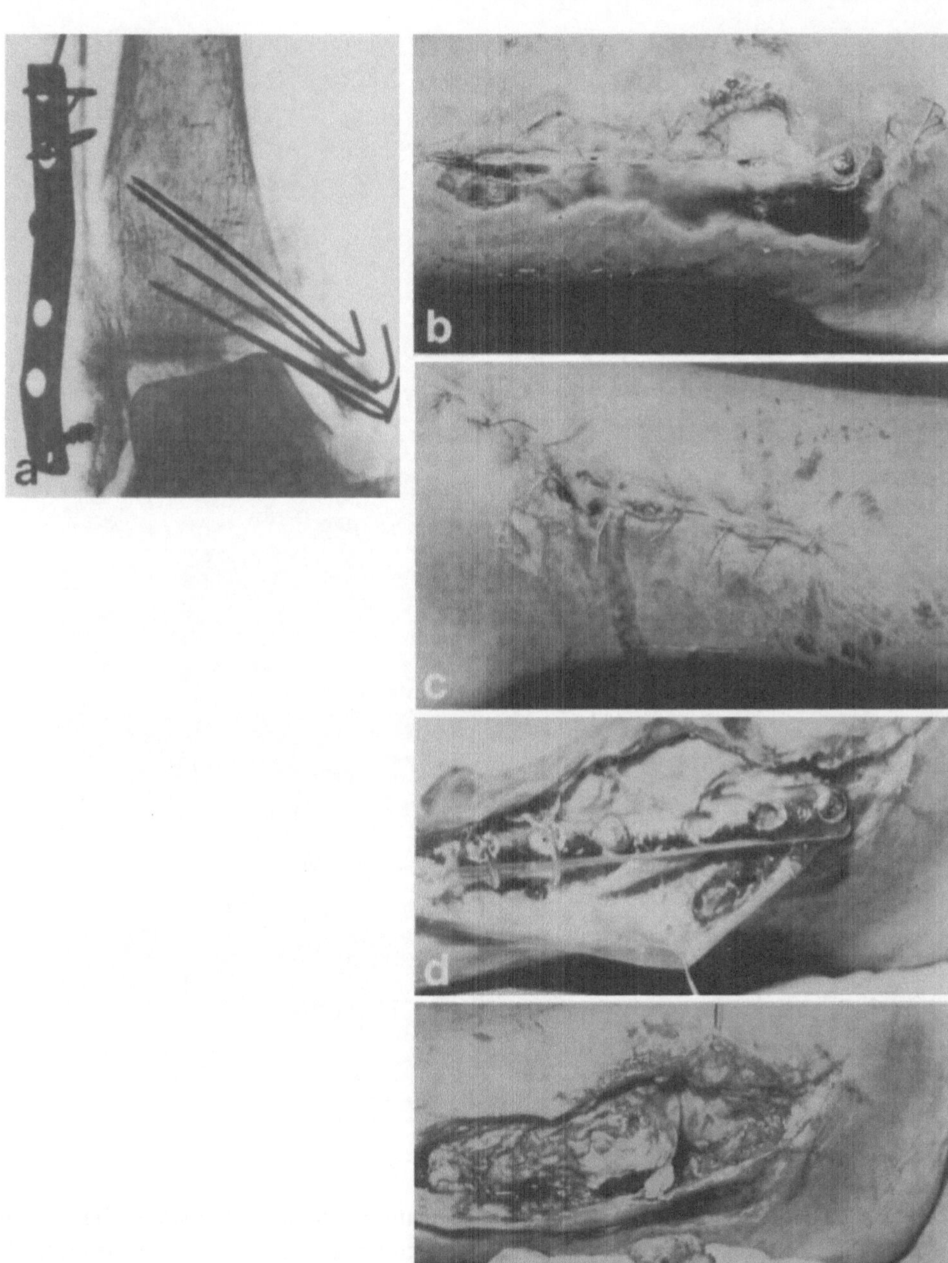

Abb. 139 a-e

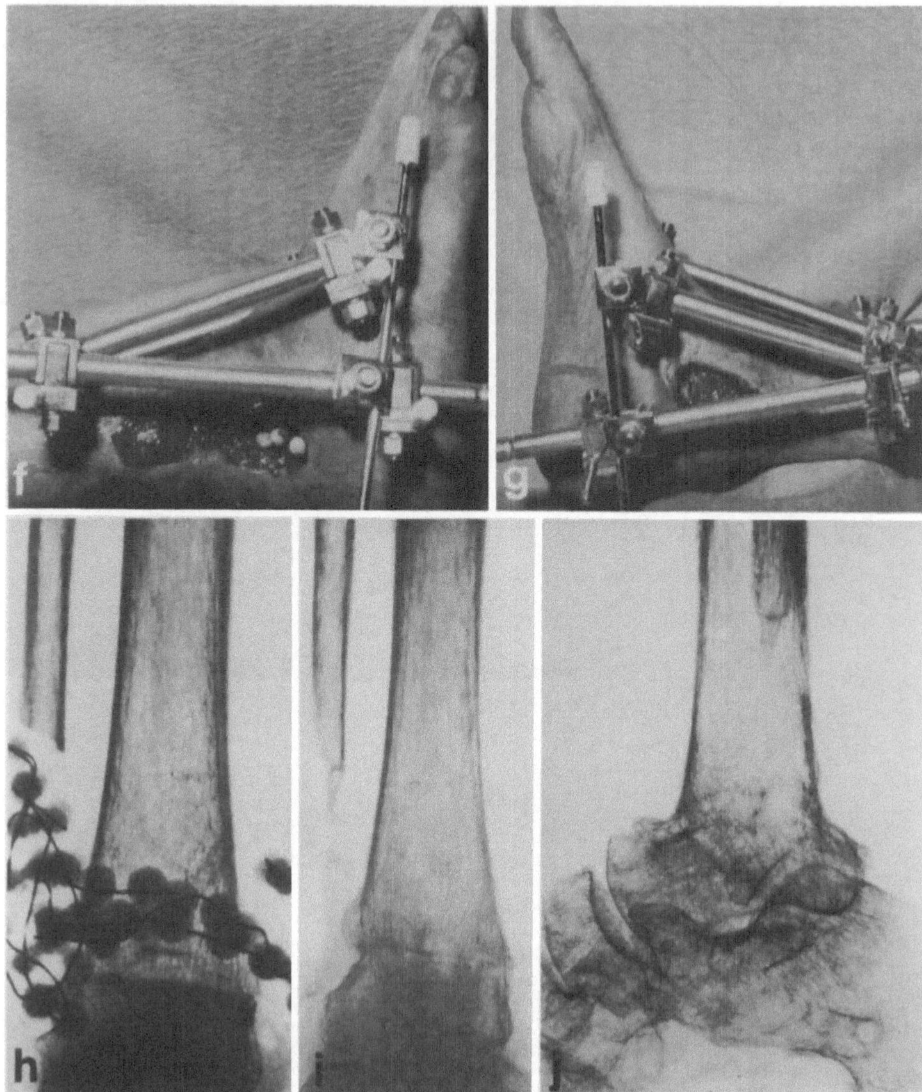

Abb. 139 f-j

f, g Klinischer Befund 3 Wochen postop., stabile Fixateur-externe-Arthrodese in Standardmontage (triangelförmige Montage), Infektberuhigung und vitale Granulation über den Hautdefekten, später Weichteilschluß mit Netzspalthaut (Meshgraft)

h Postop. Röntgenbild

i, j 6 Monate nach Arthrodese, knöcherner Durchbau, reizlose Weichteile, altersbedingt noch behindertes Gangbild

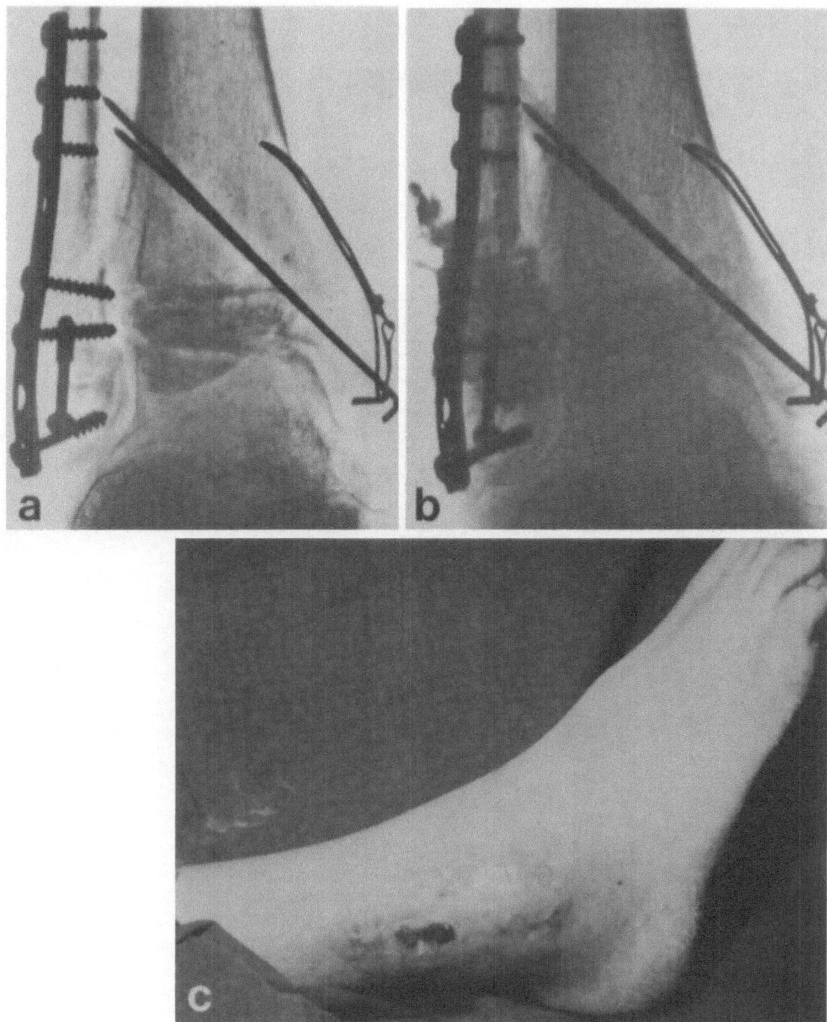

Abb. 140 a-g. Arthrodese des Sprunggelenkes nach frühmanifester posttraumatischer Osteomyelitis der Knöchelgabel mit Sprunggelenkempyem beim Jugendlichen. J.M., m., 17 J.

a 6 Monate postop., auswärtige Primärosteosynthese der Verrenkungsfraktur des Sprunggelenkes (Typ B) beim wachsenden Skelett, bereits fortgeschrittene eitrige Osteoarthritis mit aufgehobenem Gelenkspalt

b Fisteldarstellung

c Klinischer Aufnahmebefund mit Spitzfußstellung, schmerzhafte Gelenkschwellung und Außenknöchelfistel

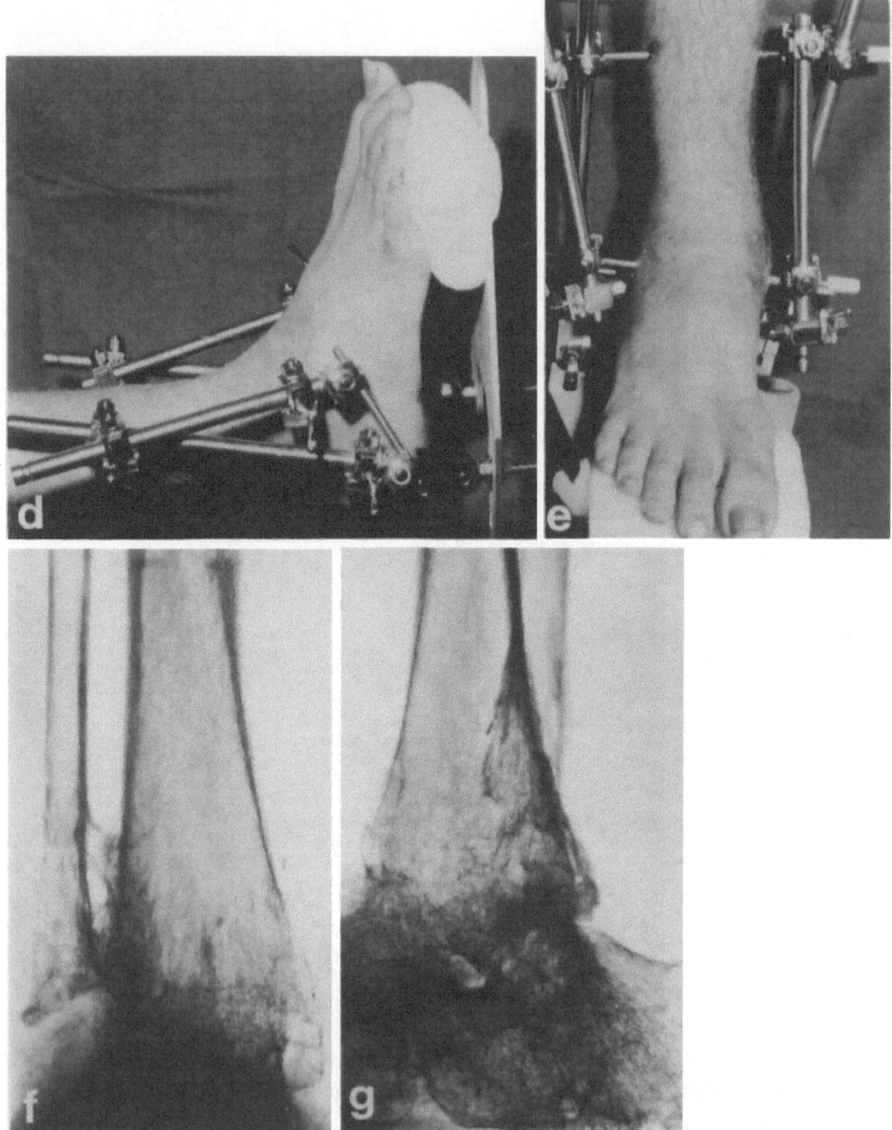

Abb. 140 d-g

d, e Klinischer Befund 1 Monat nach Fixateur-externe-Arthrodese in der triangelförmigen Montage, Korrektur des Spitzfußes, Seitansicht (**d**) und Aufsicht (**e**)

f, g 8 Monate nach Arthrodese, knöcherne Heilung mit Versteifung im OSG und USG, volle Belastung, dauerhafte Infektberuhigung, 1,5 cm Beinverkürzung

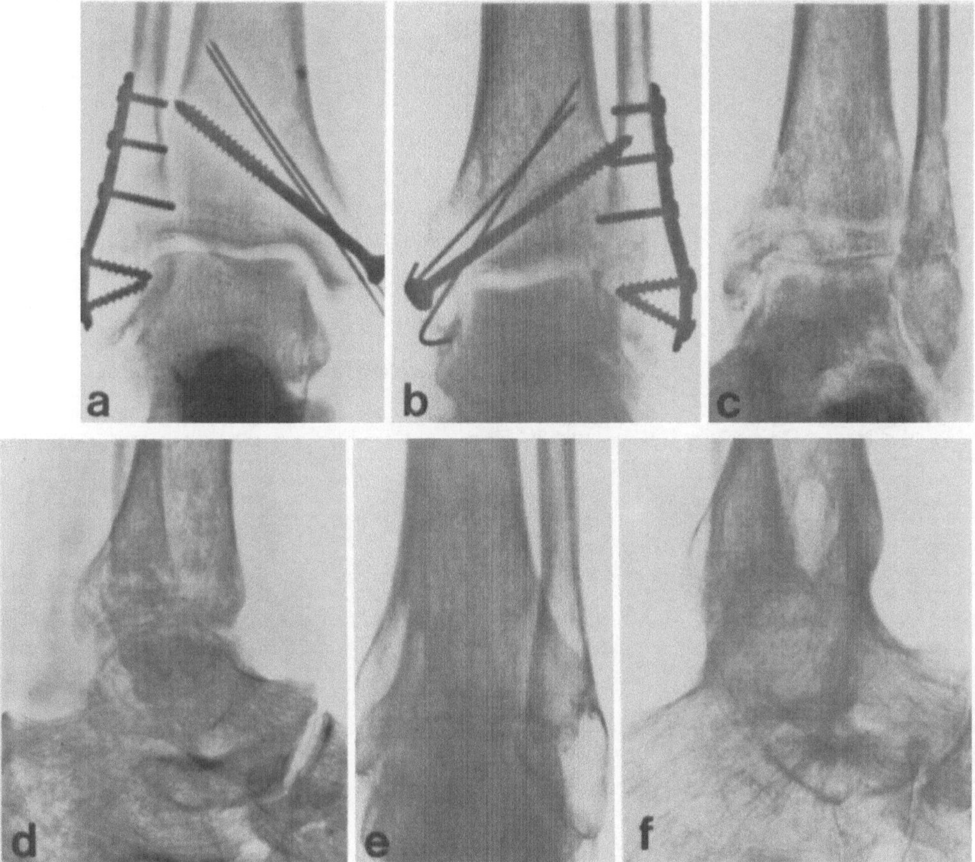

Abb. 141 a-f. Gelenkempyem nach Osteosynthese einer offenen Malleolarfraktur (Typ A) mit nachfolgender Spontanankylose. P.Th., m., 53 J.

a Sachgerechte Osteosynthese

b 3 Wochen postop.röntgenologische Zeichen des Gelenkempyems

c, d 2 Monate postop., Vollbild des Gelenkempyems mit fleckiger Auflockerung, Gelenkspalteinengung, unscharfer Gelenkbegrenzung, subchondraler Lysesaum; Ruhigstellung im Gipsverband

e, f 42 Monate nach Unfall, Spontanankylose des OSG und USG in guter Stellung

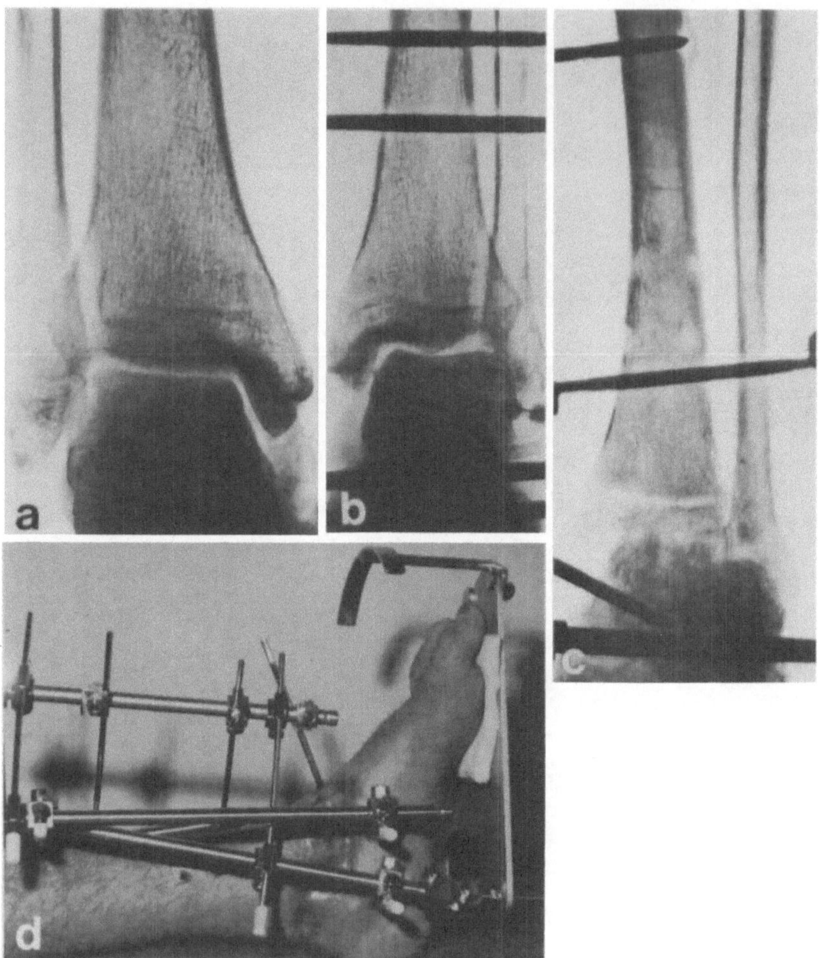

Abb. 142 a-g. Arthrodese des Sprunggelenkes bei foudroyant verlaufendem Empyem nach offener Luxation des USG. K.H.A., m., 35 J.

a Gelenkreposition, Weichteilversorgung und Gipsruhigstellung nach Klinikaufnahme

b 1 Monat nach Unfall, Ruhigstellung mit Fixateur externe bei manifestem Gelenkempyem

c Infektberuhigung erst nach Debridement mit Gelenkanfrischung

d 2 Monate postop., Zustand nach Weichteildeckung, Stabilisierung der Arthrodese durch Kombination aus triangelförmiger und räumlicher Montage

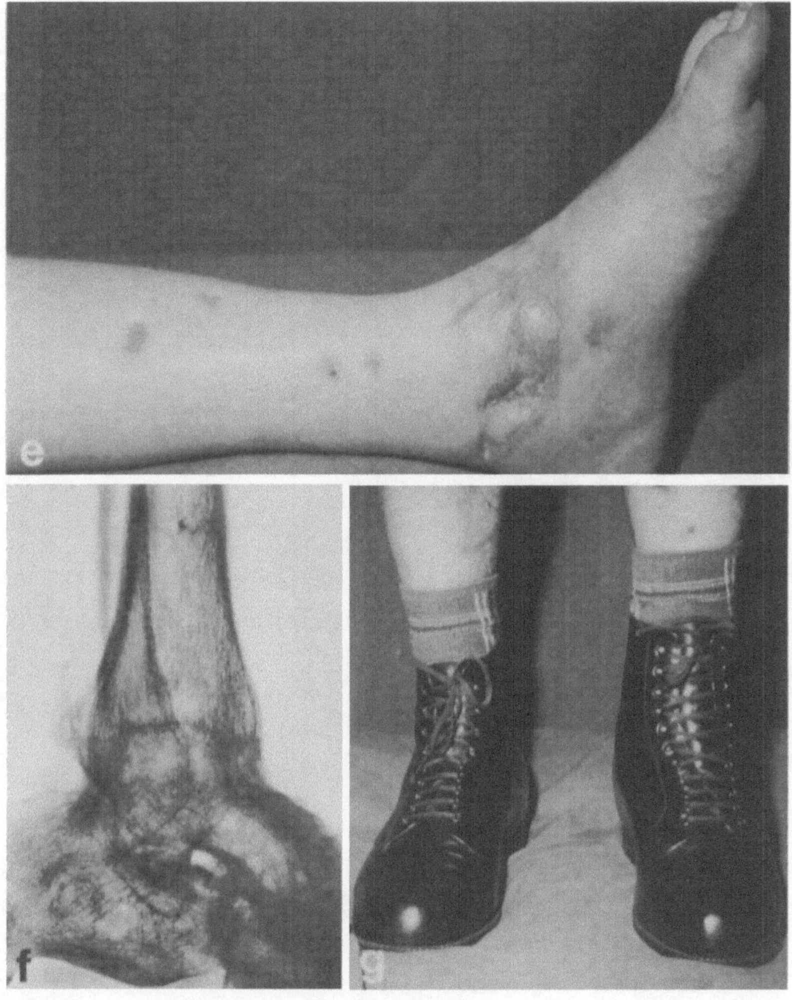

Abb. 142 e-g

e Klinischer Befund 6 Monate nach Unfall, geschlossene Weichteile, 10° Spitzfuß
f 18 Monate nach Unfall, Arthrodese im OSG und USG
g Orthopädische Schuhversorgung (Arthrodesenstiefel)

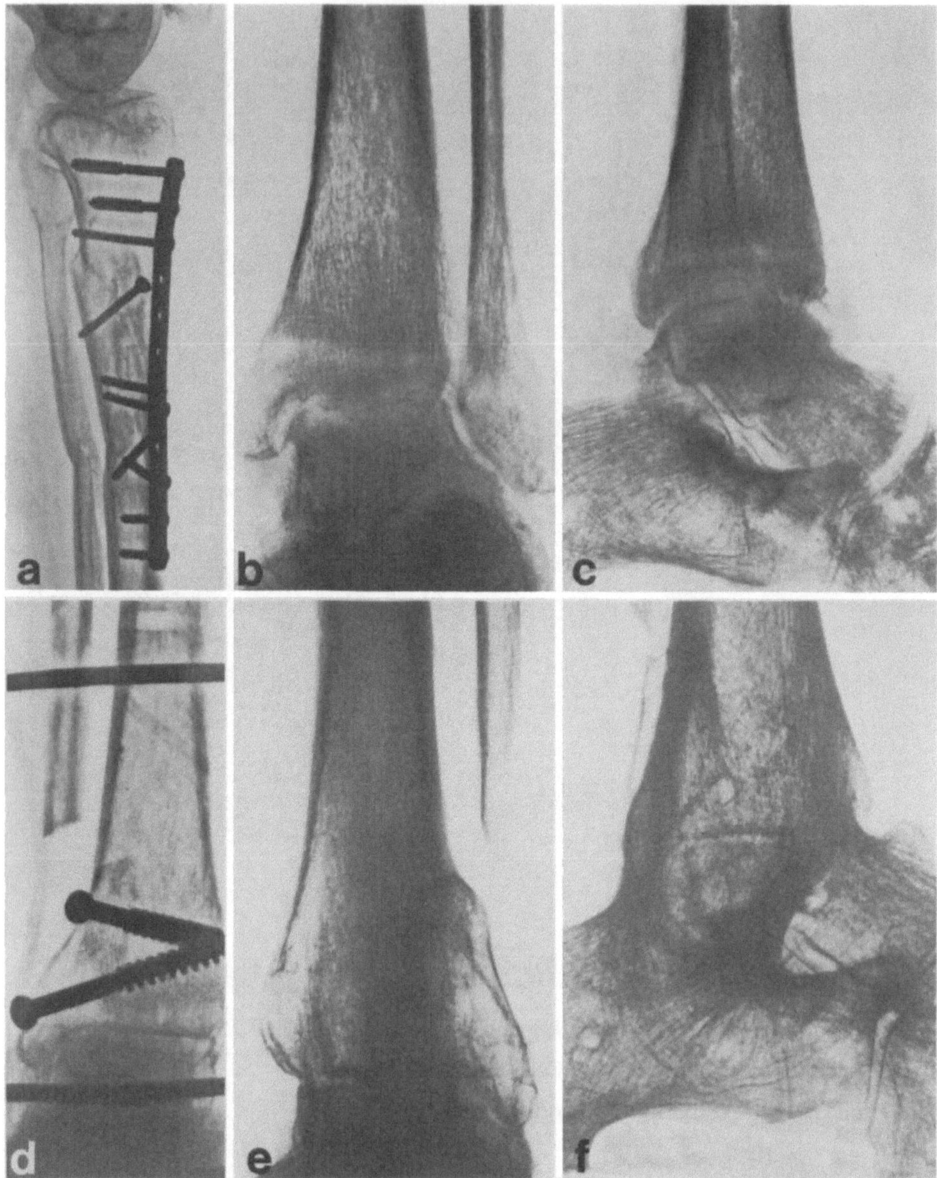

Abb. 143 a-f. Metastatisch entstandenes Sprunggelenkempyem bei klinisch aseptisch ablaufender Osteosynthese der proximalen Tibia. H.J.K., m., 43 J.

a Infektfrei ablaufende Osteosynthese der proximalen Tibia 3 Monate postop.

b, c 4 Monate postop., Destruktion des OSG durch Gelenkempyem

d Resektionsarthrodese mit Fixateur externe

e, f 34 Monate nach Arthrodese, Anpassung der Trabekelstruktur an die Versteifung im OSG und USG

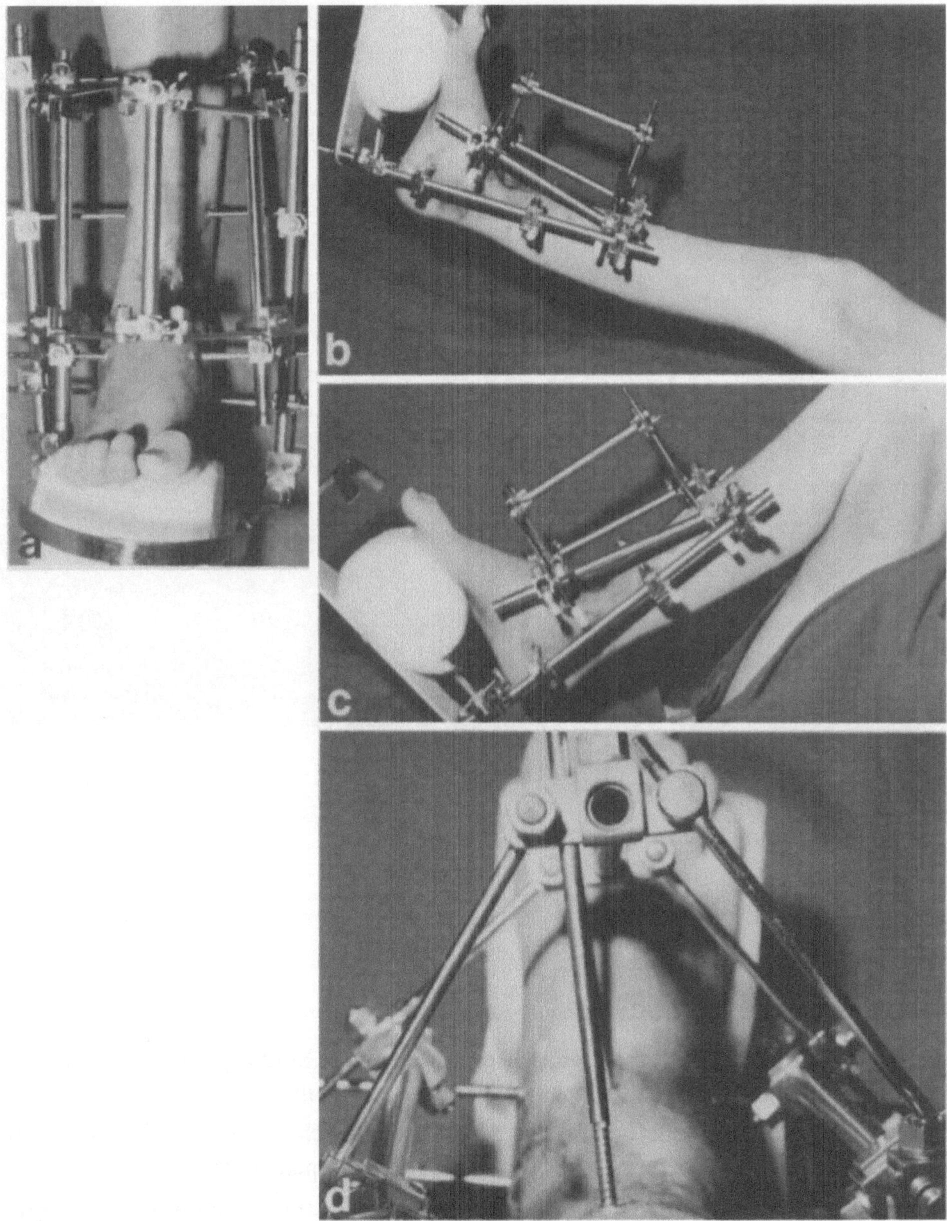

Abb. 144 a-d. Arthrodese des Sprunggelenkes im Infekt, Kombination aus räumlicher und triangelförmiger Montage wegen mangelhafter knöcherner Abstützung nach Pilonfraktur, funktionelle Therapie des Kniegelenkes und des Vorfußes. M.F., m., 33 J.

a Aufsicht, druckelastische Fußabstützung zur Übungsbehandlung des Vorfußes

b, c Seitansicht bei gestrecktem und gebeugtem Kniegelenk

d Räumliche Montage im Querschnitt

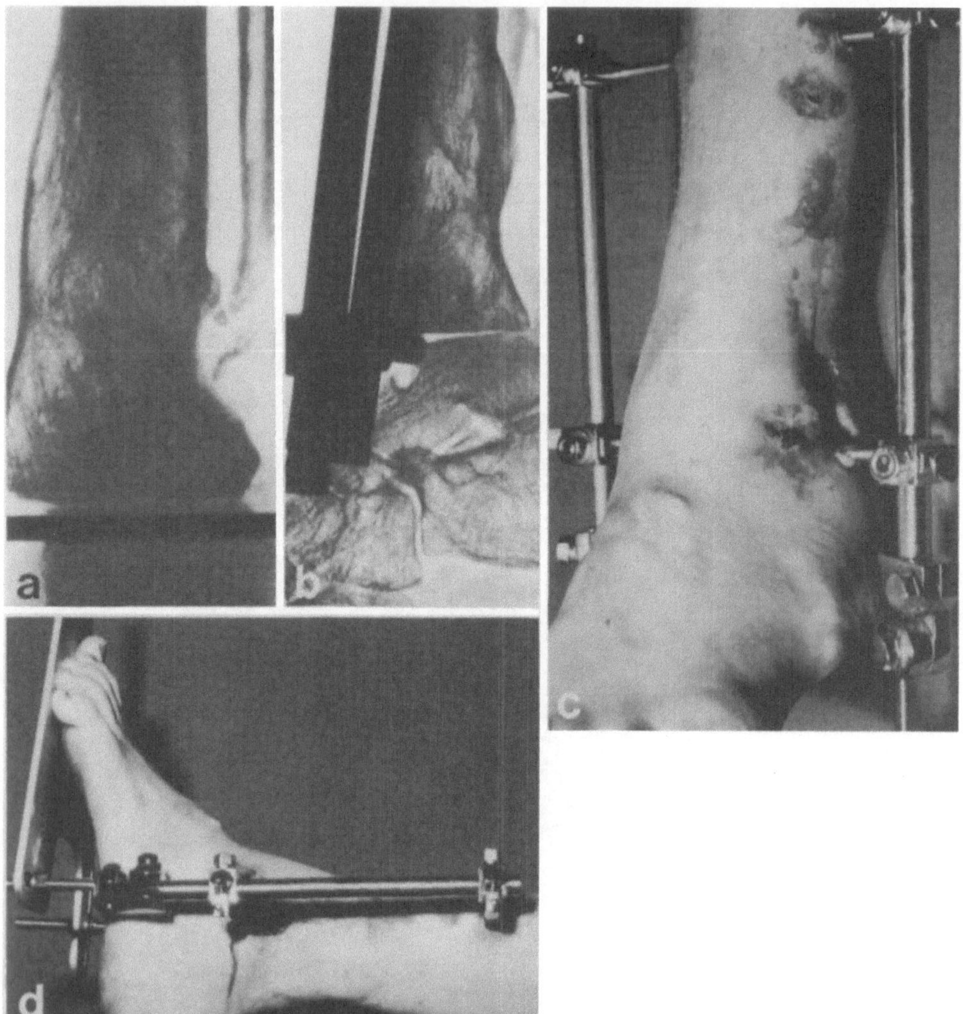

Abb. 145 a-j. Osteomyelitis nach aseptischer Arthrodese des Sprunggelenkes, triangelförmiger Fixateur externe nach gelockerter Rahmenmonatage, W.St., m., 26 J.

a, b 1 Monat nach aseptischer Arthrodese des OSG wegen schmerzhafter Sekundärarthrose, der fehlerhaft liegende Talusnagel ist in den Arthrodesenspalt ausgerissen

c, d Klinischer Befund 1 Monat nach aseptischer Arthrodese mit nachfolgendem Infekt, Auf- und Seitansicht der flächenhaften Rahmenmontage aus 2 Steinmann-Nägeln, die ungünstige Lage der Nägel in bezug zum Arthrodesenspalt führte unter Kippbewegungen zur Instabilität und Infektion

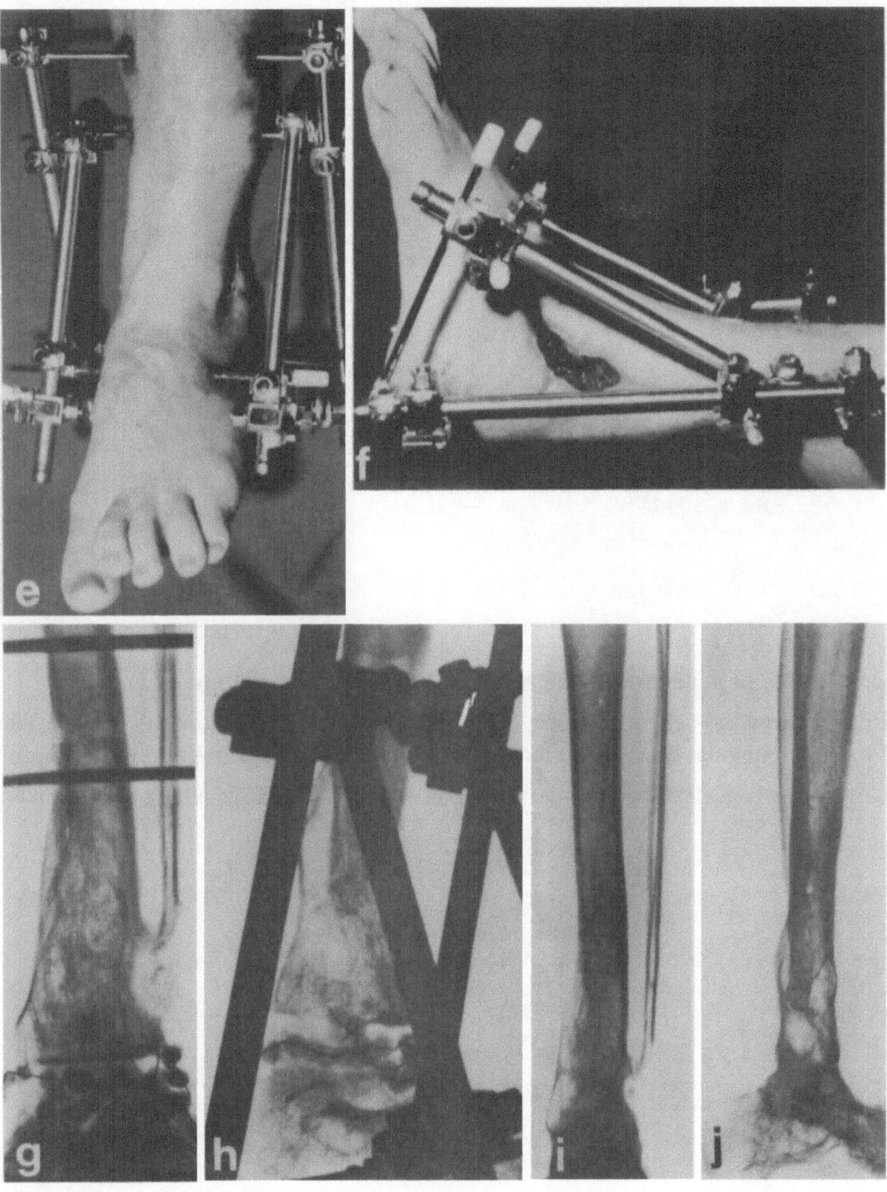

Abb. 145 e-j

e, f Klinischer Befund in der Aufsicht und Seitansicht nach stabiler Rearthrodese in triangelförmiger Montage, sofortige Beruhigung des Infektzustandes

g, h Röntgenbilder nach Rearthrodese, bei erhaltener knöcherner Abstützung der Arthrodesenflächen stabiler Fixation in triangelförmiger Montage

i, j 15 Monate nach Arthrodese, knöcherne Heilung, schmerzarm belastbarer Fuß, dauerhafte Beruhigung der Osteomyelitis

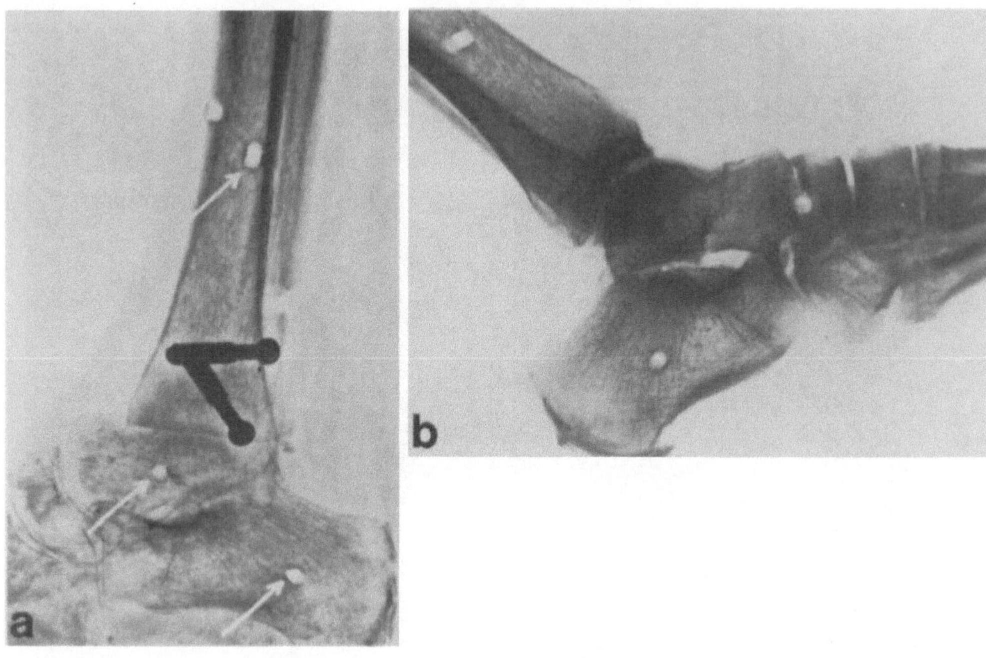

Abb. 146 a, b. Lage der Steinmann-Nägel bei triangelförmiger Montage

a Regelrechte Lage der Nägel durch das Sprung- und Fersenbein sowie die distale Tibia (die Verschraubung des osteotomierten Außenknöchels wird bei Infektion nicht empfohlen)

b Ungünstige Lage des Nagels in der Chopart-Gelenklinie (Ruhigstellung bei Gelenkempyem)

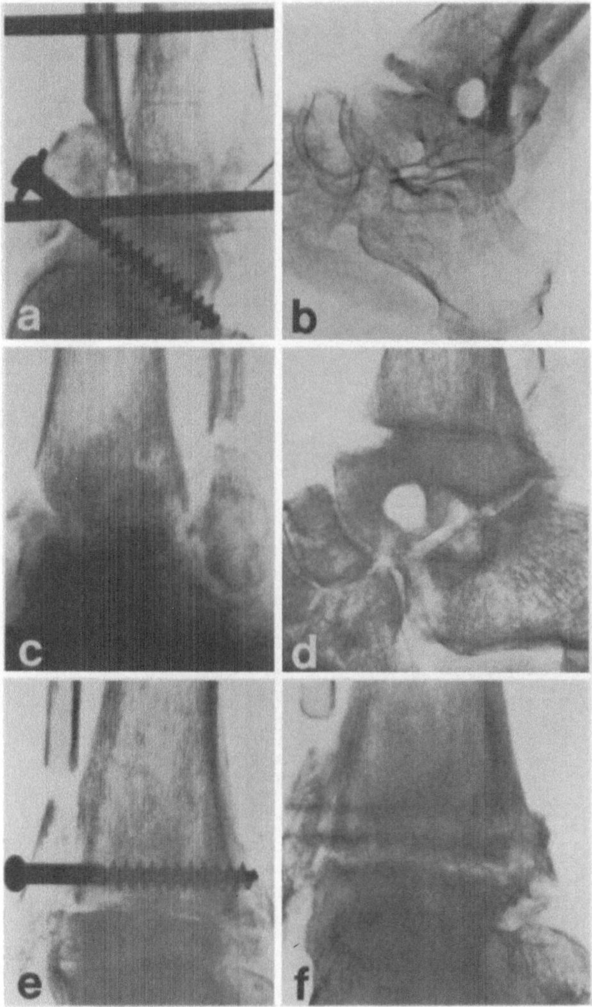

Abb. 147 a-f. Fehler und Gefahren bei Arthrodesen im Infekt (Zusammenstellung)

a, b Infizierte, primär aseptische Arthrodese, der distale Nagel tangiert den Arthrodesenspalt, ungünstige Lage der Spongiosaschraube; Infektion und Instabilität als Ursache der entstandenen Pseudarthrose (K.A., m., 39 J.)

c 2 Monate nach Arthrodese, sequestrierter Außenknöchel als Ursache der fortbestehenden Infektion (W.K., m., 47 J.)

d Bohrkanalosteomyelitis 6 Monate nach Arthrodese (F.H., m., 45 J.)

e, f Infektion nach septischer Arthrodese mit nachfolgender infizierter Pseudarthrose durch zu dicht am Arthrodesenspalt verlaufende Spongiosaschraube (K.O., m., 31 J.)

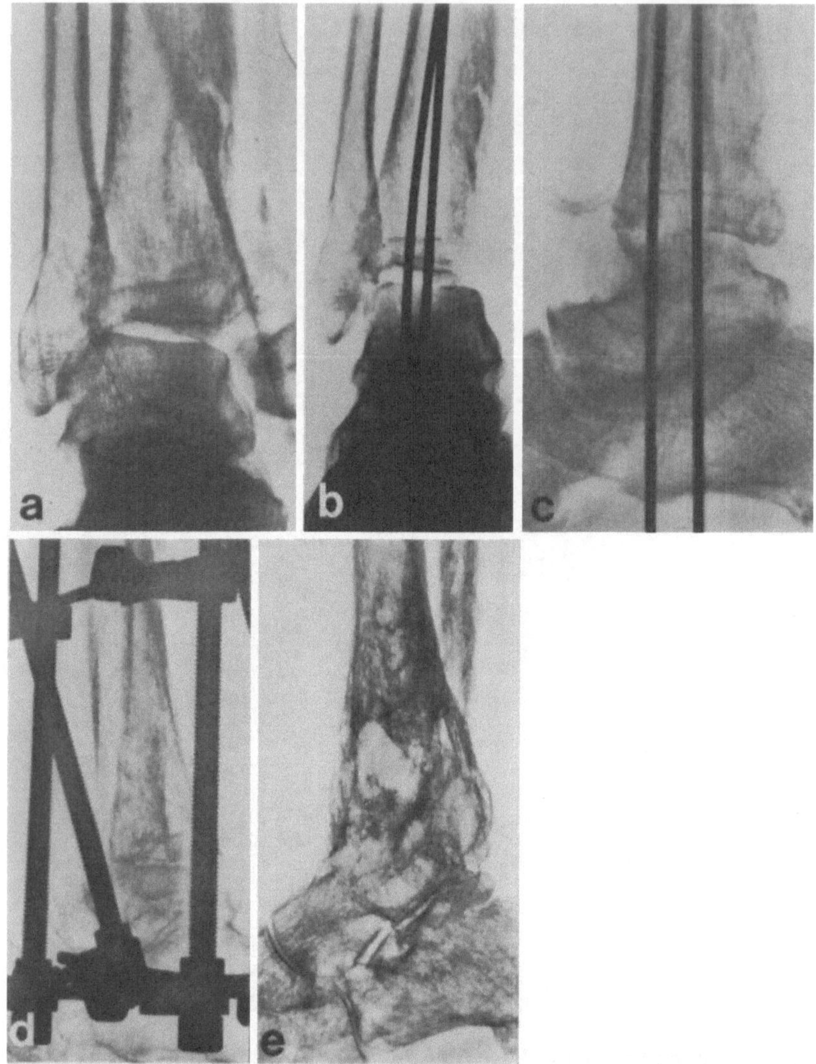

Abb. 148 a-e. Ungenügende Stabilisierung einer drittgradig offenen Verrenkungsfraktur der Knöchelgabel (Typ B) durch transartikuläre Bohrdrähte, die Fixation genügt weder der Verhütung noch der Beherrschung des Infektes. L.L., m., 22 J.

a Unfallbild nach Gelenkreposition

b Instabile Ruhigstellung durch 2 axiale, transartikuläre Bohrdrähte

c 7 Monate nach Unfall, floride Osteoarthritis des Sprunggelenkes

d Resektionsarthrodese und Stabilisierung in triangelförmiger Montage

e 18 Monate nach Unfall, definitive Arthrodese, tiefe Innenknöchelmulde, Kontraktur der Zehen

G. DIE EXOGENE OSTEOMYELITIS DES FUSSES

1 Einleitung

Der Fuß ist mehr als die Standfläche des aufgerichteten menschlichen Körpers. Im komplexen Zusammenspiel knöcherner und gelenkiger Konstruktionen, ligamentärer Verspannung und muskulärer Führung stellt der Fuß einen Präzisionsmechanismus dar, der trotz erheblicher physiologischer Belastbarkeit empfindlich auf Störungen reagiert. Verbunden mit der Störanfälligkeit dieses Systems sind die erhöhte Verletzungsdisposition sowie die vielfältigen Deformitäten und Fehlbelastungen des Fußes. Eitrige Infektionen des Fußskeletts sind fast immer mit der Aufhebung des biomechanischen Feinspiels des Fußes verbunden. Vor dem Hintergrund von postinfektiösen Ankylosen und Arthrosen der Gelenke, Dystrophien der Weichteile und des Skelettsystems, Deformitäten, Narbenschrumpfung und Narbenbelastung mit Schwielen und Ulzerationen ist es also letztlich ein vertretbares Behandlungsresultat, wenn mit orthopädischem Schuhwerk eine verläßliche, infektberuhigte und schmerzarme Plattform zum Stehen und Gehen verbleibt.

Unabhängig von den allgemeinen Behandlungsprinzipien der exogenen Osteomyelitis wird die Therapie und Prognose der Osteomyelitis des Fußskeletts durch gesonderte und notwendig herauszustellende Probleme geprägt:

- Skelett- und Gelenksysteme kommunizieren, septische ossäre Nekrosen, Empyeme und Dystrophien sind häufig (Abb. 165, 167);
- direkte, infektbedingte Zerstörung oder sekundäre, funktionelle Insuffizienz des Kapsel-, Band- und Sehnenapparates und der Weichteilverschiebeschichten;
- Routinemaßnahmen der Osteomyelitisbehandlung sind erschwert: unsichere ossäre Fixierung (Gips), ungenügendes Debridement (bradytrophe Gewebe), ungünstiges osteoplastisches Lager, erschwerte Hautdeckung;
- motorische und sensible Innervationsstörungen;
- unkontrollierte Ausdehnung und Unzugänglichkeit von Infektionen in der Planta pedis;
- Mißverhältnis zwischen der Tragfähigkeit dystrophischer Weichteilgewebe (nach Weichteilverlust, Hautdeckung und Narbenbelastung) und unumgänglicher Beanspruchung;
- „Akrensituation“: (Primär-)Manifestation arterieller und venöser Zirkulationsstörungen jeglicher Genese bis zur Gangrän;
- Manifestation von Stoffwechselstörungen.

Im Schrifttum mangelt es an speziellen Darstellungen der exogenen Osteomyelitis des Fußes [25, 44]. Die Mitteilungen beschränken sich meist auf kurze Hinweise im Rahmen „aseptischer“ klinischer Arbeiten.

Therapeutische, prognostische und funktionell-anatomische Gesichtspunkte empfehlen eine Unterteilung der Osteomyelitis des Fußes in:

– Osteomyelitis des Sprungbeins (Abb. 149-154),
– Osteomyelitis des Fersenbeins (Abb. 155-160),
– Osteomyelitis des Vorfußes (Abb. 161-173).

Die einzelnen Abschnitte werden durch biomechanische Bemerkungen eingeleitet. Dies erscheint trotz erheblicher Funktionsausfälle im Behandlungsergebnis nach eitrigen Knocheninfektionen des Fußes sinnvoll, um in Kenntnis funktionell-anatomischer Prinzipien gegenüber Patient und Therapeut das Maß realistischer Behandlungserwartung abzugrenzen und um die sachkundige Frühbehandlung sowie „radikale" Lösungen hervorzuheben, ehe längerfristiges Taktieren die Bedingungen verschlechtert. Dennoch sind die Weichteilprobleme nur bedingt chirurgisch zu lösen. Vielfach beugt eine konsequente, sachkundige orthopädische Schuhversorgung einer weiteren Verschlimmerung nachhaltig vor. Der Darstellung liegt die Auswertung des eigenen Krankengutes der letzten 10 Jahre zu Grunde. Osteomyelitis und Gangrän des Fußes in ausschließlichem Zusammenhang mit arteriellen Durchblutungsstörungen sind nicht berücksichtigt.

2 Osteomyelitis des Sprungbeins

In einer Dissertation aus dem Jahre 1930 über die Fußosteomyelitis berichtet Knoll [22] über 20 Fälle von Knocheninfektionen des Sprungbeins. In der neueren Literatur wird die Osteomyelitis des Talus nur am Rande erwähnt. Einer Sammelstatistik von Schweikert et al. [56] sind 16 posttraumatische Osteitiden des Talus zu entnehmen. Wir überblicken ein Krankengut von 12 septischen Talusnekrosen. Wegen der topographischen Beziehung ist die Osteomyelitis des Talus immer mit einer eitrigen Infektion des oberen Sprunggelenkes verbunden (Abb. 153). Das Hauptbehandlungsprinzip – die operative Kompressionsarthrodese mit dem Fixateur externe – wurde bereits im Abschnitt über die Infektionen des Sprunggelenkes abgehandelt (vgl. Kap. F, 7; Abb. 150).

2.1 Funktionelle Anatomie

Verletzungen und deren Folgen sind am Talus durch die Besonderheiten der Anatomie, der biomechanischen Beanspruchungen und der störanfälligen Gefäßversorgung geprägt. Der Talus ist Bestandteil sowohl des oberen als auch des unteren Sprunggelenkes und somit ossäre Schaltstelle im Bewegungsablauf der Sprunggelenke [24, 54]. Dem entspricht, daß die Oberfläche des Sprungbeins zu 3/5 mit hyalinem Gelenkknorpel überzogen ist. Wegen fehlender Muskelansätze hat der Talus keine eigene Bewegungsmöglichkeit, sondern wird durch die Bewegungen der proximalen und distalen Gelenkpartner mitgeführt [24]. Die Scharnierbewegung des oberen Sprunggelenkes ist mit geringen Rotationsmomenten des Talus verbunden [17, 67]. Das Krümmungsprofil der medialen und lateralen Begrenzung der Talusrolle stellt nach den Untersuchungen von Barnet u. Napier [2] sowie Inman [17] einen Ausschnitt aus einem Kegelmantel mit lateraler Basis dar. Die Bewegungsachse verläuft somit nicht quer, sondern leicht schräg durch den Talus, was bei einer Dorsalflexion mit einer geringen Abduktion und bei einer Plantarflexion mit einer geringen Adduktion verbunden ist [2, 54, 67]. Passiv wird das Sprungbein durch ein differenziertes kollaterales Bandsystem geführt. Dadurch kommt der flexiblen Haftung der Sprunggelenkgabel durch die Syndesmose und der Drehfähigkeit der Fibula eine besondere Bedeutung zu [54, 64]. Die Anordnung der Muskeln und deren Sehnen vor und hinter der schrägen Drehachse des Talus beschreibt ihre jeweilige Funktion als Fußheber oder Fußsenker. Ihre mediale und laterale Verteilung zur Fußlängsachse bestimmt die Supinations- und Pronations- sowie Abduktions- und Adduktionsbewegungen [54, 64, 67]. Der Talus unterliegt erheblicher mechanischer Beanspruchung. Beim Zehenstand kann eine Druckbelastung des dreifachen Körpergewichts auf das obere Sprunggelenk einwirken [10, 64]. Zur Fraktur des Talus erfordert es bei seiner, der extremen Beanspruchung angepaßten Form und der geschützten Einbettung im Sprunggelenk somit einer gleichermaßen starken wie zielgerichteten Traumatisierung [34, 57]. Im Hinblick auf die Talusnekrose nach Luxation und Frakturen kommt der Gefäßversorgung des Sprungbeins eine entscheidende Bedeutung zu [40, 62]. Die Versorgung entstammt einem anastomosierenden Gefäßnetz aus der A. sinus tarsi und der A. canalis tarsi (Abb. 149), [23, 24]. Im Zusammentreffen der empfindlichen vaskulären Ernährungslage des Talus und der erheblichen Traumatisierung des Knochens und der Weichteile bei Frakturen ist die Gefahr der exogenen Knocheninfektion begründet.

2.2 Formen – septische Talusnekrose

Die aseptische, avaskuläre Nekrose des Talus ist die am meisten gefürchtete und gleichsam schicksalhafte Komplikation der Talusfraktur. Als Ursache wird ähnlich wie bei der Hüftnekrose die traumatisch störanfällige Vaskularisierung des Talus angesehen (Abb. 149), [23]. Je nach Lokalisation der Fraktur, Anzahl der Fragmente und Ausmaß der Dislokation kommt es zur partiellen oder vollkommenen Unterbrechung der Blutzufuhr, die ihrerseits entweder eine reversible ossäre Ernährungsstörung oder den irreversiblen Schaden – die Knochennekrose – zur Folge hat [35]. Der knöcherne Gewebsuntergang kann einen Teil oder das gesamte Sprungbein erfassen (Abb. 150, 151, 152). Als prognostisch besonders ungünstig sind Luxationsfrakturen anzusehen, vornehmlich wenn längere Zeit bis zu ihrer Reposition vergeht (Abb. 150), [62]. Kuner et al. [23] fanden in einer Literaturzusammenstellung von 2838 Talusfrakturen die Abhängigkeit zwischen aseptischer Talusnekrose und Lokalisation und Form der Fraktur sowie Grad der Dislokation bestätigt. Nach dieser Aufstellung haben die Trümmerfrakturen mit 51% und die dislozierten Halsfrakturen mit 48% die höchsten Nekroseraten. Bei dislozierten Korpusfrakturen fand sich noch eine Nekroserate von 25%.

Bei Knocheninfektionen des traumatisierten Talus wäre prinzipiell die septische Talusnekrose von der posttraumatischen Osteomyelitis einzelner Talusfragmente (eitrige Osteoarthritis) zu trennen. Die Prognose einer derartig lokal begrenzbaren Osteomyelitis wäre als wesentlich günstiger anzusehen, da mit der rechtzeitigen Entfernung der eitrig zerstörten Knochenfragmente eine vitale Talussubstanz verblieb. Die spezielle Blutversorgung, die Tatsache des allseitigen Gelenküberzuges und die Kleinheit des spongiösen Knochens widersprechen einer derartig umschriebenen Form der Knocheninfektion. Im spongiösen Gewebe des Sprungbeins breitet sich der Infekt rasch aus; ein Vorgang, der durch die traumatische Schädigung der Vaskularisation begünstigt wird. Es erscheint deshalb sinnvoller, von einer septischen Talusnekrose mit partieller oder totaler Sequestrierung zu sprechen (Abb. 151, 152, 153, 154), [35]. Dies drückt zugleich die ungünstige Prognose der eitrigen Knocheninfektion des Talus aus. Beziehungen zu den aseptischen posttraumatischen Talusnekrosen bestehen in gegenseitiger Abhängigkeit (Abb. 153): Die aus Avaskularität einsetzende Nekrose begünstigt das Angehen einer Knocheninfektion, während die septische Komplikation ihrerseits das Ausmaß der avaskulären Nekrose verstärkt.

2.3 Ursachen und Häufigkeit

Im „Bergmannsheil Bochum“ kamen zwischen Januar 1970 und Oktober 1976 44 frische und ältere Talusfrakturen und deren Folgezustände zur Behandlung [34]. 19 Talusfrakturen komplizierten sich durch Osteonekrosen. Von diesen handelte es sich in 12 Fällen um eine osteomyelitische Talusnekrose. 7 septische Sprungbeinnekrosen wurden zunächst auswärts behandelt und erst mit den eingetretenen Komplikationen zur Weiterbehandlung verlegt. Vergleicht man die Unfallbeschreibungen, so zeigt sich gegenüber dem übrigen Kollektiv eine überdurchschnittliche direkte Traumatisierung der später septisch-nekrotisierenden Sprungbeine. Die schwere Gewalteinwirkung auf den Knochen muß bei der untrennbaren Einheit von Weichteil- und Knochengewebe auch die Weichteile treffen, selbst wenn keine offene Wunde resultiert. Abgesehen von einer offenen, vollständigen Talusluxation mit Kantenabbruch handelte es sich ausnahmslos um zentrale Brüche des Taluskörpers oder -halses und in 10 von 12 Fällen um Trümmer- oder Mehrfragmentbrüche mit erheblicher Dislokation oder Luxation der Fragmente (Abb. 150, 154), [65]. (Dementsprechend überwogen bei den störungsfrei heilenden Talusfrakturen Zweifragmentbrüche ohne oder mit nur geringer Fragmentverschiebung.) Zählt man zu den offenen Brüchen die durch äußere Quetschung oder Drucknekrose dislozierter Fragmente entstandenen geschlossenen Hautschäden hinzu, so waren die Weichteile der Frakturen der septischen Gruppe unverhältnismäßig geschädigt (Abb. 150). Ebenfalls auf diese Gruppe entfielen 4 von 6 Polytraumatisierten. Mit der Frage nach den Ursachen septischer Talusnekrosen muß gleichzeitig die Primärbehandlung beleuchtet werden. Einschränkend kann aber die kleine Zahl der Fälle keine Ausschließlichkeit beanspruchen, zumal das heterogene Krankengut nicht nach einem einheitlichen Prinzip behandelt wurde [9, 18, 23, 26, 60]. Von allen zentralen Frakturen wurden 16 operativ und 23 konservativ behandelt. Aus der Serie der 16 operierten waren von 11 Nekrosen 10 septisch. Die 23 konservativen Behandlungen komplizierten sich durch 8 Nekrosen, davon 2 septisch. Bei den beiden septischen Verläufen konservativer Behandlung handelte es sich um offene Frakturen. Bei 5 von 10 septischen Nekrosen nach Osteosynthesen handelte es sich ebenfalls um offene Frakturen. Aber nicht nur offene Verletzungen können als Ursache eines Infekts angesehen werden. Immerhin entwickelten sich auch Osteomyelitiden nach Osteosynthesen geschlossener Frakturen, während offene Talusbrüche, die konservativ behandelt wurden, ohne Infekt heilten. Schließlich muß die Operation und die Osteosynthese selbst als Infektursache angeführt werden [23, 60]. Unter dem Anspruch einer anatomischen und stabilen Gelenkrekonstruktion erfordert die schwierige Osteosynthese des topographisch ungünstig zugänglichen Talus auch für den Geübten eine längere Operationszeit (Abb. 154), [18]. Dies begünstigt in Verbindung mit den unumgänglichen Gewebeschäden durch die operative Freilegung das Angehen einer Knocheninfektion. Entsprechend dem Anlaß der Zuweisung endete die posttraumatische Infektion aller auswärts durchgeführten Talusosteosynthesen dieser Serie in der septischen Nekrose (Abb. 152, 153). Ohne exakte Wiederherstellung der Gelenkfläche waren die Osteosynthesen überwiegend instabil. Aber auch mit den operationstechnischen Voraussetzungen einer Unfallklinik kam es bei 3 von 9 Fällen zur Osteomyelitis. (Dabei handelte es sich in einem Fall um eine primäre

Arthrodese des Sprunggelenkes bei regellosen, offenen Gelenkfrakturen der gesamten Sprunggelenkregion, Abb. 154).
Die Analyse belegt, daß schwere direkte, offene und geschlossene traumatische Weichteilschäden, zentrale Luxationsstückbrüche, ossäre Mitverletzungen der Knöchelgabel, längere Operationszeiten und ein unzureichendes Operationsergebnis als wesentliche Ursachen für die Entstehung der septischen Talusnekrosen anzusehen sind. Gemeinsam mit der schicksalhaft ablaufenden traumatischen Störung der Vaskularisation und deren Folgen ist somit ein ganzes Bündel zusammenwirkender ursächlicher Faktoren gegeben.

2.4 Klinik und Diagnostik

Nach offenen Verletzungen und heilungsgestörten Osteosynthesen entspricht anfänglich das klinische Bild vielfach einem akuten Empyem des Sprunggelenkes (Abb. 151). Falls der Eiter sich nicht über eine Wunde oder paraartikulär Abfluß schafft, stehen als Lokalzeichen die pralle, entzündliche Gelenkschwellung und äußerste Schmerzhaftigkeit im Vordergrund [58].
Selbst bei stabiler Osteosynthese des Talus und konsequenter Behandlung des Gelenkempyems mündet die Infektion fast regelmäßig in einer septischen Talusnekrose (Abb. 150). Das Schicksal des Gelenkes ist ohnehin durch die eitrige Knorpelzerstörung bestimmt. Mitunter, besonders nach Osteosynthese geschlossener Frakturen, verläuft die osteomyelitische Zerstörung schleichend und ist klinisch zunächst kaum erkennbar. Bei subakutem und spätmanifestem Verlauf stellen sich deshalb gelegentlich differentialdiagnostische Probleme zwischen septischer und aseptischer Talusnekrose (Abb. 153), [23, 33]. Der an der Röntgenserie abzulesende Verlauf ist im Falle einer eitrigen Infektion in der Verdichtung und Zerstörung der Knochensubstanz frühzeitiger und aggressiver. Weiterhin typisch sind Höhlenbildungen durch einschmelzende Abszesse, zerfressen erscheinende Rollen- und Kortikaliseinbrüche, unscharfe Gelenkbegrenzungen, strukturlose Verdichtungen im spongiösen Bereich sowie reaktionslose und sich verbreiternde Bruchspalten (Abb. 152, 153). Auch unter der unten angegebenen Therapie findet die septische Nekrose oftmals erst im völligen Schwund des Talus ihr Ende (Abb. 151), [62].

2.5 Therapie

Eine abwartende Haltung wie bei aseptischen Talusnekrosen muß mit der Diagnose der Infektion zu Gunsten des chirurgischen Eingriffs verlassen werden [23, 62]. Der akute Verlauf verlangt ohnehin die schnellstmögliche Gelenkeröffnung. Gelenkerhaltende Maßnahmen sind kaum erfolgreich, da pyogene Gelenkknorpelzerstörung und septischer Talusdefekt nahezu ausnahmslos die Einstellung zur Arthrodese des Sprunggelenkes erfordern. Die Versteifung mit dem Fixateur externe erfolgt in der triangelförmigen Montage mit Steinmann-Nägeln durch die distale Tibia, den dorsoplantaren Anteil der Ferse und den Mittelfuß (vgl. Arthrodese des Sprunggelenkes, Kap. F, 7; Abb. 150). Ein beschwerdearmes Spätergebnis kann erwartet werden, wenn die Revision rechtzeitig erfolgt, Infekt und Nekrose zum Stillstand kommen, ein großer vitaler Sprungbeinanteil in die Arthrodese einbezogen wird und die Formgebung der Fußwurzel erhalten bleibt (Abb. 150). Bei totalem Verlust des Sprungbeins

ist eine knöcherne Überbrückung zwischen Schien- und Fersenbein sowie der vorderen Fußwurzelreihe erforderlich (Abb. 152, 153), [52].
Die Infektion ist nur durch ein radikales Debridement und die Entknorpelung der Gelenkflächen zu beherrschen. Sowohl der klinische Zustand als auch das Röntgenbild können – vor allem in der Frühphase – über ausgedehnte talare Nekrosezonen hinwegtäuschen, so daß oft Kompromisse eingegangen werden. Trotzdem ist beim Revisionseingriff eine großzügige Freilegung zu vermeiden, um die ohnehin gestörte Blutversorgung nicht zusätzlich zu gefährden. Zur Vorbereitung eines vitalen Lagers für das Spongiosatransplantat hat sich das Einbringen von lokal wirksamen Gentamycinkunststoffketten bewährt. Wenn große Substanzdefekte mehrfache Spongiosaplastiken erfordern, beansprucht die knöcherne Ausheilung der Arthrodese viel Zeit (Abb. 154). Gleichzeitig ist die Gefahr von schmerzhaften Zehen- und Vorfußkontrakturen und anderen Fehlstellungen groß.

2.6 Krankengut und Behandlungsergebnisse

Das Ausmaß der Taluszerstörung bestimmt die Art der Arthrodese. Gelenkerhaltende Maßnahmen standen in unserem Kollektiv der septischen Talusnekrosen nie zur Diskussion. Alle 12 septischen Talusnekrosen wurden mit dem Fixateur externe zur Versteifung eingestellt.
In 6 Fällen wurde nach vollständigem osteomyelitischen und nekrotischem Zerfall des Talus eine Versteifung zwischen Schien- und Fersenbein notwendig. Nur bei einem Patienten kam die Arthrodese ohne weitere Eingriffe zur Ausheilung. Ein- oder mehrmalige Spongiosaplastiken waren ebenso wie zusätzliche Fistelrevisionen erforderlich; neben der eigentlichen Operation zur Arthrodese im Mittel 2,8 Eingriffe. Das versteifte Sprunggelenk war im Durchschnitt 10,5 Monate nach dem Unfall belastbar. Das Heilverfahren nahm 14 Monate in Anspruch, während störungsfreie Heilverläufe bei Talusfrakturen im Durchschnitt nach 6 Monaten abgeschlossen wurden.
Durchschnittlich 1 1/2 Jahre nach Ende der Behandlung konnten alle 12 Patienten mit septischer Talusnekrose erneut untersucht werden. 9 Betroffene waren nach eigenem Urteil im Gebrauch des Beins stark eingeschränkt. Nur ein Patient konnte weitgehend unbehindert laufen und gab weder Schmerzen noch Schwellungen an, was sonst allgemein beklagt wurde. 10 Patienten trugen dauernd orthopädisches Schuhwerk, wobei die Hälfte zusätzlich einen Gehstock benutzte. Mit den orthopädischen Schuhen konnten alle das verletzte Bein belasten, während das barfüßige Gehen meist schmerzhaft behindert oder sogar unmöglich war. 2 Patienten konnten mehr als 5 km laufen, die meisten gaben nur eine Wegstrecke zwischen 500 m und 1000 m an. Von 9 Erwerbstätigen haben 7 ihren Arbeitsplatz wechseln müssen. Bei den berufsgenossenschaftlich Versicherten betrug die MdE zwischen 30% und 50%. Bei 10 von einer septischen Talusnekrose Betroffenen war die Infektion dauerhaft zur Ruhe gekommen. In 2 Fällen bestanden blande Fisteln als Ausdruck des chronisch andauernden Infektzustandes. Klinisch waren alle ehemaligen Sprunggelenke fest versteift. Bei 7 Arthrodesen bestand die anzustrebende Rechtwinkelstellung nicht, vielmehr lagen Spitzfußfehlstellungen und Zehenkontrakturen unterschiedlichen Ausmaßes vor (Abb. 154). Unverschiebliche Narbenplatten, trophische Störungen der Haut, aufbruchgefährdete Transplantatzonen und Schwielenbildungen charakterisierten vielfach den Zustand der äußeren Weichteile (Abb. 150). Das Bein war in 6 Fällen verkürzt, bei 2 Patienten mehr als 3 cm. Die Kniegelenkfunktion war meist nicht gestört. Zustände nach vollständig entferntem Sprungbein waren unter Berücksichtigung der

erheblichen statischen und anatomischen Veränderungen des Fußes sowohl vom subjektiven Empfinden her als auch nach dem klinischen und röntgenologischen Aspekt in 3 von 6 Fällen wider Erwarten sehr zufriedenstellend (Abb. 153). Röntgenologisch waren die Arthrodesen in 11 Fällen knöchern fest durchbaut. Bei einem Patienten war trotz klinischer Versteifung eine endgültige Beurteilung im Röntgenbild noch nicht möglich. Allgemein zeigte das Röntgenbild erhebliche Dystrophien des Fußskeletts. Für die Gesamtbeurteilung der Ergebnisse können 3 verschiedene Maßstäbe angesetzt werden: Nach komplikationslosem Verlauf eines Sprungbeinbruches ist mit einem nahezu frei beweglichen und ungestört belastbaren Sprunggelenk bei geringer Arthroserate zu rechnen [9, 18, 60]. Endet ein aseptischer, posttraumatischer Zustand in der Arthrodese des Sprunggelenkes, so wird schmerzfreies und weitgehend unbehindertes Gangbild in regelrechter Versteifungsstellung als ideales Behandlungsergebnis erwartet. Nach einer Osteomyelitis mit teilweisem oder vollständigem Verlust eines für Fußgelenk und Statik entscheidenden Gelenkknochens ist dauerhafte Infektberuhigung, Versteifung in möglichst günstiger Stellung und schmerzarme Belastbarkeit bei ausreichender Gehstrecke die obere Grenze realistischer Behandlungserwartung. An der unteren Skala stehen Sepsis, Amputation und Ausbildung eines amputationsreifen, innervationsgestörten, dystrophen und unbelastbaren Fußrudimentes. Letzterer Zustand konnte bei allen 12 septischen Talusnekrosen vermieden werden. Geht man von dem nach dieser Infektion Erreichbaren aus, so ist nach Auswertung subjektiver, klinischer und röntgenologischer Einzelbefunde das Ergebnis von 2 Patienten als sehr gut, von 8 Patienten als gut und nur von 2 Patienten als unbefriedigend zu bezeichnen. 7 Ergebnisse sind auch hinsichtlich der Ansprüche an aseptische Sprunggelenkarthrodesen befriedigend. Nimmt man eine störungsfreie Gelenkbeweglichkeit zum Maßstab, so sind die analysierten 12 Fälle nach septischen Talusnekrosen Komplikationen mit katastrophalem Ausgang. Immerhin ist ein solches Ergebnis bei 1/4 von 44 Talusfrakturen eingetreten.

3 Osteomyelitis des Fersenbeins

Ein erheblicher Teil des Körpergewichts wird unter Vermittlung des Sprungbeins auf die Ferse übertragen. Wesentliche Elemente dieser Aufgabe sind die ossäre Gestaltung des Fersenbeins, die Gewölbekonstruktion des Gesamtfußes und die Polsterung der Fußsohle. Osteomyelitische Affektionen müssen die Funktion des Fersenbeins nachhaltig stören. Nach Knoll [22], Lauche [25] und Popkirov [44] ist der Kalkaneus unter den Fußwurzelknochen am häufigsten von einer eitrigen Infektion betroffen. Meist wird im älteren Schrifttum über hämatogene Osteomyelitisformen berichtet. In letzter Zeit wurde nur von Schulitz u. Winkelmann [55] eine spezielle und zusammenfassende Darstellung der Fersenbeinosteomyelitis anhand von 41 Fällen veröffentlicht. Die Bohrkanalosteomyelitis als eine Sonderform der Infektion am Fersenbein findet im Schrifttum stärkere Beachtung [3, 5, 14, 42, 43, 44].
Der unfallmechanisch exponierte Rückfuß ist traumatischer Gewalteinwirkung trotz derber plantarer Hautdecke ohne muskulären Weichteilschutz ausgesetzt. Im Falle einer Fraktur des Fersenbeins wird die Schwere der Verletzung nicht nur von der Fraktur, sondern wesentlich durch das Ausmaß der Haut- und Weichteilschädigung beeinflußt (Abb. 156). Posttraumatisch verursachte Osteomyelitiden des Fersenbeins überwiegen [36]. Eine weitere Hauptursache der Osteomyelitiden sind fortgeleitete Infekte nach Druckgeschwüren jeglicher Genese. In den

letzten 10 Jahren wurden im „Bergmannsheil Bochum“ 46 Osteomyelitiden des Fersenbeins behandelt [36]. Auf der Grundlage dieser Serie soll die besondere Problematik der Osteomyelitis des Fersenbeins aufgezeigt werden. Wie aus der klinischen Erfahrung vermutet und die Kontrolluntersuchungen von 31 Patienten bestätigen, unterstreichen die allgemein schlechten Resultate die Notwendigkeit einer definitiven Frühbehandlung.

3.1 Funktionelle Anatomie

Die auf den Fuß einwirkende Körperlast muß während des Gehens nicht nur aufgenommen und umverteilt, sondern gleichzeitig Unebenheiten und speziellen Gangarten angepaßt werden [10]. Der wesentliche statische Anteil dieser Aufgabe obliegt der durch Bänder und Sehnen vorgespannten Gewölbekonstruktion des Fußes [13, 24]. Im Fersenbein haben sowohl die laterale als auch die statisch stark beanspruchte mediale Fußwölbung ihren Rückfußpfeiler [24]. Beide Längswölbungen stellen ein aktiv beeinflußbares und differenziertes Übertragungssystem der Kräfte dar. Mit der Koppelung der Bewegungen im unteren Sprunggelenk kontrolliert die Stellung des Fersenbeins die Höhe der inneren Längswölbung und damit der flexiblen Lastverteilung [7]: Mit der Valgisierung der Ferse ist eine Abflachung des medialen Gewölbes, verstärkte Vorspannung des medialen Bandapparates und Supination des Vorfußes zwangsweise verbunden. Während dieses starren Zustands nimmt die Fußplatte bei Kontakt der ganzen Fußsohle in der Belastungsphase die Körperkräfte energiesparend auf. Umgekehrt ist die Varisierung der Ferse mit erhöhtem Gewölbe, Pronation und entlasteten Bändern geeignet, dem Fuß beim Aufsetzen der Ferse die dynamische Anpassung an unebene Bodenverhältnisse zu erleichtern. Nach Kalkaneusfrakturen und der besonders folgenschweren Deformierung nach einer Osteomyelitis des Fersenbeins geht die Wölbung verloren, weil ihre hintere Abstützung abflacht. Gleichzeitig ist durch Deformierung und fehlgestellten Rückfuß auch die Möglichkeit verloren, die Vorfußbewegung und die Gewölbespannung zu beeinflussen. Die pathologische Belastung äußert sich in insuffizienzbedingten Schmerzen und gestörtem Gehen.

3.2 Ursachen und Häufigkeit

Traumatische Ursachen der Osteomyelitis des Fersenbeins sind:

– offene Frakturen und
– weichteilgeschädigte geschlossene Frakturen.

Zu Kalkaneusfrakturen disponieren vornehmlich zwei Unfallmechanismen: Stauchung des Beins in der Längsachse bei Abstürzen und Quetschung des Fußes. Die Quetschung ist wegen der Besonderheiten ihrer Weichteilverletzungen besonders infektgefährdet. Nekrosen primär geschlossener Weichteile entwickeln sich allein oder im Zusammenwirken aus traumatischer Gewalteinwirkung und Druck der Fragmente und des Hämatoms im straffen Rückfußgewebe. Infizierte Wunden und Spannungsblasen sowie kontaminierte Nekrosen sind das Vorstadium der Knocheninfektion (Abb. 156), [55]. Im spongiösen Gewebe des Knochens breitet sich die Infektion, begünstigt durch die Instabilität und den Detritus der Stück- und Trümmerbrüche, ungehindert aus (Abb. 156). Periphere Durchblutungsstörungen fördern diesen Prozeß.
In den Jahren zwischen 1967 und 1977 wurden im „Bergmannsheil Bochum“ 46 Patienten

Tabelle 84. Ursachen von Fersenbeinosteomyelitiden (Bergmannsheil 1967-1977, n=46)

Offene Kalkaneusfraktur	21
Geschlossene Kalkaneusfraktur	8
Dekubitalulkus	9
Bohrlochosteomyelitis	3
Postoperative Osteomyelitis	3
Hämatogene Osteomyelitis	2

mit Fersenbeinosteomyelitis behandelt [36]. Bei 3/4 dieses Kollektives geht die ursächliche Verletzung auf Arbeits- und Verkehrsunfälle zurück. 21 Frakturen waren offen, weitere 5 Fälle wiesen zusätzlich nachhaltige, geschlossene Verletzungen der Weichteile auf, so daß bei fast allen Patienten mit posttraumatischer Osteomyelitis eine infektbegünstigende Weichteilverletzung vorlag (Tabelle 84). Die meist erhebliche Gewalteinwirkung ist auch durch die hohe Zahl der Kalkaneustrümmerfrakturen mit z.T. regellosen Bruchformen und Begleitverletzungen an der übrigen Fußwurzel und des Sprunggelenkes dokumentiert (Abb. 154), [47].
Da Fersenbeinfrakturen des eigenen Krankengutes funktionell behandelt wurden, waren operative Infekte nach einer Frakturversorgung nicht zu verzeichnen. Zwei Osteomyelitiden nach Talusosteosynthese erfaßten auch die gleichzeitig frakturierten Fersenbeine [35]. Eine Patientin erlitt eine Osteomyelitis nach Operation einer Haglund-Ferse. Zweite ursächliche Hauptgruppe der Fersenbeinosteomyelitiden sind Durchwanderungsinfekte nach Dekubitalgeschwüren (Tabelle 84), [36]. Die erforderliche prophylaktische Sorgfalt bei Gipsbehandlung, trophischen Störungen und der Lagerung alter Menschen muß dauernd bewußt bleiben. Fersenbeinosteomyelitiden nach Druckgeschwüren von Querschnittsgelähmten sind häufiger und in der aufgeführten Übersicht der Tabelle 84 nicht enthalten. Während entzündliche Reizerscheinungen durch im Fersenbein liegende Steinmann-Nägel eines Fixateur externe täglich zu beobachten sind, ist die derart ausgelöste Osteomyelitis des Fersenbeins ebenso selten wie Osteomyelitiden durch einen Extensionsdraht. Die lokal begrenzte Infektion beruhigt sich nach Entfernung des Drahtes und des Nagels. Tritt dies nicht ein, so ist zunächst von einer Bohrkanalosteomyelitis zu sprechen (Tabelle 84). Als Faktoren, die sie begünstigen, sind die Hitzeentwicklung beim Einbringen der Drähte, die mechanische Unruhe sowie das Ausreißen der Drähte aus dem Knochen anzuführen [5, 44]. Eine Bohrkanalosteomyelitis kann sich verschlimmern und das gesamte Fersenbein erfassen (Abb. 155).

3.3 Klinik

3.3.1 Deformierung des Fußes

Gegenüber einer Fersenbeinfraktur stört die Osteomyelitis des Fersenbeins die Biomechanik des Fußes zusätzlich gravierend. Die Osteomyelitis kommt in der Regel nur unter erheblicher, teilweise grotesker Fehlgestaltung der Ferse und des Rückfußes zur Ruhe (Abb. 156, 159). Deformierung und Infekt sind mit Ankylose und Zerstörung der übrigen Gelenkverbindungen der Fußplatte verbunden (Abb. 156, 159). Die elastischen, plantaren Bandverbindungen und die dynamischen Sehnen- und Muskelzüge werden entweder direkt entzündlich zerstört, vernarben reaktiv oder sind durch den traumatischen Plattfuß überdehnt und dadurch nicht mehr reaktivierbar (Abb. 159). Die Beweglichkeit im oberen Sprunggelenk bleibt am längsten erhalten (Abb. 157, 160). Bei gleichzeitiger Spitzfußkomponente ist diese Mobilität jedoch nicht immer von Vorteil, weil die kontrakte und deformierte subtalare Fußplatte nicht durch ein stabiles oberes Sprunggelenk entlastet wird.

3.3.2 Weichteile

Im Spannungsfeld von Deformität, Infekt, Weichteilschaden, Beanspruchung und Fehlbelastung sind die Probleme tragfähiger Haut- und Weichteildeckung bei Fersenbeinosteomyelitis meist nur schwer zu lösen (Abb. 157, 158), [55]. Die traumatische und infektbedingte Weichteilzerstörung hinterläßt dystrophische, mit dem Knochen fest verbackende Narbenplatten. Schuhdruck, Spornbildungen und Fehlbelastung verursachen Narbenaufbrüche und chronische Ulzerationen (Abb. 158). Ausmuldungen sind vielfach nur dürftig weichteilgedeckt, ihre Randzonen unterliegen einer verstärkten Belastung. Eine chronisch fistelnde Osteomyelitis verhindert ihrerseits eine Weichteilberuhigung. Mit jeder Fistelrevision verschlechtert sich die Belastungsqualität der Weichteile, während knöcherne Eingriffe wie Osteotomien, Muldungen und Exostosenbeseitigung mit der Gefahr der Exazerbation und weiterem Weichteilverlust verbunden sind. Abnorme Schwielenbildungen und verjauchende, jahrelang bestehende Fisteln, Hyperkeratosen und Ulzerationen sowie ausgedehnte Knochen- und Weichteilschäden bei zunehmenden anlagebedingten Durchblutungsstörungen sind für den Betroffenen in Verbindung mit der Behinderung und den Schmerzen ein Symptomenkomplex, der sie resignieren oder die Amputation fordern läßt (Abb. 158, 159), [31, 58]. In derartigen Fällen muß ein Narbenkarzinom feingeweblich ausgeschlossen werden.

3.4 Therapie

3.4.1 Frühmanifeste Osteomyelitis

Die definitive und konsequente initiale Therapie der Fersenbeinosteomyelitis ist unter dem Aspekt der schwer beeinflußbaren chronischen Schäden besonders dringlich. Hauptkriterien der Behandlung sind Ruhigstellung, radikales Debridement, Spongiosaverpflanzung und Vollhauttransplantat. Falls nicht andere Umstände eine Stabilisierung des Sprunggelenkes mit dem Fixateur externe erfordern, wird die noch nicht abgebundene, osteomyelitische Fersenbeinfraktur im gefensterten Gipsverband ruhiggestellt (Abb. 156). Nach radikalem chirurgischem Debridement des entzündlichen Knochen- und Weichteilgewebes empfiehlt sich eine temporäre, lokale Chemotherapie mit Gentamycinkunststoffketten [37]. Auch in einer derart vorbereiteten Infekthöhle erweist sich das Auffüllen des Defektes mit autologer Spongiosa beim Fersenbein als risikoreich, weil eine offene Knochenverpflanzung vielfach nicht zu umgehen ist und das spongiöse Gewebe des Fersenbeins zur Reaktivierung des Infektes neigt. Dennoch bedeutet eine osteoplastisch ausgefüllte Höhle die beste Prophylaxe chronischer Infektionen, da als Alternative nur die mit Spalthaut ausgelegte, schlecht pflegbare Mulde bleibt. Weichteildefekte werden vorläufig mit zu Meshgraft verarbeiteter Spalthaut gedeckt [38]. Nach Infektberuhigung sollte, besonders bei jüngeren Patienten, ohne zeitliche Verzögerung durch ein gestieltes Hauttransplantat für dauerhaft beanspruchbare Weichteile in der Belastungszone gesorgt werden (Abb. 156), [12]. Die Verordnung von maßangefertigtem Schuhwerk ist ein Teil der Behandlung [45].

3.4.2 Chronisch-rezidivierende Osteomyelitis

Die gestörte lokale Durchblutung der narbigen Weichteile und der sklerotischen, osteomyelitischen Höhle erschweren in Verbindung mit allgemeiner Mangelversorgung eine dauerhafte Sanierung in dem Maße, als die unumgängliche Beanspruchung der Gliedmaße die Tragfähigkeit der dystrophischen Gewebe übersteigt und Deformität und Fehlbelastung unbeeinflußbar werden (Abb. 157, 158, 159). Knochenausmuldungen mit Sequestrektomien und Fistelrevisionen sind die Hauptformen notwendig durchzuführender operativer Maßnahmen. Röntgenologische Fisteldarstellungen und Tomographien sind vielfach therapeutisch nur bedingt verwertbar. Sie sollten aber dennoch vorliegen, um das Ausmaß der osteomyelitischen Resthöhle oder eines den Infekt unterhaltenden Sequesters darzustellen [33]. Die Spongiosaplastik ist mit einer hohen Versagerquote verbunden, da zur Vaskularisierung des Transplantates das mindervitale Knochengewebe nicht mehr ausreicht [28]. Druckgeschwüre verursachende Exostosen sollten abgetragen werden (Abb. 157), [49]. Die lokale Chemotherapie ist bei „ausgebrannter" Osteomyelitis kontraindiziert [20, 37]. Mit der anspruchsarmen Spalthaut ist meist eine überhäutende Deckung der Mulde oder des Geschwürs möglich (Abb. 158). Die Alternative einer Vollhauttransplantation ist bei zunehmender Dauer des Leidens mit erheblichen Risiken verbunden. Neuerdings propagierte freie Vollhauttransplantate mit mikrochirurgischem Gefäßanschluß liegen für ein endgültiges Urteil noch in zu kleiner Zahl vor [6, 12, 61]. Eine derartige Behandlung ist mit einem erheblichen operativen und operationstechnischen Aufwand verbunden. Durch gut gepolstertes orthopädisches Schuhwerk müssen Druckschäden vermieden werden. Nach erfolgter stationärer Sanierung muß dem Patienten die Verantwortung einer konsequenten Weichteilpflege und Weichteilschonung aufgegeben werden, obschon die Tragweite der Pflege meist verkannt wird und die notwendige Sorgfalt bald erlahmt.

3.5 Krankengut und Behandlungsergebnisse

Bis auf Ausnahmen setzte unsere Behandlung erst im Stadium der chronisch-rezidivierenden Fersenbeinosteomyelitis ein. Von einem Patienten abgesehen, wurden für alle Erkrankten mehr als 2 operative Eingriffe erforderlich; einige Patienten wurden bis zu 10mal operativ revidiert. Im Mittel ergab sich eine Operationsrate von 4 Eingriffen je Patient. Der Chronizität und der ungenügenden Sanierungsrate der Fersenbeinosteomyelitis entsprach auch, daß über die Hälfte aus unserem Kollektiv mehr als 3mal stationär behandelt wurde. Keimwechsel und Mischinfektionen sind sehr häufig, wobei gramnegative Erreger überwiegen. Während sich die operativen Maßnahmen um Sequestrektomien, Ausmuldungen, Fistelrevisionen und Spalthauttransplantate zahlenmäßig konzentrieren, ist auffällig, daß nur in 12 Fällen eine Spongiosaverpflanzung zur Defektausfüllung erfolgte. Diese Zahl deckt sich mit der klinischen Erfahrung, daß Spongiosatransplantate in den chronisch sklerotisierten Fersenbeindefekten keine gute Einheilungschance haben. In 4 Fällen wurde ein Mißlingen der Osteoplastik mit Exazerbation der Osteomyelitis beschrieben. Ähnlich ungünstig sind die Erfolgschancen bei gestielten Hautplastiken oder Verschiebeplastiken im chronischen Stadium. Nur 6 von 9 Vollhautplastiken verliefen erfolgreich.

31 Patienten konnten im Mittel 8,4 Jahre nach Infektausbruch kontrolliert werden. Von den übrigen 15 Patienten des ursprünglichen Gesamtkollektivs verlor ein Patient wegen fortgeschrittener, atrophischer, belastungsunfähiger Weichteilschäden und Kontrakturen den Fuß durch Unterschenkelamputation. 2 weitere Patienten waren verstorben. Entsprechend dem Ausmaß der unmittelbaren Verletzungsfolgen, der Art der Vorbehandlung, dem Alter, der Chronizität des Prozesses und zusätzlich entstandener Komplikationen schwankten die Ergebnisse und sind schwer vergleichbar. Die Nachuntersuchungsergebnisse sind zahlenmäßig in Tabelle 85 zusammengefaßt.

Nach eigenem Urteil waren 6 Patienten beschwerdefrei. Der Großteil beklagte erhebliche Funktionsstörungen des Fußes mit unterschiedlich starken Schmerzen, Gangunsicherheit auf unebenem Boden sowie vielfach auch aufgehobene barfüßige Belastbarkeit. Dementsprechend benutzten 25 Patienten orthopädisches Schuhwerk und 11 zusätzlich einen Gehstock. Während 7 Patienten sich keine Wegbeschränkung auferlegen mußten, trauten sich 8 Patienten nur noch eine Gehstrecke von weniger als 1 km zu. Im Vordergrund der objektiven Veränderungen standen Deformierungen des Rückfußes, Abflachung der Fußgewölbe, Einsteifung der Gelenke der subtalaren Fußplatte und dystrophische, gefährdete Weichteile. Nur 3 der Kontrollierten wiesen gesunde Weichteile mit reizlosen Narben auf. Bei der großen Mehrzahl von 23 Patienten fanden sich krankhafte Hautveränderungen mit verbackenen Narbenplatten, Schwielen, dünnhäutig gedeckten und aufbruchgefährdeten Ausmuldungen und Ulzerationen (Abb. 158, 159). Bei 11 Patienten zeigten Fistelbildungen den fortbestehenden chronischen

Tabelle 85. Nachuntersuchungsergebnisse bei Fersenbeinosteomyelitis (Bergmannsheil 1967-1977, n=31)

Subjektiv		Keine Schmerzen, freie Aktivität	6	Gelegentliche Schmerzen, Aktivität eingeschränkt	7	Dauernde Schmerzen, starke Behinderung	18
Gang	Bild	frei	11	hinkend	20	hinkend und Stockhilfe	11
	Strecke	unbegrenzt	7	> 1 km	16	< 1 km	8
Beweglichkeit	OSG	frei	2	eingeschränkt	28	versteift	1
	USG	frei	2	eingeschränkt	9	versteift	20
Fußdeformität	Rückfuß	keine	9	mäßig	3	erheblich	19
	Fußgewölbe	normal	12	abgeflacht	3	aufgehoben	16
	Spitzfuß	keine	18	passiv ausgleichbar	5	> 20^{0} kontrakt	8
Weichteile		reizlos	3	tragfeste Narben	5	dünnhäutige, aufbruchgefährdete Narben	23
Entzündung		keine	12	Weichteilulzera	8	Knochenfisteln	11

Infektzustand des Knochens an. Gegenüber dem nicht betroffenen Fuß wiesen 14 Patienten einseitige schwere venöse und arterielle Durchblutungsstörungen auf. Der hohen Versteifungsrate der Gelenke im unteren Sprunggelenk stand die erhaltene Beweglichkeit im oberen Sprunggelenk gegenüber. Die Beweglichkeit des oberen Sprunggelenkes war jedoch fast immer eingeschränkt und bei 1/4 des Patientengutes mit einer Spitzfußkomponente verbunden. Nach Arbeitsunfällen betrug die MdE zwischen 20% und 50%; in der Regel 30%. Die röntgenologischen Untersuchungsergebnisse sind geprägt durch die knöcherne Deformierung des Fersenbeins, die Arthrose oder Ankylose der Gelenkanteile im unteren Sprunggelenk, unterschiedliche arthrotische Verschleißerscheinungen im oberen Sprunggelenk und allgemeine Dystrophie des Fußskeletts (Abb. 160). Die erheblichen Verwerfungen, Sklerosierungen und Höhlenbildungen des deformierten Fersenbeines verursachten auch unter Anfertigung eines Tomogrammes Schwierigkeiten beim Nachweis etwaiger Sequester (Abb. 156).

4 Osteomyelitis des Vorfußes

Für die Beschreibung der eitrigen Knocheninfektion der distalen Fußwurzelreihe, des Mittelfußes und der Zehen bietet sich die von den Orthopäden gebrauchte und zunächst grob erscheinende Unterteilung in Vor- und Rückfuß an [13]. Sie entspricht der anatomisch-funktionellen Aufteilung des Fußes in einen zweiarmigen Hebel, dessen beide Angriffsflächen (Vor- und Rückfuß) durch die Gewölbekonstruktion überbrückt sind [24]. Im biomechanischen Wechsel- und Zusammenspiel teilen sich Vorfuß und Rückfuß in die Beanspruchung durch Belastung und Fortbewegung. Die Knocheninfektion selbst ist im Einzelfall anatomisch genauer zu beschreiben. Im Hinblick auf die Therapie und langfristiges funktionelles Resultat ist in der Regel die Einteilung in Vor- und Rückfuß ausreichend und zweckmäßig.

4.1 Funktionelle Anatomie

Die Mittelfußknochen bilden eine sich nach distal verbreiternde Hohlrinne. Band- und Muskelverbindungen verspannen das System des Vorfußes während des Bewegungsablaufs sinnvoll und kräftesparend. Eine muskuläre Dynamik vollzieht sich dabei aber nicht nur beim Gehen, sondern auch während der Standphase [13, 24]. Alle Gewölbetheorien des Fußes gehen von vorderen Stützpunkten aus. Ältere, vornehmlich statische Darstellungen beruhen auf der plantaren Dreipunktabstützung des 1. und 5. Mittelfußköpfchens und des Fersenbeins [13]. Die randständigen Mittelfußstrahlen bilden mit der Fußwurzel ein mediales und ein laterales System, wobei die mediale Strebe und deren distaler Endpunkt – der Großzehenballen – die Hauptlast übernimmt. Durch die Verwringung des medialen und lateralen Längssystems um ein zwischengeschaltetes „intermediäres Längssystem“ entsteht nach Weinert [66] ein federndes System, welches Stoßwirkungen und Belastungsdruck dämpfen kann. Neuere Druckuntersuchungen [13, 24] ergaben, daß beim Gehen die Last von medial nach lateral und umgekehrt ständig wechselt, wobei sämtliche Mittelfußköpfchen je nach Belastungsrichtung und Einsatz von Pronatoren und Supinatoren belastet werden. Funktionell sind somit alle Mittelfußstrahlen beansprucht, wobei physiologischerweise dem diesbezüglich angepaßten medialen Strahl die stärkste Belastung zukommt [32]. Beim Stand auf dem lateralen Fußrand wird der 5. Mittelfußknochen in seiner ganzen Länge bis zur Tuberositas belastet, was bei Funktionsstörungen und Deformitäten im Hinblick auf den Weichteildruck von Bedeutung ist. Trotz der Wechselseitigkeit und der unterschiedlichen Belastungen im einzelnen wird die Hauptlast des vorderen Hebelarms von den Mittelfußköpfchen getragen. Auch am Ende der Schrittphase oder beim Zehenstand entlasten die Zehen die Mittelfußknochen kaum. Die Zehen verlängern den vorderen Hebelarm und die Standfläche funktionell und nehmen über ihre Grundgelenke an der Vorfußbelastung teil. Zudem sind die Zehen von wesentlicher Bedeutung, da sie über sensible und motorische Impulse der Erhaltung des Gleichgewichts, der Anpassung an die jeweiligen Bodenverhältnisse und dem elastischen Abdruck dienen. Die Anpassungsfähigkeit der Fußplatte setzt sich über die Zehen gegliedert und gesteigert fort [24]. Die Fußsohle und die plantare Topographie sind der Druckbeanspruchung angepaßt [24]. Die straffe Bindegewebsplatte der Plantaraponeurose schützt einerseits die durch die Fußwölbung ziehenden Organe und bildet andererseits über Bindegewebssepten mit der äußeren Haut und der Subkutis eine mit Baufett ausgestopfte „Matratzenkonstruktion" [24]. Haut und plantare Muskeln stellen ein kaum verschiebliches, druckelastisches Polster dar. Eitrige Prozesse am Knochen können sich plantar weder genügend ausdehnen, noch rechtzeitig die Bandstruktur und die derbe Haut der Fußsohle durchdringen. Ihr Persistieren in der Tiefe ober- oder unterhalb der Aponeurose führt zu Einschmelzungen der plantaren Muskeln und zu einer Ausweitung des Prozesses in den Bereich des Rückfußes. Infolge der dünnen Weichteildecke reagiert der Fußrükken jedoch sofort sichtbar auf jede Störung der Durchblutung oder auf eine Entzündung mit Schwellung oder kollateralem, entzündlichem Ödem.

4.2 Ursachen und Häufigkeit

Die Mehrzahl der eitrigen Knocheninfektionen des Vorfußes ist als exogene posttraumatische Infektion zu verstehen (Abb. 161, 162, 167). Meist geht eine schwere Quetschung des Fußes voraus (Abb. 166, 167, 168), [48]. Eine Vielzahl chronischer Osteomyelitiden entsteht aus verschleppten Fällen posttraumatischer Ursache und über mechanisch unterhaltene Geschwüre. Derartige Ulzerationen haben ihre Ursache in einem Mißverhältnis zwischen Beanspruchung und Beanspruchbarkeit. Gründe der gestörten Beanspruchbarkeit sind angeborene, erworbene oder traumatische Fußdeformitäten, Hautdefekte und ungünstige Narben über Amputationsstümpfen sowie nicht angepaßte Weichteile und Narben über Knochenvorsprüngen. Osteomyelitiden in Verbindung mit dem klinischen Befund eines Malum perforans haben ihre Ursache in neurotrophischen Störungen [50]. Die Neurodystrophie kann traumatisch erwor-

Tabelle 86. Ursachen der Osteomyelitis des Vorfußes. (Bergmannsheil 1970-1977, n=53)

Ursache	Anzahl
Posttraumatische Osteomyelitis	33
Neurotrophische Osteomyelitis	16
Postoperative Osteomyelitis	1
Panaritium ossale	3
Gesamt	53

ben sein (Lähmungen) oder resultiert aus Mißbildungen (Spina bifida) und Erkrankungen mit neurogenem Symptomenkomplex (Diabetes mellitus; Abb. 170). Tatsächlichen oder vermeintlichen lokalen traumatischen Einflüssen kommt nur eine auslösende oder begünstigende Bedeutung zu [50]. In Erkenntnis der Mangelversorgung des Fußes kann durch Verringerung der Beanspruchung und Vermeidung diesbezüglicher Exposition die Gefahr einer Knocheninfektion reduziert werden. Knocheninfektionen nach ossären Korrektureingriffen, vornehmlich bei den häufigen Zehenkorrekturen, spielen ebensowenig eine zahlenmäßig auffällige Rolle wie das Panaritium ossale der Zehen.
Im „Bergmannsheil Bochum" wurden zwischen 1970 und 1977 53 Patienten mit Vorfußosteomyelitis stationär behandelt. Der größere Anteil der eitrigen Knocheninfektionen entsprach einer posttraumatischen Osteomyelitis. Die Verteilung auf die übrigen ursächlichen Komponenten ist der Tabelle 86 zu entnehmen.

4.3 Posttraumatische Osteomyelitis des Vorfußes

Eine Reihe unabänderbarer Aspekte des Unfallschadens, der Anatomie, der Behandlung der Weichteilschäden und der Dauerfolgen prädisponieren ebenso wie mangelhafte Planung und Versäumnisse in der Früh- und Spätversorgung am Fuß zu posttraumatischer Osteomyelitis. Infektionsgefahr besteht fast ausschließlich nach Verletzungen mit *erheblicher Traumatisierung* (Abb. 166, 167), [48]. Offene Quetschungen, devitalisierte Weichteile, Verschmutzungen und Fremdkörpereinsprengungen, gestörte arterielle und venöse Durchblutung sowie freiliegende bradytrophe Strukturen (Sehnen, Aponeurosen) sind die Parameter des Weichteilzustandes, die vielfach die ossären Schäden an Bedeutung übertreffen (Abb. 166, 167). Die *Erstversorgung* hinterläßt auch bei sparsamer Wundausschneidung zusätzliche Weichteildefekte (Abb. 166). Die erheblichen posttraumatischen und postoperativen Schwellungen können zu Nahtspannungen und Ischämien führen, die bei der Wundtoilette nicht abzusehen waren (Abb. 164, 168). Die Vielfalt und Unzugänglichkeit der anatomischen Strukturen erschweren ein sorgfältiges und radikales *Debridement* (Abb. 165), wobei die Grenze zu unnötiger Freilegung und gefährdender Manipulation kaum zu ziehen ist. Unsicherheit im Ausmaß der traumatischen Devitalisierung führt um so eher zu zweifelhaften Erhaltungsversuchen, je größer die funktionelle Wertigkeit der Strukturen ist. Anders als an anderen Gliedmaßenabschnitten lassen die Knochenfragmente oftmals eine funktionsgerechte *Stabilisierung* nicht zu. Vielfach sind die Bruchstücke zu klein, oder die Freilegung zur Osteosynthese mit Schrauben und Plattenimplantaten bedeutet eine zusätzliche Weichteil- und Ernährungsschädigung [15]. Andererseits erhöhen instabile und devitalisierte Fragmente die Gefahr der Osteomyelitis beträchtlich. Eine Bohrdrahtfixation ist in der Regel gewebsschonend möglich und meist auch biomechanisch ausreichend (Abb. 161), [15, 48]. Vor allem die funktionell entscheidenden Randstrahlen des Vorfußes sind mit einer der Situation angepaßten Osteosynthese zu versorgen [15, 51]. Besteht eine Instabilität der Hauptabschnitte der subtalaren Fußplatte, so wird in Abhängigkeit von der Weichteilschädigung eine Stabilisierung des Vor- und Rückfußes mit dem Fixateur externe empfehlenswert (Abb. 166). *Eitrige Wundheilungsstörungen* resultieren aus primärer und sekundärer Kontamination der Wunde, Weichteildefekten, unzureichendem Debridement, sekundären Nekrosen, mangelhaftem Sekretabfluß und primären und sekundären Durchblutungsstörungen. Traumatische Verluste, Funktionseinbußen und sekundäre Deformierungen führen zu *Spätschäden*, die bereits unter geringer Belastung Narbenaufbrüche und chronische Osteomyelitiden verursachen. Ein Teil der Komplikationen ist durch überlegte *Planung* der Versorgung und durch klare Richtlinien und Prioritäten in der Behandlung zu vermeiden. Die Sicherung einer störungsfreien und störungsarmen Wundheilung hat zunächst den Vorrang vor wiederherstellenden Maßnahmen. Die Abschätzung der Komplikationsmöglichkeiten erfordert Erfahrung. Wünschenswert wäre, daß den schweren Fußverletzungen eine der Handchirurgie vergleichbare, spezielle und konsequente Behandlung zuteil wird.

4.3.1 Frühmanifeste posttraumatische Osteomyelitis

Die frische Osteomyelitis nach Verletzungen des Fußes ist in der Regel klinisch nicht zu übersehen: eitrig dehiszente Wundränder, feuchte Nekrosen, Eiterabsonderung unter trockenen Nekrosen, infizierte Weichteildefekte, Fisteln, eiterumspülte freiliegende Fragmentanteile und aufbrechende Abszesse. Bei geschlossenen Weichteilen sind anhaltende, überwärmte und starke Schwellungen und erhebliche Schmerzen in Verbindung mit allgemeinen Infektzeichen mehr als ein Warnsymptom und meist Ausdruck einer eitrigen Einschmelzung. Bei jeder offenen Fußverletzung ist täglich ein Verbandswechsel durch den Arzt zur Kontrolle der Wundheilung erforderlich (Abb. 168). Aufgrund der anatomischen Barriere der plantaren Aponeurose findet die eitrig nekrotisierende Osteomyelitis plantar oft ungenügenden Abfluß. Unter gelegentlich jauchiger Einschmelzung der tiefen plantaren Weichteile kommt es – der Fußstellung im Liegen entsprechend – zu einem „Senkungsabszeß", der sich bis zum Quergewölbe und dem Bereich des Rückfußes erstrecken kann. Wegen der anaeroben Bedingungen kann die Infektion besonders gefährlich werden (Abb. 168). Die frühmanifeste, posttraumatische Osteomyelitis erfordert eine sofortige Revision. Hauptelement dieser Revision ist das Debridement aller Nekrosen und eitrig devitalisierten Strukturen. Die Zugänge liegen streckseitig oder seitlich.
Bei allen purulenten Zuständen muß die Wunde nach Beendigung des Revisionseingriffs offen bleiben. Eine wirksame Drainage, meist in Form einer Saugung, ist wegen der plantaren Hohlräume und Septen am Vorfuß besonders notwendig. Jeder Verdacht auf eine plantare Abszeßbildung – der klinisch oft schwer objektivierbar ist – erfordert eine Längsinzision der Fußsohle und Plantaraponeurose, die sich im Verlauf an den Beugefurchen orientiert. Eine Drainage muß sicheren Sekretabfluß gewährleisten. Freiliegende, sicher nekrotisierte Sehnen werden entfernt. Auf der Streckseite können zunächst freiliegende Sehnen von der Granulation des vitalen Untergrunds überzogen werden, was eine Spalthautdeckung [38] und später ein gestieltes Vollhauttransplantat erlaubt (Abb. 161). Die Funktion dieser Sehnen ist mit einsetzender Weichteilschrumpfung und durch den Narbenzug meist schlecht, ihr Vorhandensein wirkt jedoch als Zügel für die Beugesehnen noch stärkeren Kontrakturen entgegen. Alle Hautdefekte sind plastisch zu decken. Örtliche Verschiebelappen bei noch nicht zur Ruhe gekommener Infektion sind gefährlich. Infizierte Weichteildefekte bedeuten heilungsgestörte Transplantatlager. Ihr Erscheinungsbild ist durch die Bradytrophie der Gewebe, die Aktivität des Infekts, die Gestaltung der Oberfläche und das Ausmaß und die Form der Granulation gekennzeichnet. Aus den Nachteilen des Lagers ergeben sich die Vorteile des anspruchslosen, zu Meshgraft verarbeiteten Spalthauttransplantates: gute Modellierfähigkeit, optimaler Sekretabfluß aufgrund der Netzstruktur und rasche Einheilung (Abb. 161), [38]. Bei der temporären Deckung ist der Verschluß des Defektes unter Verminderung des Keimreservoires ent-

scheidend, so daß funktionelle Aspekte zunächst in den Hintergrund treten. Unzulängliche Ergebnisse werden sekundär unter aseptischen Bedingungen korrigiert.

Zehen. Bei Osteomyelitis der Zehen ist in der Regel die Amputation erforderlich (Abb. 161). Bei den Zehen 2-5 muß meist im Grundgelenk exartikuliert werden. Bei Verlust der Kleinzehe soll das Mittelfußköpfchen kurz reseziert und abgeschrägt werden, um Schuhdruck zu vermeiden [29]. Bei Verlust aller Zehen und von Mittelfußanteilen ist für die Deckung des Stumpfes eine ausreichende, plantare Weichteildeckung erforderlich. Bei zunächst offener Wunde muß deshalb eine Schrumpfung einkalkuliert werden (Abb. 164). Bei der Großzehe ist differenzierter vorzugehen, da ihr Verlust den Großzehenballen überlastet und später Beschwerden verursacht [29]. Bei genügender Größe der verbliebenen, vitalen Knochenfragmente und ausreichender Weichteildeckung ist eine Erhaltung unter Stabilisierung mit Bohrdrähten erfolgversprechend. Bei ungenügenden Weichteilen ist je nach ossärem Verlust eine teilweise Amputation vorzuziehen. Lediglich ein zu kurzer Stumpf im Großzehengrundglied ist unzweckmäßig [29], so daß sich dann die Exartikulation im Grundgelenk empfiehlt.

Mittelfuß. Sind einzelne Mittelfußstrahlen isoliert betroffen, so wird das nekrotische Knochengewebe ausgeräumt. Dabei können durchaus Defektpseudarthrosen verbleiben. Nur bei fußwurzelnahen, ossären Defekten mehrerer Mittelfußstrahlen kann später eine Spongiosaplastik erfolgen, die meist mit einer Arthrodese im Lisfranc-Gelenk verbunden ist. Bei weitgehender oder totaler Nekrose einzelner Mittelfußstrahlen ist die isolierte Exartikulation samt Zehen bis zur Fußwurzel möglich (Abb. 162, 163). Eine Instabilität zwischen Vor- und Rückfuß nach Ausräumung mehrerer basaler Mittelfußanteile erfordert die äußere Fixation: Der distale Steinmann-Nagel durchquert köpfchennah den knöchernen Mittelfuß, ein zweiter die Ferse. Die entstehende Rahmenkonstruktion wird gegenüber dem Unterschenkel unter Verbindung mit einer streckwärts in die distale Tibia einzudrehenden Schanzschen Schraube abgesichert (Abb. 166, 167, 173), [19]. Bei Osteomyelitis mehrer Mittelfußstrahlen mit Beteiligung der Zehen und schlechter Weichteilsituation ist die Amputation im Mittelfuß dem Erhaltungsversuch mit fragwürdigem funktionellen Endergebnis vorzuziehen. Je nach ossärem Verlust entstehen kurze und lange Mittelfußstümpfe, wobei für die spätere Brauchbarkeit eine ausreichende Sohlenpolsterung entscheidend ist (Abb. 164).

Fußwurzel. Die Osteomyelitis einzelner Fußwurzelknochen ist unter den üblichen Kriterien durch Debridement zu behandeln. In der Regel besteht eine Gelenkinfektion der gesamten distalen Fußwurzelreihe (Abb. 165). Die Ausräumung richtet sich nach den lokalen Gegebenheiten. Bei größeren Substanzdefekten werden die verbliebenen vitalen Fußwurzelknochen mit der Basis des Mittelfußes zu einer Arthrodese verbunden (Abb. 165). Die Amputation im Bereich der Fußwurzel ist problematisch. Dennoch entstehen insbesondere bei jugendlichen Patienten und in Verbindung mit Arthrodesen der Fußwurzel oft leistungsfähige und funktionstüchtige Stümpfe (Abb. 168, 169), [29]. Die Angaben der speziellen Literatur mit vielfältigen Modifikationen der Amputationstechnik und die Erfahrung der Kriegschirurgie sind hier zu verwerten (vgl. [29], mit ausführlichen Literaturangaben).

4.3.2 Chronisch-rezidivierende posttraumatische Osteomyelitis

Chronische Osteomyelitiden des Vorfußes resultieren in der Regel aus traumatischen Folgezuständen. Das klinische Bild ist bei unterschiedlich stark eingeschränkter Belastbarkeit des Fußes durch schmerzhafte Kontraktur, Fehlstellung, Druckgeschwür, Fisteleiterung und narbig dystrophe, chronisch entzündete Weichteile geprägt [31, 37]. Die Kontrakturen des Fußskeletts sind mit einer erheblichen Osteoporose verbunden. Für die Patienten ergeben sich oft langwierige Krankheitsverläufe. Neben dem Problem, eine Infektsanierung zu erzielen, muß sich die Behandlung vornehmlich an den Möglichkeiten orientieren, tragfähige Weichteile zu erhalten oder zu bilden. Im Einzelfall ist durch Osteotomie von Fehlstellungen oder Exostosenabtragung die ursächliche Überbelastung der Weichteile zu reduzieren. Weichteilplastische Maßnahmen durch gestielte, gut gepolsterte Hauttransplantate sind von den lokalen Gegebenheiten abhängig und erfordern Erfahrung in den Prinzipien der plastischen Chirurgie [6, 12]. Vielfach ist nur ein kleiner Eingriff mit Fistelrevision und Sequestrektomie sinnvoll. Die Indikation zur Amputation ergibt sich, wenn fortgeschrittene dystrophische Veränderungen der Weichteile und des Fußskeletts mit erheblichen subjektiven Beschwerden verbunden sind und der Fuß belastungsunfähig geworden ist.

4.3.3 Krankengut und Behandlungsergebnisse

In der Zeit von 1970-1977 wurden 33 Patienten mit einer posttraumatischen Osteomyelitis des Vorfußes behandelt. Bei 18 Patienten handelte es sich um eine frühmanifeste posttraumatische Knocheninfektion.

Tabelle 87 gibt die Lokalisationen und deren Häufigkeit im einzelnen wieder. Von den betroffenen Zehen konnten nur 3 (in 2 Fällen handelte es sich dabei um die Großzehe) erfolgreich erhalten werden. Bei den übrigen 16 Patienten mit insgesamt 34 Zehenosteomyelitiden wurde amputiert (Abb. 161). Eine Mittelfußosteomyelitis war bei 8 Patienten mit 15 Lokalisationen zu behandeln. Teilamputationen wurden bei 4 Patienten notwendig (Resektion des 1. Strahls in 2 Fällen, des 5. Strahls in einem Fall, eine Amputation in Höhe der Lisfranc-Gelenklinie) (Abb. 162, 163). In den übrigen Fällen konnte die Mittelfußosteomyelitis durch entsprechende lokale Eingriffe zur Ruhe gebracht werden. 6 posttraumatische Osteomyelitiden der Fußwurzel endeten in 2 Fällen in der Unterschenkelamputation, in 2 weiteren Fällen in einer Teilamputation des Fußes und bei 4 Patienten unter lokaler Behandlung in weitgehender Einsteifung der subtalaren Fußplatte (Abb. 165, 167).

Tabelle 87. Einzellokalisationen bei posttraumatischer Vorfußosteomyelitis. (Bergmannsheil 1970-1977, n=33)

	Gesamt	Eine Lokalisation	Mehrere Lokalisationen	Zehenstrahlen I	II	III	IV	V
Zehen	19	13	6	14	6	6	6	5
Mittelfuß	8	5	3	4	2	3	3	3
Distale Fußwurzel	6	4	2					

4.4 Neurotrophisch bedingte Osteomyelitis des Vorfußes

4.4.1 Ursachen und Klinik

Osteomyelitiden des Vorfußbereiches infolge neurotrophischer Geschwürsbildungen sind als sekundäre, exogene Knocheninfektionen aufzufassen. Die ursächlichen neuralen Störungen sind teils offenkundig (zentrale oder periphere Nervenverletzungen, neurogene Erkrankungen und Mißbildungen), teils in ihrem ätiologischen Stellenwert noch umstritten (diabetische Neuropathie; [30]). Das Ausmaß der zusätzlichen ätiologischen Bedeutung lokaler Gefäßveränderungen mit Durchblutungsstörungen ist noch ungeklärt [27, 46].
Die neurotrophisch bedingte Osteomyelitis des Vorfußes beginnt vielfach unter dem charakteristischen klinischen Bild des Malum perforans. Dieses trichterförmig in die Tiefe reichende Geschwür ist durch scharf demarkierte, reaktionslose und teilweise unterminierte Ränder gekennzeichnet (Abb. 173). Charakteristisch sind ferner die fehlende oder mangelhafte Heilungstendenz und die Schmerzarmut bis zur Schmerzlosigkeit [30, 50]. Neurotrophische Geschwüre am Fuß finden sich plantar unter den Zehengrundgelenken vorzugsweise im Bereich der Großzehe. Am Fußaußenrand ist oft die Basis des 5. Mittelfußknochens betroffen. Weitere Lokalisationen sind ossäre Prominenzen jeglicher Art, etwa nach erworbenen und angeborenen Fußfehlstellungen. Vorboten der Geschwürsbildung sind nach Rohlederer [50] Störungen der lokalen Durchblutung und der Schweißsekretion sowie eine Hyperkeratose. Nach nekrotisierender, infektiöser Zersetzung der Weichteile und der Gelenkkapsel kommt es unter Sequestrierung und chronischer Fisteleiterung zur osteomyelitischen Zerstörung mit Zerfall der Grundgelenke sowie der anteiligen Zehen- und Mittelfußknochen. Das „Durchbohrende" des Geschwürs bei einem Malum perforans ist weniger im Sinne einer Druckeinwirkung von innen nach außen, als vielmehr in der fortschreitenden Ausbreitung von der Fußsohle bis zur eitrigen Osteolyse zu sehen (Abb. 170). Lokale Komplikationen sind Erysipel, Abszesse und Phlegmonen.
Lokalisation und mechanische Überbeanspruchung dürfen nicht zur Fehlinterpretation gegenüber den eigentlichen neurotrophischen Ursachen führen. Mechanische Belastungsschäden der Haut, Schwielen, banale Hautverletzungen (Pediküre, Fußpilz, Schuhdruck) oder auch stärkergradige Läsionen sind als auslösende, begünstigende oder verschlimmernde Faktoren aufzufassen [50, 53]. Vielfach entspricht der vermeintliche oder tatsächliche zeitliche Zusammenhang mit einer traumatischen Schädigung dem Kausalitätsbedürfnis des Patienten. Die chronisch etablierte Osteomyelitis verstärkt ihrerseits die trophisch-neurale Schädigung und begünstigt das Ausbrechen von weiteren Geschwüren an prädisponierten Lokalisationen (Abb. 172). Ursachen neurotrophischer Geschwüre sind:

- Verletzungen des zentralen und peripheren Nervensystems;
- Erkrankungen und Mißbildungen des zentralen und peripheren Nervensystems (Myelodysplasien, z.B. Spina bifida; Spinalerkrankungen, z.B. Tabes dorsalis oder Syringomyelie; Mono- und Polyneuropathie, z.B. diabetische Neuritis).

Neurotrophische osteomyelitische Geschwüre nach Verletzungen, Mißbildungen und nicht diabetischer neurogener Erkrankungen wurden im durchgesehenen Krankengut des „Bergmannsheil Bochum" nur in 5 Fällen beobachtet. Jeweils einer Osteomyelitis des Mittelfußes als Folge einer peripheren Nervenverletzung und einer sensiblen Störung nach Verbrennung standen 3 Osteomyelitisfälle des Mittelfußes und der Zehen bei Spina bifida gegenüber. Dieses

Krankengut bezieht jedoch die häufigen neurotrophischen Geschwüre bei Querschnittslähmungen sowie die Druckgeschwüre ohne Osteomyelitis auf dem Boden anderer traumatischer Nervenschädigungen oder neurogener Mißbildungen und nicht diabetischer Neuropathien nicht ein.

4.4.2 Neurotrophische Osteomyelitis bei Diabetes mellitus

Eine Osteomyelitis auf dem Boden eines sich verschlimmernden neurotrophischen Geschwürs bei Diabetes mellitus ist ätiologisch und prognostisch grundsätzlich zu trennen von der akralen, rasch fortschreitenden, schmerzhaften Gangrän der Zehen bei arteriosklerotischer, diabetischer Makroangiopathie. In unserem Krankengut fand sich eine Häufung neurotrophischer Geschwürbildungen mit Vorfußosteomyelitis unter typischer Nekrose der Zehengrundgelenke bei Diabetes mellitus (Abb. 170, 171, 172). Der röntgenologische Befund dieser Gruppe von 11 Zuckerkranken entsprach den beinahe unverwechselbaren osteolytischen Veränderungen einer diabetischen Osteoarthropathie [30, 41, 59]. So lag es nahe, die bei neurotrophischer diabetischer Geschwürsbildung auftretende Osteomyelitis als das klinische Bild der diabetischen Arthropathie der Röntgenologen anzusehen. Zweifel kamen deshalb auf, weil in der erreichbaren Literatur die diabetische Osteoarthropathie als sehr selten bezeichnet wird und nur in der Ausnahme mit einer Osteomyelitis verknüpft sein soll [30]. Im folgenden werden nach einer Beschreibung der diabetischen Osteoarthropathie, wie sie sich aus dem Schrifttum darstellt, und der Vorstellung des eigenen Krankengutes vergleichende Schlußfolgerungen gezogen.

4.4.2.1 Diabetische Osteoarthropathie

1942 beschrieben Bailey u. Root [1] eine neuropathische Arthropathie mit Osteolyse bei vorwiegendem Befall der Zehengrundgelenke im Rahmen eines Diabetes mellitus. Autoren im deutschen Schrifttum sind Belser [4], Dinkel [8], Goecke [11], Hindemith [16], Klümper [21], v. Muralt [39], Ochsenschläger [41], Sommer [59] u.a. Die Mehrzahl der Arbeiten befaßte sich zunächst mit der der diabetischen Osteoarthropathie aus röntgenologischer Sicht. 1971 veröffentlichte H. Mau [30] vom Standpunkt des Klinikers und Orthopäden eine ausführliche Monographie über die „diabetische Arthropathie und ihre Behandlung“. (Auf diese Monographie und auf die ausführlichen Darstellungen bei Ochsenschläger [41] und Sommer [59] wird ausdrücklich verwiesen.)
Klinische Zeichen des Krankheitsbildes der diabetischen Osteoarthropathie sind Rötung, Erwärmung und Schwellung der Zehen. Später setzen Deformitäten der Zehen, des Vorfußes und des gesamten Fußes ein. Es finden sich die Zeichen der diabetischen Polyneuropathie mit Störungen der Oberflächen- und Tiefensensibilität, lokalen Hypästhesien, Hypothermien und Reflexstörungen. Charakteristisch sind ferner der fehlende Schmerz und eine lange beschwerdearme Gehfähigkeit bei progredientem Krankheitsbild. Für die meisten Autoren gehören sekundäre Osteomyelitiden nicht oder nur selten zum Krankheitsbild, obwohl sekundäre Weichteilinfektionen vielfach zu beobachten sind. Im Röntgenbild findet sich typischerweise eine fortschreitende Osteolyse der Zehengrundgelenke mit Fragmentierungen, verwaschenen Gelenkspalten und verbreiterten Weichteilschatten, bis schließlich die Mittelfuß-

knochen wie „weggeschmolzen" erscheinen und einer „abgelutschten Zuckerstange" [41] entsprechend spitz und reaktionslos auslaufen (Abb. 172). Oft handelt es sich um einen in der Jugend oder in jüngeren Jahren manifesten Diabetes mellitus, der vielfach schlecht regulierbar ist oder vernachlässigt wurde. Ochsenschläger [41] betont die Zeichen der Mikroangiopathie mit tastbaren Fußpulsen ohne schwerwiegende Veränderungen der großen Fußarterien im Angiogramm.

Über die Ätiologie gehen die Meinungen auseinander, wobei teils den vaskulären Faktoren der Mikroangiopathie, teils den neurogenen Symptomen und teils den metabolischen Stoffwechselveränderungen die Hauptursache zugemessen wird. Die meisten Autoren weisen aber der neurogenen Störung die ätiologische Schlüsselrolle zu („keine Arthropathie ohne Neuropathie", Mau [30]). Nach Mau [30] finden sich „hin und wieder sekundär infizierte Arthropathien unter dem Mischbild einer Osteomyelitis. Diese ausschließliche Diagnose dürfte freilich zu Ungunsten der Arthropathie zu oft gestellt werden". Mau behandelt mit Ruhigstellung, Entlastung, Geschwürprophylaxe und Diabeteseinstellung. „Selbst ältere Gelenkprozesse lassen sich mit zweckentsprechendem, gut gepolstertem, orthopädischem Schuhwerk vielfach ausreichend stabilisieren und einer gewissen Ausheilung zuführen" [30].

4.4.2.2 *Krankengut und Behandlungsergebnisse*

Im analysierten Krankengut der Jahre 1970-1977 wurden auf der Septischen Abteilung des „Bergmannsheil Bochum" 11 Patienten mit einer diabetischen Osteomyelitis des Vorfußes unter trophischer Geschwürbildung oder Fisteleiterung behandelt. Tabelle 88 schlüsselt die Daten der einzelnen Erkrankungsfälle nach Vorgeschichte, klinischem Befund, Befall, Therapie und feingeweblichem Befund auf. Die Diagnose ergab sich aus dem klinischen Befund, den typischen röntgenologischen Veränderungen, dem operativen Befund sowie aus der histologischen Untersuchung.

Bei einem Durchschnittsalter von knapp 53 Jahren bestand die Zuckerkrankheit im Mittel 10,5 Jahre. 8 Patienten benötigten Insulin unterschiedlich hoher Dosierung, wobei der Extremwert bei 108 E Depot-Insulin lag (Abb. 172). Nur 3 Patienten nahmen orale Antidiabetika. Im allgemeinen handelte es sich um schlecht regulierte Blutzuckertagesprofile mit erheblicher Glukosurie und Nachweis von Azeton in 4 Fällen. Während 3 Zuckerkranke ihre Vorfußosteomyelitis nicht ursächlich erklären konnten, führten die restlichen Patienten verschiedenartige – mechanische – Reizungen bis zum nachhaltigen Trauma als Anlaß der chronisch-eitrigen Entzündung an. Die klinischen Zeichen einer diabetischen Polyneuropathie fanden sich bei 5 Patienten in typischer Weise ausgeprägt, bei einigen bestanden nur unbestimmte Hypästhesien und Parästhesien. Ohne klinisch-neurologische Symptomatik waren 4 Patienten. Die Angaben über Schmerzen waren uneinheitlich, wobei auch 4 Patienten über starke Schmerzen klagten. Die Schmerzen wurden um so stärker, je weniger die Infektion drainiert war oder wenn komplizierende Fußrückenphlegmonen und Abszeßverhalte vorlagen. Der Lokalbefund war bei den meisten Patienten durch die typische plantare Geschwürbildung, aber auch durch Fisteln und Abszesse, die streckwärtig auf dem Fußrücken Abfluß fanden, geprägt. Mit geschlossenen Weichteilen kam kein Patient zur Aufnahme. Zusätzlich waren die Weichteile des betroffenen Fußes und der Zehen erheblich angeschwollen, deformiert und vielfach phlegmonös entzündet (Abb. 170). Mit Ausnahme eines Patienten, der einen Befall sämtlicher Mittelfußbasen aufwies, war die Lokalisation der Osteomyelitis auf die Zehengrundgelenke und die an-

Tabelle 88. Neurotrophische Osteomyelitis des Vorfußes bei Diabetes mellitus – Krankengut, Symptomatik und Therapie. (Bergmannsheil 1970-1977, n=11)

													Gesamt
Patient	Patient Nr. (1-11)	1	2	3	4	5	6	7	8	9	10	11	11
	Lebensalter (Jahre)	48	34	63	56	72	51	55	46	42	56	57	Ø52,7
Diabetes	Dauer (Jahre)	20	4	6	4	10	4	3	8	15	11	30	3-30 Ø10,5
	Insulin	+	+	+			+	+	+	+		+	8
	Orale Antidiabetika				+	+					+		3
„Ursache“	Keine Angaben				+				+	+			3
	Nagel	+											1
	Fußpilz		+										1
	Fußpflege			+								+	2
	Quetschung							+					1
	Kratzen					+							1
	Schuhdruck						+				+		2
Polyneuropathie	Typische Symptome	+					+		+	+		+	5
	Neurologische Symptome		+	+									2
	Keine Symptome				+	+		+			+		4
Schmerzen	Keine		+	+		+	+			+		+	6
	Gering				+								1
	Erheblich	+						+	+		+		4
Klinik	Fußpuls	+	+		+		+	+	+	+	+	+	9
	Schwielen		+			+	+	+	+	+	+	+	8
	Throphisches Geschwür	+	+	+			+	+		+	+	+	8
	Fistel			+	+	+			+	+			5
Befall	Eine Lokalisation	+	+	+		+	+						5
	Mehrere Lokalisationen				+			+	+	+	+	+	6
	Grundgelenke I			+		+		+	+	+	+		6
	II	+	+		+		+	+	+	+			7
	III				+			+	+	+			4
	IV								+	+			2
	V								+		+		2
	Andere Lokalisationen											+	1

Tabelle 88 (Fortsetzung)

													Gesamt
Patient	Patient Nr. (1-11)	1	2	3	4	5	6	7	8	9	10	11	11
	Lebensalter (Jahre)	48	34	63	56	72	51	55	46	42	56	57	Ø52,7
Therapie	Konservativ					+	+						2
	Gelenkresektion		+	+	+			+	+	+	+	+	8
	Zehenamputation einschl. Mittelfußanteil	+		+	+				+	+	+		6
	Unterschenkelamputation			+					+			+	3
Histologie	Keine Histologie					+	+						2
	Chron. vern. Osteom.							+			+	+	3
	Chron. pers. Osteom.	+	+							+	+		4
	Chron. aggr. Osteom.			+	+								2

grenzenden Knochenabschnitte der Zehen und des Mittelfußes beschränkt (Abb. 173). In 6 Fällen waren mehrere Strahlen befallen (Abb. 172). Das Röntgenbild war in allen Fällen charakteristisch und zeigte an den betroffenen Grundgelenken je nach Fortschreiten der Osteolyse verwaschene Knochenstrukturen bis zum vollständigen osteomyelitischen Schwund der Grundgelenke (Abb. 170, 172).

Therapeutisch ist in der Regel operative Revision des osteomyelitischen Vorfußherdes angezeigt. Je nach intraoperativem Befund wird entschieden, ob bei ausgedehnten Prozessen eine Amputation der Zehen samt Mittelfußanteil notwendig ist (Abb. 172) oder ob mit der Resektion der Grundgelenke eine ausreichende Herdberuhigung zu erwarten ist (Abb. 170, 171). Konservativ wurde nur ein Patient behandelt, ein weiterer entzog sich der angeratenen operativen Behandlung. Die Entscheidung zur Amputation der Zehenstrahlen fällt bei den Zehen 2-5 naturgemäß leichter als bei der Großzehe. Bei Erhaltung der Zehen wird der Strahl mit einem Bohrdraht bis zum Mittelfuß aufgefädelt (Abb. 171). In einem Fall haben wir eine Osteomyelitis des Großzehengrundgelenkes mit dem Fixateur externe stabilisiert (Abb. 170). In mehreren Fällen erbrachte die Resektion des Grundgelenkes keine Beruhigung der Knocheninfektion, so daß die Zehenamputation und in 3 desolaten Fällen schließlich die Unterschenkelamputation erfolgte. Bei den übrigen Patienten war zum Zeitpunkt der Entlassung eine Infektberuhigung der Weichteile des erhaltenen Fußes festzustellen. Während der stationären Behandlung durfte der Fuß nicht beansprucht werden. Unter strenger Bettruhe wurde das Bein auf der Braunsche-Schiene gelagert. Bei plantarer Abszeßbildung konnte zur weiteren Ruhigstellung des Sprunggelenkes ein steigbügelartig angelegter Gips erforderlich werden. Entsprechend der klinischen Sekundärheilung kommt der osteolytische und osteoporotische Prozeß in der röntgenologischen Verlaufskontrolle nur zögernd zur Ruhe. Eine Spongiosaplastik empfiehlt sich nicht. Die Nachbehandlung muß in weitgehender Reduzierung der mechanischen Belastung des Vorfußes und dauernder Fußpflege bestehen. Vielfach sind offene Sandalen orthopädischem Schuhwerk vorzuziehen. Eine blande Fistel muß solange drainiert gehalten werden, bis eine Vernarbung aus der Tiefe eingetreten ist. Mit Rezidiven ist zu rechnen (Abb. 172). Selbst nach sanierendem Eingriff und Beruhigung der Infektion blieb die Diabeteseinstellung vielfach nicht optimal.

4.4.2.3 Zur „Differentialdiagnose" der diabetischen Osteoarthropathie und der neurotrophischen Osteomyelitis des Vorfußes bei Diabetes mellitus

Ein Vergleich zwischen unserem Kollektiv mit typisch lokalisierter Osteomyelitis des Vorfußes bei Diabetes mellitus und der diabetischen Osteoarthropathie des Schrifttums ergibt sich zwangsläufig [30, 41, 59]. Folgende ätiologische und pathognomonische Parallelen ergeben sich:

- langjährige, schwer regulierbare (insulinbedürftige) Zuckererkrankung,
- typische Lokalisation mit überwiegendem Befall der Zehengrundgelenke,
- Zeichen der diabetischen Polyneuropathie mit Schmerzarmut,
- Zeichen der diabetischen Mikroangiopathie bei erhaltenen Fußpulsen und vorwiegender Normothermie der Weichteile,
- vergleichbarer Röntgenbefund,
- strenge differentialdiagnostische Abgrenzung gegenüber der schmerzhaften, ischämisch fortschreitenden, akralen Gangrän bei arteriosklerotischer, diabetischer Makroangiopathie,
- relativ gute Heilungs- und Sanierungschancen unter entsprechender operativer Therapie und bei befriedigender Einstellung der diabetischen Stoffwechsellage.

Divergenzen in der Beschreibung der diabetischen Arthropathie und unserem Krankengut ergaben sich durch:

- die zahlenmäßige Häufung der Fälle in unserem Krankengut,
- die feingeweblich nachgewiesene Verknüpfung zwischen der diabetischen Arthropathie und der Osteomyelitis in unserem Krankengut,
- die fehlende Verknüpfung zwischen Osteomyelitis und diabetischer Arthropathie im Schrifttum.

Folgende Schlußfolgerungen sind zu ziehen: Ein an typischer Stelle lokalisiertes, neurotrophisch-diabetisches, osteomyelitisches Geschwür und die diabetische Osteoarthropathie des Schrifttums sind keine verschiedenen Krankheitsbilder, sondern allenfalls verschiedene Verlaufsformen der gleichen Erkrankung. Während der Phase der initialen aseptischen Osteolyse bedarf es lediglich eines Überlastungsschadens des Vorfußes, einer Mazeration oder einer banalen Hautverletzung, um ein neurotrophisches Geschwür entstehen zu lassen. Im Zusammenwirken von Osteonekrose, lokaler Minderdurchblutung und genereller Störung der Wundheilung bei Diabetes mellitus ist es nur ein kleiner Schritt, um einen zunächst aseptischen knöchernen Zerfallsherd in einen septischen, d.h. osteomyelitischen Herd umzuwandeln. Daraus ergibt sich, daß der osteomyelitische Verlauf der eher „normale" Verlauf einer diabetischen Osteoarthropathie ist, während die aseptisch bleibende ossäre Nekrose die Ausnahme darstellt. Damit ist die kleine Zahl der diabetischen Arthropathien ohne Osteomyelitis im Schrifttum erklärt [30, 59]. Die aus hygienischen und therapeutischen Gründen erforderliche Trennung führt dazu, daß in einer septischen Operationsabteilung ausschließlich osteomyelitische Verlaufsformen zur Behandlung kommen. Der andere Entstehungsmodus ist unbestritten, bei welchem ein typisches trophisches Geschwür bei Diabetes mellitus sich kontinuierlich (perforierend) ausbreitend im Sinne einer Durchwanderung schließlich auch das Grundgelenk osteomyelitisch erfaßt. Zum Zeitpunkt der stationären Aufnahme mit bereits fortgeschrittener Vorfußosteomyelitis ist eine Trennung dieser Formen nicht mehr möglich, es sei denn, daß die Röntgenkontrolle Zerfallsherde ohne Osteomyelitis an anderen Zehengrundgelenken aufdeckt.

5 Literatur

1. Bailey, C.C., Root, H.T.: Neuropathic joint lesion in diabetes mellitus. J. Chir. Invest. *21*, 649 (1942)
2. Barnet, C.H., Napier, J.R.: The axis of rotation at the ankle joint in man. Its influence upon the form of the talus and the mobility of the fibula. J. Anat. *86*, 1 (1952)
3. Becker, Th.: Die Drahtosteomyelitis des Fersenbeines. Bruns Beitr. Klin. Chir., *79*, 45 (1949)
4. Belser, F.G.: Der neuropathisch-diabetische Fuß – die diabetische Arthropathie. Praxis *58*, 1088 (1969)
5. Burri, C.: Posttraumatische Osteitis. Bern, Stuttgart, Wien: Huber 1974
6. Daniel, R.K., Terzis, J.K.: Reconstructive microsurgery. Boston: Little, Brown 1977
7. Debrunner, H.U.: Zur Biomechanik des Fußes. Orthopäde *3*, 127 (1974)
8. Dinkel, L.: Veränderungen des Fußskelettes bei Diabetes mellitus. ROEFO *110*, 223 (1969)
9. Ecke, H.: Zur Behandlung von Talusfrakturen. Bruns Beitr. Klin. Chir. *217*, 427 (1969)
10. Fischer, O.: Der Gang des Menschen, Teil 2. Abh. Math. Phys. Kgl. Sächs. Ges. *25*, 1 (1899)
11. Goecke, H.: Beitrag zur diabetischen Arthropathie. ROEFO *83*, 243 (1955)
12. Grabb, W.C., Meyers, M.B. (eds.): Skin flaps. Boston: Little, Brown 1975
13. Hackenbroch, M.: Der Plattfuß. In: Handbuch der Orthopädie, Bd. IV/2. Hohmann, G., Hackenbroch, M., Lindemann, K. (Hrsg.). Stuttgart: Thieme 1961
14. Hartkopf, W., Bock, E.: Über Komplikationen bei Drahtextension mit besonderem Hinweis auf die Bohrlochosteomyelitis. Monatsschr. Unfallheilkd. *53*, 302 (1950)
15. Heim, U., Pfeiffer, K.M.: Periphere Osteosynthesen. Berlin, Heidelberg, New York: Springer 1972
16. Hindemith, H.: Gelenkerkrankungen bei Diabetes mellitus. Dtsch. Arch. Klin. Med. *196*, 65 (1949)
17. Inmann, V.T.: The joints of the ankle. Baltimore: Williams & Wilkins 1976
18. Kehr, H., Dau, U.: Zur Behandlung von Talusverletzungen. Unfallchirurgie *1*, 99 (1975)
19. Kleining, R., Hierholzer, G.: Biomechanische Untersuchungen zur Osteosynthese mit dem Fixateur externe. Act. Traumatol. *6*, 21 (1976)
20. Klemm, K.: Indikation und Technik zur Einlage von Gentamycin-PMMA-Kugeln bei Knochen- und Weichteilinfektionen. In: Lokalbehandlung chirurgischer Infektionen. Burri, C., Rüter, A. (Hrsg.). Bern, Stuttgart, Wien: Huber 1979
21. Klümper, A., Strey, M., Weller, S., Roth, U., Müller-Bergh, H.: Neurogene Osteolysen bei Diabetes mellitus. ROEFO *108*, 221 (1968)
22. Knoll: Fußosteomyelitis. Inaugural-Dissertation, Universität Würzburg 1930. In: Handbuch der speziellen pathologischen Anatomie und Histologie, Bd. IX/4. Lubarsch, O., Henke, F., Rössle, R. (Hrsg.). Berlin: Springer 1939
23. Kuner, E.H., Müller, Th., Lindenmaier, H.L.: Einteilung und Behandlung der Talusfrakturen. Hefte Unfallheilkd. *131*, 197 (1978)
24. Lanz, T. von, Wachsmuth, W.: Praktische Anatomie, Bd. I/4: Bein und Statik, 2. Aufl. Berlin, Heidelberg, New York: Springer 1972
25. Lauche, A.: Die unspezifischen Entzündungen der Knochen. In: Handbuch der speziellen pathologischen Anatomie und Histologie, Bd. IX/4. Lubarsch, O., Henke, F., Rössle, R. (Hrsg.). Berlin: Springer 1939
26. Ledermann, M., Guala, G.: Zur Indikation der Osteosynthese am Talus. Helv. Chir. Acta *42*, 437 (1975)
27. Lindenschmidt, Th.O.: Pathophysiologische Grundlagen der Chirurgie, 2. Aufl. Stuttgart: Thieme 1975
28. Lusser, G.M., Müller, J., Wirz, A.: Zur Behandlung der osteitischen Resthöhle. Helv. Chir. Acta *43*, 517 (1976)

29. Marquardt, W.: Die Amputation der unteren Gliedmaßen. In: Handbuch der Orthopädie, Bd. IV/2. Hohmann, G., Hackenbroch, M., Lindemann, K. (Hrsg.). Stuttgart: Thieme 1961
30. Mau, H.: Die diabetische Arthropathie und ihre Behandlung. Z. Orthop. *108*, 351 (1971)
31. Mittelmeier, H., Schmitt, O.: Narbenkarzinome am Fuß nach Erfrierungen. Arch. Orthop. Trauma. Surg. *92*, 47 (1978)
32. Mortens, J.: Tendon transplantation in the prevention of foot deformities after polio in children. J.Bone Joint Surg. [Br.] *38* (1956)
33. Müller, K.H.: Der Stellenwert des Röntgenbildes bei der posttraumatischen Osteomyelitis. Unfallheilkunde *81*, 129 (1978)
34. Müller, K.H.: Talusfrakturen – Behandlung und Resultate. Hefte Unfallheilkd. *131*, 218 (1978)
35. Müller, K.H.: Die septische Talusnekrose. Unfallheilkunde *81*, 532 (1978)
36. Müller, K.H., Biebrach, M.: Die Osteomyelitis des Fersenbeines – Biomechanik, Klinik, Behandlung und Ergebnisse. Unfallheilkunde *81*, 585 (1978)
37. Müller, K.H., Biebrach, M.: Die lokale Antibiotikatherapie von Knochen- und Weichteilinfektion mit Gentamycin-Kunststoffketten – Ergebnisse und Erfahrungen am „Bergmannsheil" Bochum. In: Lokalbehandlung chirurgischer Infektionen. Burri, C., Rüter, A. (Hrsg.). Bern, Stuttgart, Wien: Huber 1979
38. Müller, K.H., Prescher, W.: Deckung infizierter Weichteildefekte mit zu Meshgraft verarbeiteter Spalthaut. Unfallheilkunde *81*, 513 (1978)
39. Muralt, R.H.v.: Neuropathien und Arthropathien bei Diabetes mellitus. Praxis *45*, 45 (1956)
40. Nyari, T. Kazar, G., Balazsy, S., Egyed, B., Balla, I.: Phlebographie bei Frakturen und Luxationen des Talus. Arch. Orthop. Unfallchir. *87*, 11 (1977)
41. Ochsenschläger, A.: Zum Krankheitsbild der diabetischen Arthropathie unter besonderer Berücksichtigung des Röntgenbildes und der röntgenologischen Differentialdiagnose. Z. Orthop. *89*, 227 (1958)
42. Ostopowicz, G.: Allgemeine Therapie der posttraumatischen Osteomyelitis. In: Therapie der posttraumatischen Osteomyelitis. Schriftenreihe Unfallmedizinische Tagungen der Landesverbände der gewerblichen Berufsgenossenschaften, Bd. 10 (1970)
43. Plaue, R., Hinz, P.: Infektionen nach orthopädischen Operationen. Arch. Orthop. Unfallchir. *70*, 298 (1971)
44. Popkirov, S.: Die Behandlung der hämatogenen und der traumatischen Osteomyelitis. Berlin: Volk und Gesundheit 1971
45. Rabl, C.: Orthopädie des Fußes, 5. Aufl. Stuttgart: Enke 1975
46. Ratschow, M.: Angiologie. Stuttgart: Thieme 1959
47. Rehn, J.: Zur Behandlung schwerer Fersenbeinfrakturen mit primärer Bolzungsarthrodese im unteren Sprunggelenk. Zentralbl. Chir. *81*, 2194 (1956)
48. Reichelt, A., Derkmann, G.: Beitrag zur Therapie der Metatarsalfrakturen. Arch. Orthop. Unfallchir. *72*, 139 (1972)
49. Reichen, A., Pelet, D.: Spätzustände nach Kalkaneusfrakturen. Helv. Chir. Acta *42*, 431 (1975)
50. Rohlederer, O.: Trophische Störungen. In: Handbuch der Orthopädie, Bd. IV/2. Hohmann, G., Hackenbroch, M., Lindemann, K. (Hrsg.). Stuttgart: Thieme 1961
51. Rüedi, Th., Burri, C., Matter, P., Pfeiffer, K.M.: Osteosynthesen im Bereiche des Mittelfußes. Z. Unfallmed. Berufskr. *2*, 98 (1971)
52. Rüter, A.: Tibio-calcaneare Arthrodese. Hefte Unfallheilkd. *133*, 102 (1978)
53. Scaglietti, O.: Klinik und Pathologie des Malum perforans mit besonderer Berücksichtigung der Skelettveränderungen. Arch. Orthop. Unfallchir. *30*, 392 (1931)
54. Schenk, R.: Anatomie des oberen Sprunggelenkes. Hefte Unfallheilkd. *131*, 1 (1978)
55. Schulitz, K.P., Winkelmann, W.: Die Fersenbeinosteomyelitis. Arch. Orthop. Unfallchir. *87*, 333 (1977)
56. Schweikert, C.H., Neugebauer, R., Rüter, A.: Diskussionsbemerkungen und Zusammenfassung Talusfrakturen. Hefte Unfallheilkd. *131*, 240 (1979)
57. Seitz, H.D., Springorum, H.W., Kuner, E.H.: Zur operativen Behandlung von Talusfrakturen. Monatsschr. Unfallheilkd. *76*, 326 (1973)
58. Soeder, H., Rehn, J.: Die Spätkomplikationen der posttraumatischen Osteomyelitis. Monatsschr. Unfallheilkd. *79*, 157 (1976)
59. Sommer, F.: Das Osteolysesyndrom. In: Handbuch der medizinischen Radiologie, Bd. V/2. Diethelm, L., Olssom, O., Sternad, F., Vieten, H., Zuppinger, A. (Hrsg.). Berlin, Heidelberg, New York: Springer 1973

60. Szyskowitz, R., Reschauer, R., Schöffmann, W.: Ergebnisse nach Zugschraubenosteosynthese bei 62 dislozierten Talusfrakturen und Talusluxationsfrakturen. Unfallheilkunde *81*, 324 (1978)
61. Taylor, G.I., Watson, N.: One-stage repair of compound leg defects with free, revascularized flaps of groin skin and iliac bone. Plast. Reconstr. Surg. *61*, 494 (1978)
62. Teubner, E., Zimmermann, B.: Spätergebnisse nach Talusverletzungen. Zentralbl. Chir. *96*, 1621 (1971)
63. Völkner, H.: Elf Fälle von Osteomyelitis des Fersenbeins. Bruns Beitr. Klin. Chir. *70*, 229 (1939)
64. Weber, B.G.: Die Verletzungen des oberen Sprunggelenkes. Bern, Stuttgart: Huber 1966
65. Weber, B.G.: Knöchel, Fußwurzel, Mittelfuß. In: Chirurgie der Gegenwart, Bd. IV. München, Berlin, Wien: Urban u. Schwarzenberg 1974
66. Weinert, A.: Das Naturgesetz der Bewegung. Schuhmarkt *105*, 108 (1935)
67. Wirth, C.J.: Küsswetter, W., Jäger, M.: Biomechanik und Pathomechanik des oberen Sprunggelenkes. Hefte Unfallheilkd. *131*, 10 (1978)

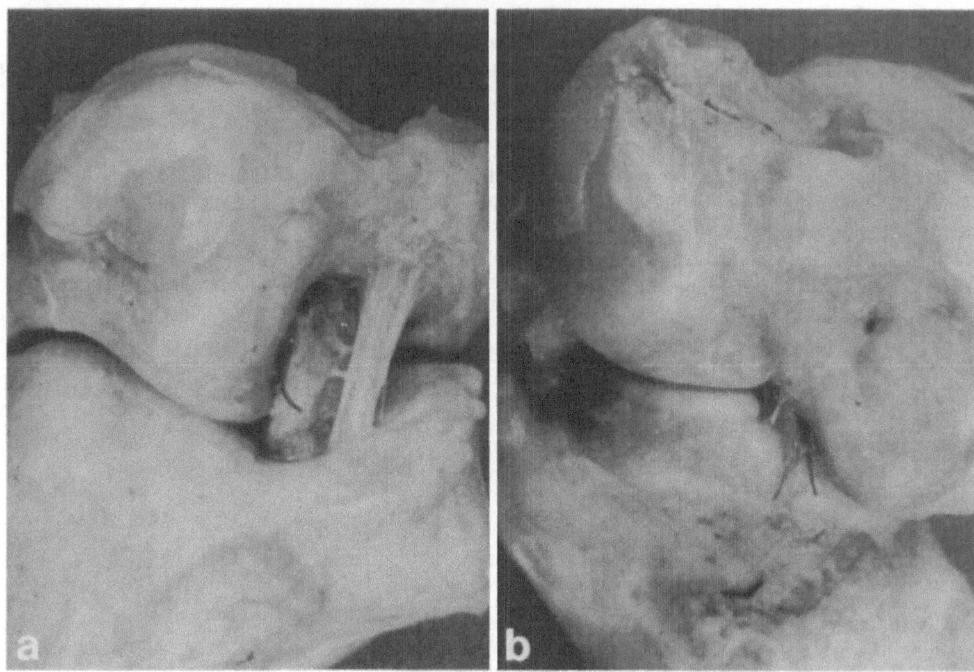

Abb. 149 a, b. Dokumentation zur arteriellen Vaskularisierung des Talus (Korrosionspräparat, Gefäßausguß nach Injektion von selbsthärtendem Kunststoff in die A. femoralis, vgl. Abb. 122)

a *Lateralseite:* A. sinus tarsi

b *Medialseite:* A. canalis tarsi

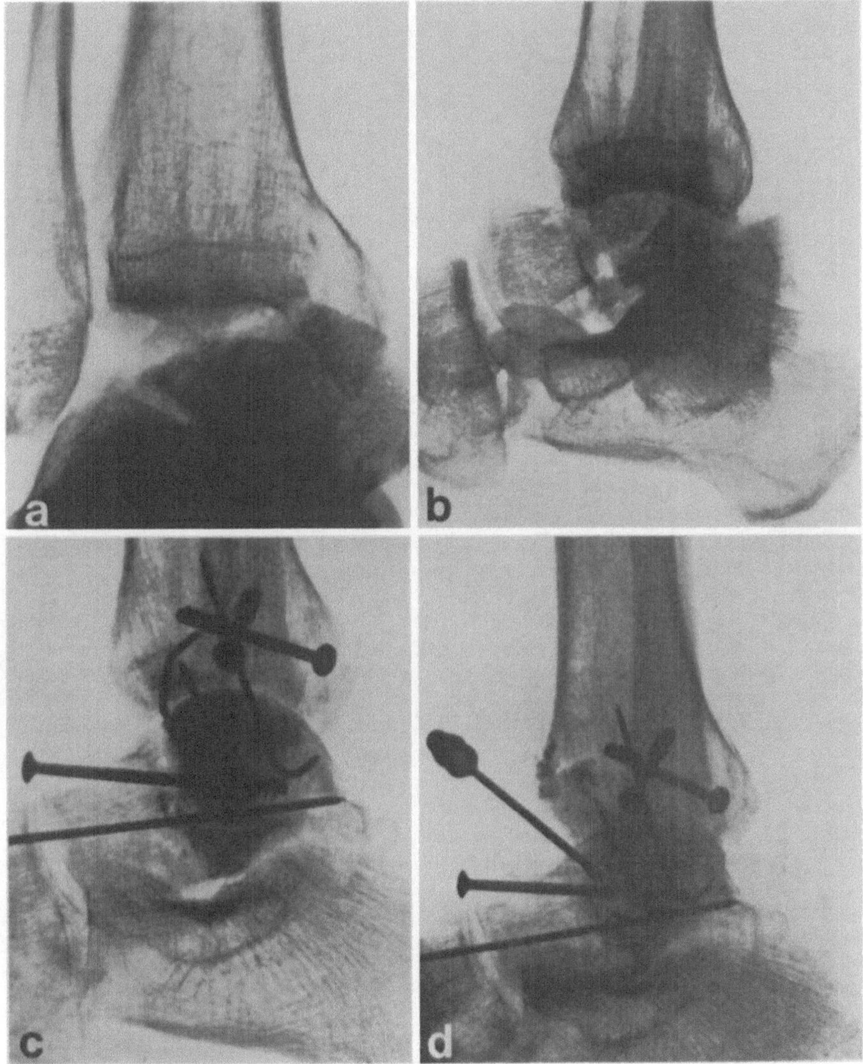

Abb. 150 a-h. Septische Talusnekrose nach Osteosynthese, Arthrodese des Sprunggelenkes mit Fixateur externe. W.B., m., 36 J.

a, b Unfallbilder, Stückbruch des Taluskörpers, Innenknöchelfraktur, luxierte Fragmente blieben 6 h unreponiert

c Anatomiegerechte Osteosynthese des Talus, später Weichteilnekrose durch Druckschaden als Ausgang der Infektion

d 4 Monate postop., septische Nekrose des Taluskörpers mit Gelenkinfektion, Fisteldarstellung

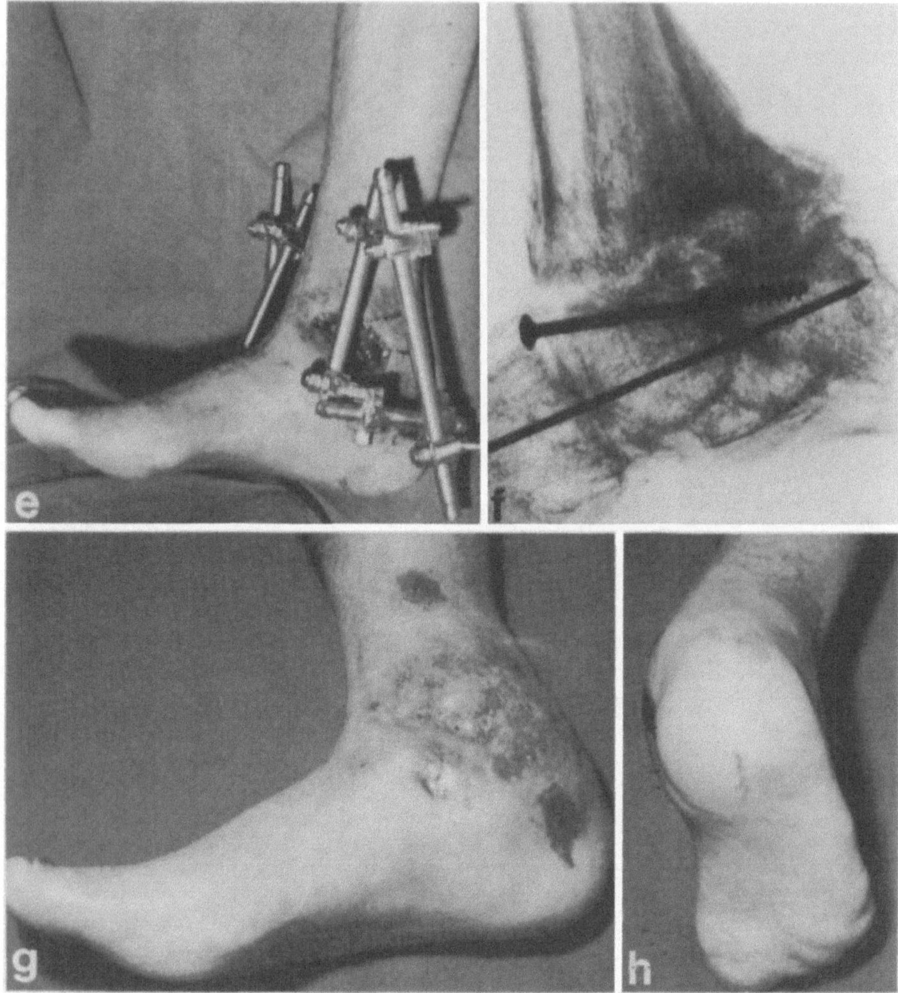

Abb. 150 e-h

e Fixateur-externe-Arthrodese in triangelförmiger Montage, tiefer infizierter Weichteildefekt

f, g, h Röntgenologischer und klinischer Befund 12 Monate nach Unfall, feste Ankylose der Sprunggelenke bei zögernder knöcherner Konsolidierung, mäßiger traumatischer Plattfuß mit Valgusdeformität des Rückfußes, geschlossene, aber gefährdete Weichteildeckung, schmerzarmes Gehen mit orthopädischem Schuhwerk

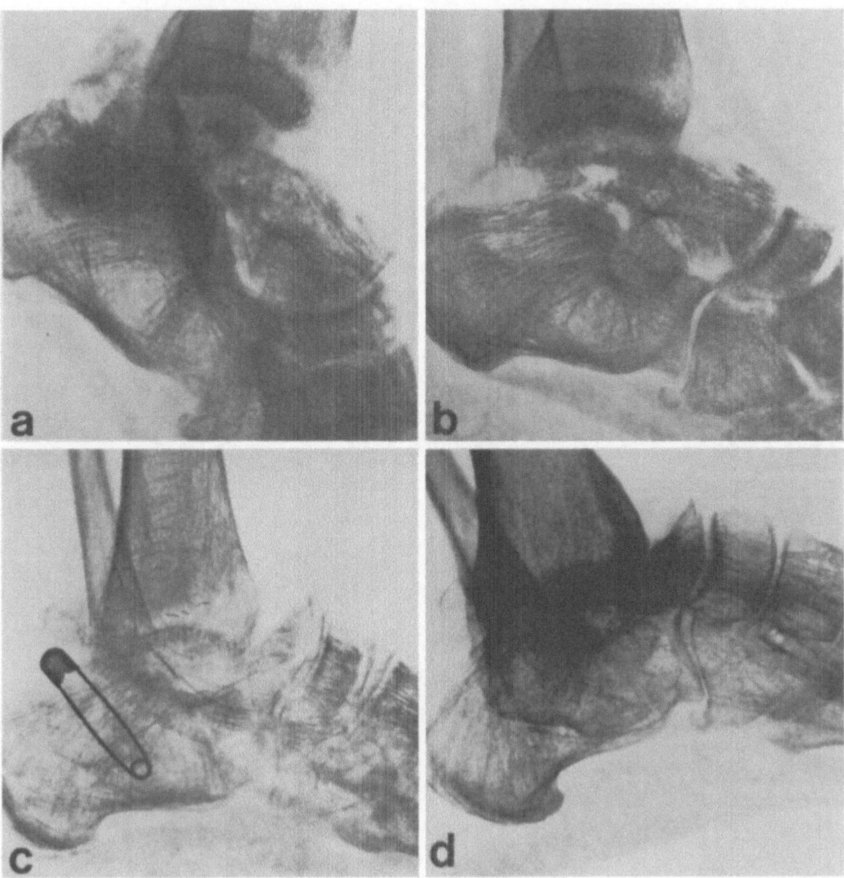

Abb. 151 a-d. Septische Talusnekrose nach konservativer Behandlung einer offenen Talustrümmerfraktur. G.A., w., 37 J.

a 4 Monate nach Unfall

b, c 5 und 7 Monate nach Unfall, fortschreitende Sequestrierung mit Zusammenbruch des Talus

d 36 Monate nach Arthrodese mit Fixateur externe zwischen Tibia, Kalkaneus und Rest des Taluskopfes; schmerzarmes Gehen mit Arthrodesestiefel, leichter Spitzfuß, geschlossene Weichteile

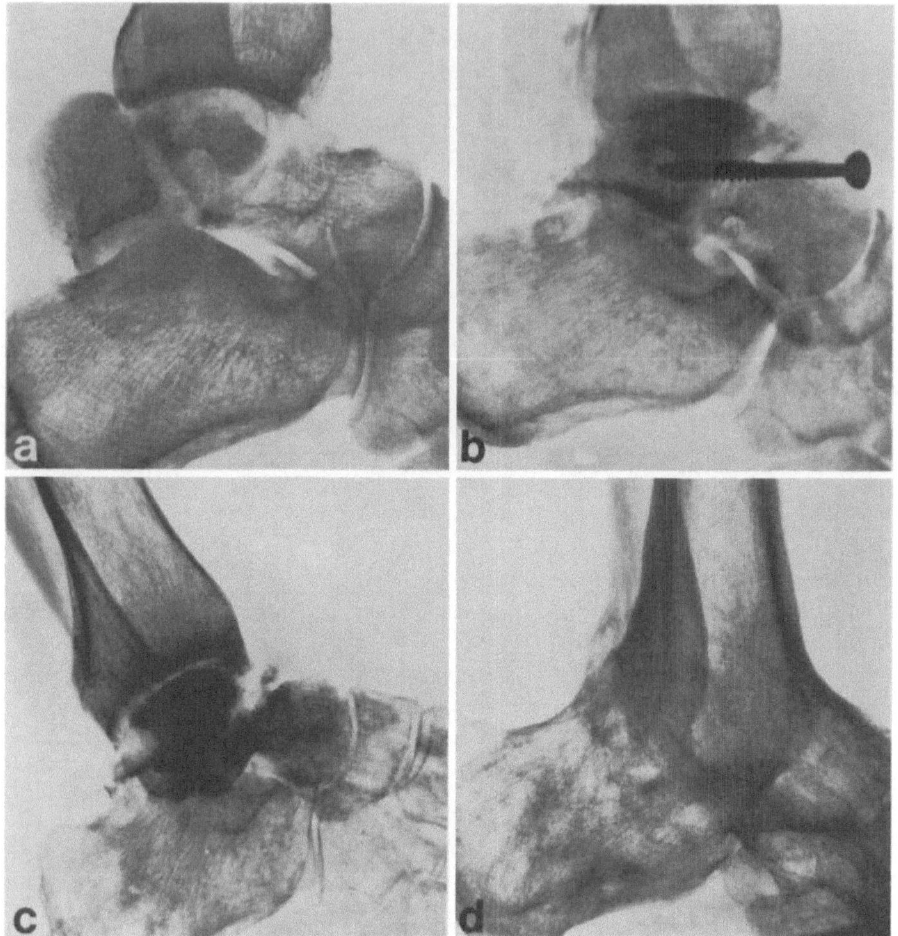

Abb. 152 a-d. Septische Talusnekrose nach Osteosynthese, Arthrodese unter Verlust des Sprungbeines. J.B., m., 35 J.

a Stückfraktur des Talus mit Luxation und Innenknöchelfraktur

b Auswärtige Schraubenosteosynthese

c 7 Monate nach Unfall, Vollbild der septischen Talusnekrose, randständige Aufhellungen, Wechsel zwischen strukturloser Verdichtung, lakunärer Resorption, kortikalen Einbrüchen und Abszeßbildung

d 48 Monate nach Arthrodese unter Verlust des Sprungbeins, dystrophische Narbenplatten, behindertes Gehen mit orthopädischem Schuhwerk

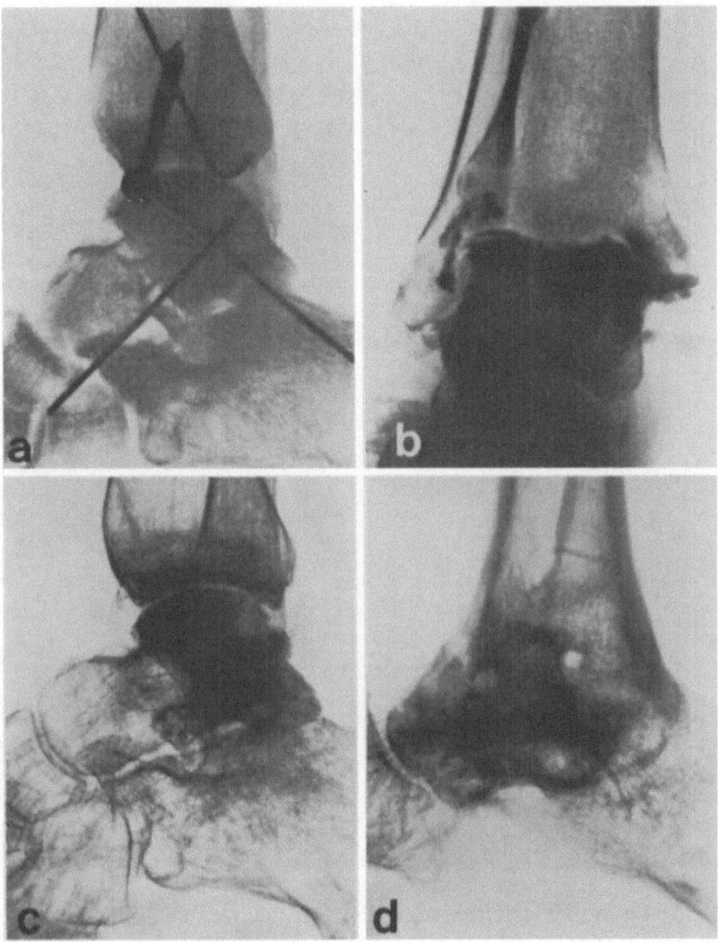

Abb. 153 a-d. Protrahierter Verlauf einer septischen Talusnekrose nach instabiler Osteosynthese. Arthrodese unter Verlust des Sprungbeins. M.G., m., 18 J.

a 1 Monat postop., instabile auswärtige Bohrdrahtfixation der geschlossenen Talushalsfraktur, später Fistel

b Fisteldarstellung 2 Monate postop., das Kontrastmittel umfließt als Ausdruck des Gelenkinfektes den Talus, kurzfristige Infektberuhigung durch Spülsaugdrainage

c 12 Monate nach Unfall, septische Nekrose der Talusrolle mit Strukturverdichtung und Knorpeldestruktion trotz knöcherner Konsolidierung der Fraktur

d 24 Monate nach Arthrodese, knöcherne Heilung unter Talusverlust, schmerzfreies Gehen mit orthopädischem Schuhwerk, dauerhafte Infektberuhigung

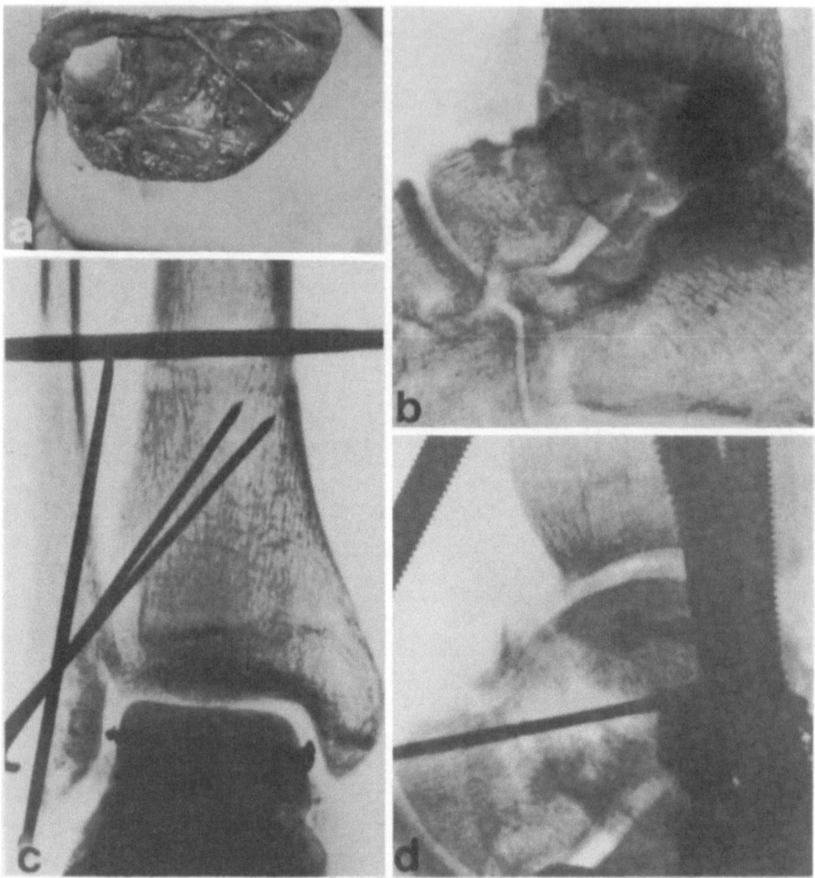

Abb. 154 a-m. Beiderseitige septische Talusnekrose nach drittgradig offenen Frakturen der Fußwurzel, Osteosynthese des rechten Talus und primärer Arthrodese links zur Erhaltung des Fußes. K.G., m., 26 J. (**a-e**: rechts, **f-j**: links, **k-m**: beide)

a Offene Talustrümmerfraktur rechts, klinischer Befund nach Debridement der Verletzungswunde

b Unfallbild rechts

c, d Osteosynthese nach Rekonstruktion des rechten Talus, gelenküberbrückender Fixateur externe zur Ruhigstellung

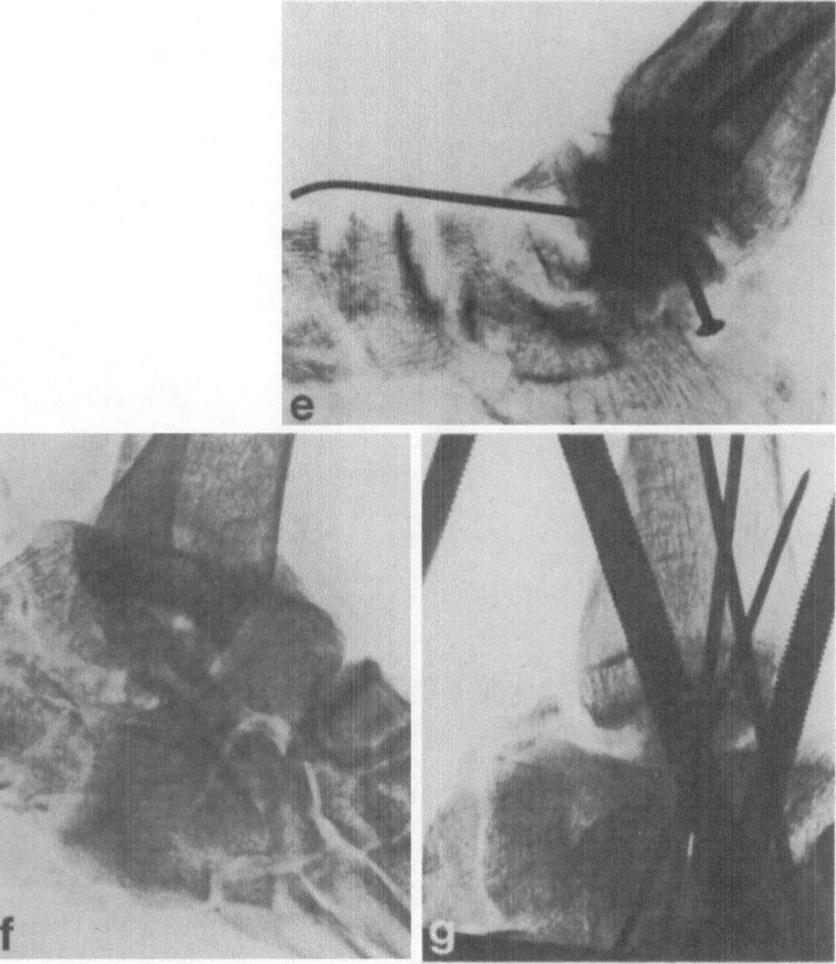

Abb. 154 e-g

e 4 Monate postop., fortschreitende septische Talusnekrose rechts, infizierter Weichteildefekt, später Fixateur-externe-Arthrodese

f Unfallbild links, regellose offene Trümmerfraktur des Talus und der Fußwurzel mit Luxationen und primären Knochendefekten

g Primäre Arthrodese links unter Entknorpelung und Impaktierung vitaler Gelenkanteile

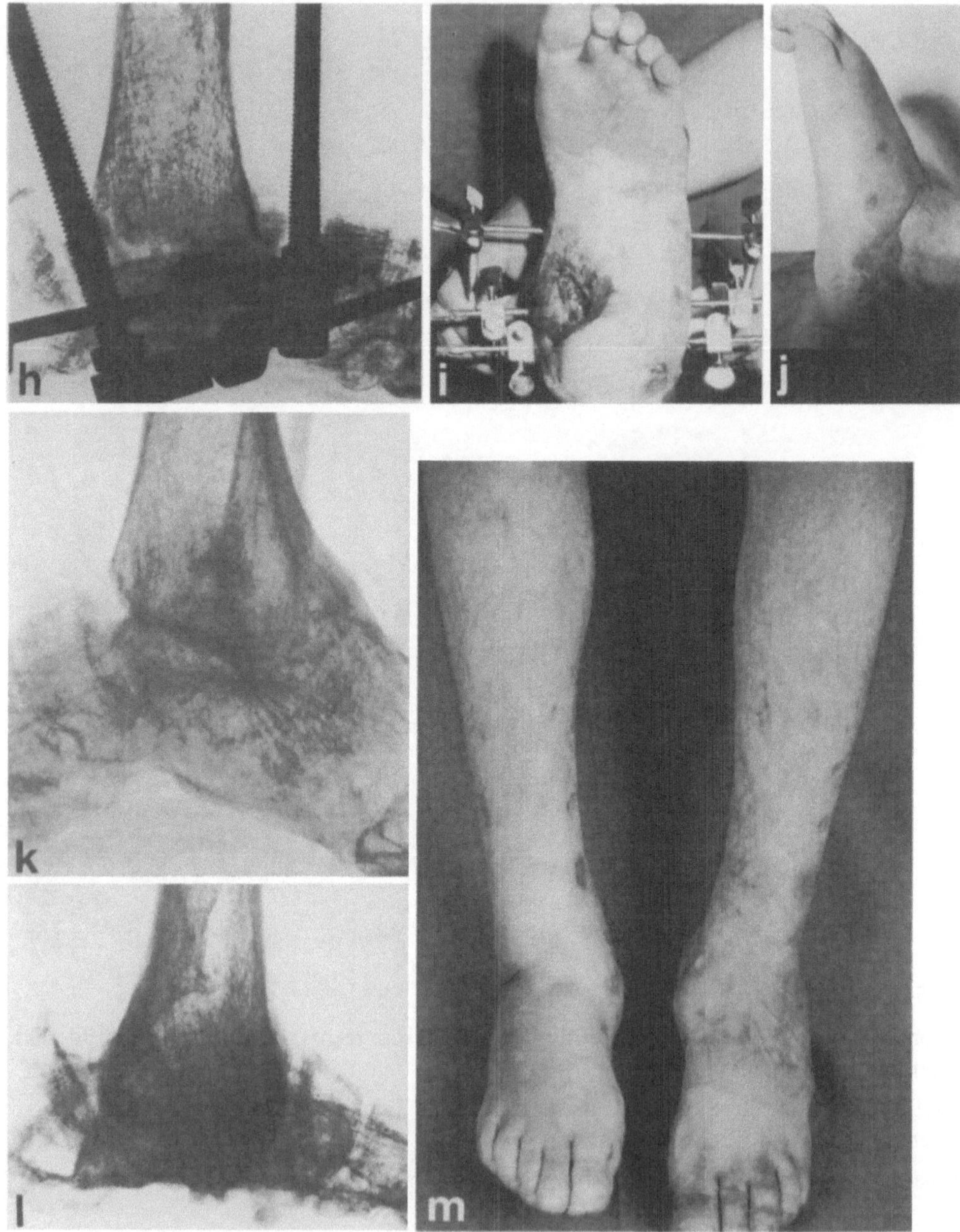

Abb. 154 h-m

h 4 Monate nach Unfall, beginnend knöcherne Überbrückung nach vollständiger Sequestrierung der Talusfragmente links

i Klinischer Befund 5 Monate nach Unfall mit tiefer infizierter Mulde der Fußsohle

j 15 Monate nach Unfall, extreme Vorfuß- und Zehenkontraktur nach Infektsanierung

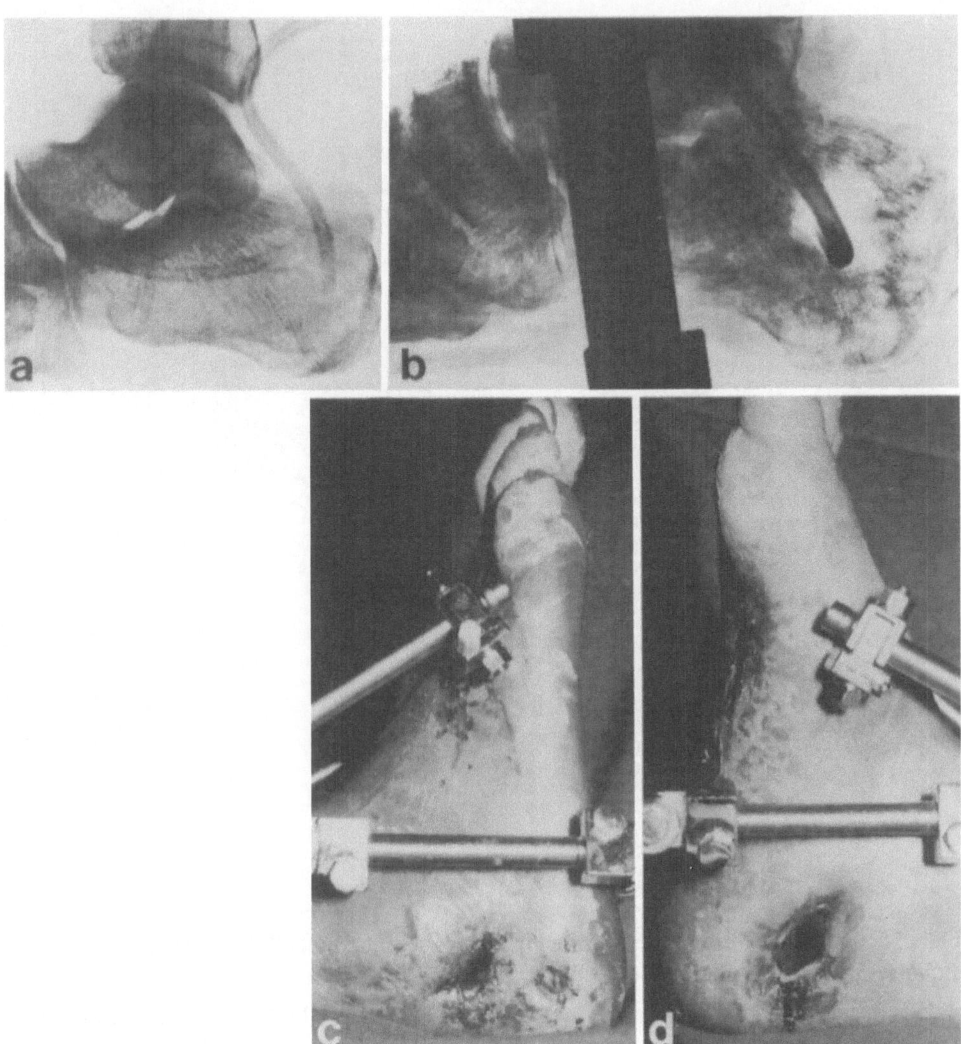

Abb. 155 a-d. Bohrkanalosteomyelitis des Fersenbeins. O.M., m., 50 J.

a Eitrige Kanalinfektion nach 3wöchiger Kalkaneusextension wegen geschlossener Tibiafraktur

b, c, d Klinischer und röntgenologischer Befund 3 Monate nach Extension, Exazerbation der Infektion mit florider Ausbreitung der Osteomyelitis im Fersenbein, fingerdicker Substanzdefekt nach Debridement, Infektberuhigung durch Ruhigstellung des Sprunggelenkes mit gelenküberbrückendem Fixateur externe

◁ **Abb. 154 k-m**

k, l, m Röntgenologischer und klinischer Befund 36 Monate nach Unfall; knöcherner Durchbau der Arthrodesen mit erheblichem, traumatischem Plattfuß, links stärker als rechts; Zustand nach Korrekturarthrodesen der Zehen 1-3 beiderseits; schmerzarmes Gehen in orthopädischem Schuhwerk; reizlose Weichteile

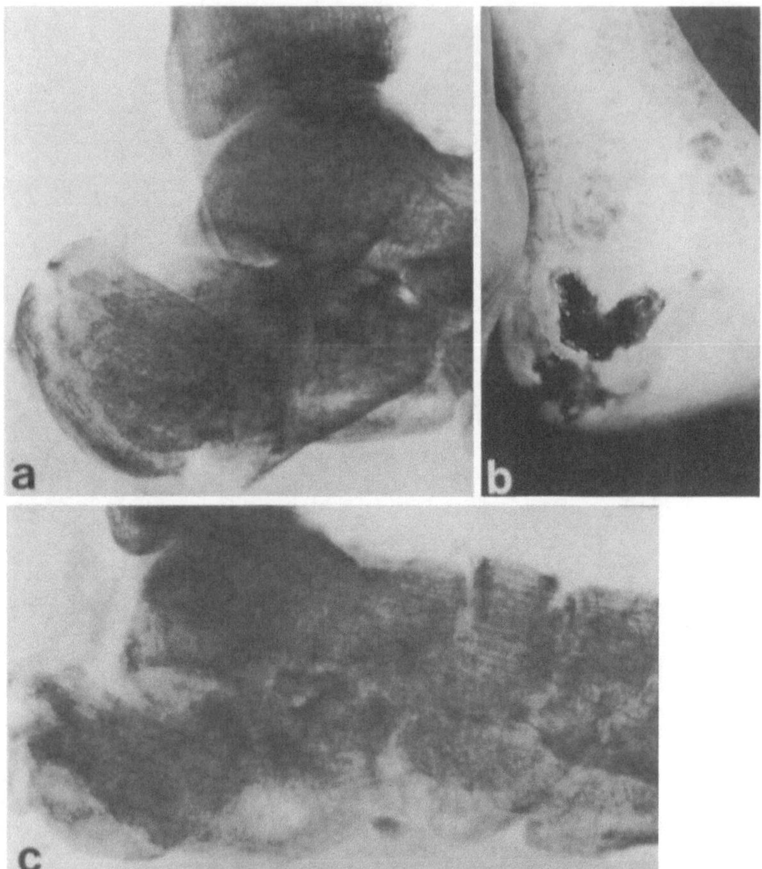

Abb. 156 a-k. Akute Fersenbeinosteomyelitis nach geschlossener Trümmerfraktur und Weichteilquetschung, Deformierung des Fußes, H.H., m., 31 J.

a, b Röntgenologischer und klinischer Befund 3 Wochen nach Unfall, unscharfe Fragmentabgrenzung als Ausdruck der akuten Fersenbeinosteomyelitis, infizierte Hautnekrosen und Rückflußphlegmone

c 2 Monate nach Unfall, Infektausbreitung im USG und reaktive Dystrophie der gesamten Fußwurzel

d, e Deformierung und Zerstörung des Kalkaneus mit infizierter Defekthöhle im axialen Strahlengang, gesunde Seite zum Vergleich ▷

f, g 18 Monate nach Unfall, posttraumatischer Plattfuß, Rückfußverbreiterung und Valgusposition der Ferse, reizlose Weichteile nach Verschiebelappen- und Spalthauttransplantat

h, i Fußabdruck, verbreiterte Auflage mit veränderten Belastungszonen

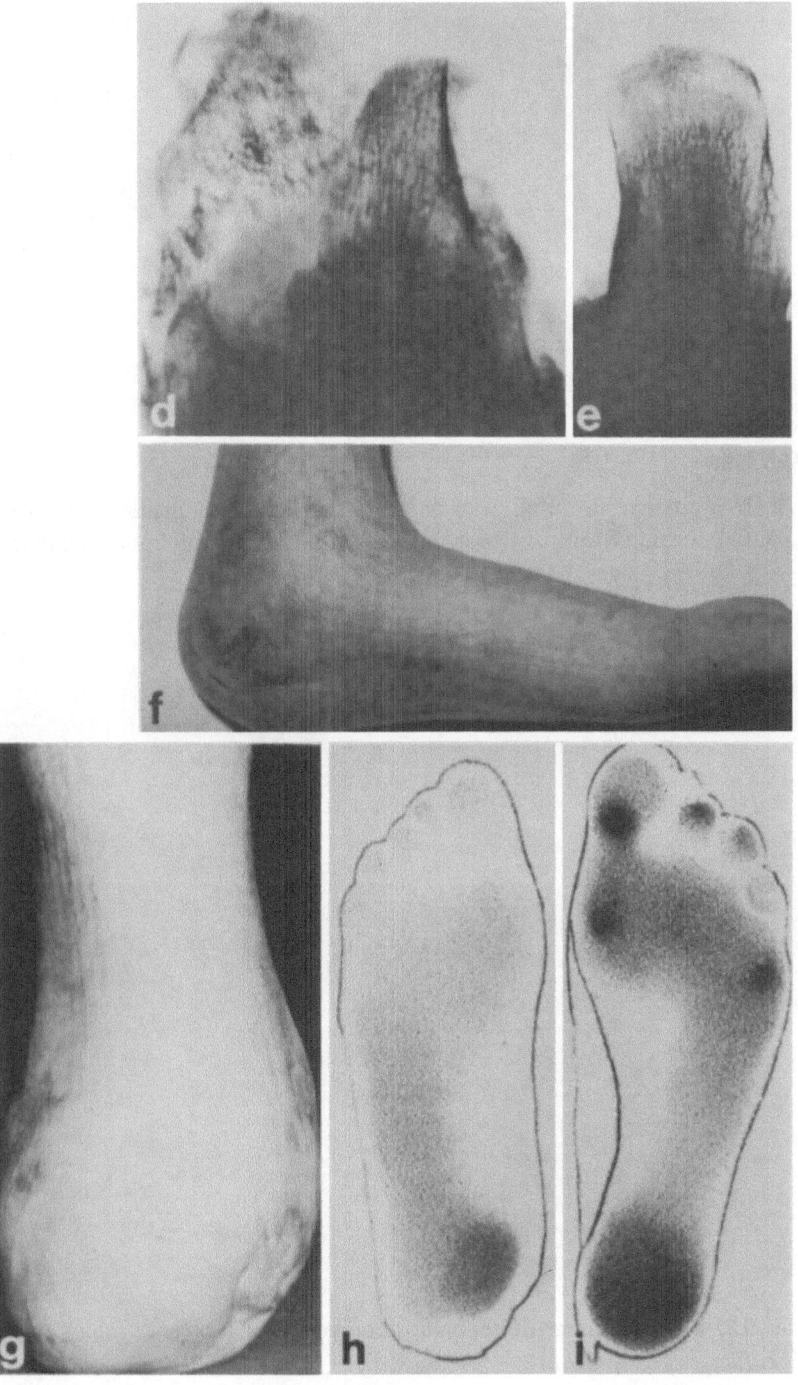

Abb. 156 d-i

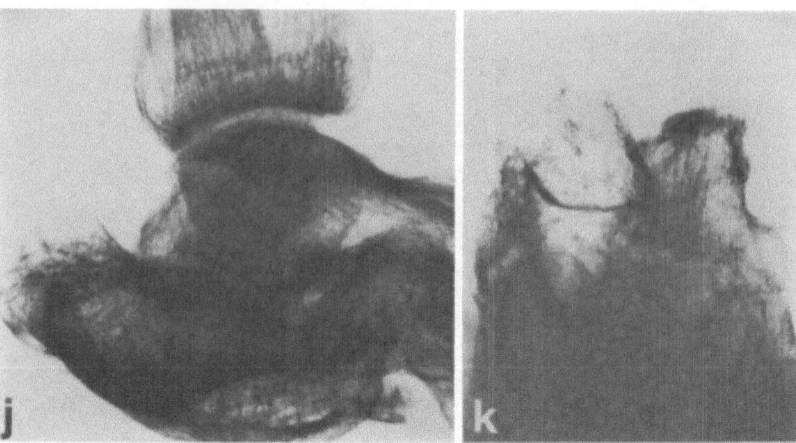

Abb. 156 j, k

j, k 18 Monate nach Unfall, wiegemesserartige Deformierung des Fersenbeines in der Seitaufnahme und Strukturverwerfungen, Verplumpung und Spornbildungen im Axialbild

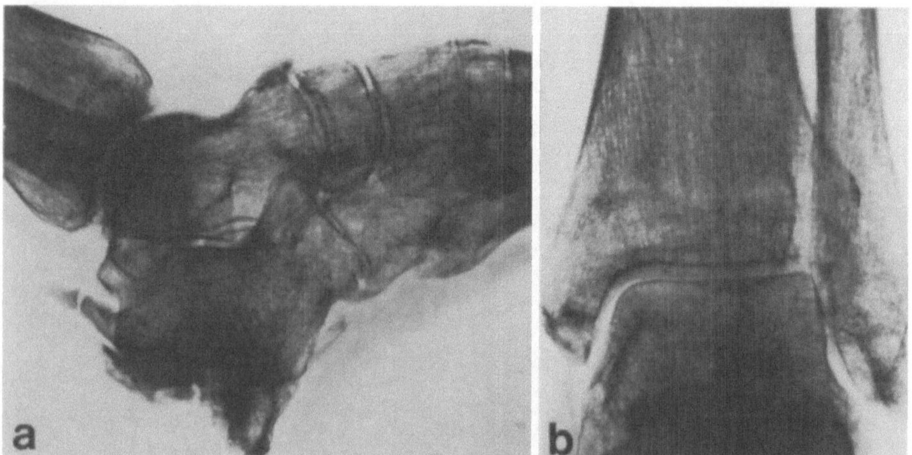

Abb. 157 a-e. Chronische Fersenbeinosteomyelitis nach offener Trümmerfraktur. H.E., m., 49 J.

a 24 Monate nach Unfall, Kalkaneusteilverlust nach Ausmuldung, blande Osteomyelitis mit abdeckelnder Sklerosierung, Spornbildung

b Vergleichsweise geringe Arthrose des OSG (Stadium I)

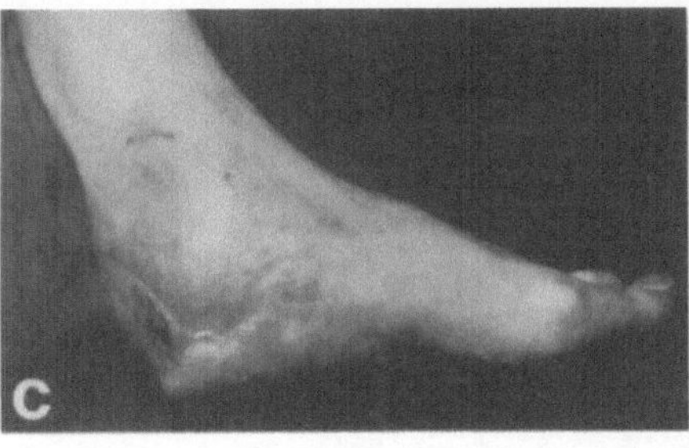

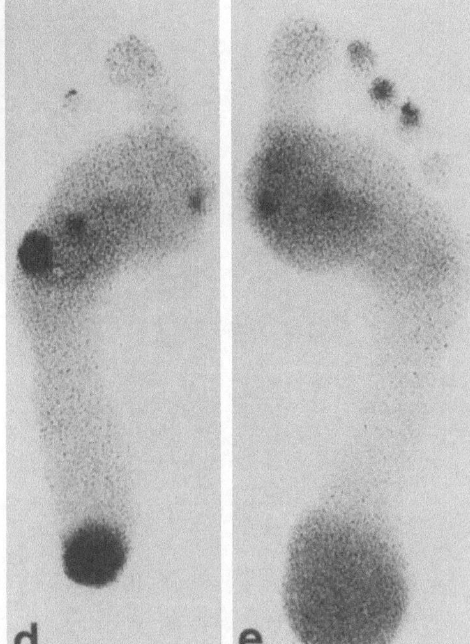

Abb. 157 c-e.

c Chronisches Fersengeschwür, gestieltes Hauttransplantat vom Patienten abgelehnt, Spitzfuß

d, e Fußabdruck, verkleinerte und verkürzte Belastungsfläche mit vermehrtem Druck am Fußaußenrand

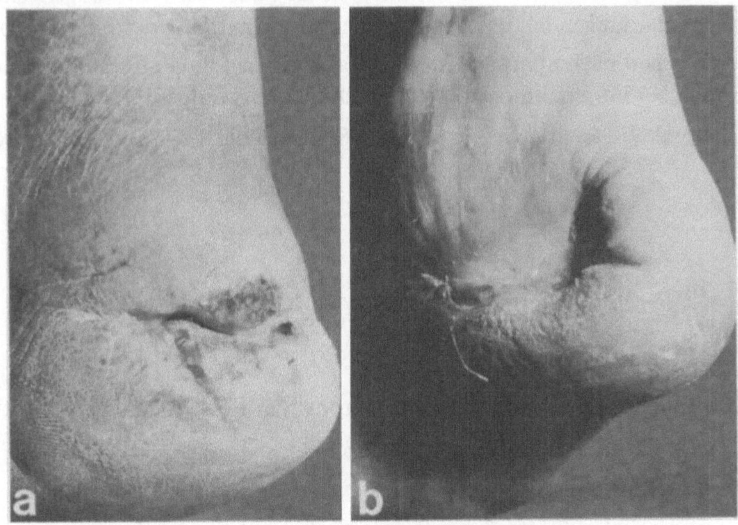

Abb. 158 a-e. Unterschiedliche Weichteilzustände bei chronischer Fersenbeinosteomyelitis

a Zuletzt ununterbrochen 5 Jahre fistelnde Fersenbeinosteomyelitis nach Granatsplitterverletzung, überschießende, histologisch gutartige Verhornung

b Mandarinengroße, dünnhäutig ausgekleidete Ausmuldung mit rezidivierenden Geschwürsaufbrüchen, erhaltene Belastungsfläche

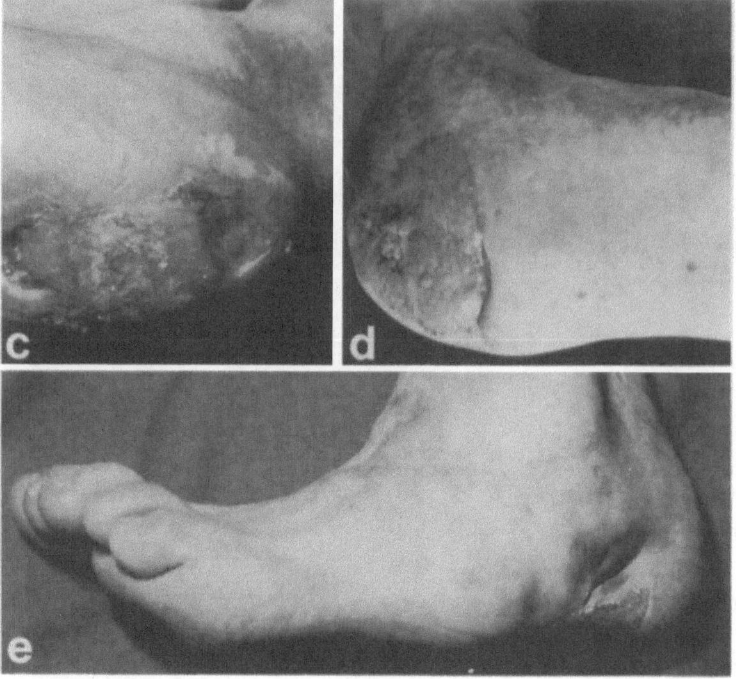

Abb. 158 c-e

c Infizierte Schwielen- und Geschwürbildung über der Belastungsfläche durch Druck von Spornbildungen bei posttraumatischer Deformierung des Fersenbeins

d 4 Wochen nach Spalthauttransplantat einer handtellergroßen, verjauchenden Geschwürbildung bei Fersenbeinosteomyelitis durch Kriegsverletzung

e Laterale Fistel und tiefeingezogene Schwiele nach 8jähriger Fersenbeinosteomyelitis

Abb. 159 a-e. Fußdeformitäten bei chronischer Fersenbeinosteomyelitis ▷

a Spitzfuß und traumatischer Plattfuß

b Kontrakter traumatischer Plattfuß und Beugekontraktur der Zehen

c Traumatischer Plattfuß mit Extensionskontraktur der Zehen

d Traumatischer Hohlfuß

e Extreme traumatische Verbreiterung des Rückfußes; die gesunde Seite zum Vergleich

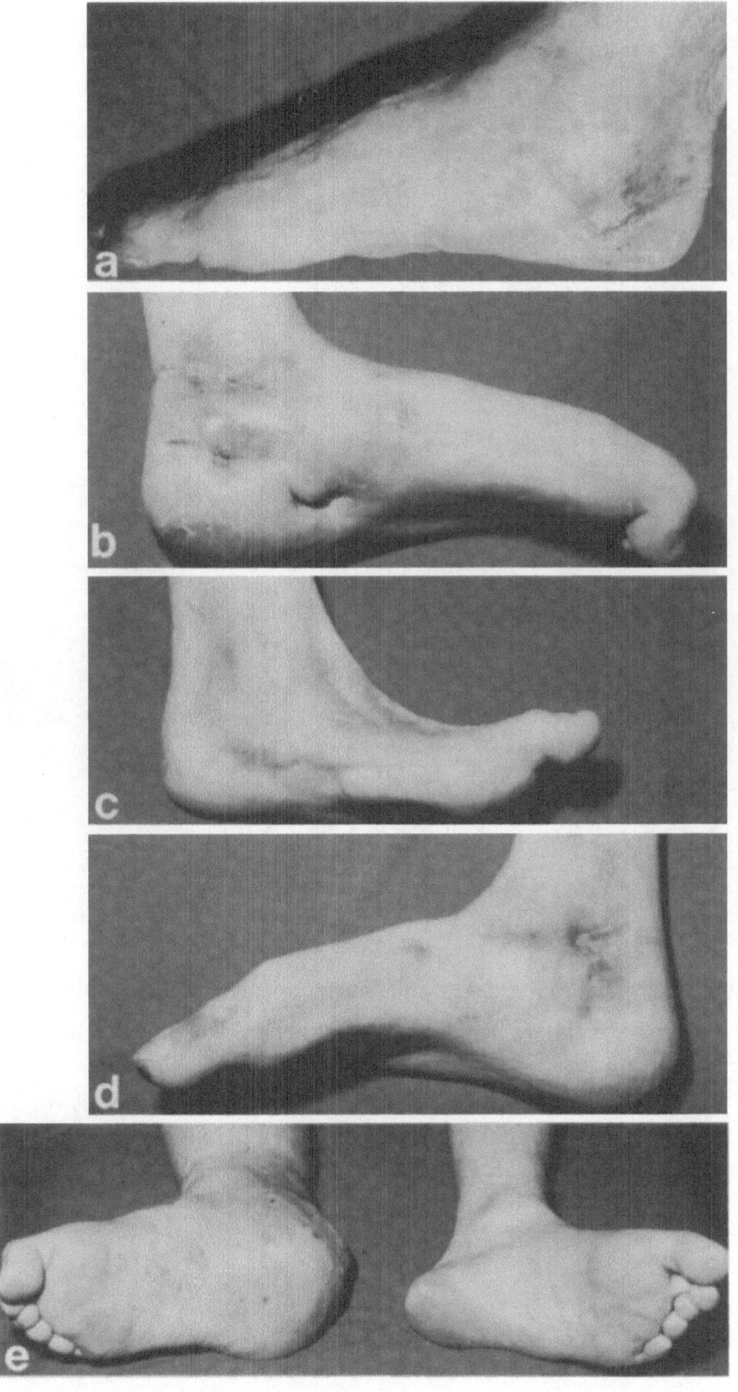

Abb. 159 a-e

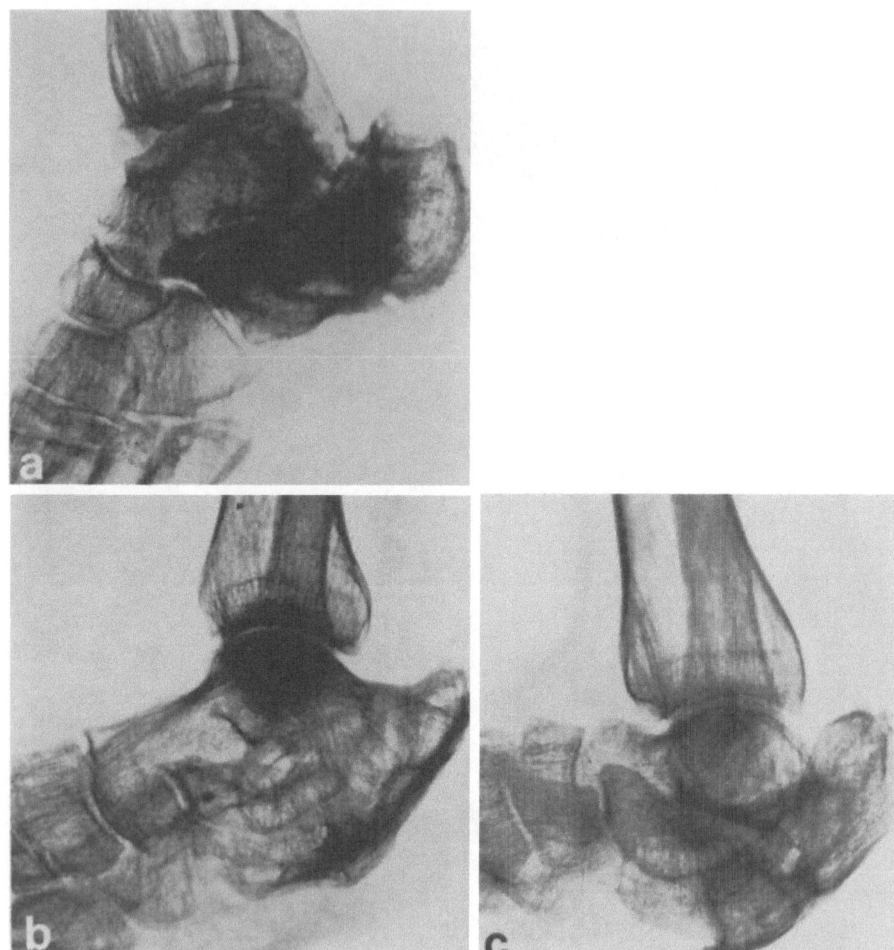

Abb. 160 a-c. Chronische Fersenbeinosteomyelitis im Röntgenbild

a 4 Jahre nach Unfall, Schub einer chronischen Osteomyelitis mit zentraler Einschmelzung (P.R., m., 33 J.)

b Spontane subtalare Arthrodese nach Fersenbeinosteomyelitis vor 33 Jahren, breite Sklerosierung der chronisch gereizten, plantaren Belastungsfläche mit relativ geringer Arthrose des OSG (H.P., m., 55 J.)

c Wiegemesserartige Deformierung des Fersenbeins 10 Jahre nach Infektausbruch (W.L., m., 34 J.)

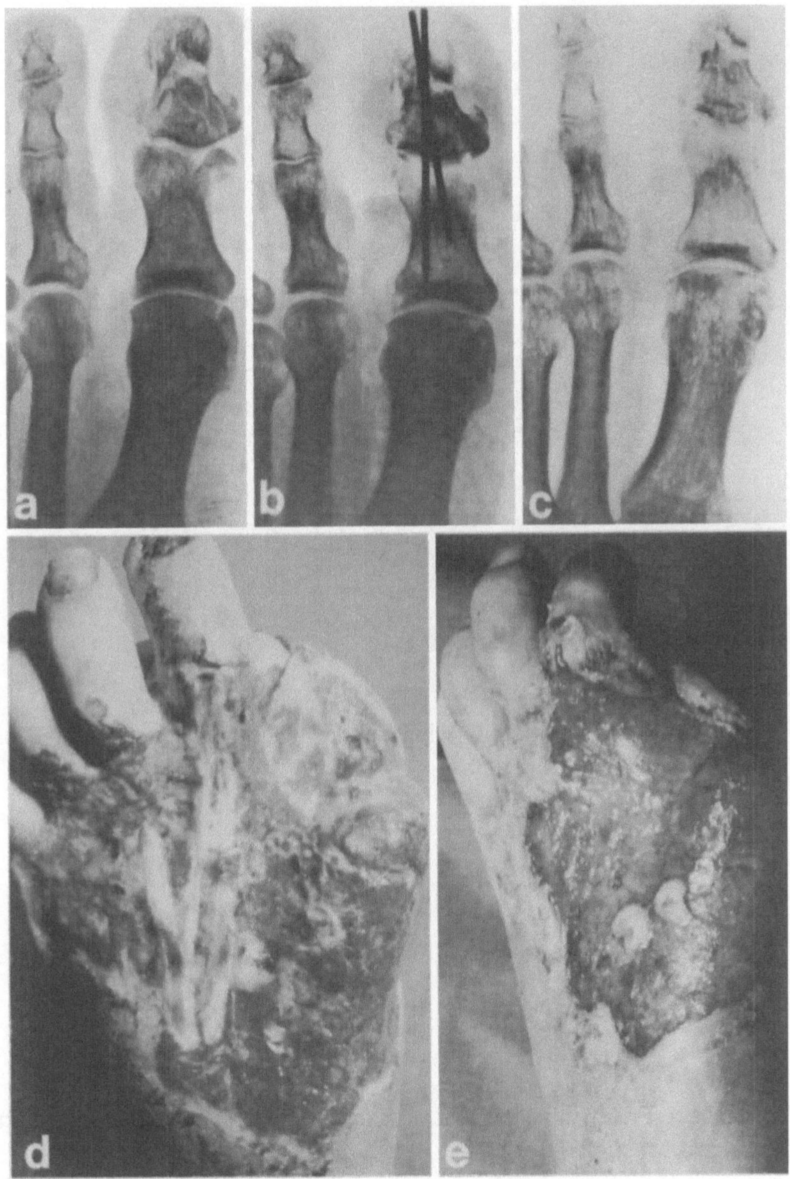

Abb. 161 a-g. Frühmanifeste posttraumatische Osteomyelitis der Großzehe nach offener Vorfußquetschung und Decollement des Fußrückens durch Verkehrsunfall. G.B., m., 37 J.

a Offene Stückfraktur des Großzehenendgliedes mit Beteiligung des Endgelenkes

b Bohrdrahtosteosynthese der Großzehe

c 2 Wochen nach Unfall, Osteomyelitis des End- und Grundgliedes

d 3 Wochen nach Unfall, Amputation der Großzehe und Debridement

e Weichteilzustand 3 Wochen später, vitale Granulation des Wundgrundes unter Einbeziehung der Strecksehnen

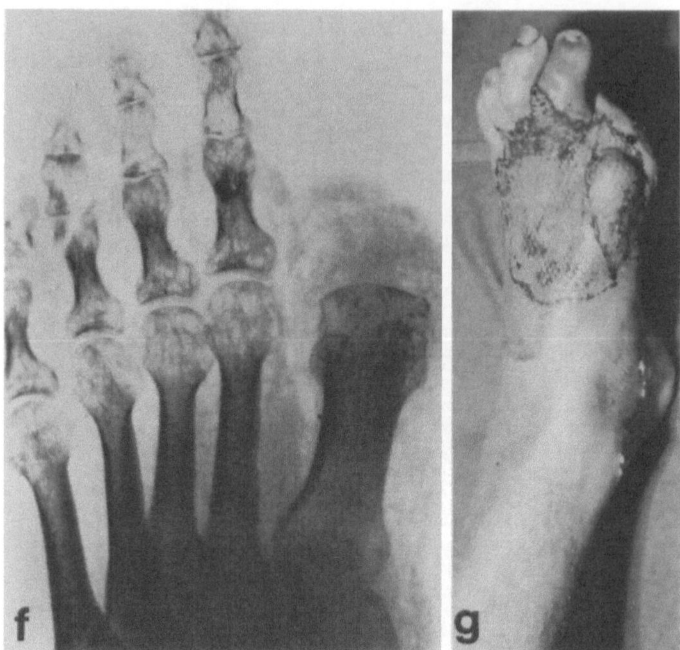

Abb. 161 f, g

f, g Röntgenologischer und klinischer Befund 2 Monate nach Unfall, reizlose Weichteildeckung durch Spalthaut (Meshgraft)

Abb. 162 a-d. Frühmanifeste, posttraumatische Osteomyelitis des 1. Mittelfußstrahls nach offener Fraktur durch Gabelstapler. G.N., m., 26 J. ▷

a, c Röntgenologischer und klinischer Zustand 2 Monate nach Unfall bei Aufnahme, subtotale Sequestrierung des 1. Mittelfußknochens mit infiziertem Weichteildefekt (**c** farbige Wiedergabe s.S. 432)

b, d Röntgenologischer und klinischer Zustand 1 Monat nach Amputation des Großzehenstrahls unter Belassung der Weichteile des Ballens, später normales Schuhwerk mit orthopädischen Einlagen

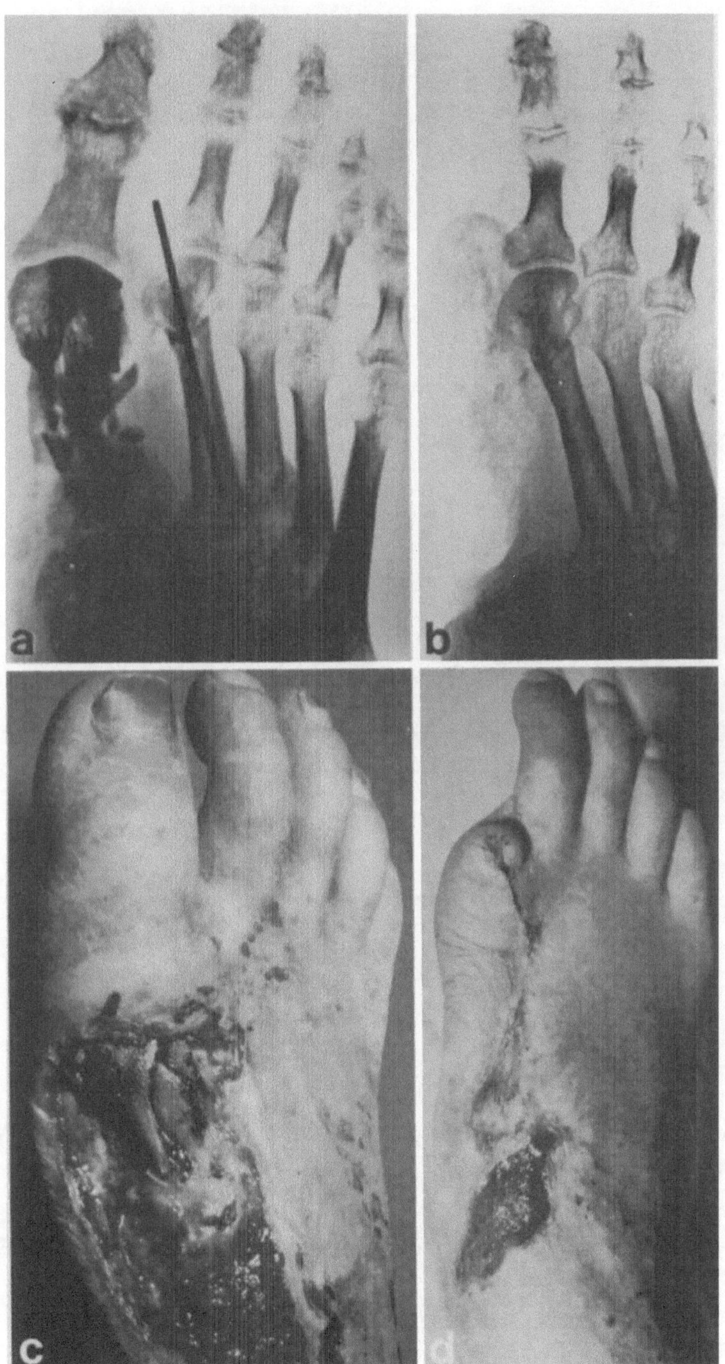

Abb. 162 a-d

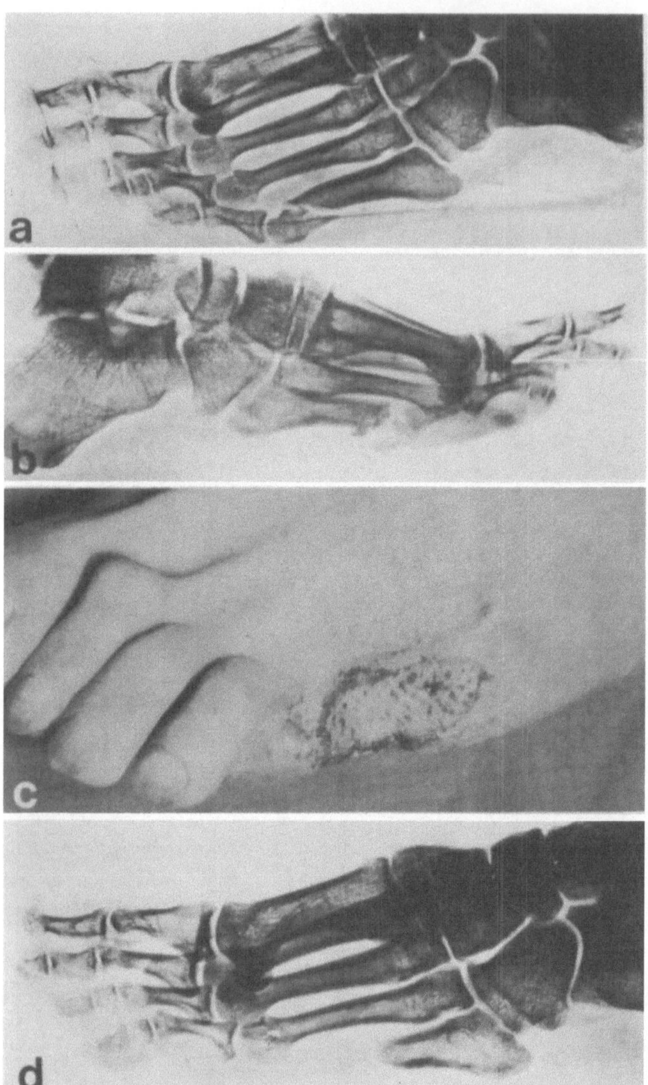

Abb. 163 a-d. Frühmanifeste posttraumatische Osteomyelitis des 5. Mittelfußstrahles nach offener Fraktur. H.K., m., 37 J.

a Unfallbild

b 2 Monate nach Unfall, osteomyelitische Destruktion des distalen Fragments nach Druckschädigung

c Klinischer Zustand nach Amputation und Spalthauttransplantat

d Röntgenbild 8 Monate nach Unfall, beschwerdefreies Gehen

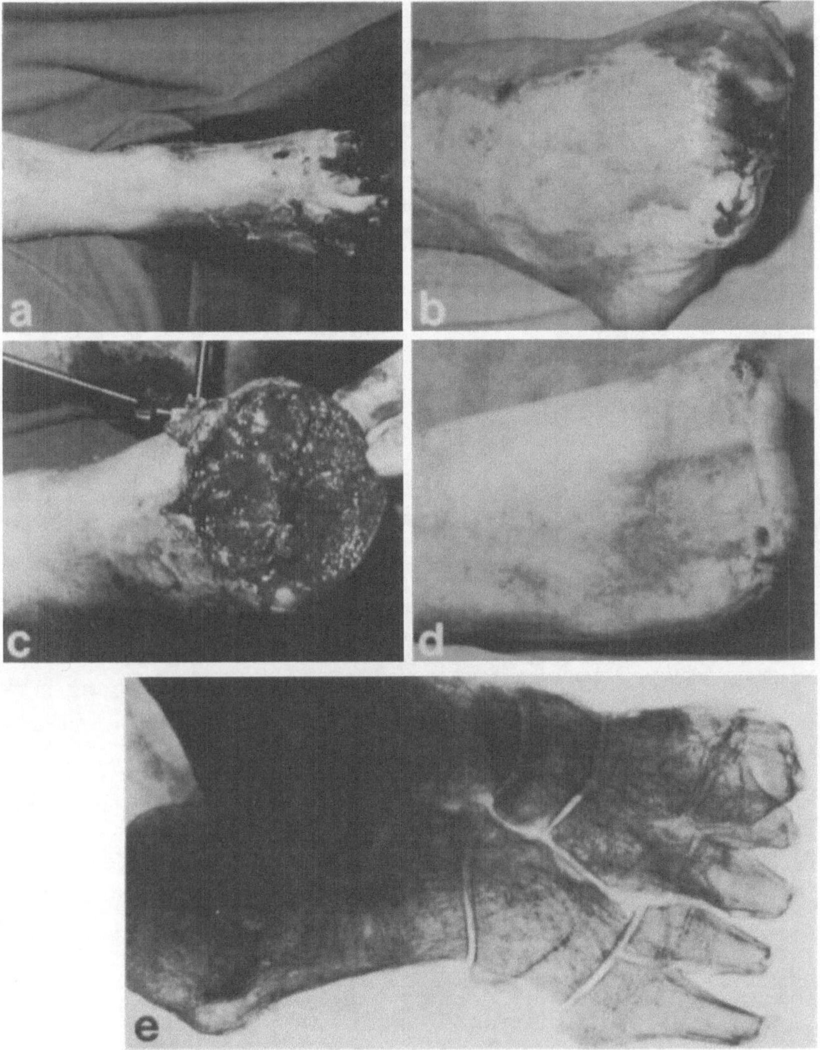

Abb. 164 a-e. Posttraumatische Vorfußosteomyelitis mit Amputation nach Vorfußquetschung rechts durch tonnenschwere Eisenplatte (vgl. Abb. 138). H.M., m., 55 J.

a Klinischer Zustand 3 Wochen nach Unfall, teils trockene, teils eitrige Nekrosen der Zehen

b Zehenamputation, Naht des Vorfußes unter Spannung

c Erneutes Debridement unter Kürzung der Mittelfußstrahlen

d Vorfußstumpf 6 Monate nach Unfall

e Röntgenbild 12 Monate nach Unfall

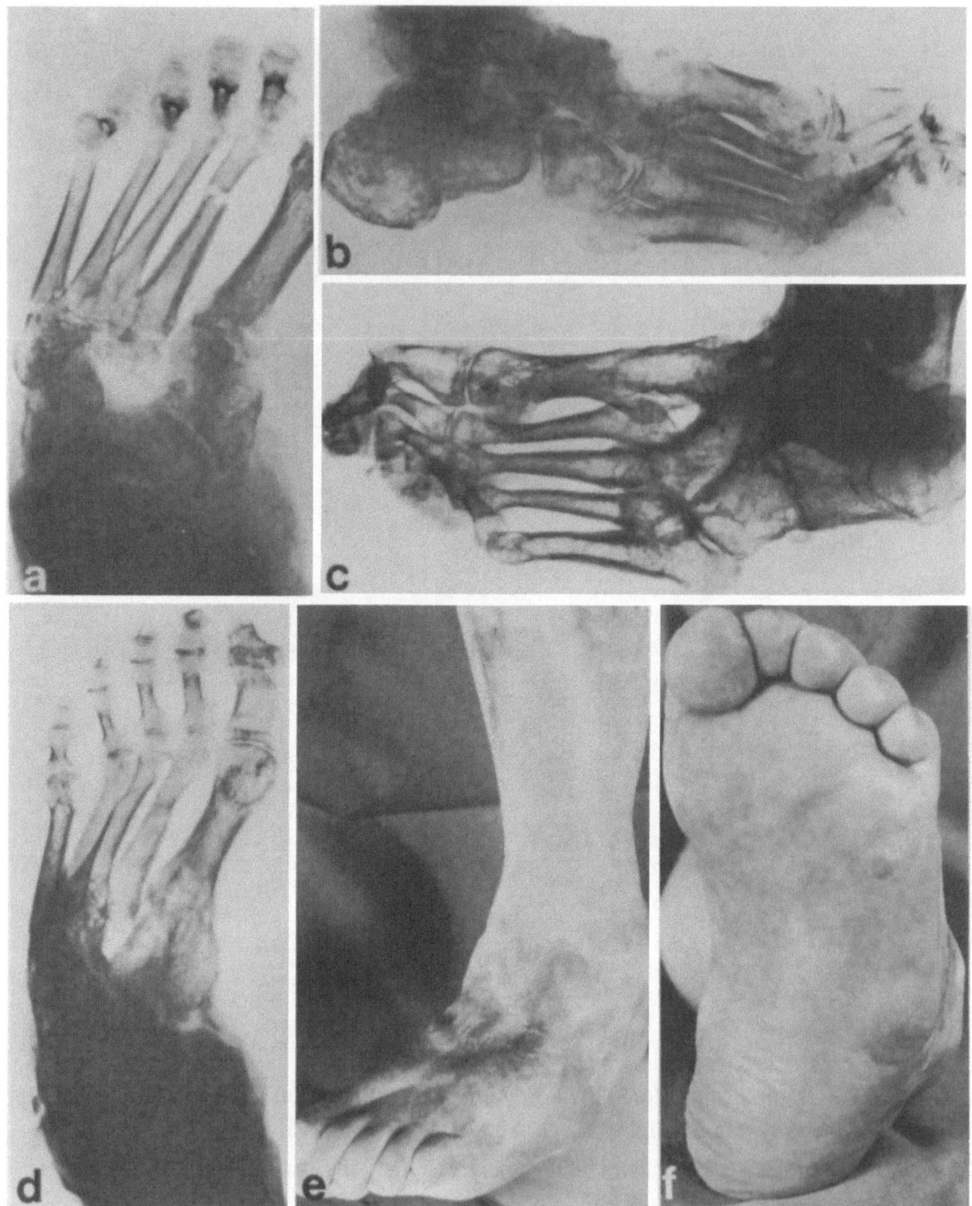

Abb. 165 a-f. Posttraumatische Osteomyelitis der Fußwurzel, verschleppte Behandlung der Fußinfektion bei Polytrauma, erhebliche sekundäre Fußfehlstellung. J.H., m., 69 J.

a, b 3 Monate nach Unfall, fistelnde und sequestrierende Osteomyelitis der Keilbeine II, III, Fußphlegmone, Zustand nach Debridement

c, d Röntgenologischer Zustand 12 Jahre nach Unfall, totale Ankylose des unteren Sprunggelenkes mit dem Mittelfuß, extreme Sklerosierung und Verdichtung der Trabekelstruktur im Belastungsbereich der Fußaußenkante

◁ **Abb. 165 e, f**

e, f Klinischer Zustand 12 Jahre nach Unfall, geschlossene dystrophe Weichteile, erhebliche klumpfußartige Fußdeformität mit Spitzfuß, Vorfußadduktion und Supinationsfehlstellung, Zehenkontrakturen, extreme plantare Schwielenbildung der belasteten Fußaußenkante, beschwerliches Gangbild in orthopädischem Schuhwerk

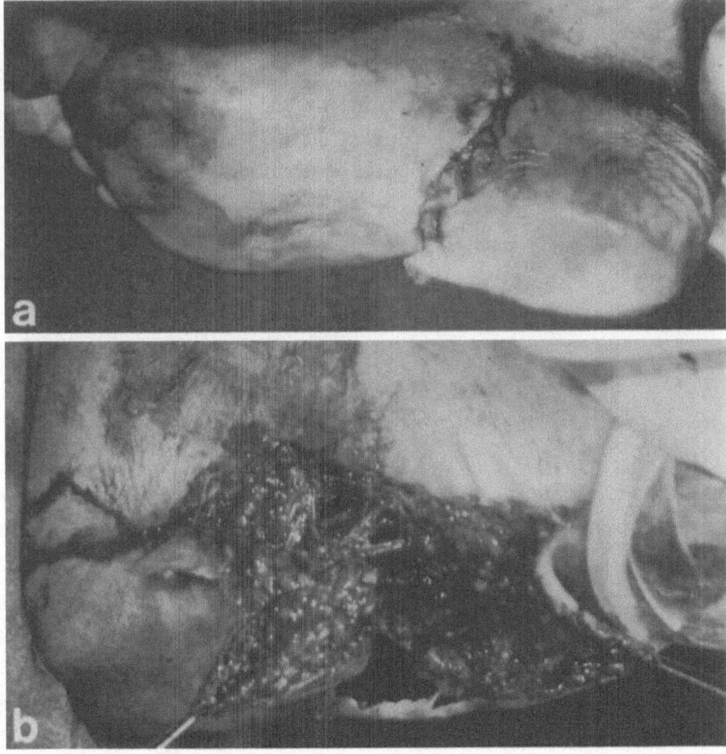

Abb. 166 a-d. Offene Verrenkung im Lisfranc-Gelenk mit ausgedehnter Weichteilquetschung durch Verkehrsunfall, Fixateur-externe-Ruhigstellung des Fußes. G.Sch., m., 40 J.

a, b Frischer traumatischer Weichteilschaden, offener Fersenbeinbruch und Instabilität des Fußskeletts durch Fußwurzelverrenkung

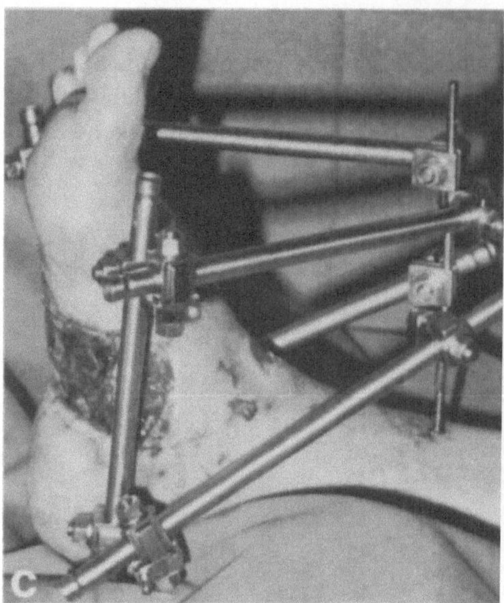

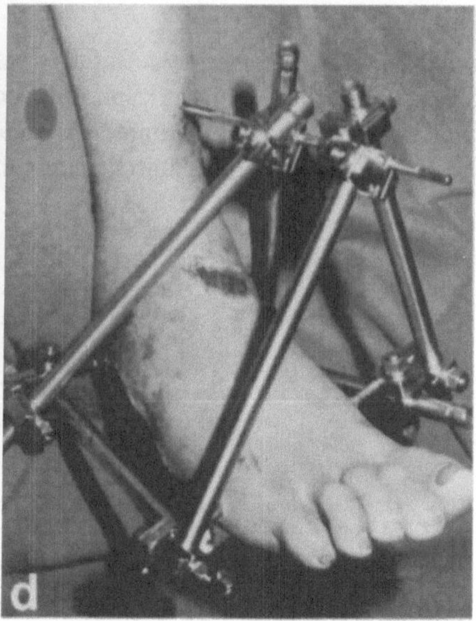

Abb. 166 c, d

c, d 1 Monat nach Unfall, plantarer Weichteildefekt mit blander Infektion, primäre Stabilisierung des Fußes mit Fixateur externe; die Rahmenmontage aus 2 Nägeln durch den Mittelfuß und die Ferse wird gegenüber dem Unterschenkel mit einer durch die distale Tibia eingebrachten Schanzschen Schraube räumlich abgesichert

Abb. 167 a-e. Fixateur-externe-Osteosynthese des Fußes wegen Instabilität bei älterer, infizierter Luxation im Chopart-Gelenk und florider Osteomyelitis des Fersenbeins und der angrenzenden Fußwurzelknochen. E.M., m., 22 J. ▷

a Übernahme 3 Monate nach Polytrauma durch Verkehrsunfall, fortbestehende totale Luxation des Sprungbeins gegenüber der Fußwurzel und sequestrierende Fersenbeinosteomyelitis mit großem, infiziertem Weichteildefekt

b, c, d Klinischer und röntgenologischer Zustand 3 Monate nach Fixateur-externe-Osteosynthese mit Arthrodese im oberen und unteren Sprunggelenk als Erhaltungsversuch des Fußes

e 15 Monate nach Unfall, knöcherne Heilung der Arthrodese und Infektberuhigung, extremer traumatischer Plattfuß mit Zehenkontrakturen, geschlossene Weichteile

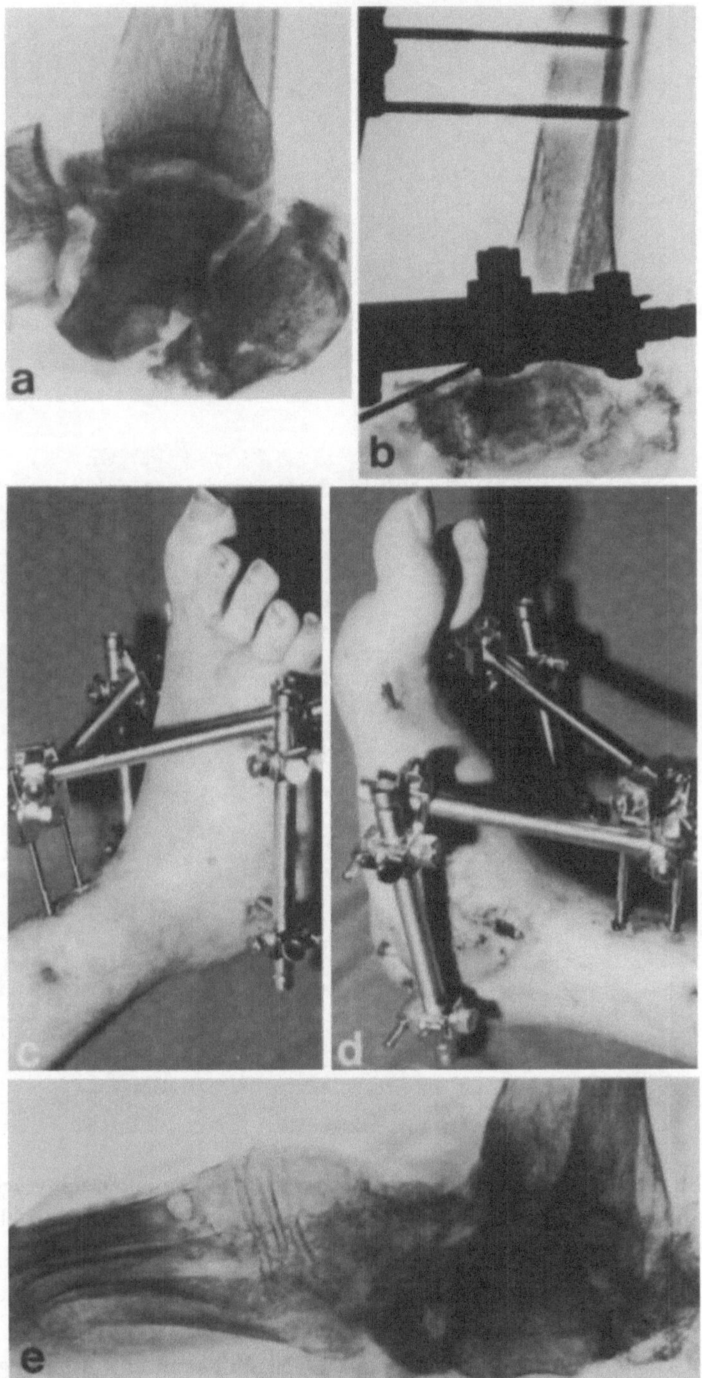

Abb. 167 a-e

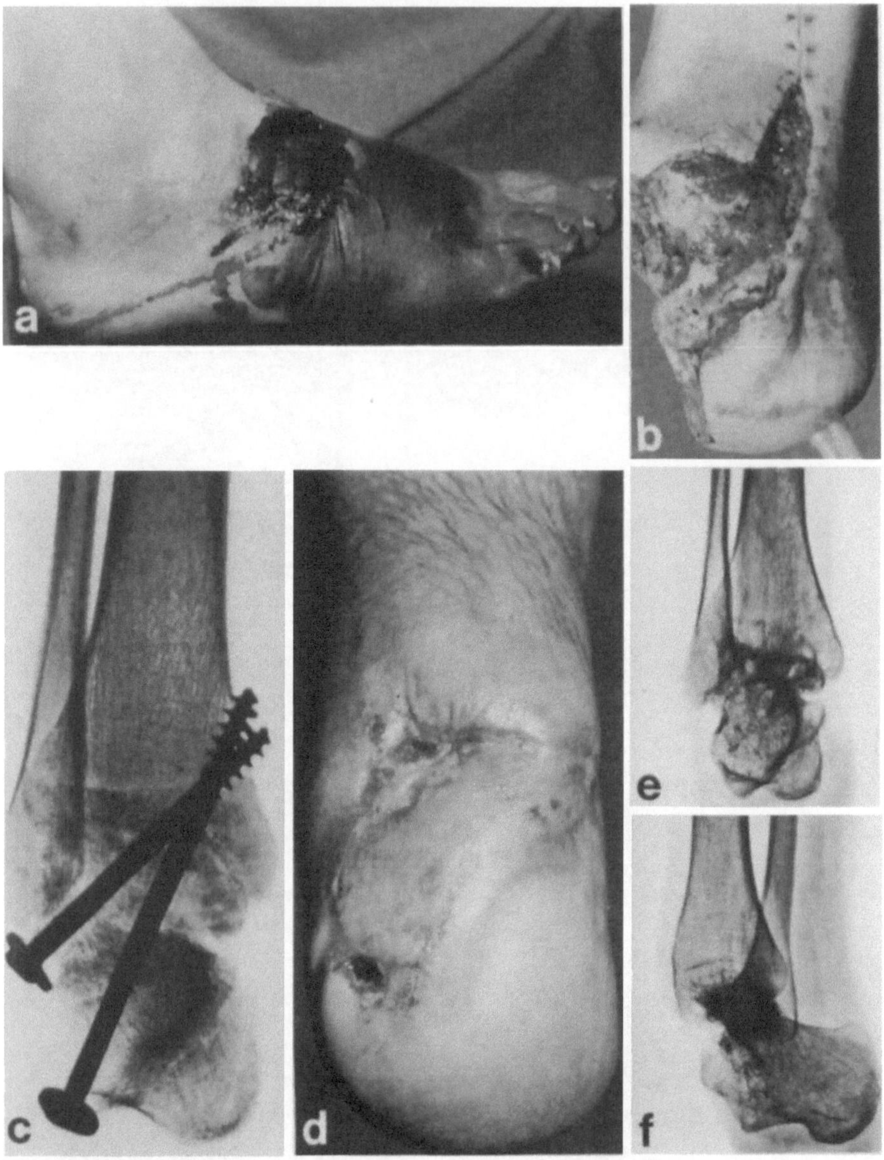

Abb. 168 a-f. Fußwurzelstumpf mit Arthrodese im oberen Sprunggelenk beim Jugendlichen, purulente Gangrän nach Fußquetschung mit Fußwurzel- und Mittelfußfrakturen. A.W., w., 18 J.

a Posttraumatische Gangrän des Fußes bei Übernahme 14 Tage nach Unfall (farbige Wiedergabe s.S. 432)

b Offene Amputation in der Chopart-Gelenklinie unter Entfernung des distalen Talusfragments

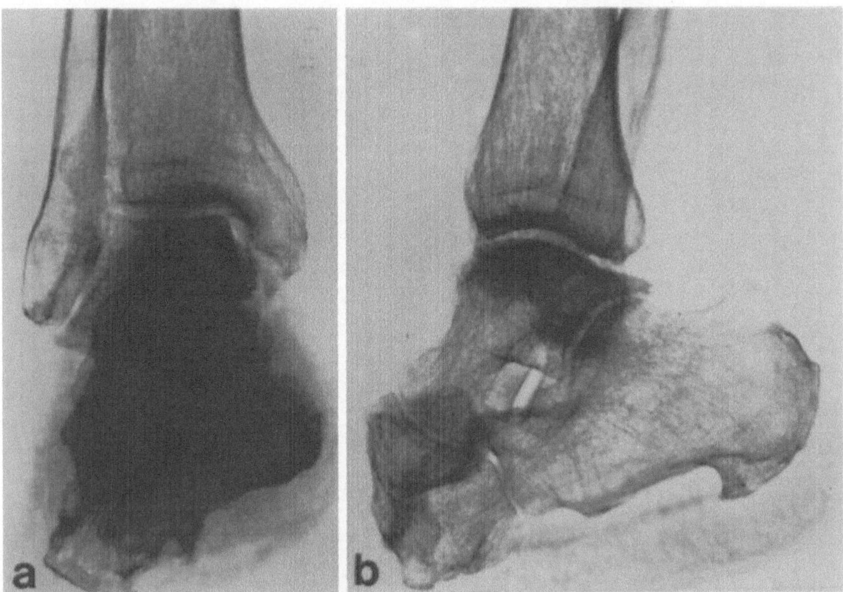

Abb. 169. Fußwurzelstumpf in der Lisfranc-Gelenklinie nach eiternder Vorfußverletzung im 1. Weltkrieg, keine Arthrodese im OSG, jahrzehntelanges sicheres Gangbild in orthopädischem Schuhwerk, Behandlung wegen Geschwürbildung an der Stumpfspitze. G.K., m., 81 J.

◁ **Abb. 168 c-f**

c Anfrischungsarthrodese mit Schrauben im OSG nach Infektberuhigung

d Weichteile mit belastungsfähigem Stumpf 4 Monate nach Amputation

e, f Knöcherne Ausheilung 12 Monate nach Unfall, in orthopädischem Schuhwerk sicheres, nur leicht behindertes Gehen, geschlossene Weichteile

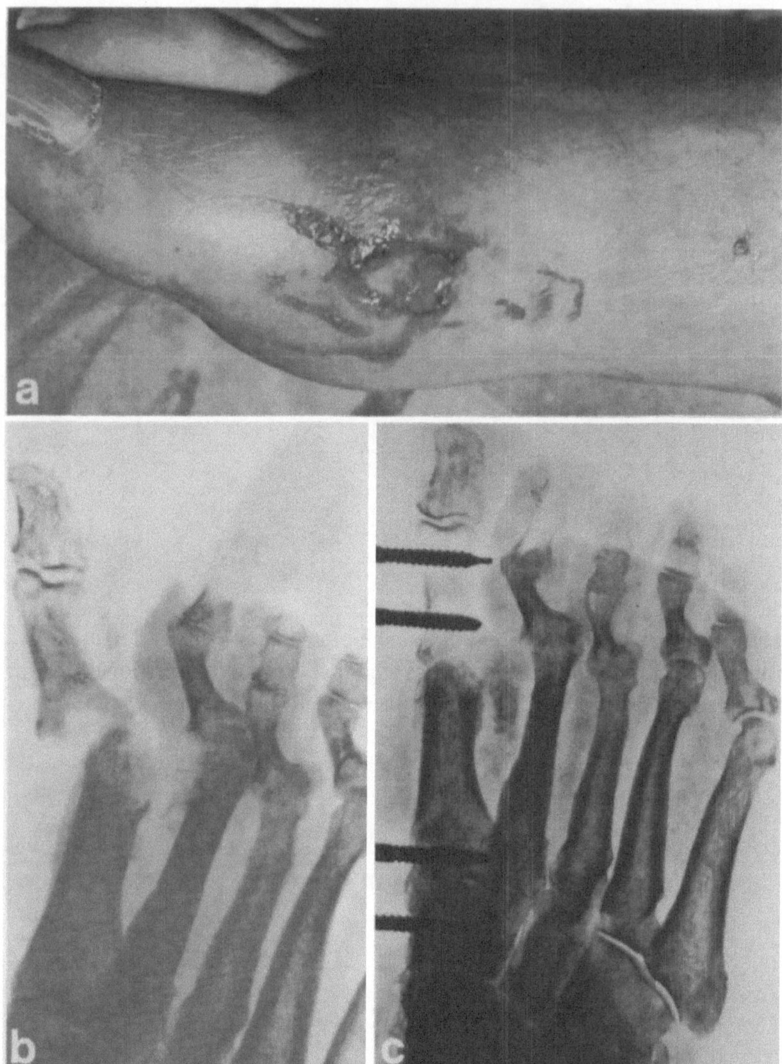

Abb. 170 a-f. Diabetische, neurotrophische Osteomyelitis des Großzehengrundgelenkes, Gelenkresektion und Erhaltung der Zehe mit Fixateur externe. (**b-f** E.H., w., 56 J. Patientin Nr. 10 in Tabelle 88)

a Dorsomediale osteomyelitische Geschwürsbildung des Großzehengrundgelenkes mit starker eitriger Sekretion und Sequesterabgang, phlegmonöse Entzündungsausbreitung (Bild gehört nicht zu der beschriebenen Verlaufsserie)

b Fortschreitender, osteomyelitischer Zerfall des Großzehengrundgelenkes

c Text s. S. 423

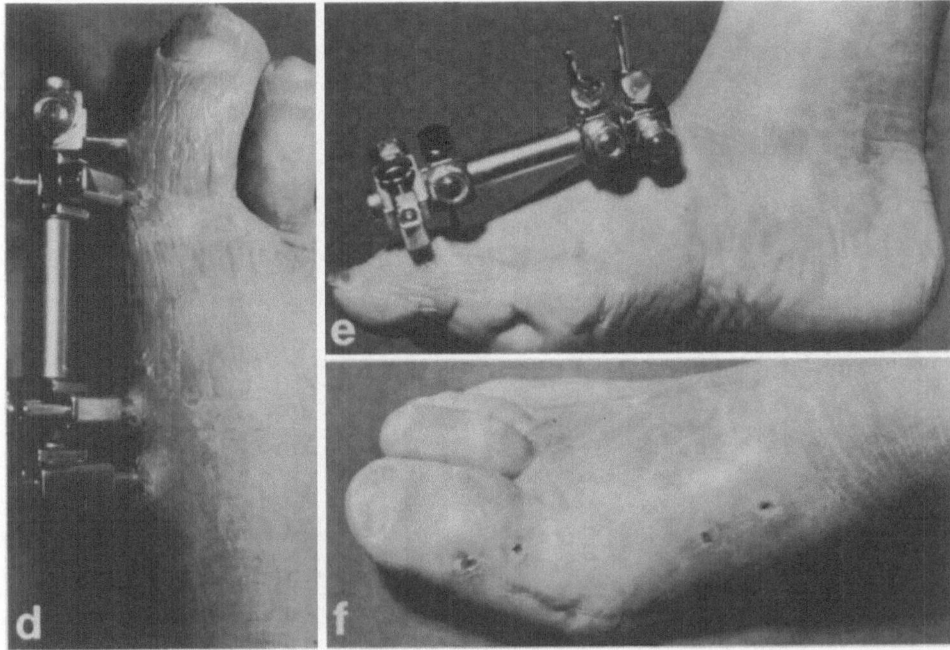

Abb. 170 d-f

c, d, e 1 Monat nach Gelenkresektion und Stabilisierung mit Klammerfixateur, sofortige Beruhigung der Knochen- und Weichteilinfektion, Abheilung des Geschwürs über dem Großzehenballen

f Geschlossene Weichteile 2 Monate nach Behandlungsaufnahme, in orthopädischem Schuhwerk unbehindertes Gangbild (späterer Befall des Kleinzehengrundgelenkes des anderen Fußes)

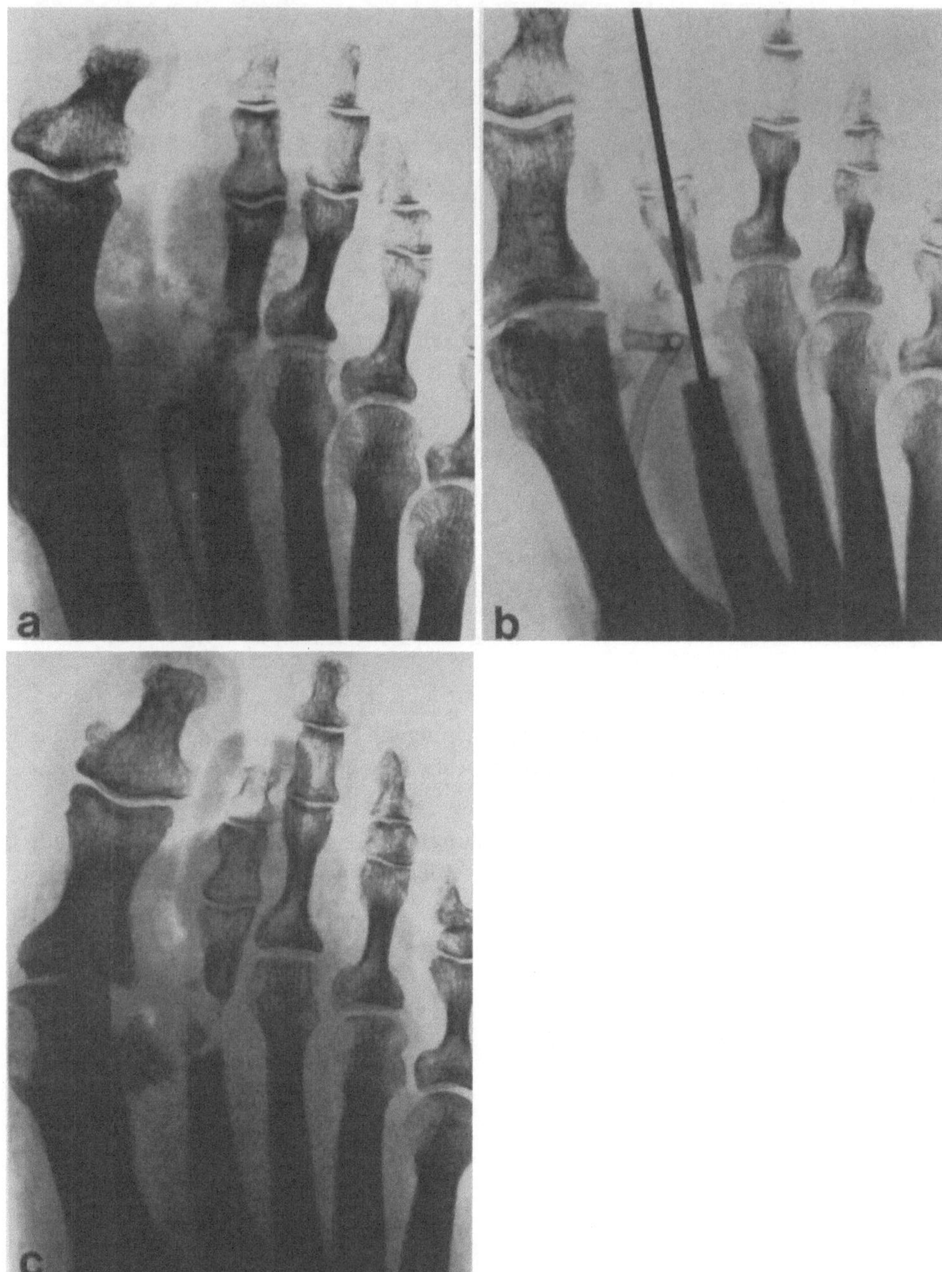

Abb. 171 a-c. Diabetische, neurotrophische Osteomyelitis des Grundgelenkes der 2. Zehe, Gelenkresektion und Erhaltung der Zehe. H.St., m., 34 J. (Patient Nr. 4 in Tabelle 88)

a Eitrige Osteolyse des Grundgelenkes der 2. Zehe mit plantarer Geschwürbildung

b Operative Gelenkresektion und Bohrdrahtfixation des 2. Zehenstrahls

c 2 Monate postop., geschlossene Weichteile und Beruhigung der Infektion

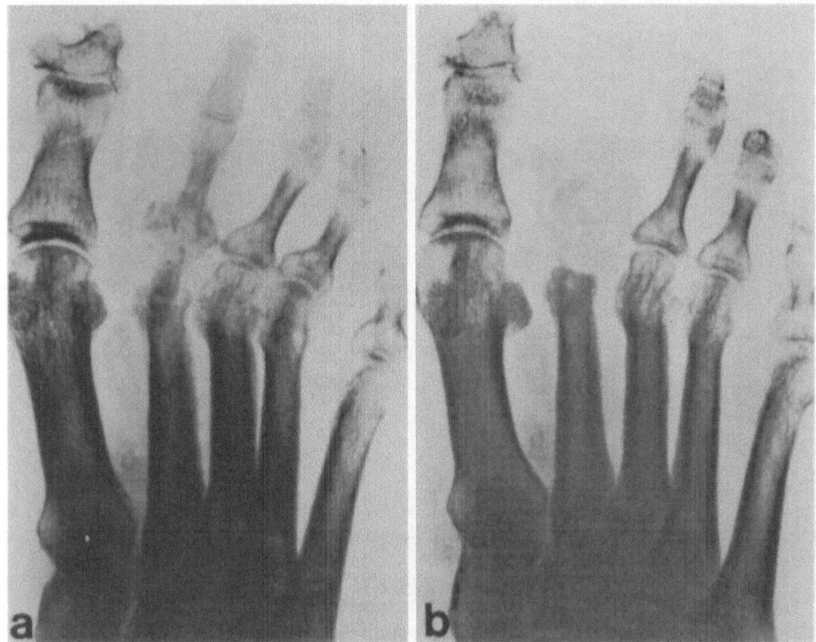

Abb. 172 a-d. Progrediente, diabetische osteomyelitische Arthropathie mit Befall aller Zehengrundgelenke des rechten Fußes. M.T., m., 42 J. (Patient Nr. 9 in Tabelle 88)

a Osteomyelitischer Zerfall des Grundgelenkes der 2. Zehe bei der erstmaligen Behandlung

b Amputation der 2. Zehe einschließlich des Mittelfußköpfchens, nachfolgende Beruhigung der Infektion und Weichteilheilung

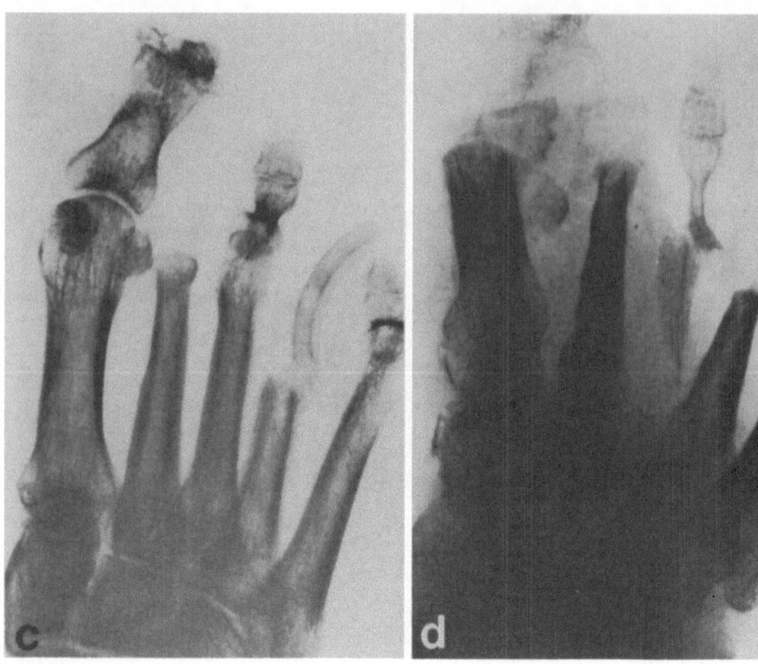

Abb. 172 c, d

c 12 Monate später erneut schwerste Vorfußphlegmone bei Osteomyelitis des Grundgelenkes IV, Infektberuhigung nach Amputation der Zehe

d 24 Monate nach Behandlungsaufnahme, fortgeschrittene osteomyelitische Zerstörung des gesamten 3. Mittelfußstrahls mit wie „schmelzend" erscheinenden Fragmentresten, beginnende Osteolyse des Großzehengrundgelenkes mit Deformierung

Abb. 173 a-e. Diabetische, osteomyelitische Arthropathie des Tarsometatarsalgelenkes, Unterschenkelamputation nach gescheitertem Versuch der Erhaltung des Fußes. H.M., m., 57 J. (Patient Nr. 11 in Tabelle 88) ▷

a Sequestrierung der Basen der Mittelfußstrahlen II-V und eitrige Osteolyse des Os cuneiforme I bei Aufnahme

b Zustand nach Debridement unter weitgehender Resektion der Tarsometatarsalgelenke

c Sekundäre Spongiosaplastik zur Auffüllung des Defektes

d, e Plantar- und Dorsalseite des Fußes nach Resektion der Tarsometatarsalgelenke und Stabilisierung des Fußes mit Fixateur externe, typisches Malum perforans der Fußsohle, Deformierung des Mittelfußes, wegen ausbleibender Infektberuhigung und stark schwankenden Blutzuckerwerten Unterschenkelamputation 6 Wochen nach Behandlungsaufnahme

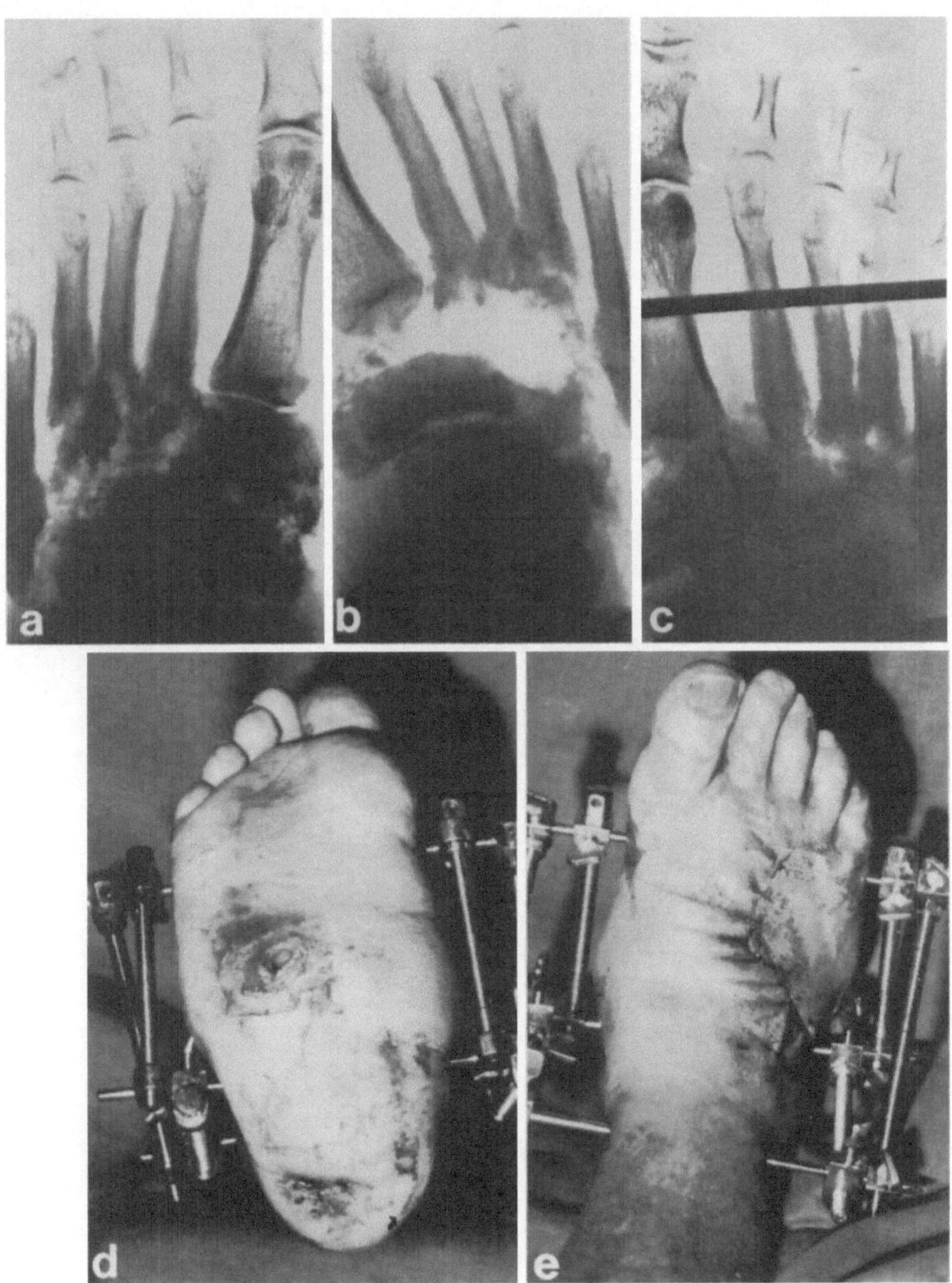

Abb. 173 a-e

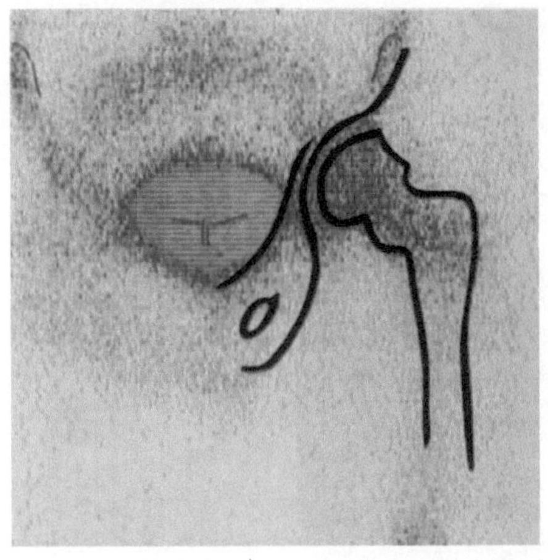

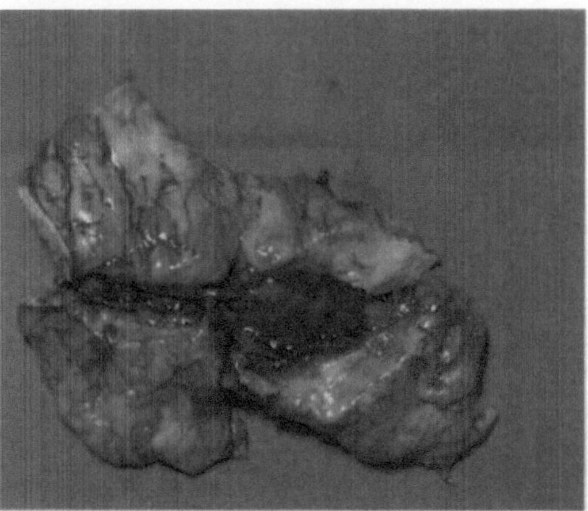

Abb. 24 d *(links).* Posttraumatische Koxitis, Szintigramm mit herdbetonter Aktivität (s.S.64)

Abb. 43 c *(rechts).* Tiefe frühmanifeste Infektion bei Totalendoprothese, Präparat des Fistelkanals 3 Monate postop., Prothesenwechsel mit Langschaftprothese (s.S. 116)

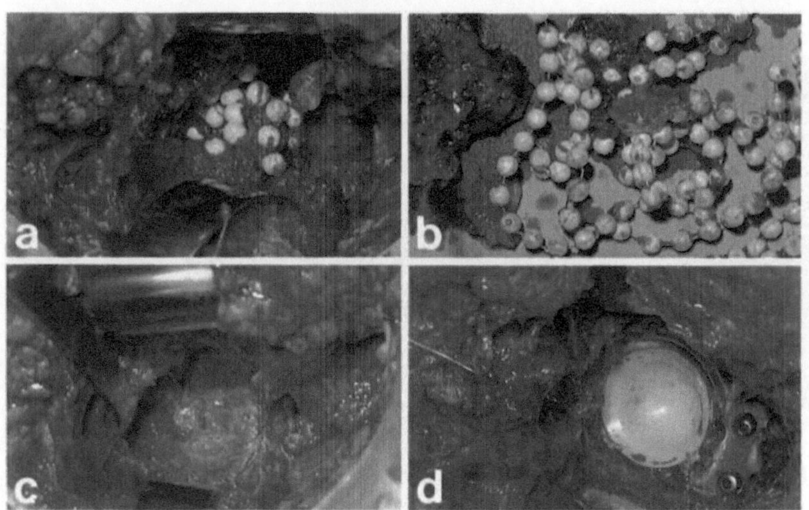

Abb. 47 a-d. Intraoperativer Situs des Hüftpfannenlagers bei zweizeitigem Prothesenwechsel nach 14tägiger Lokalbehandlung mit Gentamycin-PMMA-Ketten und Dauersaugung, Röntgenbefund vgl. Abb. 46 (S. 119). M.Pf., w., 58 J. (s.S. 120)

a Lage der Ketten in der Pfanne nach 14tägiger Einwirkzeit

b Ketten nach Entfernung, sauberes Granulationsgewebe mit Blutkoageln

c Zubereitetes ossäres Pfannenlager mit 5-markstückgroßem zentralem Defekt am Pfannenboden

d Implantierte Pfanne mit verschraubter Pfannenabstützschale

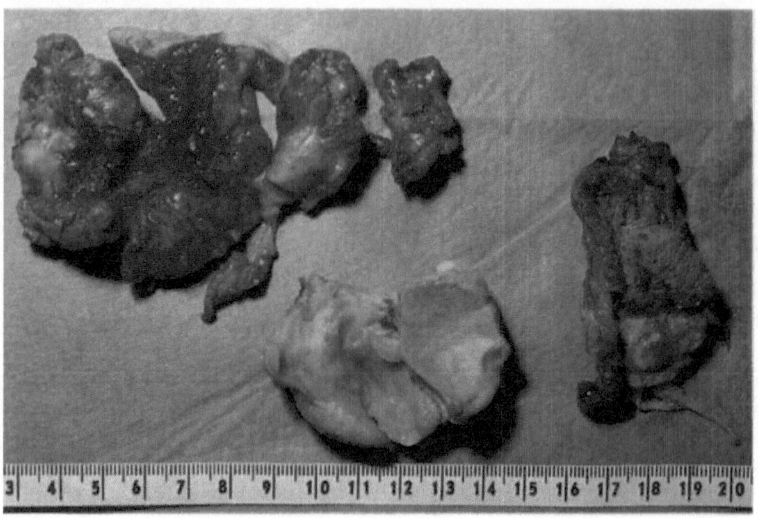

Abb. 55 c. Unvollständige Herdausräumung nach TEP-Ausbau, Präparate eines Revisionseingriffes: infiziertes Fistel- und Narbengewebe, Zementblock und Corpus alienum (s.S. 129)

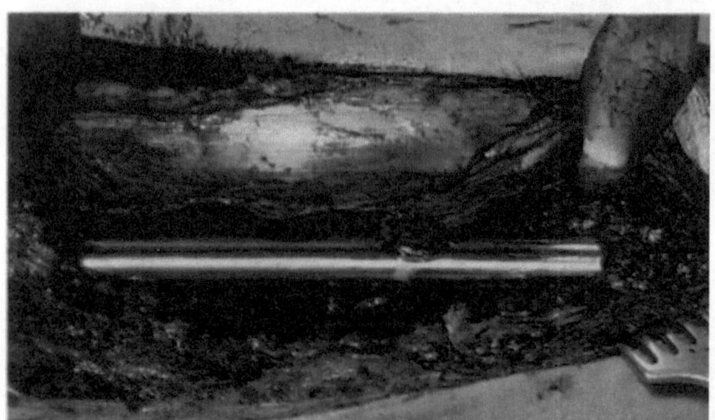

Abb. 80 b. Ausgedehnte, infizierte Defektpseudarthrose nach Marknagelung des Oberschenkels, intraop. Befund mit 15 cm Defektstrecke des Oberschenkelschaftes nach Sequestrektomie, Vitalfärbung (s.S. 217)

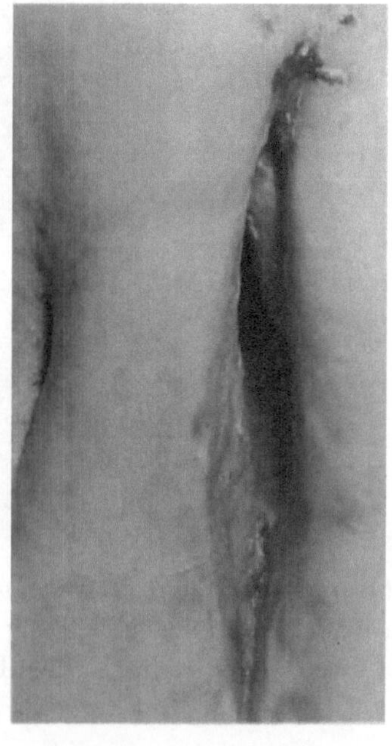

Abb. 98 b *(rechts).* Hautplastische Versorgung einer chronischen, therapieresistenten osteomyelitischen Oberschenkelhöhle, Weichteilzustand 4 Wochen nach Auskleidung der Höhle mit zu Meshgraft verarbeiteter Spalthaut, allgemeine Infektberuhigung, nur noch geringe Sekretion (s.S. 238)

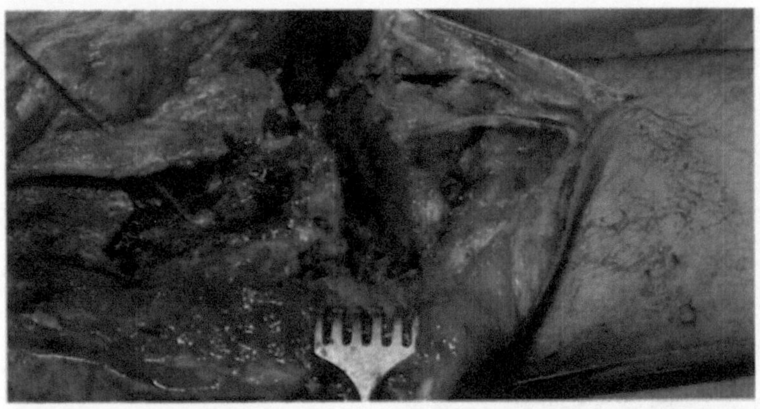

Abb. 101 d. Eitrige Osteoarthritis der Oberschenkelrolle mit Kniegelenkempyem, intraop. Situs vor der Montage des äußeren Systems, laterale Inzision, Debridement der suprakondylären Fragmente und sparsame Osteotomie der Gelenkfläche (s.S. 276)

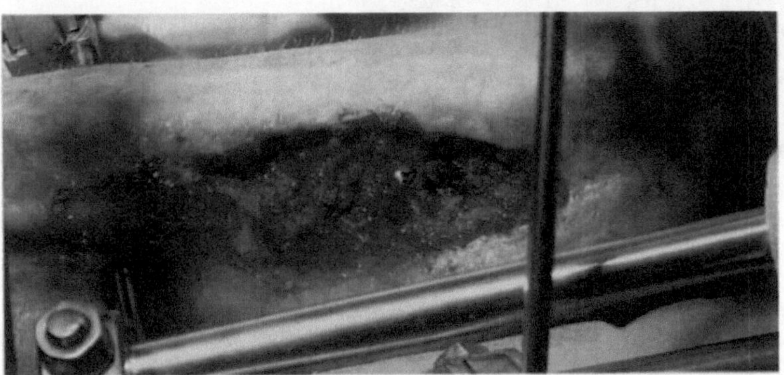

Abb. 134 g. Distale Tibiadefektpseudarthrose, offene Spongiosaplastik nach vorausgehender Verschraubung eines kortikospongiösen Spanes mit der Fibula (s.S. 346)

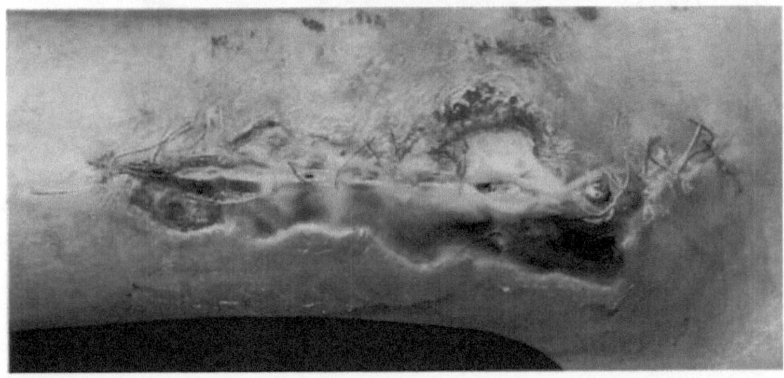

Abb. 139 b. Frühmanifeste infizierte Osteosynthese der Knöchelgabel, Sprunggelenkempyem, klinischer Aufnahmebefund, Weichteile über dem Außenknöchel (s.S. 353)

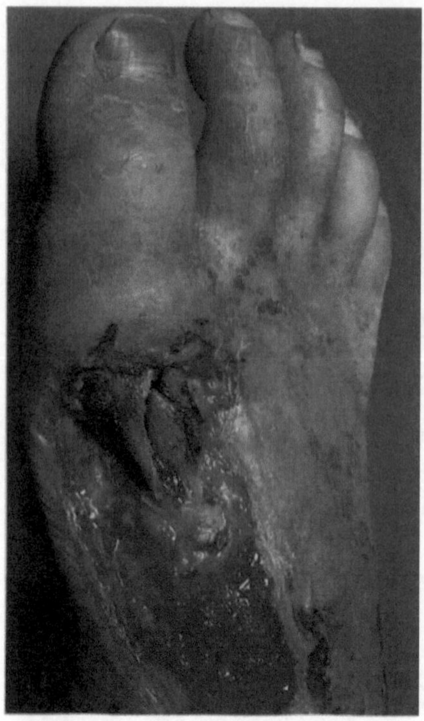

Abb. 162 c. Frühmanifeste posttraumatische Osteomyelitis des Mittelfußstrahles I, klinischer Zustand 2 Monate nach Unfall bei Aufnahme, subtotale Sequestrierung mit infiziertem Weichteildefekt (s.S. 413)

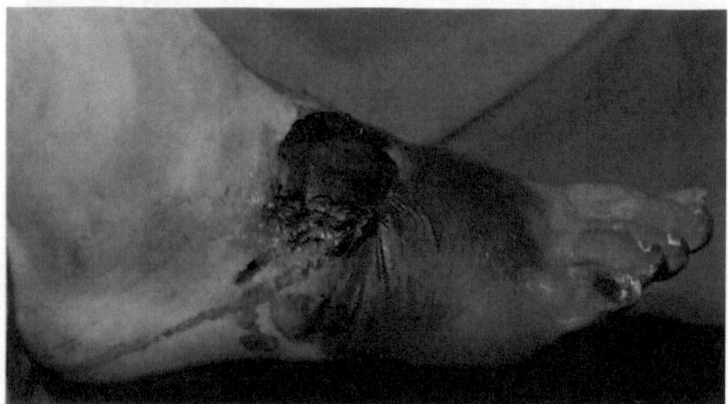

Abb. 168 a. Posttraumatische Gangrän des Fußes nach Quetschung und Osteosynthese, Übernahme 14 Tage nach Unfall (s.S. 420)

SACHVERZEICHNIS